FÜR EMILY UND LILLI

Ohne die es dieses Buch nicht gegeben hätte.
Und die in diesem Buch weiterleben.

Hoffnung ist nicht die Überzeugung, dass
etwas gut ausgeht, sondern die Gewissheit,
dass etwas Sinn hat, egal wie es ausgeht.

VÁCLAV HAVEL

Bibliografische Information der Deutschen Nationalbibliothek
Die Deutsche Nationalbibliothek verzeichnet diese Publikation in der Deutschen Nationalbibliografie; detaillierte bibliografische Daten sind im Internet über http://dnb.d-nb.de abrufbar.

1. Auflage, März 2018
© 2018   edition riedenburg
Anschrift   edition riedenburg, Anton-Hochmuth-Straße 8, 5020 Salzburg, Österreich
E-Mail   verlag@editionriedenburg.at
Internet   editionriedenburg.at
Autorenkontakt   www.weitertragen-buch.de, E-Mail: kontakt@weitertragen-buch.de
Lektorat   Dr. Heike Wolter, Regensburg

Buchumschlag: Coverfoto © Carolin Erhardt-Seidl; Portrait Kathrin Fezer Schadt © Alex Rademakers
Umschlaggestaltung, Satz und Layout: edition riedenburg
Herstellung: Books on Demand GmbH, Norderstedt

ISBN 978-3-902943-13-2

Kathrin Fezer Schadt
Carolin Erhardt-Seidl

WEITERTRAGEN

Wege nach pränataler Diagnose

Begleitbuch für Eltern, Angehörige
und Fachpersonal

edition
riedenburg

INHALT

Diagnose   37

Entscheidung   59

Erstes Trimester 137

Zweites Trimester 145

Drittes Trimester 157

Geburt 210

VORWORT

Eine einfach zugängliche und hochtechnisierte Schwangerenvorsorge hat dazu geführt, dass Eltern immer häufiger bereits vor der Geburt mit schwerwiegenden Erkrankungen bei ihrem Kind konfrontiert werden. In dieser Situation stellen sich Betroffene dann Fragen wie „Was bedeutet das für unser Kind?", „Wer kann uns jetzt helfen?", „Was sollen wir jetzt tun?"

Um Antworten auf diese Fragen finden zu können, brauchen werdende Eltern in erster Linie Menschen an ihrer Seite, die sie umfassend informieren und ihnen einfühlsam und ohne Zeitdruck alle nun möglichen Wege aufzeigen. Die ergänzende Lektüre dieses Buches wird in bedeutendem Maße dabei helfen können, Ordnung in das immer vorhandene Informations- und Gefühlschaos zu bringen.

Die Autorinnen Carolin Erhardt-Seidl und Kathrin Fezer Schadt haben nicht nur sorgfältig recherchiertes medizinisches Fachwissen in verständlicher Form zusammengestellt, sondern sie beleuchten auch systematisch die in dieser schwierigen Situation wichtigen psychologischen, sozialen und gesellschaftlichen Aspekte. Dabei hüten sie sich, gut gemeinte Ratschläge zu geben. Vielmehr ermutigen sie die Betroffenen, Fragen zu stellen. Fragen, die dazu beitragen können, einen individuellen Weg zu finden.

Und nicht zuletzt lädt dieses Buch Fachpersonen und Angehörige ein, die Situation nach auffälliger Pränataldiagnostik aus der elterlichen Perspektive zu betrachten. Dieser Perspektivwechsel kann wertvolle Denkanstöße geben und dabei helfen, einen achtsamen Umgang mit den betroffenen Eltern zu finden.

Denn eine gute Begleitung kann in dieser Ausnahmesituation nur dann gelingen, wenn sie in Kenntnis der Hoffnungen und Sorgen der Eltern, sowie mit dem notwendigen Respekt vor ihrem Werteverständnis und ihren Entscheidungen erfolgt.

Dr. med. Lars Garten

Leiter Palliativteam Neonatologie
Oberarzt Neonatologie an der Charité,
Universitätsmedizin Berlin

EINFÜHRUNG

Was will dieses Buch?

Während der Begleitung von Eltern in und nach Schwangerschaften mit pränataldiagnostischem Befund haben wir festgestellt, dass mehrheitlich ein Schwangerschaftsabbruch vorgenommen wird. Das entspricht auch der gesellschaftlichen Erwartungshaltung. Nur selten wird konstruktiv über die Alternativen diskutiert: Austragen und Leben mit einem behinderten Kind, palliative Entbindung, Möglichkeit zur Adoptionsfreigabe – Weitertragen.

Diese Lücke möchten wir mit unserem Buch schließen. Nicht als Anti-Abtreibungsbuch: Ganz im Gegenteil vertreten wir die Meinung, dass diese Entscheidung nur jede Familie für sich selbst treffen kann, von außen unbeeinflusst und dabei möglichst wertfrei begleitet. Diese lebensverändernden Entscheidungen können von werdenden Eltern aber nur durch profunde Aufklärung und intensive Betreuung kompetent getroffen werden. Unser Buch ist also vor allem ein Plädoyer für eine solche Aufklärung, die alle Alternativen miteinschließt.

Außerdem sind wir der Auffassung, dass eine Schwangerschaft auch nach pränataler Diagnose trotz allem immer noch und vor allem eine Schwangerschaft ist. Deshalb braucht es einen angepassten Schwangerschaftsratgeber für diese besonderen und doch ganz normalen Familien, da es werdenden Eltern oftmals schwerfällt, in handelsüblichen Ratgebern zu blättern, die begleitet werden von Fotos lachender Eltern und gesunder Kinder. In diesen Büchern können sich Familien nach einer pränatalen Diagnose ganz offensichtlich nicht wiederfinden. In unserem Buch stehen aber genau diese Familien im Mittelpunkt.

Wir hoffen, dass diese Informationen und Ideen ihren Weg in die Welt finden und von Familie zu Familie weitergetragen werden. Und auch, dass sie viele Eltern in dieser schweren Zeit in ihrem Leben ein kleines Stück Wegstrecke weitertragen können. Vor allem hoffen wir, mit diesem Buch einen offenen und in diesen Zeiten so wichtig gewordenen gesellschaftlichen Diskurs im Bereich der Pränataldiagnostik zu unterstützen.

Diese Seiten möchten somit nicht nur möglicher Leitfaden für Betroffene sein, sondern auch für Angehörige, Fachpersonal, Ausbildungsstätten, Beratungsstellen und Politik.

Kathrin Fezer Schadt
Carolin Erhardt-Seidl

Hinweise

Der erste und wichtigste Hinweis für den Umgang mit diesem Buch ist, dass jedes Krankheitsbild, jedes Kind und jede Familie einzigartig und somit die Wege schwer miteinander zu vergleichen sind. Deshalb muss jede Situation immer neu betrachtet und eingeschätzt werden. Was die Eltern, die in diesem Buch zu Wort kommen, erlebt haben, muss nicht automatisch für die jeweiligen Leser gelten, obwohl sie vielleicht die gleiche Diagnose erhalten haben. In diesem Buch beziehen wir uns auch nur auf Erkrankungen und Behinderungen, die im Rahmen der Pränataldiagnostik üblicherweise festgestellt werden.

Die Informationen zu den rechtlichen Grundlagen sowie zu den Unterstützungsmöglichkeiten beziehen sich ausschließlich auf Deutschland. Wir nehmen aber an, dass zahlreiche gesetzliche Rahmenbedingungen zum Beispiel in Österreich oder der Schweiz ähnlich sind.

Wir möchten werdende Eltern so wertfrei wie möglich an unseren Erfahrungen mit Familien teilhaben lassen und ihnen somit die Gelegenheit geben, die Informationen, die ihnen auf ihrem Weg helfen könnten, für sich herauszufiltern. Wir unternehmen hier den Versuch, so umfassend wie möglich alle relevanten Themen aufzubereiten, damit dann kompetent und gestärkt eigene Entscheidungen getroffen werden können. Wir wünschen allen an dieser Stelle den Mut, diesen individuellen

Weg zu finden und auf ihre Entscheidungsprozesse zu vertrauen.

In den letzten Jahren haben wir die Erfahrung gemacht, dass manchen werdenden Eltern die Auseinandersetzung mit ähnlichen Familiengeschichten hilft, sich in ihrer eigenen Situation besser zurechtzufinden. Deshalb werden in diesem Buch ausführlich Betroffene und auch Fachpersonal zu Wort kommen.

Andere wiederum empfinden diese Berichte als zusätzliche Belastung. Wir schlagen diesen zweiten Lesern vor, die gekennzeichneten Interviewauszüge zu überblättern, sollten sie dazu beitragen, das eigene Trauma zu vergrößern.

Die Betroffenenberichte sind mit dem Icon „Babybauch" gekennzeichnet.

Die Fachpersonalberichte sind mit dem Icon „Lupe" gekennzeichnet.

Abkürzungen und Begriffsverwendungen

Auf den folgenden Seiten werden wir dazu übergehen, die Begriffe „Pränataldiagnostik" sowie „pränatale Diagnose" mit „PND" abzukürzen. Alle Wochenangaben sind immer ab dem ersten Tag der letzten Menstruation gerechnet, die geläufige Abkürzung „SSW" bedeutet vollendete Schwangerschaftswoche plus x Tage. Erklärungen von Fachbegriffen finden sich darüber hinaus im Glossar und über das Stichwortverzeichnis.

Die Entwicklungsschritte des Kindes im Ratgeberteil können von Kind zu Kind verschieden sein, deshalb fügen wir stets ein „je nach PND" (je nach pränataler Diagnose) oder „in der Regel" ein, um diesen Unterschieden Rechnung zu tragen. Uns war es dennoch wichtig, einige von diesen normalen Prozessen zu benennen, um ein gewisses Grundwissen zu schaffen, an dem sich die Leser „entlanghangeln" können.

In diesem Buch verwenden wir außerdem Begriffe wie „krank", „behindert", „gesund" und „normal". Dies allerdings nur, um bei Begrifflichkeiten zu bleiben, die der Mehrheit der Leserschaft bekannt und verständlich sind. Und in dem Bewusstsein, dass mit ihnen komplexe Eigenschaften der menschlichen Natur nur oberflächlich beschrieben werden können und somit andere, ebenfalls wichtige Facetten und Begabungen eines Menschen, die vielleicht allgemein als „besonders" oder „außerordentlich" bezeichnet werden könnten, zu kurz kommen. Hierfür müssten gegebenenfalls neue Begriffe in unsere Sprache Einzug finden. Sehr gefallen hat uns Birte Müllers Beschreibung ihrer beiden Kinder: Willi, 9 (Down-Syndrom), und Olivia, 7 (Normal-Syndrom). Dieses Normal-Syndrom werden wir an der ein oder anderen Stelle aufgreifen (Müller 2015). Sowie die Idee, manche „Störungen" vielmehr für uns als „Varianten" der menschlichen Spezies einzuordnen.

Außerdem halten wir uns häufig im Text an den Begriff „Betroffene", wissentlich, dass dieser von manchen nicht sonderlich gemocht wird, da er meist in einem negativen Kontext gelesen wird und Betroffene sich selbst oft gar nicht in eine solche „Trauerkloßecke" stellen wollen. Für diese neutrale Bezeichnung haben wir uns deshalb entschieden, um alle Leser mit einschließen zu können: werdende Eltern, Familienmitglieder und auch Fachpersonal, die alle gleichermaßen von so einer Situation „betroffen" sind. Wir denken hierbei vielmehr an ein „dies betrifft auch mich".

Gerne würden wir diesen Begriff an dieser Stelle also etwas aus seiner allzu negativen Ecke herausholen: In erster Linie verwenden wir ihn im Sinne von „die Auswirkungen von etwas an sich selbst erfahren", ohne dabei diesem Wort einen unangenehmen Beigeschmack oder das Bedauern darüber, betroffen zu sein, mitzuliefern.

Da sich dieses Buch an (werdende) Eltern, Angehörige und Fachpersonal gleichermaßen richtet, sind die Formulierungen und die Sprache insgesamt bewusst allgemeinverständlich gewählt und Fachbegriffe grundsätzlich erklärt.

Er, Sie, Es

Statt der geschlechterspezifischen Bezeichnung „Vater" werden wir den geschlechtsneutraleren Begriff

„Partner" verwenden, um somit alle möglichen Familienmodelle mitzudenken. Wir möchten uns vorab dafür entschuldigen, nicht allen Aspekten der Genderdebatte sprachlich gerecht zu werden. Zugegebenermaßen haben wir diesem Punkt weniger Aufmerksamkeit geschenkt, als er es verdient hätte.

Darüber hinaus haben wir uns in den meisten Fällen für den Begriff „Kind" statt „Fötus" entschieden, aus Respekt vor den Betroffenen, die im Kreise ihrer Familien in der Regel ebenfalls von ihrem Kind, und nicht vom medizinisch geprägten (und damit für sie entfremdenden) Begriff Fötus oder Embryo, sprechen. Wir versuchen damit unseren eigenen Erfahrungen und denen vieler Familien gerecht zu werden.

Gesprächspartner

Alle Gesprächspartner sind im folgenden Personenverzeichnis mit vollständiger Beschreibung aufgelistet. Im Verlauf des Buches sind diese Bezeichnungen im Sinne eines angenehmen Leseflusses und einheitlichen Schriftbildes abgekürzt dargestellt.

Aus diesem Grund verzichten wir darauf, immer alle Kinder einer Familie innerhalb des Buches vor den Interviews zu nennen. Sie sind nur einmal im Personenverzeichnis aufgelistet, dazu weitere Details zu Diagnose, Zeitpunkten und Entscheidung.

Bei der Auswahl der Gesprächspartner haben wir bewusst darauf geachtet, mit möglichst unterschiedlichen und auch besonderen Fällen und Erzählperspektiven die wichtigsten Themen im Buch abzudecken. Durch eine etwas kleinere, aber sorgsam ausgewählte Zahl der Interviewpartner wollten wir außerdem den einzelnen Gesprächen viel Raum geben, um in die Tiefe gehen zu können und nicht an der Oberfläche bleiben zu müssen. So bekommt der Leser die Möglichkeit, die einzelnen Gesprächspartner wiederzuerkennen, immer besser kennenzulernen und sich mit ihnen zu identifizieren.

Unsere Auswahl beinhaltet deshalb keinen statistischen Wert, vielmehr sollen dadurch möglichst viele Aspekte durch unterschiedliche Szenarien thematisiert und den Betroffenen damit eine breite Basis an Information gegeben werden. Wir denken, dass dies für den individuellen Weg der Betroffenen von Vorteil ist, um sich innerhalb der Thematik und in Bezug auf die eigene Situation zu positionieren und bestmöglich gemeinsam mit dem Fachteam vorzubereiten.

Dabei haben wir bewusst auch unangenehme Themen nicht ausgeklammert, weil wir denken, dass es notwendig ist, sich mit manchen Fragen vorab zu beschäftigen (auch wenn es schwerfällt), um nicht überraschend mit schwer lösbaren Überlegungen und Situationen konfrontiert zu werden.

Personenverzeichnis

Betroffene Familien

Biggy, Oma der Zwillinge *Ben 5 und †Finn (2012), Anenzephalie, PND und infauste Prognose in der 15. SSW. Die Zwillingsschwangerschaft wurde bis zur 36. SSW ausgetragen, beide Kinder dann per Kaiserschnitt geboren und Finn daraufhin palliativ begleitet. Er verstarb einige Stunden nach der Geburt. Ben ist gesund. Sowie *Laura 0 (alle Namen anonymisiert).

Elke, Mutter von *Manuel 21 (damals 11), †Marie (2007), Trisomie 13, PND und infauste Prognose in der 22. SSW, wurde zum Abbruch durch Einleitung (kein Fetozid) auf Anraten des Fachpersonals am selben Tag gedrängt, ohne Aufklärung sowie ohne Hinweis auf Alternativen. Sowie *Leo 8, *Lola 6.

Ildikó von Ketteler-Boeselager, Mutter von *Amelie 12 (damals 2 und 6), *Alice 8 (damals 2), *Miriam 4, *Anton 2 (Namen anonymisiert). Sowie *Béla 10, Trisomie 21, dessen Diagnose erst nachgeburtlich gestellt wurde. Sowie †Valentina (2011), Anenzephalie, PND und infauste Prognose in der 14. SSW, palliative Geburt in der 42. SSW, Valentina verstarb einige Stunden nach der Geburt. Ildikó setzt sich seit Jahren für bessere Aufklärung zum Thema Down-Syndrom und Pränataldiagnostik ein. Sie hat Valentinas Geschichte in einem Tagebuch festgehalten, das in Auszügen veröffentlicht ist (Verreet und Schall-Riaucour 2015).

Karin, Mutter von *Eleonore 20 (damals 12), *Claudia 16 (damals 8) und †Viola (2009), Trisomie 21, PND in der 20. SSW, kurz darauf Abbruch durch Einleitung (kein Fetozid).

Nadine, Mutter von *Lea 9 (damals 5), *Luisa 7 (damals 3). Sowie *Esther 4, PND und infauste Prognose in der 24. SSW, palliative Geburt in der 34. SSW (Einleitung u.a. aufgrund Kopfumfang, später Kaiserschnitt). Die diagnostizierte Holoprosenzephalie konnte nachgeburtlich nicht festgestellt werden, ein Hydrozephalus konnte mit einer Shunt-Operation behandelt werden. Esther wurde zwar zu früh geboren, entwickelt sich aber altersgerecht.

Petra, Mutter von *Theresa 14 (damals 3 und 7, s.u.). Sowie †Malte (2007) und †Harriet (2010), beide Nierenfehlbildungen, PND und infauste Prognose für Malte in der 34. SSW, für Harriet in der 22. SSW. Petra entschied sich beide Male für das Weitertragen. Malte: palliative Geburt in der 37. SSW. Harriet: palliative Geburt in der 36. SSW (Einleitung aufgrund psychischer Belastung).
Theresa, 14 Jahre (damals 3 und 7), große Schwester von †Malte (2007) und †Harriet (2010).

Sabrina, Mutter von *Sophia 4, Zwerchfellhernie, PND in der 30. SSW, Kaiserschnitt in der 36. SSW. Sophia wurde postnatal im Kompetenzzentrum für Zwerchfellhernie erfolgreich operiert und behandelt und entwickelt sich gut. Sabrina hat eine Elterngruppe auf Facebook für Eltern mit einem Kind mit Zwerchfellhernie ins Leben gerufen.

Sandra und Kristian, Eltern von *Elena 4, Spina Bifida und Trisomie 18, PND und infauste Prognose in der 16. bzw. 23. SSW, palliative Geburt in der 41. SSW. Elena lebt zu Hause mit ihrer Familie sowie mit Geschwisterkind *Julijana 2. Die Eltern haben eine Elterngruppe auf Facebook und eine Informationsseite ins Leben gerufen.

Sonja (Namen anonymisiert), Mutter von *Paul 12 (damals 2) und †Leon (2008), hypoplastisches Linksherzsyndrom, PND in der 24. SSW, Schwan-

gerschaftsabbruch in der 25. SSW durch Einleitung (kein Fetozid).

Fachpersonal

Dr. med. Lars Garten, ärztlicher Leiter des Palliativteams Neonatologie und Oberarzt der Klinik für Neonatologie an der Charité Universitätsmedizin in Berlin. http://palliativteam-neonatologie.charite.de

Dr. med. Adam Gasiorek-Wiens, M.mel., Facharzt für Geburtshilfe und Gynäkologie, Master of Medicine, Ethics and Law, Gastwissenschaftler der Klinik für Geburtsmedizin an der Charité. Ehemals Gründungspartner des „Zentrum für Pränataldiagnostik und Humangenetik" in Berlin.

Uller Gscheidel, Diplom-Pädagoge, Bestattungsunternehmer in Berlin, Geschäftsführer von Portadora Abschiedskultur in Berlin. www.charon.de

Prof. Dr. med. Thomas Kohl, Leiter des Deutschen Zentrums für Fetalchirurgie & minimal-invasive Therapie (DZFT) in Mannheim. www.dzft.de

Dipl. Soz. Päd. Claudia Langanki, Trauerbegleiterin/Therapeutin (Systemische Therapie, HP für Psychotherapie), Leitung Kinderhospiz Bärenherz in Wiesbaden. www.kinderhospizwiesbaden.de

Birgit Scharnowski-Huda, Medizinerin, Gründerin des Regenbogen-Gesprächskreises Göttingen, ehremamtliche Elternbegleitung nach PND seit vielen Jahren. Mitglied des Klinischen Ethikkomitees der Universitätsmedizin in Göttingen.

Gerhard Schindler, Öffentlichkeitsarbeit Bundesverband behinderter Pflegekinder e.V. in Papenburg. Vermittlungshilfe chronisch kranker und behinderter Kinder in Pflegefamilien sowie Beratung und Netzwerk für Pflegeeltern. www.bbpflegekinder.de

Sabine Schlotz, Diplom-Psychologin, ehem. Krankenschwester, Autorin von „Bauchgeflüster", begleitet seit 2004 Schwangere mit der Bindungsanalyse in eigener Praxis. Gründerin von LEONA e.V., Mutter von *Sebastian 32 (damals 7), *Tine 28 (damals 2) und *Franziska 22. Sowie †Leona (1992), Trisomie 18, PND und infauste Prognose in der 34. SSW, IUFT und stille Geburt in der 43. SSW. www.babybauchgefluester.de

Dr. Clarissa Schwarz, Hebamme, Bestatterin, Achtsamkeitslehrerin, Gesundheitswissenschaftlerin in Berlin. www.clarissa-schwarz.de

Autorinnen

Carolin Erhardt-Seidl, Dipl. Ing. (FH) Architektur. Gemeinsam mit ihrem Mann betrieb sie ab 2009 das Betonatelier, in dem Gedenksteine für Sternenkinder gefertigt wurden, bevor sie sich 2013 beruflich der Fotografie zuwandte und heute nur noch als Neugeborenen- und Kinderfotografin tätig ist. Eingetragene ehrenamtliche Sternenkindfotografin bei „Dein Sternenkind" ist sie seit 2014. Im Jahr 2011 gründete sie das Elternforum Krankes Baby austragen und begleitete dort jahrelang Eltern nach pränataler Diagnose. Im Jahr 2014 rief sie den Verein Weitertragen e.V. ins Leben, ist dort aber nicht mehr aktiv. Anfang 2018 gründete sie ein Fotografennetzwerk für ehrenamtliche Schwangerschaftsfotografie für Eltern nach PND. Mutter von †Emily (2008), Ullrich-Turner-Syndrom, PND und infauste Prognose in der 13. SSW, IUFT und stille Geburt in der 22. SSW. Sowie *Hanna 8, *Julian 4, *Mia 1 (Namen anonymisiert). Lebt mit ihrer Familie in der bayerischen Oberpfalz.

www.weitertragen.info

Kathrin Fezer Schadt, Journalistin und Autorin. Von ihr erschienen sind unter anderem Lilium Rubellum, Roman, Horlemann-Verlag; Tim lebt, Sachbuch, adeo Verlag; Der verlorene Stern, Schaltzeit Verlag. Veröffentlicht hat sie außerdem in DIE ZEIT und FAZ. Als Journalistin nähert sie sich seit Jahren immer wieder den Themen „Pränataldiagnostik" und „Palliativversorgung in der Neonatologie". 2009 gründete sie die Initiative Erste Hilfe Köffer-

chen Berlin, hier werden Eltern von kranken und verstorbenen Kindern ehrenamtlich während und nach der Schwangerschaft begleitet (sie ist dort nur noch als Gründerin im Hintergrund aktiv). Mutter von †Lilli (2009), Ullrich-Turner-Syndrom, PND und infauste Prognose in der 16. SSW, palliative Geburt in der 37. SSW, einen Tag nach der Geburt verstorben (fehlende Nierenfunktion). Sowie *Ella 5 (Name anonymisiert). Lebt mit ihrer Familie, zu der auch ein Hund und ein Papagei gehören, in Barcelona (und Berlin), wo sie sich dem Schreiben von journalistischen und literarischen Texten widmet.

www.erste-hilfe-koefferchen.com

Umfeld, Eltern und Mehrlingskinder

In den jeweils einführenden „Familie und Umfeld"-Kapiteln schließen wir immer auch das Fachpersonal als Teil des Umfelds der Betroffenen gedanklich mit ein.

Bei Müttern und ihren Partnern scheint es Verhaltensweisen zu geben, die sich trotz aller Unterschiede regelmäßig wiederholen: Während der Begleitung von betroffenen Paaren konnten wir immer wieder beobachten, wie unterschiedlich sie auf eine PND reagieren. Allerdings sind uns, in geringerer Häufigkeit, alle beschriebenen Verhaltensweisen auch schon spiegelverkehrt oder vermischt untergekommen.

Wir haben in dem wiederkehrenden Mehrlingskinder-Unterkapitel immer konsequent alles zur Mehrlingsthematik versammelt und es dem Familie-und-Umfeld-Kapitel zugeordnet, da unserer Auffassung nach Mehrlinge ein weiteres Familienkonzept (wie auch Alleinstehende) darstellen und darüber hinaus eine besondere Geschwisterkonstellation. So finden diese Familien „ihre" Informationen immer auf einen Blick. In diesen Kapiteln verwenden wir den Begriff „Mehrlingsschwangerschaften" und „Mehrlingskinder", um alle möglichen Mehrlingsschwangerschaften mit einzuschließen, nicht nur die der Zwillinge, um die es aber in den meisten Fällen hier gehen wird, da höhergradige Mehrlingsschwangerschaften sehr selten sind.

Wir sind trotz allem schwanger

Obwohl es in diesem Buch vordergründig um die besonderen Aspekte einer Schwangerschaft nach einer PND geht, möchten wir betonen, dass auch diese Schwangerschaft immer noch eine Schwangerschaft mit all ihren Begleiterscheinungen und „Zipperlein" ist, weshalb auch diese Themen bei uns ganz bewusst nicht zu kurz kommen dürfen.

Es geht in diesem Buch also auch um ganz normale kleinere Beschwerden und Sorgen sowie, von uns immer wieder in den Fokus gerückt, die positiven Aspekte einer Schwangerschaft. Uns ist es wichtig, werdenden Eltern mit diesem Buch und im Rahmen ihrer Möglichkeiten ein kleines Stück Normalität zurückzuschenken.

Dieses Bedürfnis nach Normalität sowie nach einem Buch, das endlich beide Aspekte in sich vereint, nämlich die problematische sowie die normale Schwangerschaft, wurde uns in den letzten Jahren immer wieder von den Betroffenen gespiegelt. Nach ihrer Diagnose konnten sie mit den normalen Schwangerschaftsratgebern nichts mehr anfangen. Auch ihnen widmen wir dieses Buch.

Betroffene sind auch nach einer PND immer noch werdende Eltern, erwarten immer noch ein Kind und dürfen dementsprechend auch diese Schwangerschaft erleben: Freude und Glück eingeschlossen. So absurd das auf den ersten Blick erscheinen mag, diese Gefühle finden trotz allen Schmerzes nämlich weiterhin statt. Hinter dieser Erkenntnis verbirgt sich die Chance, auch in solch einer Schwangerschaft positive Erinnerungen bewusst zu schaffen und zu sammeln, Momente, auf die auch in Zukunft als Kraftquelle zurückgegriffen werden kann.

Wir werden im weiteren Verlauf des Buches diesen für uns so wichtigen roten Faden immer wieder aufgreifen und weiterspinnen. Deshalb gehen wir auch konsequent und ausführlich auf normale Schwangerschaftsthemen ein, um diesen Schwangeren einen nicht nur besonderen, sondern auch im weitesten Sinne vollständigen Schwangerschaftsratgeber an die Hand zu geben, der eben nicht nur pränataldiagnostische Probleme wälzt, sondern sie auch

bei anderen Fragen rund um ihre Schwangerschaft begleitet. Darunter auch Allgemeines zu Rechtlichem und Unterstützung während Schwangerschaft und Geburt.

Da sich Beihilfen und Förderungen immer wieder ändern, verzichten wir in den meisten Fällen darauf, genaue Beträge anzugeben, und verweisen auf entsprechende Stellen, wo diese erfragt werden können.

Angaben zu Größe und Gewicht des Kindes in der Schwangerschaftsentwicklung haben wir bewusst weggelassen, weil viele Kinder nach einer PND in genau diesen Bereichen aus der Norm fallen und sich Eltern häufig aufgrund der Ergebnisse bzw. Angaben große Sorgen machen. Zudem entwickeln sich Kinder ab einem gewissen Schwangerschaftsalter individuell. Es gibt zahlreiche Seiten im Internet, auf welchen das zusätzlich recherchiert werden kann.

Gute Begleitung bleibt essenziell

Zuletzt möchten wir darauf hinweisen, dass alle Inhalte dieses Buches nicht dazu gedacht sind, eine Beratung oder Begleitung durch Fachpersonal (Ärzte, Hebammen, psychosoziale Begleitung) zu umgehen, vielmehr sollen sie eine hilfreiche Ergänzung sein und einen Beitrag für mehr Verständnis füreinander in dieser schwierigen Zeit leisten. Angaben zu Medikamenten dienen nur der Vorabinformation und eine Einnahme ist zwingend immer mit dem Arzt oder Apotheker abzustimmen.

Alle Inhalte wurden gewissenhaft, auf Basis umfangreicher Recherche, vieler Stunden Interviewmaterial mit Fachpersonal und Betroffenen und eines großen Erfahrungsschatzes durch unser eigenes Erleben und die jahrelange Begleitung von betroffenen Eltern zusammengetragen. Wir erheben aber nicht den Anspruch auf Vollständigkeit und Wissenschaftlichkeit.

Und selbstverständlich kann dieses Buch einen intensiven Austausch mit Fachpersonal und anderen Betroffenen nicht ersetzen.

RUND UM DIAGNOSE UND ENTSCHEIDUNG

Die Ruhe vor dem Sturm

Biggy (Oma der Zwillinge *Ben 5 und †Finn, Anenzephalie): *Als Karla uns erzählte, dass sie schwanger ist und kurz darauf, dass es Zwillinge werden, war das eine große Überraschung für uns. Wir freuten uns alle sehr für sie.*

Eine zweite Linie erscheint im Schwangerschaftstest. Oder das kleine Plus im runden Fenster. Wie auch immer der positive Test aussehen mag: Die Frau ist schwanger. Ob ungewollt oder jahrelang ersehnt – dieser Moment bleibt unvergesslich. Für die eine große Freude, für die andere Überraschung oder Schock. So oder so werden sich die meisten im ersten Moment überfordert fühlen und nicht so recht wissen, wohin mit sich. Dann aber, nach und nach sickert die Nachricht ein, verwandelt sich von Information zu Lebensereignis. Ganz egal, ob dieses Kind gewünscht ist oder nicht, mit den Tagen und Wochen werden Frauen und Paare erkennen, dass sie längst andere geworden sind, dass schon jetzt nichts mehr ist, wie es einmal war. Sie beginnen zu begreifen, dass sie ein Kind erwarten.

Trotz aller Trivialität, die in diesen Worten zu stecken scheint – „ein Kind erwarten" (schließlich wird das Rad auch für dieses Paar nicht neu erfunden) –, sind die meisten werdenden Eltern schwer beeindruckt. Erst wer diese Erfahrung selbst macht, erlebt ihre Größe für das eigene Leben.

Vom Ideal- zum Problemfall

Biggy (Oma der Zwillinge *Ben 5 und †Finn, Anenzephalie): *Nach einer Überwei-*

sung an einen Spezialisten bestätigte sich der Verdacht. Meine Tochter war alleine in der Praxis … es ergreift mich immer noch. Wir waren alle geschockt.

Die ideale Schwangerschaft stellen sich die meisten Menschen als idyllischen Spaziergang an einem friedlichen Ort vor. Dass die allermeisten Schwangerschaften genau das nicht sind, kann erzählen, wer schon eine oder mehrere hinter sich hat.

Es gibt fast nie optimale Zustände – irgendwas ist in jeder Schwangerschaft: ein Problem am Arbeitsplatz, in der Partnerschaft, bei der werdenden Mutter, beim ungeborenen Kind.

Jede Schwangere und Familie tut also gut daran und nimmt den Stress aus der Situation, wenn sie sich von vornherein von der idealen Schwangerschaft unter Optimalbedingungen verabschiedet. Es gibt kaum eine Schwangerschaft unter ausschließlich paradiesischen Umständen.

Genau entgegengesetzt zu diesen Paradiesvorstellungen laufen Schwangerschaften in der Medizin mittlerweile längst unter „potenzielles Risiko", welches unter permanenter Beobachtung steht. Womit dem weiblichen Körper und den natürlichen Abläufen einer Schwangerschaft jegliche Autonomie genommen wird.

Die Schwangere sitzt nun regelmäßig im Warteraum des Frauenarztes, blättert in Zeitschriften oder hält Händchen mit dem Partner. Sie öffnet die Tür zum Behandlungsraum, legt sich auf die Liege, öffnet den Knopf ihrer Hose, der Arzt schallt das Kind. Alle lächeln, die Schwangere schüttelt die Hand des Arztes und geht mit neuen Einträgen im Mutterpass nach Hause. Das wäre – aus diagnostischer Sicht – der wünschenswerte Idealfall.

Im Fall der betroffenen Leser wird es vermutlich wie folgt oder ähnlich gewesen sein: Die Schwangere öffnete die Tür zum Behandlungsraum, legte sich auf die Liege, öffnete den Knopf ihrer Hose, der Arzt schallte ihr Kind. Niemand lächelte, von einer Sekunde auf die andere veränderte sich alles. Wurden alle still im Raum, runzelte der Arzt vielleicht die Stirn, beugte sich näher an den Bildschirm und alle wussten, dass etwas nicht stimmte. Die Schwangere fragte mit klopfendem Herzen, was los sei. Vielleicht räusperte sich der Arzt, bat um einen Augenblick Zeit, vielleicht sagte er auch nichts.

Der Schwangeren brach der Schweiß aus, jetzt galoppierte ihr Herz, sie spürte, wie Übelkeit aufstieg, wie ihr kalt wurde, sie begann zu zittern: Sie war in ihrer Problemschwangerschaft angekommen.

Pränataldiagnostik (PND)

Sabine Schlotz (Diplom-Psychologin, Autorin, Gründerin LEONA e.V.): *Ich betreue nun schon sehr lange Schwangere. Wenigen Frauen ist bewusst, dass Ultraschall auch PND ist. Jede erhält ihn – will sie ihn nicht, muss sie darum kämpfen. Ich sehe kaum noch eine Schwangere in der Praxis, die nicht irgendwann in ihrer Schwangerschaft mit irgendeiner Auffälligkeit beim Ultraschall konfrontiert wird.*

Birgit Scharnowski-Huda (Elternbegleitung nach PND): *Ich kann auf fast 40 Jahre Erfahrung mit der PND zurückblicken. Ich bleibe ambivalent. Ich halte sie in manchen Bereichen für hilfreich. Auf der anderen Seite bin ich hinsichtlich der Selektion von Kindern, die einen Makel haben, sehr kritisch. Ich finde, es ist nach wie vor ein sehr gesellschaftliches, sehr schwieriges Thema. Das Rad der Technik, den Fortschritt, können wir aber nicht zurückdrehen.*

Dr. med. Lars Garten (Leiter Palliativteam Neonatologie, Oberarzt für Neonatologie): *Ein Problem ist, dass pränatale Befunde oft nicht eindeutig sind – nicht Fisch, nicht Fleisch. Es könnte etwas sein, muss aber nicht. Ab diesem Zeitpunkt ist die Unbeschwertheit der Schwangerschaft dahin. Viele Frauen leben nun die folgenden Wochen und Monate in großer Angst, dass irgendetwas nicht mit ihrem Kind in Ordnung ist. Nach der Geburt lösen sich viele Verdachtsmomente oftmals in Luft auf und das Kind ist kerngesund. Diesen Aspekt der PND sehe ich durchaus kritisch.*

Sonja (Mutter von †Leon, hypoplastisches Linksherzsyndrom): *Tatsächlich habe ich mir keine Gedanken gemacht, PND war damals bei meinen beiden Schwangerschaften etwas, was automatisch dazugehörte. Ich bin immer davon ausgegangen, ich gehe zur Untersuchung und mir wird bestätigt, dass alles ok ist.*

Mit der Möglichkeit, dass eine PND genau das Gegenteil zeigen könnte, habe ich nicht gerechnet. Für mich hat die Untersuchung bis dahin eine Sicherheit bedeutet, die mich in meinem guten Gefühl bestärken sollte. Heute bin ich klüger. Die PND kann das ganze Leben durcheinanderbringen. Es hat sich dadurch aber auch gezeigt, dass wir als Eltern mitentscheiden können. Dass wir plötzlich Möglichkeiten haben, selbst in den Verlauf einer Schwangerschaft einzugreifen, war für mich vorher nie eine Option.

Biggy (Oma der Zwillinge *Ben 5 und †Finn, Anenzephalie): *Ich bin überzeugt davon, dass es gut war, alles vorher schon durch die PND zu wissen. Das hat die Auseinandersetzung und den Schmerz vielleicht etwas leichter gemacht. Ich glaube, von so etwas überrascht zu werden und diese Hilflosigkeit dann unvorbereitet zu erleben ist sehr viel schwieriger. Meine Tochter hätte keine geplante Geburt in Anspruch nehmen können und ihr gesunder Sohn Ben wäre vielleicht noch gefährdeter gewesen. So war durch die PND klar, dass es einen Kaiserschnitt brauchte, um die Risiken für alle zu minimieren. Vielleicht ist PND nicht immer sinnvoll, in unserem Fall aber war sie es.*

Wer heute schwanger ist, wird an diesem Begriff nicht mehr vorbeikommen, und wer eine problematische Schwangerschaft hinter sich hat, wird ihn nicht wieder vergessen: Pränataldiagnostik: *prä (lat.): vor, natal (lat.): geburtliche, diagnosis (griech.): Unterscheidung oder Entscheidung* – die Maschinerie, die werdende Eltern nicht nur durch eine Auffälligkeit, sondern heutzutage in nahezu jeder Schwangerschaft durchlaufen. PND ist in unserer Gesellschaft Standard geworden.

Wovon die Wissenschaft noch vor 40, 30, 20 Jahren geträumt hat, ist heute unsere pränatalmedizinische Realität geworden. Der technische Fortschritt der letzten Jahrzehnte hat viele Rätsel zur Entstehung des menschlichen Lebens entmystifiziert oder aber weitere Fragen aufgeworfen. Er schreitet dabei unaufhaltsam voran.

Gab es in den sechziger und siebziger Jahren des letzten Jahrhunderts noch kaum verbreitet Ultraschalluntersuchungen, können wir heute unseren ungeborenen Kindern in 4-D im Bauch beim Daumenlutschen zusehen und von den Aufnahmen Abzüge machen lassen. War es der Medizin irgendwann möglich, über Fruchtwasseruntersuchungen frühzeitig Informationen über die genetischen Dispositionen des Kindes in Erfahrung zu bringen, sind es heute Blutuntersuchungen, die den werdenden Eltern solche Ergebnisse versprechen.

Die PND vermittelt der Gesellschaft hierbei ein elementares Gefühl: Sicherheit und aus der Diagnostik heraus resultierende Handlungsspielräume. Das Gefühl der Sicherheit beruht auf der Idee, dass durch die PND Krankheiten „rechtzeitig" erkannt werden können, woraus also die Möglichkeit erwachsen soll, darauf zu reagieren, handeln zu können. Die Frage, die hier anschließen könnte, lautet: Auf was bezieht sich dieses „rechtzeitig"? Die trügerische Sicherheit, Krankheiten rechtzeitig erkennen zu können, kann diese auch in Zukunft nicht grundsätzlich verhindern. Das Einzige, was sich also mit der Entwicklung der PND geändert hat, ist unser Informationsgemenge: Es ist das „rechtzeitige Wissen" um eine Krankheit und es sind damit gegebenenfalls neue Handlungsspielräume, um werdender Mutter und Kind zu helfen, denn auch hier entwickelt sich die Technik stetig weiter. Durch dieses Wissen entstehen aber nicht nur diese Handlungsspielräume, sondern auch eine gewisse Handlungspflicht. Denn pränatale Untersuchungsergebnisse zwingen werdende Eltern heute dazu, Entscheidungen treffen zu müssen.

Hinter dem verschwommenen Begriff des „rechtzeitigen Wissens", was „rechtzeitiges Handeln" impliziert, verbergen sich also zwei geradezu gegenläufige Bedeutungen: 1.) „rechtzeitig" dem Kind/der Mutter helfen und 2.) „rechtzeitig" einen Schwangerschaftsabbruch vornehmen lassen. Diese Weggabelung wird erst sichtbar, wenn der Hammer der Diagnose niedersaust. Und dabei bezieht sich das „rechtzeitig" in den meisten Fällen eben nicht auf therapeutische Möglichkeiten, sondern auf eine Beendigung der Schwangerschaft so früh wie möglich (Achtelik 2015, 41 ff.). „Sie müssen jetzt eine Entscheidung treffen", ist dabei zur Standardphrase nach vorgeburtlicher Diagnose geworden. Dahinter steckt die Annahme, dass werdende Eltern nach einer Diagnose aktiv in den Verlauf ihrer Schwangerschaft eingreifen <u>wollen</u>. An dieser Stelle möchte dieses Buch den Prozess des Hinterfragens beginnen: Was müssen werdende Eltern? Und warum?

Der Begriff der PND wird heutzutage also weitgehend in diesem Zusammenhang verstanden, nämlich als Mittel der (genetischen) Diagnostik mit Option auf einen Schwangerschaftsabbruch. Tatsächlich ist sie aber mehr als das, denn im Prinzip ist jegliche Schwangerschaftsvorsorge pränatale Diagnostik. Jeder Ultraschall, jede Untersuchung, die den Gesundheitszustand der werdenden Mutter und des Kindes bewertet, um eine Gefährdung zu erkennen oder eine besondere Geburtsplanung zu ermöglichen (Stichworte: Klinikwahl, Erkrankungen der Mutter, Kompetenzzentren oder Pränatale Therapie).

Diese Aspekte im Hinblick auf die Schwangerenvorsorge in unserem Gesundheitssystem können unbestritten als positiv bewertet werden, sollten dabei aber keine Verpflichtung sein.

Die fortschreitende technologische Weiterentwicklung im Bereich der PND führte zur festen Etablierung verschiedener Verfahren in der Schwangerenversorgung. Während vor etwa 30 Jahren nur recht wenige Schwangere pränataldiagnostische Untersuchungen in Anspruch nahmen, sind heute fast alle Frauen während der Schwangerschaft mit zahlreichen Angeboten an vorgeburtlicher Diagnostik konfrontiert. Das Risiko einer eingriffsbedingten Fehlgeburt durch invasive Diagnoseverfahren ist zumindest bei jüngeren Schwangeren größer als die Wahrscheinlichkeit, eine Chromosomenanomalie zu „entdecken".

Als Alternative ohne Fehlgeburtsrisiko sind deshalb nicht-invasive Untersuchungsmethoden zunehmend stärker gefragt und werden auch in den Arztpraxen offensiv angeboten. Vor allem die Ultraschalltechnik hat sich stark weiterentwickelt und erlaubt – oft in Kombination mit Blutanalysen – immer genauere Einschätzungen des „Risikos" für gesundheitliche Beeinträchtigungen des Ungeborenen.

Ildikó (Mutter von *Béla 10, Trisomie 21; †Valentina, Anenzephalie): *Wenn früher, noch vor meinen Schwangerschaften, das Thema Abbruch aufzog, kam ich für mich immer zu dem Schluss, dass es ethisch nicht erklärbar sei, warum zu einem bestimmten Zeitpunkt ein Leben schützenswert und fünf Minuten vorher nicht schützenswert ist. Diese willkürliche Grenze fand ich schon immer sehr schwierig. Wenn du dich diesen Grenzen dann gedanklich annäherst, fragst du dich: Was hat sich geändert zwischen gestern und heute, zwischen jetzt und nachher? Ich glaube auch, dass die gesetzliche Handhabe bezüglich der medizinischen Indikation und des Gutachtens ein großer Fehler ist. Weil alle innerhalb eines solchen Prozesses zu feige sind, der Schwangeren gegebenenfalls auch zu widersprechen: „Du bist psychisch gar nicht fundamental gefährdet." Kein Mensch will das beurteilen. Um das festzustellen, bräuchte es ein tatsächliches psychiatrisches Gutachten.*

PND zu verfluchen, wäre genauso falsch, wie sie zum Allheilmittel zu erklären. Die Errungenschaften der letzten Jahrzehnte, die erfolgreichen Einsätze, ungeborenen Kindern das Leben zu retten oder es in Zukunft zu erleichtern, sowie der Aspekt, dass werdende Eltern sich auf eine bevorstehende Situation mit einem besonderen Kind vorbereiten können, sind ein Zugewinn.

Gleichzeitig sollten diese Leistungen aber auch kritisch betrachtet werden dürfen, ohne gleich als Abtreibungsgegner gebrandmarkt zu werden: Müssen wir, nur weil wir können, auch alles erfahren? Wie gehen wir dann mit diesen Informationen um? Zu welchem Preis sollte jedes Leben gerettet oder aber jede unheilbare Erkrankung verhindert werden?

Wie gehen wir mit Fällen um, bei denen Auffälligkeiten diffus bleiben und werdende Eltern immer weiter in die PND hineinrutschen, ohne wirklich aussagekräftige Ergebnisse zu erhalten? Dafür aber einen wachsenden Berg an Angst. Wie gehen wir mit Fällen um, bei denen nach unklaren Befunden und einer angstbeladenen Schwangerschaft gesunde Kinder zur Welt kommen? Und wie mit Fällen, bei denen Kinder, deren Befunde nur den Verdacht einer Beeinträchtigung aufkommen lassen, von der aber niemand weiß, ob und wie sie die Entwicklung des Kindes beeinflussen werden, abgetrieben werden? Wie werden Paare betreut, die eine unbeschwerte Schwangerschaft einer Diagnostik vorziehen, weil das Resultat nichts an ihrer Entscheidung ändern würde? Was tun mit Fachpersonal, das Abbrüche nach PND dem Hinweis auf Alternativen vorzieht (und aktuell die Mehrheit bildet)?

Die derzeitige Gesetzgebung in Deutschland orientiert sich auch am ungeborenen Leben – in den Gesetzestexten ist dies konkret nachzulesen, beispielsweise im Strafgesetzbuch (StGB) steht zur Beratung im Schwangerschaftskonflikt: „Die Beratung dient dem Schutz des ungeborenen Lebens. Sie hat sich von dem Bemühen leiten zu lassen, die Frau zur Fortsetzung der Schwangerschaft zu ermutigen und ihr Perspektiven für ein Leben mit dem Kind zu eröffnen; sie soll ihr helfen, eine verantwortliche und gewissenhafte Entscheidung zu treffen. Dabei muss der Frau bewusst sein, dass das Ungeborene in jedem Stadium der Schwangerschaft auch ihr gegenüber ein eigenes Recht auf Leben hat und dass deshalb nach der Rechtsordnung ein Schwangerschaftsabbruch nur in Ausnahmesituationen in Betracht kommen kann, wenn der Frau durch das Austragen des Kindes eine Belastung erwächst, die so schwer und außergewöhnlich ist, dass sie die zumutbare Opfergrenze übersteigt." (StGB §219 Abs. 1).

Im Schwangerschaftskonfliktgesetz (SchKG) ist zu lesen: „Die nach § 219 des Strafgesetzbuches notwendige Beratung ist ergebnisoffen zu führen. Sie geht von der Verantwortung der Frau aus. Die Beratung soll ermutigen und Verständnis wecken, nicht belehren oder bevormunden. Die Schwangerschaftskonfliktberatung dient dem Schutz des ungeborenen Lebens." (SchKG §5 Abs.1).

Wer die deutschen Gesetze liest, bei dem entsteht der Eindruck, dass ungeborenes Leben ebenfalls gewisse Rechte besitze – tatsächlich geht die Schere zwischen Theorie und Praxis aber weit auseinander. Denn wer möchte schon eine Grenze ziehen und beurteilen, was eine „schwerwiegende Belastung" für die Schwangere darstellt, oder was „so schwer und außergewöhnlich ist, dass es die zumutbare Opfergrenze übersteigt"?

Letztlich definiert diese Grenze also, zu Recht, die Schwangere selbst, was aktuell aber dazu führt, dass Schwangerschaften nach PND in den meisten Fällen abgebrochen werden.

Stellen wir uns also die wohl wichtigste Frage in Bezug auf die PND: Ist die Antwort auf eine vorgeburtliche Diagnose tatsächlich in den meisten Fällen, so wie es momentan praktiziert wird, ein Schwangerschaftsabbruch (Boyd et al. 2008)?

Aufklärung

Birgit Scharnowski-Huda (Elternbegleitung nach PND): *Junge Frauen sollten von ihren Frauenärzten heute schon vor einer Schwangerschaft über die PND aufgeklärt werden. Sie sollten dazu ermutigt werden, darüber auch schon im Vorhinein nachzudenken. Wir haben angefangen, darüber an Schulen, in den Oberstufen zu sprechen. Das Schwierige daran ist nur, dass es für junge Leute noch sehr weit weg ist. Es ist wichtig, dass auch Fachpersonal in der Ausbildung frühzeitig über dieses Thema aufgeklärt wird. Damit klar ist, was auf sie zukommen wird. Ich bin immer wieder erstaunt, wie viele Informationen es mittlerweile über das Internet einerseits gibt und wie wenigen andererseits bewusst ist, welche Konsequenzen PND für jeden persönlich haben kann.*

Dr. med. Lars Garten (Leiter Palliativteam Neonatologie, Oberarzt für Neonatologie): *Ich habe den Eindruck, dass PND teilweise sehr progressiv und als „allgemeine Routineuntersuchung" angeboten wird, ohne dass im Vorfeld ausführlich und für die Betroffenen wirklich verständlich über deren mögliche Konsequenzen aufgeklärt wird. Ich erlebe auch in meinem Bekanntenkreis immer wieder, dass Angebote der PND ganz selbstverständlich angenommen werden und die Paare dann aus allen Wolken fallen, wenn sie einen auffälligen Befund mitgeteilt bekommen.*

Vielen wird dann erst bewusst, dass ihr Kind auch krank sein könnte und sie vielleicht auch schon vor der Geburt Entscheidungen treffen müssen, die sie überhaupt nicht treffen möchten oder vielleicht glücklicher

gewesen wären, wenn diese erst nach der Geburt auf sie zugekommen wären.

Auf der anderen Seite erlebe ich als Neugeborenenmediziner aber natürlich auch täglich, dass PND für viele Kinder ein großer Segen ist. Weil wir zum Beispiel bei vorgeburtlich diagnostizierten Organfehlbildungen die Geburt und die nachgeburtliche Behandlung der Kinder optimal vorbereiten können und dadurch die Überlebenswahrscheinlichkeit vieler Kinder bedeutend gesteigert werden kann.

Ildikó (Mutter von *Béla 10, Trisomie 21; †Valentina, Anenzephalie): *PND ist für mich beides: Fluch und Segen. Aber insgesamt bin ich sehr skeptisch, ich finde, es wird alles zu sehr vermischt und nicht aufgeklärt. Erst wird alles Mögliche herausgefunden und dann hält sich jeder zur eigenen Sicherheit raus.*

So naiven Leuten wie uns damals muss zunächst erklärt werden, um was es bei der PND eigentlich und grundsätzlich geht. Am besten wäre es, diese Sachen schon in der Schule gelernt zu haben, aber auf jeden Fall vor einer möglichen Schwangerschaft.

Die psychosozialen und therapeutischen Mittel können mit dem technischen Fortschritt in Biowissenschaft und Gentechnologie nicht mehr Schritt halten (Schadt 2014, 9): Wir wissen zwar immer mehr, haben aber noch keine adäquaten Werkzeuge, um mit dieser Flut an Informationen umzugehen. Am wenigsten werdende Eltern, die mit Diagnosen konfrontiert werden, mit denen zunächst keiner gerechnet hat und die darüber hinaus manchmal nicht eindeutig sind und selbst Spezialisten vor Rätsel stellen. Dennoch wird von Paaren, die in der Regel kaum medizinisches Grundwissen besitzen, in dieser Extremsituation erwartet, eine möglichst schnelle Entscheidung über Leben und Tod ihres ungeborenen Kindes zu treffen.

Was, wenn das (vielleicht lange ersehnte) Kind auffällig wird? Hat das Paar, bevor es den Untersuchungen zugestimmt hat (wenn es überhaupt richtig gefragt wurde), wirklich durchdacht, was eine solche Information bei ihnen als werdenden Eltern verändern kann? Was sie dann entscheiden wollen, vielmehr „müssen"? Können all diese lebensverän-

Wichtige Begriffe im Schwangerschaftskonflikt nach PND	
Diagnose	konkrete Feststellung oder Bestimmung einer Erkrankung
Prognose	ärztliche Einschätzung zu einer künftigen Entwicklung auf Basis von Erfahrungswerten
positiver/negativer Befund	ein positiver Befund bedeutet, dass Auffälligkeiten festgestellt wurden, ein negativer Befund zeigt ein unauffälliges Ergebnis
psychosoziale Beratung	kostenloses Beratungsangebot bei allen Fragen rund um PND in Schwangerschaftskonfliktberatungsstellen; Hilfe und Informationen; Unterstützung bei der Entscheidungsfindung
medizinische Indikation	Wenn das Fortsetzen der Schwangerschaft die körperliche oder seelische Gesundheit der Schwangeren gefährdet, kann dies eine medizinische Indikation für einen Abbruch der Schwangerschaft sein, auch nach der 14. SSW, theoretisch bis zum Einsetzen der Geburtswehen. Die Voraussetzungen hierfür sind: • „Unter Berücksichtigung der gegenwärtigen und zukünftigen Lebensverhältnisse der Schwangeren muss eine Gefahr für das Leben oder die Gefahr einer schwerwiegenden Beeinträchtigung des körperlichen oder seelischen Gesundheitszustandes der Schwangeren bestehen, die nicht auf eine andere zumutbare Weise abwendbar ist." (StGB §218a). • Zwischen der Mitteilung der Diagnose und der schriftlichen Indikationsstellung (Gutachten) durch einen Arzt müssen mindestens drei Tage Bedenkzeit liegen, es sei denn, es besteht eine akute gesundheitliche Gefahr für das Leben der Mutter (SchKG § 2a). • Vor der Ausstellung der medizinischen Indikation muss die Schwangere über die medizinischen und psychischen Aspekte eines Schwangerschaftsabbruchs beraten und über die Möglichkeit der weiteren psychosozialen Beratung informiert werden. Wenn die Schwangere es wünscht, ist der behandelnde Arzt verpflichtet, Kontakte zu Beratungsstellen zu vermitteln (SchKG § 2a). Die Beratung ist jedoch nicht verpflichtend. • Wird der Schwangeren die schriftliche Indikationsbescheinigung ausgehändigt, muss sie unterschreiben, dass sie ärztlich beraten und auf ihren gesetzlich geregelten Anspruch der Beratung durch weitere Stellen hingewiesen wurde (SchKG § 2a).
Spätabbruch	Es gibt keine einheitliche medizinische oder rechtliche Definition bei einem Schwangerschaftsabbruch nach der 14. SSW. Aufgrund einer medizinischen Indikation wird jedoch häufig schon von einer Spätabtreibung gesprochen. Ein Spätabbruch ab etwa der 20. SSW wird heutzutage oft durch einen Fetozid, also dem Töten des Ungeborenen noch im Bauch, vorbereitet.

dernden Aspekte einer vorgeburtlichen Diagnose durchdacht sein, wenn meist schon im Vorfeld eine profunde Aufklärung gefehlt hat? Und wann sollte eine solche Aufklärung beginnen?

Dass der Zeitpunkt der Diagnoseeröffnung als Moment der Aufklärung über Mittel und Wege der PND ausscheiden sollte, müsste sich von selbst verstehen. Leider ist in der täglichen Praxis aber genau das der Fall: Im Augenblick des größten Schocks wird werdenden Eltern erklärt, worauf sie sich mit den vorgeburtlichen Untersuchung eingelassen haben und was die nun vorliegenden Ergebnisse für sie bedeuten.

Im Gegensatz zu dieser Praxis ist die vorangegangene umfassende Aufklärung, die ein gewisses Grundwissen, auch als Puffer für den Schockzustand, in unserer Gesellschaft etabliert, das wichtigste Werkzeug, damit Betroffene – mit ausreichend Zeit – kompetent entscheiden können. Dazu gehört immer auch der Hinweis auf das Recht auf Nichtwissen, das heißt die Möglichkeit, auch keine PND in Anspruch zu nehmen, was im Gendiagnostikgesetz (GenDG) festgeschrieben ist.

An dieser Stelle möchten wir einen für uns wichtigen Aspekt in den Fokus rücken: Fast alle Menschen, die sich mit der Thematik der PND und den möglichen daraus resultierenden Konsequenzen nur oberflächlich oder gar nicht befasst haben, haben keine Vorstellung davon, wie nach einer PND vorgegangen werden kann und wird.

Im Gespräch mit Nichtbetroffenen ist uns immer wieder aufgefallen, dass mit Fassungslosigkeit bis Unglauben darauf reagiert wird, dass Spätabtreibungen bis zum Einsetzen der Geburtswehen möglich sind oder es Fetozide gibt. Gleichzeitig denken aber auch viele, dass ein Schwangerschaftsabbruch bei einer festgestellten Behinderung des Kindes „erlaubt" ist, also die Behinderung des Kindes selbst die Indikation zum Abbruch darstellt, was aber nicht der heutigen Gesetzeslage entspricht.

Die früher existierende embryopathische Indikation wurde in Deutschland 1995 aus dem Gesetz gestrichen und allein die Gefährdung der Schwangeren ist die Grundlage für späte Schwangerschaftsabbrüche. Der Aufklärungsstand der allgemeinen

Bevölkerung, sogar unter Eltern nach mehreren unauffälligen Schwangerschaften mit PND, ist quasi gleich null. (Peters 2011, 23 f.).

In der täglichen Praxis sind Schwangerschaftsvorsorge und PND eng miteinander verbunden und lassen sich von schwangeren Frauen nur schwer voneinander abgrenzen. Die BZgA (Bundeszentrale für gesundheitliche Aufklärung) hat hierzu im Jahr 2006 eine Studie zu „Schwangerschaftserleben und Pränataldiagnostik" durchgeführt. Zwar ist diese Studie nicht mehr ganz neu und auch die Gesetzeslage wurde im Jahr 2010 überarbeitet (SchKG, GenDG), dennoch sind die Ergebnisse auch heute noch aktuell, manche Bereiche, insbesondere die Inanspruchnahme neuer Diagnostik, dürften sich verstärkt haben:

Schon damals nahmen 85 Prozent aller befragten schwangeren Frauen aller Altersgruppen Maßnahmen der PND in Anspruch. Ein Viertel dieser Frauen kannte den Begriff PND nicht, von den restlichen 75 Prozent der befragten Schwangeren hatte ein Drittel eine falsche Vorstellung von PND – das heißt etwa die Hälfte der Studienteilnehmerinnen hatte vom Begriff PND kein oder ein falsches Bild. Das bedeutet, dass der Informationsstand über PND bei werdenden Müttern trotz der selbstverständlichen Verbreitung und des heute hohen Stellenwertes in der Vorsorge – unabhängig vom Altersrisiko – gering ist. Gründe für den niedrigen Informationsstand sind wohl eine vielerorts mangelnde Beratung einerseits, aber wohl auch ein geringes Informationsinteresse von Seiten der Schwangeren. Negativ behaftete Themen im Zusammenhang mit Schwangerschaft und Geburt werden gerne ausgeblendet (Selbstschutz).

Insgesamt zeigten sich die Teilnehmerinnen der Studie sehr zufrieden mit PND, wobei 95 Prozent einen unauffälligen Befund erhalten haben. Kritischere Töne sind meist nur von Frauen zu vernehmen, bei denen Auffälligkeiten gefunden wurden, insbesondere bezogen sich diese Anmerkungen auf die Qualität der weiterführenden Betreuung und Begleitung bei und nach Diagnosemitteilung.

Nackenfaltenmessung, Amniozentese, Tripletest, großes Screening. Was sind das für Tests und warum werden sie gemacht, welche Ergebnisse können sie bringen und was bedeuten diese, welche Entscheidungs„pflichten" ziehen sie für werdende Eltern nach sich und wie sehen diese sogenannten „Handlungsspielräume" dann praktisch aus: Austragen, palliative Geburt, pränatale Therapien, Adoption, Abbruch? Die meisten Paare haben auf diese zum Teil medizinisch und ethisch hochkomplizierten Fragen keine adäquaten Antworten, wenn eine PND „wie eine Bombe einschlägt".

Grundlegende Aufklärung sollte also schon vor den Untersuchungen stattfinden. Im besten Falle schon vor einer möglichen Schwangerschaft, solange noch keine emotionale Bindung zu einem zukünftigen Kind besteht und Menschen mit klarem Kopf Informationen aufnehmen und analysieren können.

Wir gehen nach jahrelanger Erfahrung so weit anzuregen, PND an Schulen als Unterrichtsthema aufzugreifen (wie es unser deutschlandweites Pilotprojekt „Aufklärung PND", das 2017 gestartet ist, nun zum ersten Mal versucht). Damit es zu gesellschaftlichem Standardwissen heranwachsen kann – ein Thema, das uns alle betrifft. Die meisten werden eines Tages eine Familie gründen wollen oder im Freundeskreis auf das Thema Familienplanung treffen und spätestens dann mit PND konfrontiert sein.

Das Recht auf Nichtwissen

Kristian (Vater von *Elena 4, Trisomie 18 und Spina Bifida): *Bei unserem zweiten Kind, nach Elena, haben wir so weit wie möglich keine PND machen lassen. Keine Fruchtwasseruntersuchung oder Ähnliches, nur den üblichen Vorsorgeultraschall. Wir haben darüber mit unserem Frauenarzt gesprochen. Wir erklärten ihm, dass egal was kommen würde, wir auch dieses Kind austragen würden. Deshalb kamen wir gemeinsam zu dem Schluss, dass keine weitere PND nötig sei. Unsere zweite Tochter kam gesund zur Welt.*

Wenn frühzeitig und gründlich aufgeklärt wird, ist eine Tendenz zu erkennen: Das Interesse an der Inanspruchnahme genetischer Tests sinkt, ebenso die Abbruchquoten bei pränatal entdeckten Behinderungen, zum Beispiel bei Trisomie 21 (Achtelik 2015, 186).

Interessant ist darüber hinaus, dass viele Eltern, die einmal in die PND hineingerutscht sind und Untersuchungen und Diagnosen für eines ihrer ungeborenen Kinder erhalten haben, bei darauffolgenden Schwangerschaften auf einen Großteil oder sogar gänzlich auf PND verzichten, mit dem Argument, es ergäben sich daraus keine Konsequenzen und sie zögen eine unbeschwerte Schwangerschaft diesem schwer tragbaren Wissen vor.

Werdende Eltern sollten außerdem immer darüber informiert werden, dass ihnen zwar alle Möglichkeiten der PND zur Verfügung stehen, sie aber ebenso das Recht auf Nichtwissen haben (GenDG, §9).

Dieses Recht wirft gegebenenfalls Konflikte für den behandelnden Arzt auf: Wie soll er sich verhalten, wenn sich im Zuge der Vorsorgeuntersuchung herausstellt, dass ein Kind nicht gesund ist und weitere Maßnahmen für die Geburt des Kindes vielleicht hilfreich oder sinnvoll wären? Wie vereinbart er dies mit seinem ärztlichen Gewissen? (Wassermann und Rohde 2009, 88f.)

Zu bedenken ist aber außerdem, was das Wissen um eine Erkrankung alles mit sich bringen kann. Neben den Vorteilen, die unbestritten vorhanden sind, können sich auch Nachteile für das Kind ergeben: In einer Studie wurde festgestellt, dass Kinder, die pränatal eine infauste Prognose erhalten haben, sich nachgeburtlich schlechter entwickelten als Kinder, die erst postnatal diagnostiziert wurden (Janvier et al. 2016).

Die Ursache hierfür liegt wohl in der unterschiedlichen Art der Behandlung: Kommt das Kind ohne bekannte Diagnose zur Welt, wird es zunächst versorgt wie alle Kinder, inklusive Intensivmedizin. Kommt das Kind aber nach PND zur Welt, sind Erwartungen und Zielsetzungen anders und es kann passieren, dass Behandlungen unterlassen werden, obwohl das Kind in verhältnismäßig guter Verfassung ist und in seiner Entwicklung von einer Behandlung profitieren könnte.

Die Vor- und Nachteile, die sich aus dem Wissen und Nichtwissen ergeben, müssen also sorgfältig gegeneinander abgewogen werden, es muss geklärt werden, bis zu welchem Grad Ergebnisse aus Untersuchungen Nutzen haben. PND ist und bleibt eine freie Entscheidung, die nur durch Aufklärung kompetent getroffen werden kann.

Die Haltung unserer Gesellschaft spiegelt momentan etwas anderes. Hier wird PND nicht oder weniger kritisch betrachtet, als es dieses Spannungsfeld eigentlich verdient hätte: Wo sollte die Grenze des vorgeburtlichen, medizinischen Fortschritts liegen? Gibt es diese Grenze überhaupt?

Oder sollten vielmehr andere Grenzen eingerissen werden, das heißt flächendeckende profunde Aufklärung etabliert werden, damit Patienten kompetent ihre eigenen, individuellen Entscheidungen treffen können, ob und was sie in Anspruch nehmen wollen?

Ethische Verantwortung für die PND und ihre Folgen?

Birgit Scharnowski-Huda (Elternbegleitung nach PND): *Es gibt keine Schwangerschaft mehr, aus der die PND wegzudenken wäre. Wer trägt dabei die Verantwortung? Alle. Ich glaube, sie kann niemandem separat „zugeschustert" werden.*

Dr. Clarissa Schwarz (Hebamme, Bestatterin, Gesundheitswissenschaftlerin): *Ich halte dies für ein sehr schwieriges Thema und ich habe auch keine Antwort darauf. Ich glaube, „ideal" gibt es nicht. Wir leben heute in dieser Gesellschaft, in der mit hohem technischem Aufwand sehr früh sehr viel Information gewonnen werden kann. Woraufhin wir dann auch nicht so tun können, als hätten wir diese Information nicht. Die dann aber oft keine Antworten auf die Konsequenzen liefern.*

Ich glaube, die werdenden Eltern können keine Verantwortung für die PND übernehmen. Sie sind in einer solchen Situation schlicht und ergreifend überfordert. Und wenn wir zum Beispiel die Ärzte nach einem gewissen Befund fragen – wie wird dieses Kind sich entwickeln, was für ein Mensch wird das, mit welchen Prognosen und Fähigkeiten –, können selbst sie all dies oft nicht beantworten, weil sie es schlicht nicht wissen.

Oft wird die Frage nach Selektion durch die PND gestellt, aber wer trägt hier die Verantwortung? Sind es die Eltern, die Entscheidungen treffen müssen? Sind es Ärzte und Fachleute, die zunächst Fragen aufwerfen und dann den Wünschen der Eltern entsprechen? Sind es die Kliniken, die ihre Räume, Materialien und ihre Zeit zur Verfügung stellen? Sind es die Gesetzgeber, die auch Spätabbrüche in hohen Schwangerschaftsmonaten selbst bei unklaren Befunden gestatten? Oder ist es unsere Gesellschaft, die ihre Gesetzgeber bestimmt und somit das, was in unserer Mitte lebenswert ist (Guido und Fezer Schadt 2015, 150)?

Definiert sich eine Gesellschaft nicht darüber, wie sie mit ihren schwächsten Mitgliedern umgeht? In unserem Fall also über Ausgrenzung und negative Wertschätzung ungeborenen behinderten Lebens, über sozialen Druck, dem Betroffene ausgesetzt werden, über fehlende integrative, finanzielle und moralische Unterstützung für Leben oder auch Sterben mit Behinderung (Schadt 2014, 9).

Muss sich die Frage nach der Verantwortung für den aktuellen Umgang mit der PND also nicht jeder selbst stellen und sei es zunächst einmal, um eine eigene Position dazu zu entwickeln? Um einen offenen Dialog und gegebenenfalls auch ein mögliches Umdenken in manchen Bereichen zu fördern? Fest steht, dass es hier einen offenen und sich immer wieder erneuernden gesellschaftlichen Diskurs braucht. Dass dieses Thema nicht nur betroffene Eltern, sondern ebenso Fachpersonal, Politik und unsere Gesellschaft im Allgemeinen betrifft.

Für uns liegt einer der Schlüssel zum Thema Verantwortung in der Aufklärung. Wir sind der Auffassung: Nur wer frühzeitig, umfassend und wertfrei aufgeklärt wurde – noch bevor er sich für oder gegen eine PND entscheiden muss –, ist später im Ernstfall auch in der Lage, kompetente, verantwortungsvolle Entscheidungen zu treffen.

Verantwortung vs. Justitia

Prof. Dr. med. Thomas Kohl (Leiter des DZFT): *Meiner Meinung nach sollte sich der Gesetzgeber so wenig wie möglich vor allem beim The-*

ma Spätabbrüche, aber auch bei der palliativen Versorgung einschalten. Hier spielen sich unfassbare Dramen ab. Hier den richtigen Weg für sich zu finden ist für die meisten werdenden Eltern ein Albtraum. Die Situation wird nur noch schlimmer, wenn dann auch noch das Gefühl herrscht, Justitia schwebe über allem.

Dr. med. Adam Gasiorek-Wiens (M. mel., Facharzt für Geburtshilfe und Gynäkologie): *Bei der schriftlichen Feststellung über die Voraussetzungen zum Schwangerschaftsabbruch gemäß § 218a Absatz 2 StGB, auch medizinisch-soziale Indikation genannt, trägt die ärztliche Person bereits die medizinische und rechtliche Verantwortung mit Ausstellung der Indikation. Es ist daher durchaus hilfreich, wenn der Arzt der schwangeren Frau mitteilt, dass diese Verantwortung nun nicht mehr in ihren Händen, sondern in den Händen des Arztes liegt. Auf diese Weise können die Last der Verantwortung und spätere Schuldgefühle weitgehend reduziert werden.*

Ein großes Problem beim Thema Verantwortung ist die juristische Absicherung, die für Fachpersonal und Mediziner mittlerweile nicht mehr wegzudenken ist. Da es in der Vergangenheit und mittlerweile immer häufiger zu Klagen und Schadensersatzforderungen kommt, hat sich unter dem medizinischen Fachpersonal eine gewisse Angst vor so genannten „Kunstfehlern" breitgemacht.

Diese Angst knebelt, wenn es darum geht, vollständig und wertfrei zu beraten, zu begleiten und gegebenenfalls auch für Entscheidungen Verantwortung mit zu übernehmen. Wir haben nicht nur einmal von Fachpersonal gehört, dass aus Angst vor juristischen Konsequenzen lieber zu einem Abbruch als zu einer palliativen Geburt oder dem Austragen eines behinderten Kindes geraten wird. Da niemand in die Zukunft sehen kann und niemand weiß, wie ein krankes oder behindertes Kind sich während der Schwangerschaft und nach der Geburt entwickeln wird, ist die Angst vor falschen Prognosen und alternativen Vorschlägen, die am Ende gegen das Fachpersonal verwendet werden könnten, groß.

Neu betroffene Eltern halten die Beratung durch einen Mediziner aber natürlich für eine fach-

lich kompetente Empfehlung. Dass hierbei vielleicht auch persönliche Interessen des Mediziners eine Rolle spielen könnten, ist den meisten in diesem Moment nicht bewusst (Peters 2011, 20).

Auch für unzureichende Aufklärung kann ein beratender Arzt übrigens haftbar gemacht werden: Nur wer als Patient umfassend aufgeklärt ist, kann rechtlich wirksam in eine Behandlung einwilligen (Selbstbestimmungsaufklärung) (Teubel 2010).

Die Verantwortung als medizinische Fachperson von sich zu weisen und den werdenden Eltern zu überlassen, nach dem Motto: „Sie müssen sich jetzt entscheiden (nicht ich)", kommt dabei aber regelmäßig vor. Dass damit auch eine medizinische Verantwortung in die Hände medizinischer Laien gegeben wird, wird dabei ausgeblendet.

Pränataldiagnostische Untersuchungen

Ildikó (Mutter von *Béla 10, Trisomie 21; †Valentina, Anenzephalie): *Während der Schwangerschaft mit Béla sind keine gravierenden Besonderheiten aufgefallen. Ich bin sicher, dass die Nackenfalte gemessen wurde, da das oft ungefragt nebenbei gemacht wird. Und wir ließen als PND-Sonderleistung einen großen Ultraschall machen.*

Werdende Eltern müssen nicht erst nach Entdecken der ersten Auffälligkeiten, sondern von Beginn an vor allen pränataldiagnostischen Untersuchungen gefragt und aufgeklärt werden, was die Untersuchungen bedeuten und zu welchen möglichen Ergebnissen sie führen können (GenDG §9). Außerdem muss erklärt werden, dass diese Befunde nicht immer aussagekräftig genug sind und im Anschluss gegebenenfalls weitere diagnostische Maßnahmen (mit gegebenenfalls erhöhtem Risiko) notwendig werden, um eine eindeutige Diagnose stellen zu können.

Dazu gehört auch der Hinweis, dass es für viele Störungen keine Heilung gibt und welche Entscheidungen gestellte Diagnosen dann erfordern. Sowie, dass Eltern die Untersuchung auch ablehnen oder Bedenkzeit erbitten können. Ferner müssen sie auf den gesetzlichen Anspruch einer psychosozialen Beratung hingewiesen werden.

Paare sollten sich unbedingt vor einer solchen Untersuchung fragen, wie sie auf eine Diagnose reagieren würden, also wenn ihr Kind tatsächlich behindert wäre. Würden sie das Kind dennoch bekommen wollen, brauchen sie die ganzen Tests nicht. Außer sie würden es gerne wissen wollen, um sich besser auf ein besonderes Kind und seine Krankheit vorbereiten zu können.

Werdende Eltern sollten sich immer genau erklären lassen, was mit welchem Test untersucht wird, ob es Risiken gibt, wie aussagekräftig die Ergebnisse sind, was dann von ihnen erwartet wird und ob es Alternativen gibt. Anders als von vielen angenommen, gibt es bisher nur wenige genetisch bedingte Behinderungen und schwere Erkrankungen, die durch Routinediagnostik festgestellt werden können.

Die meisten genetischen Erkrankungen sind beim Basis-Ultraschallscreening pränatal nicht feststellbar, sondern nur durch gezielte invasive Diagnostik, wenn bekannte Risikofaktoren vorliegen, zum Beispiel Erkrankungen in der Familie oder ein höheres Alter der werdenden Mutter (Wieacker und Steinhard 2010).

Viele Behinderungen entstehen rund um die Geburt (zum Beispiel durch Frühgeburt oder Sauerstoffmangel) oder im Laufe des Lebens (krankheits-, unfall-, altersbedingt). In der Gesamtzahl der Menschen mit Behinderung in Deutschland machen die angeborenen Behinderungen etwa vier Prozent aus (Statistisches Bundesamt – Anteil behinderter Menschen an der Bevölkerung 2013). Und von diesen wiederum ist nur ein geringer Anteil pränatal ersichtlich. Und über diese lässt sich in der Regel nicht sicher bestimmen, wie stark oder leicht die Behinderung ausgeprägt sein wird und wie das Kind sich nach der Geburt entwickelt.

Schwere Fehlbildungen und Herzfehler, sogenannte Major-Anomalien, die mit im Ultraschall sichtbaren Organveränderungen und erhöhter Nackentransparenz einhergehen, können im Rahmen der PND in spezialisierten Pränatalpraxen bereits sehr früh (13. SSW) mit großer Wahrscheinlichkeit erkannt und daher frühzeitig weitere Untersuchungen veranlasst werden (Becker und Wegner 2006). Es handelt sich aber insgesamt um ein recht eng gefasstes Feld an Erkrankungen innerhalb der PND.

Nichtinvasive Verfahren

Untersuchungen, die körperlich nicht unmittelbar in das Schwangerschaftsgeschehen eingreifen, werden als „nichtinvasive Methoden" bezeichnet, wie:
- Genetische Sonografie (Softmarker)
- Ersttrimester-Screening (Nackenfaltenmessung und Blutuntersuchung mit Risikokalkulation für Chromosomenstörungen), integriertes Screening
- Untersuchung des mütterlichen Bluts (zum Beispiel Infektionsserologie) und NIPT (nicht invasive pränatale Tests): Untersuchung des genetischen Erbmaterials des ungeborenen Kindes im Blut der Mutter, vor allem auf Trisomien

Erbringen die nichtinvasiven Methoden Hinweise auf Erkrankungen des Kindes oder auf Risiken für die Schwangere, kann zunächst eine Beratung der Schwangeren über das Für und Wider einer weitergehenden invasiven Diagnostik erfolgen.

Nichtinvasive Tests, wie die Nackenfaltenmessung, Feindiagnostik oder ein Bluttest bergen zwar keine physischen Risiken für die Schwangere und das Kind, sollten allerdings trotzdem kritisch hinterfragt werden dürfen.

Zum einen bergen diese Tests trotz allem psychische Risiken wie Schock, Trauma, bleibende Angst für die Mutter (zum Beispiel vor zukünftigen Untersuchungen), außerdem auch Risiken für das Kind durch die psychische Verfasstheit der Schwangeren. So wird heute angenommen, dass sich starker, andauernder Stress besonders in der frühen Schwangerschaft negativ auf das Kind auswirken kann (Rakers et al. 2013).

Zum anderen weisen Kritiker auf die hier entstehende Möglichkeit der Diskriminierung und Selektion behinderten Lebens hin sowie die Gefahr sich gesellschaftlich zum Designerbaby hin zu entwickeln. Sie befürchten, dass der Druck auf werdende Eltern immer größer wird, ihre ungeborenen Kinder grundsätzlich durchchecken lassen zu müssen, um auf Krankheiten zu reagieren. Das heißt im Allgemeinen die Kinder selbst zu verhindern.

Befürworter der nichtinvasiven Tests unterstreichen die frühzeitige Erkennung von Fehlentwicklungen und dadurch eine mögliche frühzeitige physische und psychische Unterstützung von Mutter und Kind und die Verminderung der Risiken durch invasive Untersuchungen (mit Fehlgeburtsrisiko).

Nichtinvasive Testverfahren gehören nicht zur normalen Vorsorge und sollten deshalb nur nach Aufklärung und nur auf ausdrücklichen Wunsch der werdenden Eltern vorgenommen werden.

Ultraschall als Basisdiagnostik

Die häufigste Methode der Schwangerenvorsorge und damit der PND ist die Ultraschalldiagnostik (Sonographie). Dazu zählen: zwei-, drei- und vierdimensionale Sonografie sowie die Farb- und Spektral-Dopplersonografie (Blutfluss).

Zeitpunkt: Sie ist die erste Stufe der vorgeburtlichen Diagnostik der schwangeren Frau und wird zu allen Zeitpunkten während der Schwangerschaft mit jeweils unterschiedlichen Zielen angewendet. Die Mutterschafts-Richtlinien sehen dreimal eine Basis-Ultraschalluntersuchung mit etwa 10, 20 sowie 30 SSW vor. Mit etwa 20 SSW kann zusätzlich nach Beratung eine erweiterte Basis-Ultraschalluntersuchung zur einfachen Darstellung der Organe gewählt werden (kein Feinultraschall).

Risiko: Ultraschall wird immer wieder kontrovers diskutiert, wenn es um die Fragestellung geht, ob er schädlich für das Ungeborene sein kann. In jedem Fall sollte sich Ultraschall nach Risiko-Nutzen-Abwägung auf wirklich erforderliche und möglichst kurze Untersuchungen beschränken, darüber hinaus keine Dopplersonografie ohne Indikation in der Frühschwangerschaft, am besten erst nach der 20. SSW (Leitlinie DGGG Nr. 015/019).

Vorgehen, Auffälligkeiten und Genauigkeit: Alle Vorsorgeuntersuchungen beinhalten nur eine orientierende Einschätzung und sind nicht mit dem Feinultraschall von auf PND spezialisierten Praxen

zu vergleichen. Erst bei Auffälligkeiten folgt eine entsprechende Überweisung.

Ergebnis: sofort

In Kombination mit dem Basisultraschall:

- **CTG** – Kardiotokographie, Aufzeichnung fötaler Herztöne. Beim CTG werden gleichzeitig die Herztöne des Kindes und die Wehentätigkeit der Mutter aufgezeichnet.
- **Biophysikalisches Profil (BPP)** – Das BPP setzt sich zusammen aus der Beurteilung von Kindsbewegungen, Extremitätenbewegungen, Atembewegungen, Furchtwassermenge und der Herzfrequenz. Diese Parameter werden dann mit Punkten bewertet und geben somit eine zuverlässige Einschätzung zum momentanen Befinden des ungeborenen Kindes.

Feinultraschall

Sonografische Feindiagnostik, Organscreening, Fehlbildungsultraschall

Zeitpunkt: zwischen der 19. und 22. SSW

Risiko: siehe Ultraschall

Vorgehen: Alle wichtigen Organe werden mit hochauflösenden Ultraschallgeräten untersucht.

Ergebnis: sofort

Auffälligkeiten: Die Kombination körperlicher Auffälligkeiten kann auf ein bestimmtes Krankheitsbild hinweisen. Dies kann dann durch andere Untersuchungen, wie die Amniozentese, überprüft werden.

Genauigkeit: Die Ergebnisse der Untersuchung sind nicht nur abhängig vom Zustand des ungeborenen Kindes, sondern auch von der Fruchtwassermenge, der Lage des Kindes, dem Schwangerschaftszeitpunkt, der Qualität der Ultraschallgeräte und der Erfahrung und Qualifikation des untersuchenden Arztes (DEGUM Stufe II oder III).

Nackentransparenzmessung

NT-Screening, Nackendichte- oder Nackenfaltenmessung

Zeitpunkt: nur zwischen der 11. und 14. SSW

Risiko: siehe Ultraschall

Vorgehen: Mittels einer Ultraschalluntersuchung wird der Nackenbereich des Kindes ausgemessen. Hat sich dort unter der Haut ungewöhnlich viel Flüssigkeit angesammelt, kann das ein Hinweis für Fehlbildungen und Chromosomenstörungen sein.

Ergebnis: sofort

Auffälligkeiten: Der durchschnittliche NT-Wert liegt bei 1 bis 2,5 Millimetern. Ab 3 Millimetern wird von einem erhöhten NT-Wert gesprochen, ab 6 Millimetern von einem stark erhöhten NT-Wert.

Genauigkeit: Wichtig für diese Messung sind das Alter der Schwangeren, das Alter des Ungeborenen sowie die Kombination von Auffälligkeiten am ungeborenen Kind, wie etwa ein zusätzlicher Herzfehler. Die Entdeckungsrate liegt bei 93 bis 95 Prozent. Kombiniert mit einem Bluttest wird an dieser Stelle dann vom Ersttrimesterscreening (Combined Test) gesprochen, das eine 85- bis 90-prozentige Aussagekraft hat. Besteht ein erhöhtes Risiko, werden in der Regel weitere Tests angeboten.

Bluttest
NIPT (nicht invasiver Pränataltest)

Zeitpunkt: ab der 9. SSW

Risiko: –

Vorgehen: Aus einer Blutprobe der Mutter wird genetisches Material des Kindes isoliert und dann untersucht.

Ergebnis: 4 bis 6 Tage

Auffälligkeiten: Trisomien 21, 18 und 13 und Veränderungen in der Zahl der Geschlechtschromosomen sollen beim ungeborenen Kind ausgeschlossen oder bestätigt werden.

Genauigkeit: Für Trisomie 21 bei 99 Prozent, andere Trisomien und geschlechts-chromosomale Abweichungen ungenauer, bei auffälligem Befund: Amniozentese zur Absicherung. NIPT sollte möglichst nur in Kombination mit einer frühen Feindiagnostik durchgeführt werden. Derzeit ist es das genaueste Verfahren, um bei isolierten Auffälligkeiten wie Softmarkern, auffällig erhöhter Nackentransparenz oder besonderen Laborwerten im Ersttrimesterscreening eine Vorabklärung vor invasiver Diagnostik zu erhalten.

Integriertes Screening
Biochemischer Bluttest mit/ohne NT-Messung

Zeitpunkt: zwischen der 12. und 18. SSW

Risiko: –

Vorgehen: In unterschiedlichen Schwangerschaftswochen werden zu verschiedenen Zeitpunkten Eiweiße und Hormone aus dem mütterlichen Blut untersucht. Durch einen Algorithmus wird ein statistisches Risiko für die Trisomien 21, 13 und 18 errechnet, zusätzlich kann das Risiko für einen Neuralrohrdefekt angegeben werden.

Ergebnis: Endergebnis erst in der 18. SSW, der Test kann auch ohne NT-Messung erfolgen und heißt dann serumintegriertes Screening. Als nachteilig werden die wiederholt erforderliche Blutentnahme empfunden und das relativ späte Endergebnis.

Genauigkeit: Entdeckungsrate etwa 90 Prozent.

Triple-Test
MoM-Test

Zeitpunkt: ca. zwischen der 15. und 18. SSW, Alternative zu einem nicht durchgeführten Ersttrimesterscreening

Risiko: –

Vorgehen: Eine Blutprobe der Mutter wird untersucht.

Ergebnis: nach wenigen Tagen

Auffälligkeiten: Aufgrund der Konzentration dreier Hormone (AFP, Östriol, hCG) im Blut der Schwangeren werden Rückschlüsse auf Besonderheiten beim ungeborenen Kind gezogen.

Genauigkeit: Aussagekraft 60 bis 70 Prozent. Dieser Test gilt als umstritten, da er oft zu falschen Prognosen führen kann. Die werdenden Eltern müssen im Vorfeld darüber aufgeklärt werden, dass durch diesen Test allein keine Diagnose möglich ist und dafür weitere pränatale diagnostische Untersuchungen nötig werden. Der Triple-Test sollte heute durch den Quadruple-Test ersetzt werden.

Quadruple-Test

Zeitpunkt: zwischen 15. und 18. SSW, Alternative zu einem nicht durchgeführten Ersttrimesterscreening

Risiko: –

Vorgehen: Eine Blutprobe der Mutter wird untersucht.

Ergebnis: nach wenigen Tagen

Auffälligkeiten: Aufgrund der Konzentration von vier Hormonen (AFP, Östriol, hCG, Inhibin A) im Blut der Schwangeren werden Rückschlüsse auf Besonderheiten beim ungeborenen Kind gezogen. Es ist ein reines biochemisches Screening für Schwangere, die vor einer invasiven Diagnostik eine Risikoeinschätzung für Trisomie 21 haben möchten.

Genauigkeit: Entdeckungsrate bei etwa 81 Prozent. Ein Ultraschall kann ergänzend gemacht werden und so können etwaige „Softmarker" in die Berechnung mit einfließen.

MRT

Magnetresonanztomographie, Kernspintomographie

Zeitpunkt: ab Ende des 2. Trimesters

Risiko: Schädliche Wirkungen sind nicht beobachtet worden. Bisher wurde die MRT bei Schwangeren zurückhaltend und nur bei Vorliegen eines wichtigen Grundes durchgeführt. Neuere Studien geben hier aber Entwarnung.

Vorgehen: MRT der Mutter mit Kind im Bauch

Ergebnis: sofort

Auffälligkeiten: Meist geht es darum, genauere Bilder des Kindes zu erhalten, wenn der Ultraschall an seine Grenzen kommt, zum Beispiel im Bereich des Gehirns oder am Rückenmark.

Genauigkeit: hoch, wenn sich das Kind nicht bis wenig bewegt

Genetische Untersuchungen an den werdenden Eltern

Zeitpunkt: jederzeit möglich

Risiko: –

Vorgehen: Den Eltern wird Blut abgenommen und auf vermutete Erbanlagen für Krankheitsbilder hin untersucht.

Ergebnis: wenige Wochen

Auffälligkeiten: Hier geht es um die genetischen Voraussetzungen bei den Eltern. Wenn etwa Vater und Mutter beide Träger für die rezessiv vererbte Stoffwechselerkrankung Mukoviszidose sind, dann hat ein gemeinsames Kind ein fünfundzwanzigprozentiges Risiko, daran zu erkranken. Hierzulande wird eine genetische Untersuchung der Eltern meist dann angeraten, wenn es bereits eine Schwangerschaft mit einem schwer erkrankten Kind gab und eine Abklärung für eine künftige Schwangerschaft gewünscht ist. Fachleute halten Anlagetests nur dann für sinnvoll, wenn es ein bekanntes familiäres Risiko für eine schwerwiegende Erkrankung gibt, wie im Fall der Mukoviszidose (Arp 2016).

Genauigkeit: hoch

Invasive Verfahren

Sabine Schlotz (Diplom-Psychologin, Autorin, Gründerin LEONA e.V.): Bei einer Amniozentese geht die Nadel durch die Bauchdecke, die darunterliegende Muskulatur, die Gebärmutterwand und durch die Eihäute bis in den Fruchtwasserraum. Die Eihäute sind aus Eizell-Zellen entstanden und gehören für mich dadurch zum Kind. Sie sind zugleich Kontaktfläche und Schutzraum. Bei der Punktion verletzt man diesen Schutzraum. Auch ändern sich die räumlichen Bedingungen, wenn man Fruchtwasser entnimmt. Ich denke, all das ist für Ungeborene wahrnehmbar.

Bei den invasiven Verfahren wird über eine kleine Hohlnadel (Kanüle) Material wie Fruchtwasser, Blut oder Zellen von der Plazenta oder dem ungeborenen Kind gewonnen. Ein invasiver Eingriff ist immer mit dem Risiko einer Fehlgeburt verbunden. Auch diese Untersuchungen gehören nicht zur normalen Vorsorge und werden nur auf ausdrücklichen Wunsch der werdenden Eltern vorgenommen.

Viele Frauen beschreiben den Eingriff als nicht schmerzhafter als eine Blutabnahme, andere empfinden ihn als äußerst unangenehm. Nach dem Eingriff können Gebärmutterkrämpfe auftreten, ähnlich der Menstruation.

Wenn allerdings starke Bauchschmerzen oder Blutungen, erhöhte Temperatur über 38 Grad Celsius oder klare Flüssigkeit aus der Scheide auftreten, muss sofort Arzt oder Hebamme informiert werden.

Bei rh-negativen Schwangeren wird nach der Punktion eine Anti-D-Prophylaxe durchgeführt, um eine mögliche Antikörperreaktion der Mutter auf das Kind zu vermeiden.

Chorionzottenbiopsie
Chorionbiopsie, CB

Zeitpunkt: empfohlen ab der 11. SSW, in der Regel 11. – 14. SSW

Risiko: Fehlgeburtsrisiko 0,5 bis 1 Prozent. Nach dem Eingriff sollte sich die Schwangere über mehrere Tage schonen.

Vorgehen: Die Entnahme der Probe kann über die Scheide vorgenommen werden, erfolgt heute aber überwiegend über die Bauchdecke.

Erstergebnis (FISH-Test): 1 bis 3 Tage; Langzeitkultur: 14 Tage

Auffälligkeiten: Durch eine Gewebeprobe aus der Plazenta können manche Chromosomenstörungen und Stoffwechselerkrankungen erkannt werden. Es werden keine kindlichen Zellen, sondern Zellen der Plazenta untersucht, die mit dem Kind zwar oft, aber nicht immer chromosomal identisch sind, was zu falschen Ergebnissen führen kann. Die Plazenta weist gegebenenfalls eine chromosomale Besonderheit auf, die dann nicht automatisch beim Kind vorliegen muss. Dieses Phänomen wird Plazentamosaik genannt (Kalousek und Vekemans 1996). Aus diesen Gründen wird auch nach einem auffälligen Befund eines NIPT eine Amniozentese statt der Chorionzottenbiopsie empfohlen, da Fruchtwasser kindliches Zellmaterial enthält.

Genauigkeit: 97,5 – 99,6 Prozent beim bestätigten Ergebnis

Amniozentese
Fruchtwasseruntersuchung, AC

Zeitpunkt: frühestens ab der 15. – 16. SSW

Risiko: Fehlgeburtsrisiko 0,5 bis 1 Prozent

Vorgehen: Hier wird Fruchtwasser aus der Fruchtblase entnommen, um die darin enthaltenen fetalen Zellen zu untersuchen.

Erstergebnis (FISH-Test): 1 bis 3 Tage; Langzeitkultur: 14 Tage

Auffälligkeiten: Es können nicht alle genetischen Anomalien erkannt werden (Stichwort: Mosaikbefunde), das Ergebnis dieser Untersuchung ist aber meist relativ sicher. Bestimmte Fehlentwicklungen des zentralen Nervensystems, manche Chromosomenstörungen und Erbkrankheiten können somit fast hundertprozentig diagnostiziert werden.

Genauigkeit: 99,4 – 99,8 Prozent beim bestätigten Ergebnis

Chordozentese – Fetalblutentnahme, FBS

Zeitpunkt: ab der 18. - 20. SSW, Einsatz nur in Hochrisikoschwangerschaften

Risiko: Fehlgeburtsrisiko unter 1 – 3 Prozent

Vorgehen: Es wird eine kleine Hohlnadel durch die Bauchdecke der Mutter in die in der Nabelschnur verlaufende Nabelvene eingestochen. Das aus der Nabelvene entnommene kindliche Blut wird dann untersucht.

Ergebnis: nach wenigen Tagen

Auffälligkeiten: Bei speziellen Fragestellungen (beispielsweise Anämien durch Infektionen oder Blutunverträglichkeiten) ist die Untersuchung sinnvoll, wird insgesamt jedoch eher selten angewendet. Es handelt sich um einen technisch anspruchsvollen Eingriff, der überwiegend in Schwerpunktzentren durchgeführt wird. Neben diagnostischen Zwecken bietet die Chordozentese auch die Möglichkeit einer pränatalen Therapie, zum Beispiel Medikamentengabe über die Nabelschnur.

Genauigkeit: hoch

Sonja (Mutter von †Leon, hypoplastisches Linksherzsyndrom): *Wir kamen in das Behandlungszimmer, ein netter Arzt und eine Assistentin empfingen uns. Mein damals zweieinhalbjähriger Sohn war auch dabei. Es wurde ein Ultraschall gemacht, vor uns ein großer Bildschirm an der Wand. Ich glaube, mein Mann hat es zuerst gemerkt. Es war plötzlich totenstill, niemand hat etwas gesagt.*

Zum Thema Diagnose hat Katja Baumgarten (Mein kleines Kind 2001) als Mutter die, wie wir finden, passendsten, einleitenden Worte gefunden:

„Zwei Wirklichkeiten – ein Bild: Schweigsam fährt der Facharzt für Pränataldiagnostik mit dem Ultraschallkopf im kühlen Gel auf meinem Bauch herum. Ich sehe mein Kind schwarzweiß auf dem Bildschirm: Alles ist dran [...] es gefällt mir, wie es sich bewegt, den Messungen des Arztes ausweicht, ein stiller Einklang. Nachher werde ich aus der Praxis gehen mit der Gewissheit, dass alles in Ordnung ist. Der Arzt antwortet einsilbig auf meine Fragen, vertröstet mich auf später. Ich bleibe arglos. Hinterher erfahre ich, dass der Arzt ein völlig anderes Kind gesehen hat als ich selbst: Er hat einen dem Tod geweihten Fötus untersucht, mit vielfältigen Störungen, wie er sie so nur selten diagnostiziert. Im ersten Moment bin ich entsetzt über diese zwei verschiedenen gleichzeitigen Wirklichkeiten. Im Nachhinein weiß ich: Die beiden unterschiedlichen Sichtweisen sind erhalten geblieben."

Auffälligkeit, Diagnoseeröffnung und Erstbegleitung nach PND

Dr. med. Adam Gasiorek-Wiens (M.mel., Facharzt für Geburtshilfe und Gynäkologie): *In der Regel bekommen die Betroffenen eine Überweisung zur weiteren Abklärung, oft jedoch ohne nähere Angaben zum Grund der Überweisung, um die Schwangeren nicht zu sehr zu beunruhigen. Ärzte sind sich oft nicht sicher, wie sie einen auffälligen Befund interpretieren sollen. In den meisten Fällen wird in der anschließenden Feindiagnostik dann eine völlig normal entwickelte Schwangerschaft festgestellt. In einigen Fällen sind aber eindeutigere Befunde der Überweisungsgrund, die eine umgehende Terminvermittlung zur Feindiagnostik sinnvoll erscheinen lassen, und am besten von der betreuenden Praxis angefragt werden sollten, da Spezialpraxen oft mehrwöchige Wartezeiten haben. Erst dort kann nach einer ausführlichen Untersuchung eine aussagekräftige Verdachtsdiagnose gestellt werden, welche der Schwangeren vermittelt werden muss.*

Findet sich ein auffälliger Befund, ist nach einer solchen Mitteilung die Untersuchung nur selten vollständig abzuschließen, denn die meisten Schwangeren beginnen zu weinen und können die Untersuchung nicht mehr tolerieren. Um aber mehr Information für die Beratung zu erhalten, ist es sinnvoll, die Untersuchung so vollständig wie möglich vorzunehmen. Ich persönlich versuche dann, den auffälligen Befund erst am Ende der Untersuchung differenzierter in Augenschein zu nehmen und dann darauf hinzuweisen, dass ich etwas sehe, was ich als auffälligen Befund betrachte.

Ich sage der Patientin, dass ich anschließend die wichtigen Ultraschallstrukturen genau zeige und dazu den Befund erkläre. Schwangere merken recht schnell, wenn man sich auf ein Organ oder einen Bereich konzentriert. Sie beobachten den Arzt in seiner Mimik ganz genau während der Untersuchung. Es ist auch wichtig, bei einem normalen Befund von Zeit zu Zeit zu betonen, dass alles in Ordnung ist. Ärzte sind dann verpflichtet, auf den Anspruch auf psychosoziale Beratung hinzuweisen und den Kontakt zu vermitteln.

Es ist aber nicht damit getan. Wenn dabei nämlich nicht deutlich auf die Vorteile einer begleitenden psychosozialen Beratung und Betreuung nach auffälligem Befund hingewiesen wird, wird diese oft nicht wahrgenommen. Den Erstkontakt gegebenenfalls telefonisch herzustellen gehört dazu, was aus technischen Gründen leider nur selten gelingt. Spezialpraxen haben häufig Kooperationen mit Beratungsstellen, was die Vermittlung vereinfachen kann.

Prof. Dr. med. Thomas Kohl (Leiter des DZFT): *Viele Erstberatungen sind sachlich nicht richtig. Als ob die werdenden Eltern nicht schon genug Sorge damit hätten, dass ihr Kind krank ist. So kommt es, dass manche Kollegen sie fachlich nicht kor-*

rekt aufklären, ihnen ein schlechtes Gewissen machen oder die Situation als ausweglos darstellen.

Den Eltern ist zu empfehlen, von solchen Aufklärungsgesprächen, zum Beispiel mittels Smartphone, Tondokumente anzufertigen und den Arzt zuvor hierüber zu informieren. Das würde dazu führen, dass sich viele genauer überlegen würden, wie sie aufklären und ob sie tatsächlich etwas zu einer Erkrankung sagen, mit der sie kaum Erfahrung haben und so möglicherweise falsche Empfehlungen aussprechen, die werdende Eltern zusätzlich belasten.

Ein Arzt in einer normalen gynäkologischen Praxis sieht in seinem ganzen Berufsleben vielleicht ein, zwei oder drei Feten mit Spina Bifida- oder Zwerchfellhernien. Diese Fälle gar nicht zu kommentieren und gleich zu einem Pränatalzentrum oder einer Praxis mit zumindest DEGUM II-Qualifikation zu überweisen, wäre hier angebracht.

Nach exakter Diagnose finden werdende Eltern die beste Beratung aber immer noch bei anderen gleich betroffenen Familien. Die können aus der Betroffenenperspektive erzählen, wie es sich mit einem besonderen Kind leben lässt, wie es im Geschwisterkreis aufwächst, ob es Lebensqualität hat, ob es glücklich ist und ob man als Eltern und Familie damit fertig werden kann. Alles Fragen, die ein Fachmann nicht beantworten kann, weil er im Regelfall nicht betroffen ist.

Birgit Scharnowski-Huda (Elternbegleitung nach PND): *Bei den Elterngesprächen sind so viele Aspekte zu bedenken, ich habe schon angefangen Checklisten zu machen, dass ich nichts vergesse, damit die Eltern nicht vorschnell in eine bestimmte Richtung geleitet werden. Gerade bei den Ärzten – ich begebe mich jetzt auf wackeliges Terrain – haben viele eine vorgefasste Meinung, die sie dann entsprechend an ihre Patienten weitergeben.*

Begleitpersonen, wenn sie überhaupt von Betroffenen in Anspruch genommen werden, klären meist breiter auf, da sie keine Angst haben müssen, gegebenenfalls eine Schwangere als Patientin an einen anderen Arzt zu verlieren. Wichtig wäre, wenn werdende Eltern schon sehr früh von einer solchen Begleitung erfahren würden. Diese Person kann dann auch bei weiteren Untersuchungen und Beratungsgesprächen begleiten.

Ich habe selbst erlebt, dass alle in solchen Gesprächen etwas anderes hören: Die werdende Mutter, der werdende Vater, der Fachmann und gegebenenfalls eine neutrale und beratende Person nehmen unterschiedliche Informationen auf. Die beratende Person hat dann aber die Möglichkeit, den werdenden Eltern auf fachlicher Ebene zu helfen und gegebenenfalls Missverständnisse oder Fachfragen zu klären.

Das Wichtigste ist, eine „Rundum-Betreuung" für die Betroffenen anzubieten, das heißt dass in den Tagen nach der Diagnoseeröffnung jemand zu jeder Zeit für das Paar erreichbar ist, sollten irgendwelche Fragen anstehen. Manchmal reicht es schon, seine Gedanken irgendjemand anderem mitzuteilen, um dann selbst Lösungswege zu finden. Ein solcher Ansprechpartner ist hier essenziell.

Die Möglichkeiten haben sich in diesem Bereich durch das Internet vergrößert, hier finden Betroffene Tag und Nacht Antworten. Das Netzwerk hat sich erweitert, das kann kein Arzt bieten. Ob das Internet aber immer hilfreich ist, sei dahingestellt.

Biggy (Oma der Zwillinge *Ben 5 und †Finn, Anenzephalie): *Als meine Tochter erfuhr, dass ein Kind ihrer Zwillingsschwangerschaft womöglich eine Entwicklungsstörung hat, hätte sie besser aufgefangen werden sollen. Sie war allein zur normalen Vorsorge gegangen, ihr wurde nach der Untersuchung das mögliche Problem bekanntgegeben und dann kümmerte sich keiner mehr um sie. Das war für sie eine sehr schlimme Situation. So habe also ich, die in einer anderen Stadt lebt, so lange mit ihr am Telefon gesprochen, bis ihr Mann endlich zu Hause war.*

Nadine (Mutter von *Esther 4, pränatale Fehldiagnose infaust): *Zunächst haben wir komplett auf Durchzug gestellt, weil wir unter Schock standen. Ein paar Tage später hatten wir dann einen Termin in einer Uniklinik. Der Ultraschall dort verschlimmerte die vorangegangene Verdachtsdiagnose. Woraufhin uns zu einer Fruchtwasseruntersuchung geraten wurde, die ich normalerweise nie machen lassen würde. Aber auf uns wurde so eingeredet, dass nichts anderes mehr möglich war. Noch am selben Tag wurde die Amniozentese gemacht, von der wir im Nachhinein* wissen, dass sie fehlerhaft abgelaufen ist und dass wir nicht ausreichend aufgeklärt worden sind. Ich sollte zwei Minuten nach der Untersuchung schon wieder aufstehen und herumlaufen und hatte furchtbare Schmerzen. Eigentlich sollte eine Schwangere nach einem solchen Eingriff eine Zeit ruhen, um keine Fehlgeburt auszulösen. Denen war alles egal.

Nach diesen Untersuchungen wurde uns erläutert, dass es sehr schlecht für Esther aussehe und sie kaum Chancen habe zu überleben und wir uns bis zum Ergebnis der Fruchtwasseruntersuchung schon die weitere Vorgehensweise überlegen sollten. Auf jeden Fall sei der Grund für eine Abtreibung jetzt schon gegeben.

Nach 14 Tagen lag das Ergebnis der Amniozentese vor: negativ, keine chromosomalen Anomalien. Dieses Ergebnis verunsicherte mich sehr, da der vermuteten Diagnose normalerweise immer ein Gendefekt zugrunde liegt oder andere organische Auffälligkeiten, wie Herzfehler oder offener Rücken. Zu diesem Zeitpunkt habe ich dann schon sehr gezweifelt. Daraufhin wurde noch ein fetales MRT gemacht, auch hier wieder völlig fehlerhaft: Zwar lag ich still, aber Esther, um die es ging, hat ordentlich im Bauch gezappelt. Für ein aussagekräftiges MRT wird das Kind normalerweise sediert. Das haben sie nicht gemacht und auch nicht darauf hingewiesen, dass es die Möglichkeit der Sedierung gäbe. Trotz alledem behaupteten sie danach, das MRT habe alle Voruntersuchungen bestätigt.

Sonja (Mutter von †Leon, hypoplastisches Linksherzsyndrom): *Der Arzt schallte und schallte, sagte aber nichts. Bei mir kam es noch nicht an. Ich sah zu meinem Mann, der wie versteinert dasaß. Für mich dauerte dieser Moment ewig.*

Irgendjemand sagte plötzlich etwas — zunächst ging es darum, dass mein erstgeborener Sohn den Raum verlassen sollte. In diesem Moment war klar, dass etwas nicht in Ordnung ist.

Und dann kam die Diagnose: hypoplastisches Linksherz. Mein Mann blieb versteinert und mir liefen leise die Tränen. Der Arzt hat uns alles erklärt, uns einen Termin für eine Zweitdiagnose gegeben, uns alle Möglichkeiten aufgeführt. Und dann sagte er, das werde ich nie vergessen, dass er am Vormittag leider schon einmal die gleiche Diagnose überbringen musste, dass

dies nicht so oft vorkomme und dass heute auch für ihn ein sehr schwerer Tag sei.

Die PND und anschließende Beratung habe ich als gut empfunden. Ich habe mich verstanden und ernst genommen gefühlt. Wir wurden mit Adressen ausgestattet, mit Informationen und Hinweisen. Uns wurden alle Wege aufgezeigt: Austragen, Operationen, Abbrechen. Wir wurden außerdem im Hinblick auf die Fortführung der Schwangerschaft an Spezialisten überwiesen. Auch die haben uns ausführlich über alle therapeutischen Möglichkeiten aufgeklärt. Wir waren zügig bei einer Psychologin und bei einer Humangenetikerin. Es ging schon alles fürchterlich schnell. Aber ich hatte keine Kraft, das zu bremsen.

Zunächst muss unterschieden werden zwischen den ersten Auffälligkeiten, die erkannt und angesprochen werden, und der späteren Diagnoseeröffnung: In den meisten Fällen wird bei einem normalen niedergelassenen Frauenarzt zunächst eine Abweichung von der regulären Entwicklung entdeckt. Die Betroffenen bekommen dann meist eine Überweisung zur weiteren Abklärung. Grundsätzlich sollte sich jeder behandelnde Arzt nach jeder Untersuchung die Zeit nehmen, bis ins Detail zu erklären, was er vermutet und welche Schritte nun erforderlich sind. Wir halten es für hilfreich, dass alle Gespräche immer sorgfältig dokumentiert werden. Zum einen hilft dies der Information des anderen Fachpersonals, zum anderen findet so auch eine gewisse Absicherung darüber statt, was mit den werdenden Eltern besprochen wurde, und nichts kann verlorengehen.

Eine beratende Person oder psychosoziale Begleitung steht für die Betroffenen oft immer erst nach einer eindeutig gestellten Diagnose zur Verfügung, der aber eben diese ersten Untersuchungen und Auffälligkeiten vorausgehen, inklusive Wartezeiten auf Ergebnisse. In diesen Tagen, manchmal Wochen verlieren sich viele werdende Eltern in Schock und Angst und treffen vielleicht Entscheidungen, die sie noch nicht überblicken können. Das heißt die psychosoziale Begleitung sollte schon mit der ersten Auffälligkeit beginnen, am besten noch zur Vorbereitung vor einer möglichen PND (Achtelik 2015, 185f.). Sie sollte außerdem ganz selbstverständlich „zur Patientin kommen", weil sonst die Gefahr groß ist, dass das Angebot nicht in Anspruch genommen wird (Rohde und Dorn 2007, 161).

Nach der weiteren Abklärung, wenn Ergebnisse vorliegen, muss dann eine Diagnoseeröffnung vom Fachpersonal sorgsam vorbereitet werden. Weiterführende, profunde Aufklärung auch nach einer PND ist dabei essenziell: Derzeit hat das Schwangerschaftskonfliktgesetz in der Fassung vom 1. Januar 2010 Gültigkeit. In diesem Gesetzestext ist geregelt, wie nach einem auffälligen pränatalen Befund eine umfassende, fachübergreifende ärztliche Beratung sichergestellt und spätestens hier auf den Anspruch einer psychosozialen Beratung und Unterstützung hingewiesen werden soll (SchKG, §2a). Es ist im Detail geregelt, wie der die Diagnose mitteilende Arzt interdisziplinär, mit zusätzlichem, erfahrenem Fachpersonal, über alle Aspekte der Beeinträchtigung und Unterstützungsmöglichkeiten beraten soll. Diese Beratung muss gut verständlich und ergebnisoffen erfolgen. Vor der schriftlichen Feststellung einer medizinischen Indikation soll die Schwangere zudem über den Ablauf eines Schwangerschaftsabbruchs beraten werden. Eine Bedenkzeit von drei Tagen zwischen der Mitteilung der Diagnose und der schriftlichen Feststellung der Voraussetzungen einer medizinischen Indikation ist vorgeschrieben. Die Bedenkzeit gilt nicht, wenn eine unmittelbare Gefahr für Leib oder Leben der Schwangeren besteht. In diesem Fall kann von den behandelnden Ärzten kurzfristig die Schwangerschaft beendet werden, um das Leben der Mutter zu retten. Diese Konstellation dürfte aber eher in unauffälligen Schwangerschaften bei lebensbedrohlichen Erkrankungen der Schwangeren Anwendung finden, etwa bei einem HELLP-Syndrom, welches akut lebensgefährlich für Mutter und Kind werden kann, oder in der Frühschwangerschaft, wenn eine Eileiter-Schwangerschaft vorliegt.

Sinnvoll für eine Diagnoseeröffnung ist also ein Team, mindestens aus einem Pränataldiagnostiker/Geburtsmediziner, einem Neonatologen und darüber hinaus gegebenenfalls weiteren Spezialisten aus der Kinderheilkunde bestehend (Zernikow 2013, 384) sowie der psychosozialen Begleitungsperson.

Optimal sind Häuser, in denen Pränataldiagnostiker, Humangenetiker und psychologische Begleitung zusammenarbeiten oder wenn Kooperationen bestehen (Rohde und Dorn 2007, 12).

Spätestens bei einem der Folgetermine ist es wichtig, dieses Team versammelt zu haben. Die ersten Beratungsgespräche sollten also nicht in einzelne Expertenanhörungen zerfallen, sondern gebündelt in eine Beratung zum Gesamtzustand des Kindes münden. Auch sollte es erlaubt sein, sich private Begleitpersonen zu jeder Zeit dazuzuholen (Garten und von der Hude 2014, 9).

Hilfreich ist der Austausch mit anderen betroffenen Eltern sowie Vertretern von Behindertenverbänden und Selbsthilfeorganisationen, da so die Erkrankung oder Behinderung des Kindes „konkret, anschaulich und möglicherweise weniger bedrohlich wird" (Achtelik 2015, 186). Dies alles sollte immer im Austausch mit den Betroffenen geschehen, in dem Versuch, sie an die Hand zu nehmen und mit ihnen Schritt für Schritt durch die Untersuchungen und Gespräche zu gehen. Der behandelnde Arzt soll dabei dafür sorgen, dass alle wichtigen Termine gemacht und die jeweiligen Stellen über diesen Fall informiert werden, damit die werdenden Eltern nicht überall von vorn beginnen müssen.

Wichtig für die Diagnoseeröffnung und die ersten beratenden Gespräche ist, den werdenden Eltern so viele neutrale Informationen wie möglich über die Erkrankung und die Prognosen zu vermitteln. Dabei sollte nicht jedes auffällige Kind als „Diagnose", als „Problem" betrachtet werden, das möglichst bald aus der Welt geschafft werden sollte, sondern den werdenden Eltern sollen durch ergebnisoffene Beratung, durch Aufzeigen aller Alternativen neben dem Abbruch auch andere gangbare Wege deutlich gemacht werden.

Beispielsweise also: das Leben mit einem behinderten, lebensfähigen Kind; eine palliative Entbindung bei einem Kind mit infauster Prognose; die Möglichkeit zur Adoptionsfreigabe. Hier fehlen dem beratenden Fachpersonal aber oftmals die Grundlagen und Hintergrundwissen, um dies anschaulich vermitteln zu können, weshalb diese Möglichkeiten selten ernsthaft in Betracht gezogen werden. Außerdem sollte auch das Nichtwissen als Fachperson eingestanden werden, vor allen Dingen in Bezug auf vielleicht noch schwer zu stellende Prognosen (Garten und von der Hude 2014, 9f.).

Leitfaden zur Diagnoseeröffnung

Nadine (Mutter von *Esther 4, pränatale Fehldiagnose infaust): *In der 20. SSW entdeckte mein Frauenarzt zu viel Fruchtwasser. Da ich das in den beiden Schwangerschaften zuvor auch hatte, waren wir zunächst nicht verunsichert. In der 24. SSW gingen wir dann zur PND. Wir gingen davon aus, dass unser Kind gesund ist, und freuten uns auf schöne Bilder. Die Ärztin dort schallte mich zehn Minuten, setzte sich und sagte dann aus heiterem Himmel: „Sie wissen ja sicherlich, dass Ihr Kind schwerstbehindert ist. Es hat eine komplexe Gehirnfehlbildung und es sieht nicht gut aus."*

Das Gespräch dauerte ungefähr eine Minute, sie erklärte uns nicht, was das bedeutete. Stattdessen brachte sie uns in einen winzigen Raum, eine Art Abstellkammer, und sagte: „Ich komme gleich noch einmal zu Ihnen. Jetzt muss ich erst einmal weiterarbeiten."

Ich bekomme immer noch Gänsehaut, wenn ich daran denke. Wir fühlten uns wie im falschen Film. Wir warteten, bis diese Ärztin wiederkam. Sie überwies uns an eine Klinik zu einer Humangenetikerin und hat uns dann nach Hause geschickt. Wir standen völlig unter Schock.

Wir sind am selben Tag zu dieser Humangenetikerin gefahren, die versuchte uns die Diagnose, die diese Ärztin über Ultraschall gesehen haben wollte, zu erklären. Zu diesem Zeitpunkt lautete die Diagnose: Holoprosenzephalie, Zusammenwuchs der Großhirnhälften. Wenn Esther das gehabt hätte, wäre das eine schwere Behinderung gewesen, von der sie die mittelschwere Form haben sollte. Das hat uns nicht die erste Ärztin erklärt, wir durchforsteten das Internet und die Humangenetikerin bestätigte es.

Tatsächlich gibt es einige Fehler, die bei der Diagnoseeröffnung und in ersten Beratungsgesprächen mit werdenden Eltern passieren können, die wiederkehrend und häufig von Betroffenen beschrieben werden. Leider tragen gerade diese Fehler dazu bei,

dass den werdenden Eltern ungewollt schon in der ersten Schocksituation eine gewisse Richtung vorgegeben und die eigentlich gewünschte, ergebnisoffene Beratung von vornherein zunichte gemacht wird. Im schlimmsten Fall sieht ein solcher Ablauf dann so aus:

Ein Arzt erkennt bei einer Ultraschalluntersuchung eine Auffälligkeit. Die Eltern hören von ihm in diesem Moment schon eine unnötige oder verletzende Bemerkung („Scheiße, ist das Ihr erstes Kind?", „Oh Gott!", „So ein Kind wollen Sie doch nicht!" – aus Interviews mit Betroffenen). Oder er schweigt gänzlich. Mit Sicherheit wird bei dieser ersten Untersuchung keine zweite Person, kein Berater oder Kinderarzt dazu gerufen.

Daraufhin wird erklärt, was das mögliche Problem sein könnte, aber es gibt nicht genügend Zeit, alle Fragen und Ängste der Betroffenen zu besprechen. Adressen für Beratungsstellen, Humangenetiker oder ähnliche Einrichtungen sind nicht verfügbar. Darüber hinaus schlägt der behandelnde Arzt schon jetzt eine Richtung ein, noch bevor die Eltern verstanden haben, um was es hier eigentlich geht. So werden Schritte eingeleitet, die das Paar vielleicht (noch) nicht gehen möchte.

Für Familien sowie Fachpersonal ist es also hilfreich, gewisse **protokollarische Schritte** (nach Baile 2000) zur weiteren Aufklärung und Begleitung zu beachten:

1. **Geschützte Umgebung schaffen:** Bezugspersonen mit einbeziehen, auf gleicher Augenhöhe hinsetzen, Unterbrechungen vermeiden

2. **Patientenwahrnehmung einschätzen:** Verstehen Patienten die medizinische Situation? Überblicken sie den Umfang der Konsequenzen dieser Informationen für sich, ihre Familie und ihr ungeborenes Kind? Verstehen sie den Zweck der (geplanten) Untersuchungen? Was wissen die Betroffenen schon? Welche Informationen fehlen noch?

3. **Bereitschaft, die schlechte Nachricht aufzunehmen, abschätzen:** Frage, wie ausführlich die

Ergebnisse der Untersuchungen und die Behandlungsmöglichkeiten erklärt werden sollen, bis wohin sie folgen können und möchten, gegebenenfalls Hinweis auf Gesprächsmöglichkeit zu einem späteren Zeitpunkt. Recht auf Nichtwissen.

4. Vor der schlechten Prognose warnen, Diagnose achtsam kommunizieren: Informationen an das Patientenvokabular anpassen, „nicht-technische" Worte nutzen, Informationen in kleinen Einheiten mitteilen, Phrasen vermeiden

5. Emotionen der Patienten widerspiegeln und Unterstützung äußern: Emotionen (Trauer, Wut, Schock) erfassen und benennen, Ursachen dieser Gefühle identifizieren, Patienten Raum geben, um Gefühle auszusprechen

6. Abhängig vom Befinden der Patientin weiteres Vorgehen besprechen: auf Aufnahmefähigkeit

achten, Ängste und Ungewissheit mindern, Wünsche berücksichtigen, Missverständnisse vermeiden, weitere Gesprächsmöglichkeit einräumen

---

Grundziele der Diagnoseeröffnung (nach Garten 2014, 11)

- Die Betroffenen haben die (Verdachts-) Diagnose und Prognose verstanden.

- Die Betroffenen haben die therapeutischen Möglichkeiten, mögliche Komplikationen und alle Wahlmöglichkeiten sowie die Zeit, die ihnen dafür bleibt, verstanden.

- Die Betroffenen kennen ihren Hauptansprechpartner aus dem interdisziplinären Team, erhalten Kontakte zu allen zur Verfügung stehenden Hilfsangeboten.

Psychosoziale Beratung – was ist das (nach BZgA)?

- Es besteht ein Rechtsanspruch auf diese kostenlose Beratung, sie ist aber freiwillig.

- Gespräche sind vertraulich und unterliegen der Schweigepflicht.

- Die Beratung wird ergebnisoffen geführt, es wird in keine Richtung gedrängt.

- In einem geschützten Rahmen können betroffene Paare widersprüchliche Gefühle, Sorgen und Ängste wahrnehmen und aussprechen.

- Geschulte Fachkräfte stehen als Begleitpersonen zur Verfügung.

- Die Beratung ist nicht belehrend oder bevormundend, die Ratsuchenden bestimmen die Gesprächsthemen selbst.

- Klärung medizinischer Fragen oder Hintergründe, Informationen über die Wege nach PND, Abbruch, palliative Geburt, Adoption oder das Leben mit einem behinderten oder kranken Kind, Unterstützungsangebote, Fördermöglichkeiten

- Entwicklung von Lösungsansätzen

- Vermittlung von Kontakten zu Selbsthilfegruppen und/oder anderen Betroffenen

Schock: Wie in Watte gepackt

Dr. med. Lars Garten (Leiter Palliativteam Neonatologie, Oberarzt für Neonatologie): *Alle Paare sind in der initialen Schockstarre nur sehr bedingt beziehungsweise gar nicht aufnahmefähig. Viele brauchen erst einmal Zeit und Ruhe für sich. Andere wollen so viele Informationen wie möglich und gehen das systematisch an. Das ist sehr individuell und wir als Team haben die Aufgabe, jedes Mal neu in Erfahrung zu bringen, was werdende Eltern jetzt in diesem Moment brauchen. Nur dann können wir ihnen die passenden Beratungsangebote machen.*

Ildikó (Mutter von *Béla 10, Trisomie 21; †Valentina, Anenzephalie): *Die Erkenntnis, dass mit Valentina etwas nicht stimmt, war eine Katastrophe. Ich hatte nicht damit gerechnet. Es war wirklich ein schwarzes Loch. Mir stand der Schweiß auf der Stirn, mir wurde heiß und kalt. Mein ganzer Kreislauf fuhr herunter. Schock vom Feinsten! Auch nicht zu vergleichen mit der Geschichte von Béla, nochmal eine ganz andere Liga. Auch weil es gleich die Totale war, kein Vielleicht und nicht etwas, womit wir leben könnten. Sondern gleich das Ende.*

Sandra (Mutter von *Elena 4, Trisomie 18 und Spina Bifida): *Die Diagnose war ein riesiger Schock. Es war wie ein Cut, als hätte jemand die Nabelschnur durchtrennt. Ich habe gedacht, am besten, der liebe Gott lässt sie jetzt einfach sterben, dann stehe ich auch nicht vor der Entscheidung und die Statistik ist erfüllt. Das war – so krass das klingt – meine allererste Hoffnung.*

Das erste Verdachtsmoment hat der betroffene Leser vermutlich schon hinter sich und weiß, dass mit seinem Kind etwas nicht stimmt. Vielleicht wissen die werdenden Eltern noch nicht sicher, um welche Erkrankung oder Behinderung es sich handelt, oder aber sie sind schon einen Schritt weiter und haben schon ein relativ genaues diagnostisches Bild vor sich liegen. Auf den folgenden Seiten versuchen wir nun mit den Familien Schritt für Schritt ihren persönlichen Weg zu finden.

Gehen wir hierfür noch einmal zurück: Die Schwangere liegt auf der Liege im Behandlungszimmer. Der Arzt erkennt eine Auffälligkeit. Er erklärt, auf seine Weise, was er vermutet und wie es jetzt weitergehen kann. Direkt nach dieser ersten Nachricht werden die Betroffenen vermutlich wie versteinert sein. Sie können vielleicht nicht glauben, was sie gerade gehört haben. Etwas in ihnen hofft bis zum Schluss auf einen bösen Traum, einen Fehler, eine Verwechslung. Oder zumindest auf ein gutes Ende. Darauf, dass sie alle noch mal mit dem Schrecken davonkommen werden (Thomése 2004, 14).

Sie werden nach Hause gehen, vielleicht mit dem Partner sprechen, vielleicht mit Familienmitgliedern und Freunden. Vielleicht sprechen sie auch nicht. Sie werden das Gefühl haben, die eigene Welt stehe still, während sich alles andere um sie herum sehr schnell und laut weiterdreht. Vielleicht fühlen sie auch nichts. So oder so: Sie sind im Schock angekommen.

Was ist Schock?

Ildikó (Mutter von *Béla 10, Trisomie 21; †Valentina, Anenzephalie): *Das Allerschlimmste war die Nacht zwischen diesem ersten Termin und dem Termin in der PND-Spezialpraxis am nächsten Morgen. Ich war total in Panik und konnte nicht schlafen. Irgendwann habe ich mir nachts um vier eine Badewanne eingelassen. Ich dachte, wenn die mir am nächsten Morgen sagen, wo der Fluchtweg ist, dann nehme ich ihn. Hauptsache, so schnell wie möglich raus aus dieser Situation. Ich war über mich selbst geschockt.*

Wer eine solche Nachricht erhält, steht nun also unter Schock, hat wenig oder keinen Zugang zu klaren Gedanken und vor allem in diesem Moment keine Kompetenz, schwerwiegende Entscheidungen treffen zu können (Weigert 2006, 25ff.).

Schock ist eine normale Reaktion auf eine einmalige oder fortgesetzte Belastung, sie wurde von unserem Körper eingerichtet, um die Wucht der Information abzufangen. Schock funktioniert wie Schutzkleidung, viele beschreiben nach einer solchen Nachricht das Gefühl, wie in Watte gepackt zu sein: Geist und Körper machen dicht, um von dieser Nachricht, vielmehr von den anschließenden Emotionen nicht überrollt zu werden.

Dieser Mechanismus ist hilfreich, er lässt das Verstehen im individuellen Rhythmus zu. Wie ein Wasserhahn, der in eigener Geschwindigkeit tropft, sickert die Nachricht nach und nach durch den Schock herein.

Jede Form von Widerstand gegen den Schock vergrößert nur das empfundene Leid. Betroffene können ihn vielmehr als Krücke benutzen: Der Schock wurde zu ihrem Schutz eingerichtet. Und vor allem, er wird vergehen. Körper und Geist signalisieren damit das nun wichtigste Bedürfnis in der jetzigen Situation: das Bedürfnis nach Zeit. Wir raten allen Betroffenen, sich diese unbedingt zu nehmen. Um die vielen Informationen ankommen zu lassen, zu bewerten und die aufkommenden Emotionen zu prüfen.

Folgende Merkmale bilden zusammen die **Symptome eines Schockzustandes**, die als akute Belastungsstörung (ABR) bezeichnet werden. Daran anschließen kann in der Folgezeit, was an dieser Stelle zumindest erwähnt sein soll, das psycho- oder posttraumatische Belastungssyndrom (PTBS) (nach Wassermann und Rohde 2009, 190ff.):

- **Die Schockphase** – führt bei vielen Eltern zu körperlichen Symptomen oder Ausfallerscheinungen, Erinnerungslücken bis hin zum Verlust der Handlungsfähigkeit. Viele Menschen fühlen sich von ihren Gefühlen wie abgeschnitten. Die Schockphase kann eine Stunde bis eine Woche dauern.

- **Die Einwirkungsphase** – schließt an den Schock an und kann bis zu zwei Wochen anhalten. Hier findet, mit Nachlassen des Schocks, oft die stärkste Erregung statt. Nach und nach klingt diese Erregung wieder etwas ab, die Betroffenen sind jedoch von den Ereignissen innerlich völlig beansprucht. Selbstzweifel können auftreten, häufig auch Depressionen oder Gefühle von Hoffnungslosigkeit und Ohnmacht. Dazu können Einschlafstörungen, Übererregbarkeit, Über-

wachheit, Schreckhaftigkeit, Gedächtnisstörungen, Konzentrationsschwierigkeiten, Albträume kommen.

- **Die Erholungsphase** – beginnt nach etwa 14 Tagen, manchmal aber auch erst nach vier Wochen, wenn Betroffene langsam beginnen, sich vom Trauma zu erholen. Das Interesse am alltäglichen Leben, an den Mitmenschen kehrt allmählich wieder zurück, die Zukunftspläne werden wieder positiver. Noch immer ist das traumatische Ereignis ein zentrales Thema im Leben der Betroffenen. Für viele ist dies auch Anlass, über das bisherige Leben und die Zukunft nachzudenken. Kommen weitere erschreckende Nachrichten oder andere belastende Lebensumstände hinzu, so verschiebt sich die Erholungsphase und kann auch gänzlich ausbleiben.

Schock und Gefühlschaos: Was jetzt hilft

Ildikó (Mutter von *Béla 10, Trisomie 21; †Valentina, Anenzephalie): *Nach Valentinas Diagnose mit infauster Prognose standen wir auf der Straße und dachten: Was machen wir jetzt? Wir sind spontan zur Tante meines Mannes gefahren, die um die Ecke wohnte. Es gibt Menschen, die gute Krisenberater sind.*

Es ist wichtig, in diesen Tagen achtsam mit sich umzugehen, zu beobachten, wie die Stimmung sich täglich, manchmal stündlich ändern kann. Diese Wechsel sind emotional zwar anstrengend, bieten aber gleichzeitig die Sicherheit dafür, dass nichts in ein und demselben Zustand bleibt und dem Gesetz eines ständigen Wandels folgt. Das bedeutet für die Betroffenen: Auch Schock, Ängste und Trauer werden mit der Zeit einen Wandel erfahren und nicht für alle Zeit in dieser Form empfunden.

Vielleicht kann diese Perspektive ein wenig durch die anstrengendsten Momente hindurch helfen. Betroffene können sich immer wieder auf diese innere Instanz ausrichten, der es trotz allem möglich ist, sich selbst und die Situation – trotz aller aufwühlenden Gefühle – wie von einem Außenposten zu beobachten. Selbst im größten Chaos existiert in jeder Person diese beobachtende Instanz, die mal leichter, mal schwieriger einzunehmen ist.

Dies vermittelt eine wichtige und jetzt hilfreiche Information: Dass alles, was gerade passiert und alle damit verbundenen Gefühle nicht das gesamte Sein betreffen und, wie oben beschrieben, darüber hinaus zeitlich gebunden sind. Das heißt also, so wie es den Betroffenen jetzt akut geht, wird es ihnen nicht ein Leben lang gehen. Dieser Blick wird Betroffenen anfänglich schwerfallen und muss keineswegs forciert werden. Aber eine solche Aussicht kann Zuversicht und Kraft geben, um die nächsten Wochen besser tragen zu können.

Den Schock und den darauffolgenden Schmerz und die Trauer, die von Betroffenen in dieser Phase empfunden werden, erkennen wir aber natürlich trotzdem in seiner Heftigkeit an. Wir wissen aus eigener Erfahrung, was werdende Eltern gerade durchmachen und wie schwer dies alles zu tragen ist. Aber wir wissen auch, dass es ein Licht am Ende des Tunnels gibt und dass werdende Eltern mit dem Geschehen nicht allein sind.

- **Was wir in der Schock- und Einwirkungsphase auf keinen Fall empfehlen** – ist auf eigene Faust im Internet zu recherchieren: Die Gefahr, dass Betroffene sich damit verrückt machen, ist groß. Hier finden sich viele Geschichten, Meinungen und auch widersprüchliche und sogar falsche Informationen. Zudem ist es gerade am Anfang sehr schwer, Beiträge im Internet zu differenzieren und die Qualität der Information zu beurteilen. Und wir können nur davon abraten, innerhalb der ersten Woche irgendwelche Entscheidungen treffen zu wollen, die über das Leben des ungeborenen Kindes bestimmen. Unsere jahrelange Erfahrung mit Betroffenen hat gezeigt, dass werdende Eltern in dieser Zeit eine so weitreichende Entscheidung nicht reflektiert und kompetent treffen können und die Gefahr groß ist, im Nachhinein etwas zu bereuen – ob in die eine oder in die andere Richtung. Wir können außerdem dazu raten, sich von niemandem zu etwas drängen zu lassen, was nicht verstanden oder

zu diesem Zeitpunkt nicht gewollt wird. Betroffene können meist auf ihr Bauchgefühl vertrauen.

- **Was wir in der Schock- und Einwirkungsphase empfehlen** – ist Zeit, die die werdenden Eltern jetzt brauchen. Solange es nötig ist, bis sie wieder klar denken können (Rohde und Dorn 2007, 167; Wassermann und Rohde 2009, 124). In dieser Zeit dürfen Betroffene das tun, was ihnen guttut: spazieren gehen, sprechen oder schweigen, sich im Bett vergraben, arbeiten gehen. Nichts denken und verstehen wollen, erst einmal alles ankommen lassen. Eine Entscheidung kommt später, sobald die Betroffenen dafür bereit sind und sich ausreichend informiert fühlen. Wer noch nicht so weit ist, muss jetzt auch noch nicht alle weiteren Beratungstermine oder Untersuchungen in Anspruch nehmen. Das Einzige, was Betroffene jetzt müssen, ist in diesem Augenblick nichts zu müssen.

Wenn Betroffene dann bereit sind oder aber schon jetzt in dieser Phase für sie dringend Redebedarf herrscht, können wiederholte Gespräche mit Fachpersonal und Begleitpersonen helfen, um die Informationen nach einer Diagnose nach und nach zu begreifen (Garten und von der Hude 2014, 16).

Der Moment des Schocks ist und bleibt dabei aber nicht der Moment des Handelns. Wir halten es für eine sehr bedenkliche Entwicklung, dass werdenden Eltern in diesem Zustand nahegelegt wird, innerhalb weniger Tage, manchmal Stunden eine Entscheidung über das Leben ihres Kindes zu treffen.

Die Entscheidungs- und Einwilligungsfähigkeit sind sehr wahrscheinlich stark beeinträchtigt (Rohde und Dorn 2007, 167). Es sollte unbedingt innegehalten werden, bis der erste Schock sich gelegt hat.

In einer emotionalen Ausnahmesituation sind Eltern nicht in der Lage, mehr als ca. 20 Prozent eines Gesprächsinhaltes aufzunehmen (Garten und von der Hude 2014, 143).

In der Schock- und Einwirkungsphase wird also vermutlich nicht alles auf Anhieb verstanden und es ergeben sich zu Hause dann mit der Zeit neue Fragen zu Diagnose und Vorgehen.

Betroffene können jetzt in sich hineinhören. Auch das braucht Zeit und ist ein Prozess. Sie werden nicht sofort alle Antworten parat haben und es werden auch bis zum Schluss Fragen und Zweifel offenbleiben. Aber sie werden mit der Zeit, Schritt für Schritt den eigenen Weg finden und lernen, mit gewissen bleibenden Unsicherheiten umzugehen. Dies alles mit der Einschränkung, dass zum Beispiel das Leben der Schwangeren oder des Kindes akut gefährdet ist oder ein anderer gravierender Grund den Faktor Zeit tatsächlich einschränken sollte, was sehr selten der Fall ist.

Wir schlagen an dieser Stelle den Betroffenen, die gerade erst die Diagnose(n) erhalten haben, also vor, dieses Buch zur Seite zu legen und die nächsten Tage für sich und/oder mit der Familie zu verbringen, vielleicht sogar wegzufahren. Wer mag, stellt sich eine Schneekugel vor und sich selbst im Zentrum: In diesem Augenblick wurde die Kugel kräftig durchgeschüttelt, alles flimmert gerade gewaltig, es ist nichts zu erkennen und noch weniger etwas zu entscheiden. Jetzt gilt es zu warten, bis sich dieser erste Sturm nach und nach gelegt hat.

Erste Schritte nach dem Sturm: Mein Fachpersonal

Dr. med. Adam Gasiorek-Wiens (M.mel., Facharzt für Geburtshilfe und Gynäkologie): *Nach einer pränatalen Feststellung braucht es eine fortlaufende interdisziplinäre Beratung, Optimierung der Schwangerschaftsbetreuung und eine medizinische Maximalversorgung mit Planung der Geburt in einem Zentrum mit Neonatologie und anderen Fachdisziplinen. Erst postnatal lassen sich dann nach ausführlichen Untersuchungen des Neugeborenen genauere Angaben zu der Erkrankung und Prognose des Kindes machen. Im Rahmen der interdisziplinären Gesprächsrunde zwischen den beteiligten Fachdisziplinen und dem betroffenen Paar müssen alle Optionen für das Vorgehen ausführlich besprochen werden. Das letzte Wort hat die Schwangere.*

Dr. med. Lars Garten (Leiter Palliativteam Neonatologie, Oberarzt für Neonatologie):

Was ich als Kinderarzt und Palliativmediziner fordere, ist eine interdisziplinäre Begleitung. Was zum Beispiel in den medizinischen Lehrbüchern zu Trisomie 13 oder 18 steht, ist zum Großteil Wissen, das älter als 20, 30 Jahre ist. Aspekte aus neueren wissenschaftlichen Untersuchungen zur Lebensqualität dieser Kinder (in diesem Fall unter Palliativversorgung) oder zu Erfahrungen betroffener Eltern fehlen hier vollkommen. Pränataldiagnostiker greifen in der Regel in ihren Beratungen aber auf altes Lehrbuchwissen zurück, weil sie keine persönliche Erfahrung in der Betreuung dieser Kinder und Begleitung betroffener Familien haben.

Auch sind die Möglichkeiten moderner Palliativmedizin oftmals völlig unbekannt. Viele Beratungen erfolgen meiner Erfahrung nach daher heute nicht differenziert genug und bleiben in wesentlichen Teilen lückenhaft. Werdende Eltern sollten in dieser Situation mit pädiatrischem Fachpersonal sprechen können. Mit Menschen, die eigene fachliche Erfahrung in der Betreuung entsprechender Kinder haben. Es liegt in der primären Verantwortung der Kollegen, die PND durchführen, solche Gespräche für Betroffene zu realisieren.

Nadine (Mutter von *Esther 4, pränatale Fehldiagnose infaust): *Ich habe nach dem ersten Schock im Internet eine andere Klinik gefunden, wo ich noch am selben Tag anrief, mein Problem schilderte und sofort einen Termin bei der Oberärztin bekam. Und endlich wurden uns alle Alternativen vorgestellt.*

Sobald die Schock- und die Einwirkungsphase abgeklungen sind, können Betroffene nun, so sie wollen und können, aktiv ihre Situation mitgestalten. Dazu gehört auch, ihr bis jetzt behandelndes Team gegebenenfalls zu erweitern, falls nötig Zweit- und Drittmeinungen einzuholen und sich die Hilfe (mit Unterstützung des Teams) zusammenzusuchen, die sie jetzt für den weiteren Weg brauchen.

Wie bei jeder anderen Schwangerschaft auch bereiten sich die werdenden Eltern, ganz egal, wie sie sich entscheiden werden (auch bei einem Abbruch), auf die Geburt ihres Kindes vor. Und wie auch bei jeder anderen Schwangerschaft bedeutet dies, die Bedingungen dafür schaffen zu müssen: die Örtlichkeiten und das Fachpersonal finden sowie die Dinge vorbereiten, die sie für die Geburt brauchen. Denn eine Sache hat sich nicht geändert: Sie bekommen ein Kind. Das zu diesem Zeitpunkt schon vom Fachpersonal vorgebildete interdisziplinäre Team ist hierbei das Netz, das die Betroffenen gemeinsam und in ständigem Dialog auffangen soll (Zernikow 2013, 384). Beratungsgespräche sollten nun im Laufe der noch verbleibenden Schwangerschaft regelmäßig geführt werden, um eine Vertrauensbasis mit den Betroffenen aufzubauen sowie ihnen die Möglichkeit zu geben, ihre Situation durch Gespräche nach und nach zu begreifen.

Ein Ansprechpartner sollte aus diesem Team nun am besten, so Eltern das möchten, von ihnen selbst bestimmt werden, um Irritationen und Missverständnisse durch Kommunikation mit zu vielen Menschen gleichzeitig zu vermeiden (Maier und Obladen 2011, 553f.). Bei besonders schwierigen Situationen, oder aber auch Therapiezieländerungen, kann sich das interdisziplinäre Team so im Vorhinein beraten und dann seine Vorschläge zum weiteren Vorgehen als „Teamempfehlung" an die werdenden Eltern weitergeben (Garten und von der Hude 2014, 79). Eine engere Zusammenarbeit zwischen den medizinischen Disziplinen ist im Bezug auf die optimale Betroffenenbetreuung für die Zukunft also wünschenswert.

Idealerweise wurde gleich zu Beginn eine Art angelegte Liste mit Fachpersonal angeboten, aus dem Betroffene nun mit Ruhe und mit Zeit nach und nach selbst auswählen können und dann weitergeleitet werden.

Sie können alles davon in Anspruch nehmen oder nichts, auch das ist ihre Entscheidung. Ebenso können sie auch Fachpersonal wechseln, sollten sie mit der Betreuung nicht zufrieden sein.

Meine Hebamme von Anfang an

Kristian (Vater von *Elena 4, Trisomie 18 und Spina Bifida): *Wir hatten eine Beleghebamme, die uns während der Schwangerschaft und Ge-*

Informationsmappe, Notizbuch und Co.

- Auf das Team aus interdisziplinärem Fachpersonal als Informationsquelle zurückgreifen (statt auf das Internet).

- Eine Informationsmappe wird nach und nach gemeinsam mit dem Team angelegt und mit allen wichtigen Informationen gefüllt (Garten und von der Hude 2014, 143).

- Neben der Informationsmappe ein persönliches Notizbuch anlegen: Hier können im Gespräch alle Dinge notiert werden, die wichtig erscheinen, sowie Fragen für das nächste Gespräch.

- Nicht allein zum Termin gehen: Vielleicht kann neben den Eltern noch eine dritte Person am Termin teilnehmen – ein/e Freund/in oder eine neutrale Person (Beratung).

- Wo das Internet eine große Hilfe sein kann, ist in Foren und Vereinen, wo werdende Eltern diagnosespezifisch andere Betroffene und gegebenenfalls auch deren Kinder kennen lernen und konkrete Fragen stellen können.

---

burt betreute. Bei einer so besonderen Geburt ist es besser, von Personal begleitet zu werden, das einen über einen längeren Zeitraum kennt, statt zur Geburt in die Klinik zu kommen und nicht zu wissen, wer einen betreuen wird. Wir stehen heute noch in gutem Kontakt mit der damaligen Hebamme.

Hebammen leisten grundsätzlich einen unentbehrlichen Dienst in unserer Gesellschaft rund um Schwangerschaft und Geburt. Und gerade in besonderen Schwangerschaften können sie der Fels in der Brandung sein. Sie verfügen über einen Erfahrungsschatz zu Schwangeren und Kindern, der sonst schwer zu finden ist. Sie betrachten sich als Stellvertreter für die Mutter-Kind-Einheit, werden also alles tun, diese Rechte zu schützen und einzufordern.

Hebammen sind nicht nur dafür da, die Schwangere und das Kind auf körperlicher Ebene zu begleiten, sondern sind darüber hinaus auch wunderbare Seelsorger. Sie kommen zu den Familien nach Hause, im eigenen Heim fühlen sich die Betroffenen meist weniger gestresst und können so besser betreut werden. Auch über die Geburt hinaus, bei besonderen Kindern oder bei Trauer nach einem Verlust (auch durch Abbruch) können sie kostbare Wegbegleiter sein.

Wir empfehlen daher jeder Familie so früh wie möglich eine Hebamme zu finden, die sie während der Schwangerschaft, der Geburt und danach betreut. Jede Schwangere hat einen Anspruch darauf, auch werdende Mütter besonderer oder sterbender Kinder.

> Es gibt besondere Hebammen
> für besondere Schwangerschaften

Diese Hebammen haben sich entsprechend spezialisiert, auch auf Kinder mit infauster Prognose. Diese Hebammen wissen genau, wie sie mit werdenden Müttern in dieser Situation umgehen, was sie brauchen und wo sie adäquate Unterstützung finden. Viele Hebammen besitzen aber auch unabhängig von Fortbildungen angesichts ihrer jahrelangen Tätigkeit in diesen Bereichen Erfahrungen.

Mein Fachpersonal: Qualität, Wechsel, Innen- und Außenwahrnehmung

Nadine (Mutter von *Esther 4, pränatale Fehldiagnose infaust): *Niemand konnte uns im Nachhinein erklären, wie es zu Esthers Fehldiagnose gekommen war. Die erste Klinik hat uns noch eine ganze Zeit lang genervt, sie haben hier angerufen und uns Fragebögen geschickt, wie unsere Geburt war. Da ich darauf nicht reagierte, haben wir immer wieder Post bekommen, bis ich einen sehr bösen Brief an den Chefarzt geschrieben habe, wieso sie das überhaupt interessiere, sie hätten mein Kind doch sowieso für nicht lebensfähig gehalten, was würden sie also für einen Ausgang erwarten. In dem Brief schrieb ich auch, sie sollten mich nie wieder behelligen und dass ich nicht wissen wollte, wie viele Kinder aufgrund einer solchen Fehldiagnose in diesem Hause schon ums Leben gekommen wären. Daraufhin kam bis heute keine Reaktion. Auch keine Entschuldigung.*

Betroffene sollten sich darauf einstellen, dass ihnen auf ihrem Weg auch Schwierigkeiten begegnen werden, sowie Menschen, mit denen sie gegebenenfalls keine gemeinsame Ebene finden. Oder auch, dass Fachpersonal Empfehlungen oder Prognosen ausspricht, ohne tiefgreifende Kenntnisse im entsprechenden Fachgebiet zu haben.

Während der Betreuung vieler Familien in den letzten Jahren erlebten wir nicht nur einmal, dass ein Paar von einem Kontakt sehr angetan war, während ein anderes dort enttäuschende Erlebnisse sammelte. Gutes Begleitpersonal zu finden ist nicht nur abhängig von der fachlichen Kompetenz, sondern auch davon, ob es zwischenmenschlich passt, in welcher Stimmung die Betroffenen selbst und ihr Gegenüber sind und wie der individuelle Fall der Familie und das weitere Vorgehen aussehen. Ein Arzt kann aus oben genannten Gründen für ein gewisses Paar überhaupt nicht geeignet sein. Das macht die Fachperson aber nicht automatisch zu einem schlechteren Arzt. Es passt in diesem Moment vielleicht einfach nicht – auch das darf sein.

Wir möchten an dieser Stelle eine Lanze für das Fachpersonal brechen, das den Betroffenen auf ihrem Weg begegnen wird: Die meisten von ihnen versuchen ihr Bestes zu geben, befinden sich meist in Stresssituationen und begegnen Ausnahmegeschichten, wobei sie trotz aller Professionalität auch immer noch (von dieser Geschichte auch betroffene) Menschen bleiben.

Zu guter Letzt möchten wir darauf hinweisen, dass Betroffene in dieser akuten Situation extrem dünnhäutig sind. Sie haben alles Recht der Welt dazu und emotionale Ausbrüche sind nicht nur gestattet, sondern manchmal vielleicht auch notwendig. Die werdenden Eltern müssen keine Rücksicht nehmen, sie sollen Rücksicht erfahren. Allerdings trägt diese Dünnhäutigkeit dazu bei, dass manche Worte und Handlungen aus dem Umfeld „einschlagen wie Bomben", ohne dass dieses Umfeld sich der Explosivität bewusst ist.

Betroffene neigen in dieser Zeit leichter dazu, Situationen negativ gegen sich oder ihr Kind zu interpretieren. Dies heißt nicht, dass von ihnen erwartet wird, sich zusammenreißen oder „mal halblang" machen zu müssen. Im Gegenteil ist es unserer Ansicht nach Pflicht des Umfeldes, also auch Pflicht des Fachpersonals, die Emotionalität der Betroffenen in dieser Zeit auszuhalten.

Wir möchten auf diese Eventualitäten hinweisen, um sie ins Bewusstsein der Beteiligten zu rücken. Dies alles im Kopf zu behalten, kann eine gute Stütze für alle Seiten sein. Es wird Betroffenen guttun, an manchen Vorstellungen in Bezug auf Fachpersonal und Begleitung nicht allzu verkrampft festzuhalten und zunächst einmal offen dafür zu bleiben, wer und was ihnen begegnet, das heißt manchen Dingen auch einen gewissen Spielraum für die eigene Entwicklung zu lassen.

Damit ist nicht gemeint, schicksalsergeben die Hände in den Schoß zu legen. Betroffene haben natürlich das Recht, gewisse Standards als Patient einzufordern oder aber Fachpersonal zu wechseln, sollten sie sich nicht gut aufgehoben fühlen. Es geht vielmehr darum, ein gesundes Gleichgewicht zu finden, weil es die perfekten Voraussetzungen oft nicht gibt. Betroffene können abwägen zwischen der Energie, die sie jetzt für sich und ihr Kind brauchen, und

Interdisziplinäres Team

- **Pränataldiagnostiker:** für alle pränataldiagnostischen Untersuchungen

- **humangenetische Beratung:** um über Krankheitsbild, Prognosen und weitere Untersuchungen und Ablauf aufzuklären

- **psychosoziale Beratung:** um die Eltern so früh wie möglich und vor allen Dingen wertfrei aufzufangen und zu begleiten und um für sie regional verfügbare hilfreiche Kontakte herzustellen

- **Kinderarzt:** für mögliche Prognosen zur Entwicklung des ungeborenen Kindes sowie Austausch über schon bekannte Fälle, gegebenenfalls Kontaktherstellung zu anderen Betroffenen, darüber hinaus später mögliche Betreuung des geborenen Kindes, dessen Fall er von Anfang an kennt

- **Hebamme:** für eine ganzheitliche Begleitung vor, während und nach der Geburt

- **Gynäkologe:** für regelmäßige Gespräche und Rat sowie zur Terminvereinbarung mit anderem Fachpersonal, gewisse Vertrauensebene

- **Team am möglichen Geburtsort:** Krankenhaus, Geburtshaus, Hebamme zur Geburtsplanung

- **betroffene Familien:** für Gespräche zur diagnostizierten Erkrankung des Kindes aus persönlicher Erfahrung, um die Situation auch für die Zukunft besser einschätzen zu können (über Vereine, ein Elternforum, einen Behinderten- und oder Pflegeverband oder Ähnliches möglich)

der Energie, die sie gegebenenfalls für Beschwerde und Arztwechsel benötigen.

Gewisse standardisierte Abläufe in Praxen und Kliniken können sich andererseits nur dann ändern, wenn Patienten den Mut haben, diese auch infrage zu stellen. Nach einem enttäuschenden Erlebnis können Betroffene etwas Zeit vergehen lassen, um es später im Rückblick noch einmal zu bewerten, bevor sie sich beschweren. Manches erhält in der Rückschau eine neue Färbung.

Wir haben sehr gute Erfahrungen damit gemacht, wenn Betroffene später einen Brief schreiben, in dem sie die Situation, mit der sie nicht zufrieden waren, rückblickend klar und differenziert darstellen und formulieren, was sie sich stattdessen gewünscht hätten. Nur so konnten und haben sich Dinge geändert.

Solche Briefe können natürlich auch als Dankesschreiben genutzt werden, wenn Paare sich bei Fachpersonen, die sie besonders gut begleitet haben, erkenntlich zeigen wollen. Auch positive Rückmeldungen kommen zukünftigen Betroffenen zugute. Nur so wissen das Fachpersonal und das Umfeld, was Betroffene brauchen und was ihnen guttut. Am Ende des Buches befinden sich Ideen für solche Briefe.

Selbstsorge und Werkzeuge für Fachpersonal

Uller Gscheidel (Diplom-Pädagoge, Bestatter): *Was Begleitpersonen und Fachpersonal für sich selbst tun können, um mit den schweren Schicksalen, die ihnen täglich begegnen, zurechtzukommen, ist ganz unterschiedlich. Die einen schwören auf Supervision, die anderen wollen das mit sich selbst ausmachen. Ich persönlich denke, es braucht durchaus Menschen, mit denen man reden kann. Die sind aber oftmals nicht reichlich gesät in diesem Bereich. In unserem Fall passiert viel innerhalb der Familie, da wir alle zusammenarbeiten.*

Und ich glaube, dass für Fachpersonal ein geistiges, spirituelles Fundament hilfreich sein kann. Ich habe das für mich gefunden.

Und ich sehe bei Kollegen, die ein solches Fundament nicht haben, dass sie sich manchmal mit der Verarbeitung und der Selbstsorge schwerer tun. Wer alles

für sich in ein größeres Weltbild einordnen kann, in das auch Krankheit, Sterben und Tod gehören, der hat es – meiner Meinung nach – an dieser Stelle etwas leichter.

Selbstsorge ist wichtig, damit man nicht auf ein Burnout zusteuert. Wer immer viel zu tun hat und sich sehr oft mit schwierigen Menschen oder schwierigen Situationen auseinandersetzen muss, sollte dringend auf sich selbst achtgeben, um in diesem Beruf nicht verloren zu gehen. Kürzlich habe ich zum Beispiel gemeinsam mit meiner Tochter eine Einbettung eines verstorbenen Kindes gemacht. Danach saßen wir erschöpft zusammen im Auto, haben uns angeschaut und gesagt: „Eigentlich haben wir heute nicht viel getan, aber es war wahnsinnig anstrengend."

Die Fürsorge für mich selbst nach schweren Fällen sieht mit meiner Familie meistens so aus, dass wir hinterher immer Hunger haben und erst einmal etwas essen müssen. Oder, bevor wir wieder ins Auto steigen, noch ein Stück spazieren gehen. Also tatsächlich dem Motto folgen, Leib und Seele zusammenzuhalten. Einfache Dinge, die aber sehr viel bewirken können. Wichtig ist, in sich hineinzuhorchen und sich solche Momente unbedingt zu nehmen.

Prof. Dr. med. Thomas Kohl (Leiter des DZFT): *Über das Thema „Selbstsorge" habe ich erst kürzlich zum ersten Mal gelesen. Vorher kannte ich das gar nicht. Bei meinem Arbeitsumfeld geht es ja um Erkrankungen, die pränatal unbehandelt meistens tödlich verlaufen. Dennoch bleibt eine Patientensterblichkeit von 20 bis 30 Prozent, die immer an mir nagt. Man begleitet die traurigen Eltern, muss sich mitunter rechtfertigen, Ressourcen zu verschwenden und gegen die wehren, die vorher schon gewusst haben, dass pränatale Therapie ja nichts hilft. So ist es wichtig, sich an die zu halten, die meine Arbeit inhaltlich unterstützen und mir bei Rückschlägen zur Seite stehen – also hauptsächlich betroffene Eltern, Freunde, Familie und einige Kollegen. Alle anderen Widrigkeiten muss man versuchen auszublenden.*

Die größte Quelle der Freude sind für mich die Eltern, die oft noch nach Jahren immer wieder mit ihren Kindern auf Besuch kommen. Eltern, die sich freuen, dass ihre zuvor oft als infaust eingeschätzten Kinder leben, viele von ihnen fast völlig gesund oder trotz mancher Einschränkungen dennoch mit guter Lebensqualität. Nach all den Jahren, in denen ich das mache, sind das mittlerweile über 1000 Familien. Fast wöchentlich erreichen mich Briefe und E-Mails mit Fotos von Kindern, die wir am DZFT behandelt haben.

Da ist eine große Dankbarkeit. Das ist eine sehr große, sehr positive emotionale Welle, die mich einhüllt, trägt, gegen Anfeindungen schützt und antreibt weiterzumachen. Ich versuche darüber hinaus gut auf mich achtzugeben. Ich wohne auf dem Land, gehe viel spazieren oder schwimmen, kann mich mit meiner Familie und guten Freunden besprechen, mache Musik. Das Wichtigste ist: Wenn Hindernisse auf dem Weg sind, darum herumgehen, das Ziel nie aus den Augen verlieren und sich nur an die halten, die einem wirklich helfen.

Dr. Clarissa Schwarz (Hebamme, Bestatterin, Gesundheitswissenschaftlerin): *Wichtig ist, nicht in Mitleid zu verfallen, sondern Mitgefühl zu haben. Das Mitgefühl lässt die anderen Menschen, die ich begleite, in ihrer Stärke. Hier bleibe ich im Respekt vor diesem Schicksal, während ich im Mitleid die anderen und auch mich klein mache und dadurch schwäche. Das heißt, wenn es mir gelingt, in einer Haltung des Mitgefühls zu bleiben, bleibe ich in meiner Stärke und lasse sie auch den anderen und so auch die Möglichkeit zu wachsen. Aus einer solchen Erfahrung gestärkt hervorzugehen, ist also wichtig. Was kann ich als Begleiterin für mich tun, dass ich an diesen Situationen nicht zugrunde gehe, sondern wachsen kann? Das ist ein Prozess: Was kann ich hier lernen?*

Um in ihrer begleitenden Funktion gesund arbeiten und vor allem auch gesund bleiben zu können, sollte das Thema Selbstsorge für Fachpersonal einen wichtigen Stellenwert einnehmen (Rohde und Dorn 2007, 340).

Zu den für Pflegeberufe bekannten Belastungen kommt bei diesen Schwangerschaften noch die nicht zu unterschätzende Belastung hinzu, dass häufig Geburt und Abschied dicht beieinander liegen können, sowie auch persönliche Faktoren, wie die Schwierigkeit, selbst Hilfe annehmen, Gefühle zulassen oder mit Stress und Erwartung anderer und den eigenen umgehen zu können (Garten und von

der Hude 2014, 178), und gegebenenfalls eigene Probleme im persönlichen Umfeld.

Zusätzlich kommen der intensive Umgang mit Betroffenen und Mitarbeitern und auch mit (un- und neugeborenen) kranken, behinderten oder sterbenden Kindern hinzu. Auch für Fachpersonal kann es nicht immer leicht sein, sich zu Beginn einem kranken oder gestorbenen Kind zu nähern, es nach der Geburt dann zu pflegen oder grundsätzlich eine Bindung aufzubauen. Hier ist es wichtig eigene Grenzen anzuerkennen (Garten und von der Hude 2014, 122).

Es sollte beispielsweise immer allen erlaubt sein den Raum zu verlassen. Fachpersonal muss darüber hinaus, sollte es mit einer Situation oder einer betroffenen Familie aus welchen Gründen auch immer nicht mehr zurechtkommen, grundsätzlich möglich sein, sich aus diesem Fall zurückzuziehen, wenn adäquater Ersatz vorhanden ist.

Aus genannten Belastungen können sonst psychosomatische Erkrankungen wie Stress, Erschöpfung, Depressionen, Burnout oder eine Suchtproblematik resultieren, wodurch wiederum die Qualität der Begleitung durch Gleichgültigkeit, Reizbarkeit und/oder Rückzug nachlässt. Selbstsorge sollte hier also ein fester Bestandteil sein (Sonnenmoser 2009, Hoffmann und Hofmann 2012). Genannt seien als mögliche Kraftquellen in Kürze: sich Pausen/Auszeiten/Urlaub nehmen, sich Grenzen setzen (und eigene Kapazitäten erkennen), Freizeit nicht vernachlässigen, kollegialer und familiärer Austausch, Hilfe annehmen sowie unter Fachpersonal nach sehr schwierigen Fällen darauf achten, dass eine Fachperson dann im nächsten Dienst zum Beispiel keine Akutfälle betreuen muss (Garten und von der Hude 2014, 93).

Dies bedeutet also, dass auch Achtsamkeit unter den Kollegen ein wichtiges Werkzeug ist, um gesund zu bleiben. Wer seine Aufgaben als machbar und sinnvoll einschätzen, wer sich die Arbeit gut einteilen und sich Unterstützung holen, Probleme ansprechen und sich Pausen verschaffen kann, wer eigene Erfahrungen reflektiert sowie sich mit den ihn betreffenden Themen auseinandersetzt und eine persönliche Stellung dazu bezieht, eigene Rituale etabliert und nach Feierabend für guten Ausgleich (Bewegung, Familie und Freunde, Kunst und Kultur) sorgt, schützt sich vor Überforderung und Ausbrennen.

Darüber hinaus brauchen Begleitende regelmäßig das Angebot von Schulungen, Fortbildungen und Supervisionen, um den Belastungen, in denen sie sich befinden, gerecht werden zu können (Rohde und Dorn 2007, 343).

Nur eine ausgeglichene, gesunde Begleitperson kann Betroffene angemessen betreuen und stützen. Und dies ist nur zu erreichen, in dem sie sich selbst hin und wieder Unterstützung sucht.

- **Werkzeuge für Konflikte mit Betroffenen** – sind wichtig, da sich diese in einer emotionalen Ausnahmesituation befinden, weshalb es immer wieder zu Ausbrüchen kommen kann, auch dem Fachpersonal gegenüber. Ebenso kann es passieren, dass Hilfsangebote von werdenden Eltern zunächst abgelehnt oder auch gar nicht wahrgenommen werden (Garten und von der Hude 2014, 71). Falls Eltern Zweit- und Drittmeinungen einholen wollen, muss das unbedingt unterstützt werden. Nur so fassen Betroffene Vertrauen, können besser verstehen und akzeptieren. Menschen reagieren unterschiedlich und haben unterschiedliche Bedürfnisse. Wichtig hierbei ist, dass Begleitende diese Situationen nicht gegen sich selbst interpretieren, also nicht als persönlichen Angriff.

- **Werkzeuge für Konflikte mit Kollegen** – sind wichtig innerhalb des begleitenden Teams. In diesen Ausnahmesituationen gibt es meist kein Richtig oder Falsch, aber oftmals emotional höchst aufgeladene Momente, auf die jeder anders reagiert und andere Antworten hat. Es ist nur menschlich, dass hier unterschiedliche Meinungen aufeinanderprallen können und vor allen Dingen in Stresssituationen die Stimmung auch mal kippen kann. Wichtig ist hierbei, diese Konflikte nicht persönlich zu nehmen, innerhalb dieser Konflikte nicht persönlich zu werden und unterschiedliche Standpunkte zu respektieren. Manchmal kann die einzige Lösung sein, gemeinsam zu entscheiden, unterschiedliche Auffassungen nebeneinander bestehen zu lassen. Konflikte sollten unter keinen Umständen gegenüber Betroffenen ausgetragen, innerhalb des Teams und innerhalb der Konfliktparteien hingegen offen besprochen werden.

- **Werkzeuge für Konflikte mit den eigenen Gefühlen** – sind essenziell. Die Konfrontation mit der Trauer und dem Schmerz der Betroffenen, Ungewissheiten, gegebenenfalls extreme medizinische Maßnahmen, der Abschied von einem Kind oder ein möglicher Abbruch können mitunter starke Emotionen auslösen. Es ist wichtig, dass auch das Fachpersonal sich immer wieder selbst überprüft, was es in der Lage ist zu tragen. Und bei aller gewahrten Professionalität darf und soll jeder immer noch Mensch bleiben. Nur so kann Patienten auf Augenhöhe begegnet werden und nur so werden Betroffene Vertrauen und Respekt gegenüber Fachpersonal entwickeln. Werdende Eltern schätzen in den meisten Fällen, wenn sie das Mitgefühl (nicht Mitleid) der begleitenden Personen spüren, wenn sie erleben dürfen, dass ihnen ein Mensch gegenübersitzt. Es gibt ihnen das Gefühl, dass sie als werdende Eltern respektiert werden und dass ihr Kind als solches vom Fachpersonal angenommen wird. Ärzte, Hebammen und Begleiter sind keine Maschinen, auch ihnen können Tränen kommen. Diese drücken ihre Anteilnahme aus. Sie sollten unbedingt erlaubt sein. Wichtig dabei ist, dass das Fachpersonal auch in diesen Situationen trotz allem die Kontrolle behält.

Erste Schritte nach dem Sturm: Was ist mit meinem Kind?

Sabine (Mutter von †Leona, Trisomie 18): *In der Nacht nach der Diagnosemitteilung hörte ich eine innere Stimme sagen: „Ich habe mich mit dieser Krankheit geschmückt." Dieser Satz hat mich sehr irritiert, denn nicht ich war krank, sondern das Kind in meinem Bauch, und eine Krankheit hätte ich damals auch nicht als „Schmuck" bezeichnet. Ich stelle mir vor, wenn sich jemand schmückt, dann steht ein*

Mensch vor dem Spiegel und probiert verschiedene Dinge an – Ohrringe, Kleidung, Accessoires –, dabei dreht und wendet er sich, um sich zu betrachten. Warum schmückt sich ein Mensch? Geht es um Wohlgefühl? Um Aufmerksamkeit? Intensive Aufmerksamkeit während der Schwangerschaft wird eigentlich nur kranken Kindern beziehungsweise ihrem Schmuck geschenkt. Dabei ist es spannend herauszufinden, wer das ist, der sich da geschmückt hat – die Person hinter der Krankheit. Eltern, die für diesen Blickwinkel offen waren, haben hinter dem Schmuck schon einen „Schatz" entdeckt.

Bevor wir in diesem Kapitel eine – unvollständige, aber die häufigsten Krankheitsbilder abdeckende – Liste möglicher Diagnosen, Behandlungsmethoden und Prognosen einfügen, ist es wichtig noch einmal darauf hinzuweisen, dass jeder Fall, jede Familie und jedes Kind anders ist und deshalb nur individuell betrachtet und immer wieder neu beurteilt werden kann.

Und wir möchten an dieser Stelle den Gedanken aufgreifen, dass wir nicht glauben, dass Krankheit, Sterben und Tod einen Sinn ergeben müssen, oder etwas sind, das wir erklären können oder sollten. Krankheit, Sterben und Tod *sind* (Teil des Lebens).

Die häufigsten Diagnosen nach PND

In der folgenden Auflistung haben wir die häufigsten Diagnosen nach PND zusammengestellt. Zu allen finden sich im Anhang Kontaktadressen. Die Erklärung zur Berechnung von Wahrscheinlichkeiten findet sich im Glossar.

Genetische Anomalien

DiGeorge-Syndrom

Häufigkeit: 1:4.000.
Merkmale: Entwicklungsverzögerung, vielfältige Beeinträchtigungen individuell ausgeprägt.
Lebenserwartung: nicht herabgesetzt, wenn kein schwerer Herzfehler oder Immundefekt vorliegt, gute Lebensqualität möglich.

Behandlungsmöglichkeiten: Frühförderung, Behandlung möglicher Begleiterkrankungen.

Klinefelter-Syndrom (Geschlechtschromosomen XXY)

Häufigkeit: 1:650.
Merkmale: Zeugungsunfähigkeit, darüber hinaus verschiedene, leichtere Beeinträchtigungen möglich, individuell ausgeprägt.
Lebenserwartung: nicht herabgesetzt, gute Lebensqualität möglich.
Behandlungsmöglichkeiten: Hormonersatztherapie.

Monosomie X0, Ullrich-Turner-Syndrom

Häufigkeit: 1:2.500.
Merkmale: Unfruchtbarkeit und Wachstumsminderung, darüber hinaus verschiedene Organfehlbildungen möglich, individuell ausgeprägt.
Lebenserwartung: hohe Sterblichkeit in der Schwangerschaft (95 bis 98 Prozent) wegen Wassereinlagerungen (Hydrops, Hygroma Colli).
Lebenserwartung: bei einer Lebendgeburt nicht herabgesetzt und sehr gute Lebensqualität möglich.
Behandlungsmöglichkeiten: Hormonersatztherapie (Wachstum und geschlechtliche Entwicklung).

Triploidie

Häufigkeit: 1:50.000.
Merkmale: Wachstumsretardierung, vergrößerte Plazenta, schwere Organfehlbildungen, Gehirnfehlbildungen.
Lebenserwartung: wahrscheinlicher Tod während der Schwangerschaft, nach der Geburt wenige Stunden bis Tage.
Behandlungsmöglichkeiten: Palliativbetreuung mit dem primären Ziel einer bestmöglichen Lebensqualität.

Trisomie 13, Pätau-Syndrom

Häufigkeit: 1:8.000.
Merkmale: Organfehlbildungen, körperliche und geistige Beeinträchtigung, individuell zum Teil

schwer ausgeprägt.

Lebenserwartung: möglicher Tod während der Schwangerschaft, nach der Geburt wenige Stunden bis Tage, selten auch Jahre möglich, je nach Beeinträchtigung der Organe und Möglichkeit einer individuellen Behandlung.

Behandlungsmöglichkeiten: Palliativbetreuung mit dem primären Ziel einer bestmöglichen Lebensqualität.

Trisomie 16

Häufigkeit: häufigste chromosomale Ursache für spontane Fehlgeburten.

Merkmale: Organfehlbildungen, schwer ausgeprägt.

Lebenserwartung: sehr selten Lebendgeburten, meist Tod während der Schwangerschaft.

Behandlungsmöglichkeiten: Wenn überhaupt Lebendgeburt, dann auch hier Palliativbetreuung mit dem primären Ziel einer bestmöglichen Lebensqualität.

Trisomie 18, Edwards-Syndrom

Häufigkeit: 1:5.000.

Merkmale: Organfehlbildungen, körperliche und geistige Beeinträchtigung, individuell zum Teil schwer ausgeprägt.

Lebenserwartung: möglicher Tod während der Schwangerschaft, nach der Geburt wenige Stunden bis Tage, selten auch Jahre möglich, je nach Beeinträchtigung der Organe und Möglichkeit einer individuellen Behandlung.

Behandlungsmöglichkeiten: Palliativbetreuung mit dem primären Ziel einer bestmöglichen Lebensqualität.

Trisomie 21, Down-Syndrom

Häufigkeit: 1:500 bis 1:800.

Merkmale: Beeinträchtigung im körperlichen und kognitiven Bereich, sehr individuell ausgeprägt.

Lebenserwartung: ca. 60 Jahre, sehr oft gute Lebensqualität möglich.

Behandlungsmöglichkeit: Frühförderung, gegebenenfalls Behandlung der Begleiterkrankungen (zum Beispiel Herzfehler).

Mosaikformen genetischer Anomalien

Davon wird gesprochen, wenn einige, aber nicht alle Körperzellen die genetische Anomalie aufweisen. In Abhängigkeit von ihrer Anzahl und Verteilung sind die charakteristischen Fehlbildungen des jeweiligen Syndroms mehr oder weniger stark ausgeprägt (Sadler 2003).

Es ist möglich, dass eine Mosaik-Trisomie bei einer Fruchtwasseruntersuchung nicht erkannt wird.

Neuralrohrdefekte

Anenzephalie

Häufigkeit: 1:1.000.

Merkmale: Teile der Schädeldecke und des Gehirns entwickeln sich nicht.

Lebenserwartung: Versterben während der Schwangerschaft oder Geburt (25 Prozent) oder wenige Stunden bis Tage, sehr selten wenige Monate, noch seltener Jahre.

Behandlungsmöglichkeiten: Palliativbetreuung mit dem primären Ziel einer bestmöglichen Lebensqualität.

Hydrozephalus, Wasserkopf

Häufigkeit: tritt meist in Verbindung mit anderen Erkrankungen, aber auch isoliert auf.

Merkmale: Erweiterung der Hirnventrikel aufgrund unterschiedlicher Ursachen und mit individueller Ausprägung.

Lebenserwartung: je nach Grunderkrankung sehr individuell bis hin zu weitgehender Symptomfreiheit.

Behandlungsmöglichkeiten: Hirnwasserableitung (Shunt).

Spina Bifida, offener Rücken

Häufigkeit: 1:1.000 bis 1:3.000.

Merkmale: Lähmungserscheinungen, Empfindungs- und Entleerungsstörungen, Prognose je nach Lage und Ausprägung des offenliegenden Rückenmarks individuell sehr unterschiedlich.

Lebenserwartung: nicht herabgesetzt, gute Lebensqualität möglich.

Behandlungsmöglichkeiten: chirurgischer Verschluss postnatal oder zum Teil pränatal denkbar (Fetalchirurgie).

Organfehlbildungen

Bauchwanddefekte

Häufigkeit: 1:6.000 bis 1:10.000.

Merkmale: unverschlossene Bauchdecke, Organe des Kindes außerhalb des Bauches entweder in der Eihaut (Omphalozele) oder frei im Fruchtwasser (Gastroschisis) liegend.

Lebenserwartung: gute Prognose, nicht herabgesetzt, viele lebend geborene Kinder durch Behandlung völlig gesund (siehe Gastroschisis).

Behandlungsmöglichkeiten: Kaiserschnitt und sofortige Behandlung mit Verschluss der Bauchdecke (unterschiedliche Verfahren möglich).

bei Omphalozele: tritt oft mit Chromosomenstörungen und/oder im Rahmen syndromaler Erkrankungen (z.B. Beckwith-Wiedemann-Syndrom, Herzfehler) auf.

bei Gastroschisis: tritt isoliert auf. Wenn die Operation gut verläuft, sind die Kinder postnatal gesund.

Fehlbildungen im Urogenitalsystem
Harnabflussstörungen, Nierenfehlbildungen, Potter-Sequenz, Oligohydramnionsequenz

Häufigkeit: 1:4.000.

Merkmale: Störungen des Harnabflusses (Megazystis, LUTO) und bei der Entwicklung der Nieren (Nierenagenesie, Nierenaplasie, Nierenhypoplasie) oder Nierenzysten führen zu einer verminderten Fruchtwassermenge (Oligohydramnion) oder einem vollkommenen Fehlen von Fruchtwasser (Anhydramnion), was wiederum die Reifung der kindlichen Lunge beeinträchtigt. Dies führt, unbehandelt, zu fehlender Lungenreife durch unterentwickelte, zu kleinen Lungen. Die Kinder können äußerlich sichtbare Atemanstrengungen zeigen, aber aufgrund der unterentwickelten Lunge findet kein ausreichender Austausch von Sauerstoff und Kohlendioxid statt.

Lebenserwartung: bei hochgradiger Unterentwicklung der Lungen wenige Minuten bis Stunden, bei pränataler Therapie gegebenenfalls Überlebenschancen (sehr individuell).

Behandlungsmöglichkeiten: pränatale Therapie und Fruchtwasserauffüllung verfügbar, postnatale Bauchfelldialyse/Nierentransplantation bei ausreichender Lungenreife denkbar, Palliativbetreuung mit dem primären Ziel einer bestmöglichen Lebensqualität alternativ zum kurativen Therapieversuch.

Herzfehler

Häufigkeit: ca. 1:100.

Merkmale: je nach Art und Ausprägung sehr unterschiedlich. Ein angeborener Herzfehler ist eine chronische Erkrankung. Die meisten Fehler können sehr gut behandelt werden, aber im Laufe des Lebens sind oft Nachoperationen und -behandlungen nötig.

Lebenserwartung: 90 Prozent aller Kinder mit Herzfehler erreichen mit guter Lebensqualität das Erwachsenenalter.

Behandlungsmöglichkeiten: je nach Art des Herzfehlers verschiedene Behandlungsmöglichkeiten und Operationen nach der Geburt in einem der über 60 Herzzentren in Deutschland sowie derzeit noch unter Studienbedingungen die nicht-invasive pränatale Therapie (Sauerstofftherapie der Mutter).

Lippen-Kiefer-Gaumenspalte

Häufigkeit: ca. 1:700.

Merkmale: Gesichtsfehlbildung, die von vielen Eltern eines Neugeborenen als traumatisch erlebt wird.

Lebenserwartung: bei isoliertem Auftreten nicht beeinträchtigt, häufig in Verbindung mit Chromosomenstörungen auftretend.

Behandlungsmöglichkeiten: kieferchirurgische Versorgung unmittelbar nach der Geburt (Ermöglichen von Stillen/Flaschenernährung), dann weitere Operation im 4. bis 6. Lebensmonat, weitere Operationen im 7. bis 13. Lebensjahr, sehr gute Ergebnisse der LKG-Spaltenkorrektur.

Zwerchfellhernie

Häufigkeit: 1:2.500.
Merkmale: fehlender Verschluss des Zwerchfells, Organe des Bauchraumes verlagern sich in den Brustkorb und beeinträchtigen dort die Entwicklung der lebenswichtigen Organe (Herz, Lunge).
Lebenserwartung: Überlebenschancen je nach Ausprägung (Lage und Größe der Hernie) und behandelnder Klinik (Kompetenzzentrum) bei 70 bis 90 Prozent, dann gute Lebensqualität möglich.
Behandlungsmöglichkeiten: pränatale Therapie (Fetoskopische Tracheal-Ballonokklusion), postnatal primär operative Zwerchfellrekonstruktion, gegebenenfalls in Kombination mit ECMO-Therapie.

Skelettfehlbildungen

Kleinwuchs/Skelettdysplasie

Häufigkeit: je nach Art sehr unterschiedlich.
Merkmale: geringes Wachstum in der Körperhöhe, hervorgerufen durch verschiedene Störungen. Hinweis: Als Skelettdysplasien wird eine sehr große Gruppe mit mehr als 250 verschiedenen Formen zusammengefasst, die durch Körperform, Körperwachstum oder krankhafte Knochenveränderungen charakterisiert sind.
Lebenserwartung: je nach Art und Ausprägung Unterscheidung verschiedener Formen: letale (tödliche) Form mit Thoraxhypoplasie (zu kleiner Brustkorb) führt zum Versterben der Kinder. Nicht letale Formen führen zu verminderter Körpergröße und in manchen Fällen auch zu starken Funktionseinschränkungen des gesamten Bewegungsapparates, dadurch auch zu einer deutlichen und chronischen Einschränkung der Lebensqualität.
Behandlungsmöglichkeiten:
bei letaler Form: palliative Begleitung.
bei nicht letaler Form: Hormontherapie (nur bedingt möglich).

Klumpfuß

Häufigkeit: 1:1.000.
Merkmale: Fußfehlstellung.
Lebenserwartung: ohne Begleiterkrankungen nicht eingeschränkt.
Behandlungsmöglichkeiten: je nach Ursache und Ausprägung verschiedene Möglichkeiten (Operation, Gips).

Die ersten Prognosen nach der Diagnose

Prof. Dr. med. Thomas Kohl (Leiter des DZFT): *Es passiert immer wieder, dass werdenden Eltern mitgeteilt werden muss, dass eine unsichere Diagnose vorliegt, für die nur schlecht Prognosen gestellt werden können. Dann kann Literatur gewälzt werden und es werden mit dem gleichen Befund gesunde Kinder gefunden, denen nichts anzusehen ist, und auf der anderen Seite Kinder mit katastrophalen Behinderungen.*

Dr. med. Adam Gasiorek-Wiens (M.mel., Facharzt für Geburtshilfe und Gynäkologie): *Zunächst würde ich bemerken, dass nur die wenigsten pränatal festgestellten Fehlbildungen oder Syndrome als letal bezeichnet werden können. Sonografisch sind es besonders Auffälligkeiten, welche Einfluss auf die Vitalfunktionen haben, was wir mit den Neonatologen klären müssen. Auch ist eine Zweit- oder auch Drittmeinung seitens der Pränataldiagnostik dabei notwendig.*

Da die Prognose für Schwangerschaften pränatal sehr selten als infaust eingestuft wird, abgesehen von zum Beispiel Trisomien 13 oder 18, manchen Skelettanomalien und einigen Turner-Syndromen, die bereits früh schwere Wasseransammlungen zeigen, überleben die meisten Feten mit pränatal erkannten Indikator-Fehlbildungen oder genetischen Erkrankungen bei Fortsetzung der Schwangerschaft.

Bei der Spina Bifida zum Beispiel können sich Neuropädiater oft nicht festlegen, welche Auswirkungen später tatsächlich vorliegen, das reicht von geringer Beeinträchtigung bis zur Querschnittslähmung unter Einbeziehung der Blase und des Darms. Die Auswirkungen sind abhängig von Sitz und Ausprägung der Spina Bifida. Meist ist auch ein Hydrozephalus vorhanden, der eine Ableitung der Hirnflüssigkeit erfordert. Diese Kinder zeigen oft mental eine gute Entwicklung, können aber eine erhebliche Lebensbeeinträchtigung haben.

Petra (Mutter von †Malte und †Harriet, Nierenfehlbildung): *Unsere Tochter Theresa wurde 2003 gesund geboren. 2007 war ich mit 36 mit meinem zweiten Kind Malte schwanger. Die Schwangerschaft verlief zunächst normal, ich habe mich gut gefühlt und hatte keinerlei Beschwerden. In der 31. SSW war ich bei der Organdiagnostik, nach der uns gesagt wurde, dass unser Kind wahrscheinlich nicht lebensfähig sei. Die Nieren waren nicht richtig angelegt, was wenig Fruchtwasser zur Folge hatte. Aufgrund des wenigen Fruchtwassers konnte sich wiederum die Lunge nicht richtig entwickeln.*

Keiner konnte uns sagen, wie das Ganze weitergehen würde, weil keiner genau wusste, ab wann kein Fruchtwasser mehr da wäre und wie weit sich die Lunge bis dahin entwickelt hätte, ob Malte also nach der Geburt nun lebensfähig sein würde oder nicht. Zwischendurch haben wir uns trotz allem kundig gemacht: Was wäre, wenn Malte überleben würde? Welche Möglichkeiten zur Dialyse im Säuglingsalter gäbe es?

Wir haben uns Zweit- und Drittmeinungen eingeholt und uns auch darüber informiert, wie es mit unserem Kind vielleicht weitergehen könnte. Aber die Prognosen waren überall die gleichen: dass Malte sehr sicher nicht lebensfähig wäre. Malte wurde am 24.09.2007 in der 37. SSW spontan geboren und ist kurz darauf gestorben.

Nadine (Mutter von *Esther 4, pränatale Fehldiagnose infaust): *Esther bekam von den Ärzten eine infauste Prognose, also „nicht mit dem Leben vereinbar". Uns wurde ein Abbruch nahegelegt. Esther ist sofort nach der Geburt in die Kinderabteilung gekommen und 24 Stunden nach der Geburt operiert worden, es wurde ein Shunt gelegt. Es wurde ein weiterer Ultraschall gemacht und uns dann mitgeteilt, dass sie doch nicht die pränatal diagnostizierte schwere Behinderung habe, sondern „nur" einen Wasserkopf und keine weiteren Fehlbildungen. Für uns war das ...*

Ich bin immer noch völlig fassungslos darüber. Esther ist heute ein gesundes und fröhliches Mädchen mit fast keinen Einschränkungen.

Natürlich ähneln sich Krankheitsbilder und werden Prognosen anhand von Erfahrungen mit diesen Krankheiten gestellt. In den meisten Fällen dürfen sich Betroffene auf Prognosen auch verlassen. Nichtsdestotrotz hat die Vergangenheit gezeigt, dass sich Kinder immer wieder anders entwickeln, als aufgrund ihrer Diagnose erwartet. Im Guten wie im Schlechten. Dazu kommt, dass Fachpersonal immer weniger eben solcher Erfahrungen mit behinderten Kindern während Schwangerschaft, Geburt und der Zeit danach sammeln kann, da die meisten Schwangerschaften nach PND abgebrochen werden, somit viele Erkenntnisse auch veraltet sein können.

Wir wissen außerdem, dass die Hoffnung meist der stärkste Antrieb der werdenden Eltern ist. Sie werden bis zum Schluss immer auf ein besseres Ergebnis als prognostiziert hoffen. Wir möchten diese Hoffnung an dieser Stelle nicht nehmen und gleichzeitig dennoch darauf vorbereiten, dass die Realität später so aussehen kann, wie von den Ärzten vorhergesehen – aber eben auch besser oder schlechter.

Alle drei hier vorgestellten Prognosen können häufig nicht so klar voneinander getrennt werden und alle drei lassen immer auch Unsicherheiten und Fragen für die Zukunft des Kindes offen. In allen drei Fällen ist das Hauptproblem für die werdenden Eltern meistens genau diese Unsicherheit und das Warten, weshalb wir diesem Thema ein eigenes Kapitel gewidmet haben.

• **Die Prognose „Lebensfähig"** – scheint auf den ersten Blick für werdende Eltern besser oder einfacher als eine lebensverkürzende Diagnose. Das Thema ist aber komplexer. Wir haben immer wieder die Erfahrung gemacht, dass Betroffene mit dem Wissen, dass ihr Kind sterben wird, manchmal besser umgehen können, als mit einem lebensfähigen, aber kranken/behinderten Kind. Dies mag auf den ersten Blick wie eine unnatürliche Reaktion werdender Eltern erscheinen und ruft häufig ein schlechtes Gewissen und Anklage gegen sich selbst bei den Betroffenen hervor. Dies ist aber angesichts der vielen Variablen, die ein lebendes Kind mit sich bringen würde, verständlich: Oftmals bleibt unklar, wie stark die Erkrankung oder Behinderung ausgeprägt ist und nach der Geburt sein wird, welche Therapien helfen könnten und wie die Familie damit zurechtkommen wird.

- **Die Prognose „Infaust" und geringe Lebenserwartung** – bedeutet *infaustus (lat.): aussichtslos,* dass der Zustand eines Patienten eine Heilung nicht ermöglicht und mit dem Tod zu rechnen ist. Sollte das ungeborene Kind eine infauste Prognose erhalten, ist es sehr wahrscheinlich, dass es die Schwangerschaft, die Geburt oder die Zeit darauf nicht lange überleben wird. Trotz dieser Prognose wird sich vermutlich keine der Fachpersonen darauf einlassen, hundertprozentig sichere Aussagen über dieses Kind zu treffen, das heißt es wird immer von Wahrscheinlichkeiten gesprochen unter dem Vorbehalt, dass niemand ganz genau wissen kann, was passieren wird. In den meisten Fällen löst sich eine infauste Prognose allerdings ein. Es ist meist sehr schwierig für die werdenden Eltern, wenn dieser letzte Funken Hoffnung oder auch ein Rest Angst bleibt, dass ihr Kind am Ende vielleicht doch überleben wird, ohne dass ihnen jemand erklären kann, in welchem Zustand und wie lange.

- **Unklare Prognosen** – betreffen sehr viele, denn ganz egal welche Diagnose die Betroffenen erhalten haben, niemand wird genau voraussagen können und wollen, wie sich dieses Kind im Laufe der Schwangerschaft entwickeln wird. Noch schwieriger wird es, wenn es zwar Auffälligkeiten gibt, dazu aber gar keine eindeutige Diagnose gestellt werden kann und die Prognosen völlig im Dunkeln bleiben. Wenn die Mediziner etwas entdecken, es aber nicht genau benennen und/oder auch nicht die Folgen prognostizieren können. Zu wissen, dass sie eigentlich nichts wissen und demnach auch nicht, worauf sie sich vorbereiten sollen, ist eine große emotionale Belastung für

die Betroffenen. Wir gehen im Laufe des Buches auf diese unklaren Fälle immer wieder ein.

Mit Diagnose und Prognosen umgehen

Es ist sehr schwer, eine Diagnose für das eigene Kind zu akzeptieren. Noch schwerer aber ist es, sich dagegen zu wehren. Widerstand wird nichts an der Diagnose des Kindes ändern. Die Energie, die auf Widerstand verwendet wird, können Betroffene also versuchen umzuleiten: auf Akzeptanz und auf Wege, wie mit der Krankheit oder Behinderung umgegangen werden kann und welche Entscheidungen sie jetzt treffen wollen.

In dem Moment, wo der Widerstand losgelassen und die Diagnose als das akzeptiert wird, was sie ist – etwas Unabänderliches –, werden Betroffene eine regelrechte Erleichterung erfahren. Wir wissen, dass dieses Loslassen nicht einfach ist, manchmal unmöglich scheint. Wir wissen, dass Widerstand und Ablehnung als Reaktion auf eine so schwierige Botschaft normale Mechanismen sind und alle Betroffenen auf die eine oder andere Weise zunächst einmal so reagieren. Wir wissen aber auch, dass sie lernen können, Widerstand loszulassen und sich auf andere, hilfreichere Gefühle, Gedanken und Handlungen ausrichten können.

Dieses Hinwenden zur Akzeptanz müssen Betroffene nicht alleine schaffen, dies ist ein Prozess, in dem sie sich unterstützen lassen können: durch psychosoziale Begleitung, Austausch mit anderen Betroffenen, gegebenenfalls spirituelle Unterstützung. Sie können herausfinden, wo und bei wem sie Halt finden und was ihnen gut tut.

In unserer langjährigen Beschäftigung mit der Situation von Eltern nach einer PND ist uns darüber hinaus häufig aufgefallen, dass Eltern, die ein schwerbehindertes oder sterbendes Kind erwarten, sich wünschten, ihr Kind hätte „nur das Down-Syndrom". Auch viele Nichtbetroffene vertreten die Ansicht, ein Down-Syndrom sei ja heute „nicht so schlimm" und sie würden bei dieser Diagnose nie abtreiben. Nun wird aber nach genau dieser Chromosomenanomalie durch PND in erster Linie gesucht, und in manch einem Bundesland liegt die

Abbruchrate bei 100 Prozent (Fehlbildungsmonitoring Sachsen-Anhalt 2016). Wie kommt es zu dieser Diskrepanz? Wir denken, dass es neben guter Aufklärung und Begleitung auch immer auf den persönlichen Erfahrungshorizont (Insel) ankommt, auf dessen Basis dann entschieden wird (vgl. Inselmodell nach Birkenbihl). Ein Ereignis ist immer so schlimm, wie es jetzt und individuell empfunden wird, auch abhängig davon, ob dem Paar zuvor schon etwas „Schlimmeres" passiert ist. Das gilt es zu berücksichtigen und die „Insel" der werdenden Eltern muss für die Entscheidungsfindung bestmöglich vergrößert und Brücken zu anderen Inseln gebaut werden.

Wir möchten Betroffene dazu ermutigen, sich immer wieder selbst zu überprüfen, in welchem Zustand und „in" welcher „Insel" sie sich gerade befinden, was sie denken und fühlen, sich gegebenenfalls wieder der Akzeptanz und den Möglichkeiten zuzuwenden und auch, so nötig, um Hilfe bitten. Es geht darum, aktiv Achtsamkeit darauf zu legen, was jetzt ist und dies positiv zu beeinflussen. Das wird helfen, in der neuen Situation zurechtzukommen.

Im Laufe des Buches werden wir immer wieder darauf eingehen, wie Betroffene bewusst positive Erlebnisse während dieser Schwangerschaft und Geburt schaffen und sammeln können, wie sie ihr ungeborenes Kind und sich selbst unterstützen und welche Übungen und Rituale dabei helfen können: unabhängig davon, was sie im nächsten Schritt entscheiden werden.

Entscheidung

Ildikó (Mutter von *Béla 10, Trisomie 21; †Valentina, Anenzephalie): *Die Entscheidung, die wir trafen, war vielmehr die, eine von uns zu diesem Zeitpunkt geforderte Entscheidung zurückzuweisen. Das ist ein feiner, aber für mich der entscheidende Unterschied. Der Schwangeren zuzurufen: „Du musst dich jetzt entscheiden!", diese eingefleischten Terminologien, „Sie müssen wissen, was Sie können", halte ich für fatal, auch wenn ich die Hilflosigkeit dahinter verstehe. Es ist ja nicht so, dass ich als Mutter im Super-*

markt vor einem Regal stehe und mich einfach so für oder gegen ein krankes Kind entscheide. Aber ich habe als werdende Mutter die Option zu sagen, ich entscheide nicht, ich weise diese Entscheidung von mir. Die Entscheidung, zu der ich selbst damals gekommen bin, war also zu sagen: „Nein. Das findet außerhalb meiner Zuständigkeit statt." Die Entscheidung, die an mich herangetragen wird, ist keine, die ich als Mutter treffen kann.

Was Betroffene nach einer PND von allen Seiten hören, ist der wie ein Mantra wiederkehrende Satz: „Sie müssen sich jetzt entscheiden." Damit ist gemeint, dass von Eltern nach der Diagnoseeröffnung erwartet wird zu handeln und gegebenenfalls auch aktiv in die Schwangerschaft einzugreifen. Das heißt seltener durch pränatale Therapien, aber häufig durch einen Schwangerschaftsabbruch. Dahinter steht die (aktuelle gesellschaftliche) Annahme, dass Wissen grundsätzlich Handlungsbedarf bedeutet. In den Hintergrund geraten meist die Alternativen zu diesem Aktionismus: das kranke Kind austragen – also entweder ein Leben mit einem kranken oder behinderten Kind, eine palliative Geburt oder eine Adoption vorbereiten. Und auch ein gewisses Vertrauen in den natürlichen Ablauf der Ereignisse zu haben, was oftmals mit Passivität gleichgesetzt und somit negativ ausgelegt wird.

Aber das „Recht auf Selbstbestimmung und die Verfügung über den eigenen Körper sollte sich nicht auf das Recht auf Zugang zu einem sicheren und legalen Schwangerschaftsabbruch beschränken. Vielmehr umfasst es auch das Recht auf eine empathische und qualitativ hochwertige Begleitung, wenn Frauen sich gegen einen solchen Schwangerschaftsabbruch entscheiden, auch bei einer vermutlich stark eingeschränkten Lebenszeit des Kindes. Vielmehr geht es darum, allen Frauen eine angemessene Begleitung zu ermöglichen, was auch das Weiterführen der Schwangerschaft bedeutet." (Rost 2015, 360)

Wie Rost möchten wir einen differenzierteren Blick auf die aktuelle gesellschaftliche Haltung werfen. Dies bedeutet nicht, dass wir grundsätzlich die Meinung vertreten, dass alle Lebensprozesse, weil naturgegeben, unantastbar sind. Wir sind auch nicht kategorisch gegen aktives Eingreifen in eine Schwangerschaft oder perinatale Prozesse per se. Ganz im Gegenteil: Wenn einem Kind, einer Frau oder einer Familie durch einen Eingriff geholfen werden kann, egal in welche Richtung, sind wir überzeugt, dass die PND hier einen wichtigen Beitrag dazu leisten kann. Wir vertreten aber die Ansicht, dass eine PND nicht automatisch bedeutet, in den Verlauf einer Schwangerschaft eingreifen zu *müssen*. Wir möchten also der Praxis oben genannte erfolgreich angewendete Alternativen hinzufügen.

Werdende Eltern haben also neben dem Recht auf einen medizinischen Eingriff und/oder Abbruch ebenso das Recht, eine Schwangerschaft auch nach einer PND auszutragen. Getroffene Entscheidungen sind dabei nicht unveränderbar, sondern dürfen immer wieder anhand aktueller Ereignisse und medizinischer Einschätzungen neu betrachtet und geändert werden.

Eine Umentscheidung ist dabei natürlich nur möglich, solange die Schwangerschaft noch intakt ist. Sollten etwa noch gravierende Zweifel an der Entscheidung für einen Abbruch bestehen, empfehlen wir, mehr Zeit vergehen zu lassen. Hat die Schwangere sich für das Austragen entschieden, kann sie theoretisch jeden Tag neu entscheiden. Wurde die Schwangerschaft jedoch beendet, ist das Kind fort und es gibt es kein Zurück, das heißt diese Entscheidung muss wohlüberlegt sein.

Grundsätzlich sind wir der Ansicht, dass es gut ist, irgendwann eine Entscheidung zu treffen – in die eine oder andere Richtung. So kommen Betroffene aus der Lähmung wieder in eine selbstbestimmte Rolle in ihrem eigenen Leben.

Fortlaufende Aufklärung und gute Begleitung als Entscheidungsbasis

Claudia Langanki (Trauerbegleitung und Leitung Kinderhospiz): *Mein Problem seit über zwanzig Jahren ist, dass Gynäkologen häufig zu einer schnellen Entscheidung drängen und eine Beratung zu Alternativen durch Elternselbsthilfe oder psychosoziale Begleiter nicht oder nur selten stattfindet. Meine Visitenkarten werden in der Regel nicht weitergeleitet.*

Kristian (Vater von *Elena 4, Trisomie 18 und Spina Bifida): *Nach viereinhalb Jahren lebt unsere Tochter Elena nun immer noch, entgegen aller damaligen Prognosen der Ärzte. Nun kam in dieser Klinik, bei denselben Ärzten, nochmal ein Kind mit identischem Krankheitsbild wie Elena auf die Welt. Diese Ärzte stellten keinen Kontakt zu uns her, obwohl sie wussten, dass es Elena gibt. Im Gegenteil informierten sie diese Mutter darüber, dass ihr Kind mit dieser Diagnose maximal einen Tag leben werde, dass es keines gebe, das länger als eine Woche lebe, und würde es doch länger bleiben, dies kein Leben sei, vor allen Dingen nicht für sie als Mutter. Wie kann eine solche Frau dann kompetente Entscheidungen treffen? Die wenigsten Ärzte, die einen aufklären müssen, waren selbst einmal in so einer Situation. Natürlich haben wir mit Elena Glück gehabt und es kann auch immer anders kommen, aber die Entscheidung muss dennoch bei den werdenden Eltern bleiben. Und für diese Entscheidung brauchen sie <u>alle</u> Informationen. Ich weiß nicht, woher diese Haltung bei den Ärzten kommt. Ob das wie bei einem Auto ist: Wenn es nicht richtig fährt, muss es verschrottet werden. Es ist mir ein Rätsel, wie ungeborene Kinder so schnell abgestempelt werden.*

Nadine (Mutter von *Esther 4, pränatale Fehldiagnose infaust): *Wer Fragen stellt, bekommt Antworten, heißt es. Es sollte aber nach einer PND nicht nur eine Antwort geben, sondern mehrere Entscheidungsmöglichkeiten. Es sollte von Ärzten nicht nur Angst gemacht und einseitige Empfehlungen ausgesprochen werden, alle Alternativen müssen kommuniziert werden. Aufgrund unterschiedlicher Möglichkeiten können dann auch unterschiedliche, kompetente Entscheidungen getroffen werden. Das heißt, es müsste schon von vornherein eine bessere Aufklärung stattfinden.*

Petra (Mutter von †Malte und †Harriet, Nierenfehlbildung): *Im ersten Schock habe auch ich gedacht, am besten bringe ich alles schnell hinter mich. Das Fachpersonal informierte mich außerdem darüber, dass wir diese Schwangerschaften abbrechen könnten. Wir sind dann über das Internet auf eine Familienbegleitung nach PND gestoßen. Diese Beraterin hat uns den ersten Impuls gegeben, dass wir die Schwan-*

gerschaft auch austragen können und die Geburt palliativ begleiten lassen können. Des Weiteren hat sie ihre Hilfe bei Bestattungsfragen zugesagt. Erst durch diese neutrale Beratung wurden uns die verschiedenen Möglichkeiten aufgezeigt. So haben wir uns dann für eine Fortsetzung der Schwangerschaft entschieden.

Die Umsetzung des Schwangerschaftskonfliktgesetzes von 2010 funktioniert in der Praxis leider häufig nicht: Immer wieder hören und lesen wir aus Erfahrungsberichten, auch von Beratungen *nach* der Gesetzesänderung, dass diese nicht ergebnisoffen waren; dass Schwangere nicht wissen, dass sie kostenlos bei einer Beratungsstelle Unterstützung bei der Entscheidungsfindung erhalten können; und auch dass Abbrüche bereits vor Ablauf der drei Tage Bedenkzeit eingeleitet und Dokumente umdatiert werden, ohne dass lebensbedrohliche Situationen vorlagen. Direkt nach dem Entdecken des „Problems" schlägt der Arzt einen Abbruch vor, liefert dafür auch (scheinbar) gute Gründe und vereinbart schon einen Termin mit einer möglichen Klinik (Peters 2011, 21f.).

Viele berichten auch, dass sie in der Schocksituation gar nicht alles verstanden und Papiere unterschrieben haben, an die sie sich gar nicht mehr im Detail erinnern können. Solange eine Beratung und Begleitung von Betroffenen so aussieht, kann nicht von einer kompetenten Entscheidung der Eltern gesprochen werden.

In vielen Gesprächen wurde uns in den letzten Jahren regelmäßig berichtet, wie auch bei kleinen oder behandelbaren gesundheitlichen Problemen des Kindes trotz allem eher zum Abbruch geraten wurde. Es erfordert an dieser Stelle viel Mut, Kraft und auch ein gewisses medizinisches Verständnis, um sich in diesem Moment des Schocks einer ärztlichen Autorität zu entziehen. Immer wieder erzählen uns Frauen, sie hätten die Schwangerschaft nach PND vielleicht nicht abgebrochen, wären sie nicht gedrängt, besser informiert und begleitet worden und hätten sie mehr Zeit gehabt, ihre Situation abzuwägen. Durch Fachpersonal, Familie und Freunde würden sie sich oftmals unter Druck gesetzt fühlen, lautet die übereinstimmende Aussage.

Andere erzählen, wie ihnen nach PND vom Fachpersonal konkret vorgeschlagen wird, mit Suizid zu drohen (Roth 2015, 25f.), um schnell und ohne Umwege ein Gutachten für den Schwangerschaftsabbruch zu bekommen, oder wie ihnen wiederholt vorgesprochen wird, was sie jetzt dafür zu sagen hätten. Sie erzählen, wie sie aus dem Schock heraus ihre Schwangerschaft schnell beendet haben und diese Entscheidung bis heute in Frage stellen. Sie mussten nicht nur die Trauer um den Verlust ihres Kindes bewältigen, sondern gleichzeitig auch das Gefühl, die Verantwortung für diesen Verlust zu tragen. Es ist dabei aber völlig verständlich, dass sie damals unter Schock und Zeitdruck die Konsequenzen nicht überblicken konnten. Umgekehrt haben wir von Fachpersonal gehört, wie manche Eltern auch bei leichten Fehlbildungen nachdrücklich eine Beendigung der Schwangerschaft forderten und davon nicht abzubringen waren.

Die Bandbreite der möglichen Situationen nach einer PND ist groß. Und es wäre hier eine Unterlassung, auch nur das oft empfundene Ungleichgewicht zwischen PND, Aufklärung und Begleitung von Patienten aufzuzeigen, und an dieser Stelle nicht auch die Paare zu erwähnen, die mit der PND und ihrer Entscheidung gegebenenfalls auch gegen ein behindertes Kind im Frieden sind. Diese Paare fühlten sich in ihrer individuellen Situation gut informiert, beraten und begleitet. Sie haben für sich in diesem Moment die richtige Entscheidung getroffen, die sie auch Jahre später noch vertreten können.

Wir haben also leider keine pauschalen Entscheidungskonzepte nach einer PND, vertreten aber die Meinung, dass werdende Eltern während aller Prozesse immer adäquat begleitet und kontinuierlich aufgeklärt werden müssen, auch darüber, dass sie ein Recht auf Nichtwissen haben, das heißt keine oder nach ersten Diagnosen keine weitere PND in Anspruch nehmen können (Steger et al. 2014, 116). Damit Betroffene eine kompetente Entscheidung treffen können, müssen sie darüber informiert werden, wie die Prognosen bei der Diagnose für ihr Kind sind, welche medizinische Unterstützungen ihr Kind in welchem Umfang nach der Geburt vermutlich brauchen wird, welche Symptome und

Komplikationen zu erwarten sind sowie welche Behandlungen dann gegebenenfalls zur Verfügung stehen. Außerdem, wie voraussichtlich die Pflege ihres Kindes aussehen wird und was sie dafür selbst lernen und leisten müssen (Garten und von der Hude 2014, 6). „Es geht nicht allein um den organmedizinischen Befund eines Feten, sondern um eine Schwangere mit einem Lebensentwurf, einer emotionalen Befindlichkeit, mit einem hilfreichen oder einem belastenden psychosozialen Umfeld, mit Vorerfahrungen, Hoffnungen und Ängsten. Diese Frau muss ihr besonderes Kind neu kennenlernen und sich auf seine Besonderheiten einstellen." (Zernikow 2013, 381) Nur wenn auch all diese Aspekte vom Fachpersonal beachtet und dementsprechend Betroffene begleitet werden, können tragfähige Entscheidungen getroffen werden.

Wünschenswert ist folgender Ablauf: Weder die behandelnden Ärzte noch andere Begleitpersonen versuchen in diesem Moment in irgendeine Richtung zu drängen (Rohde und Dorn 2007, 164f.). Im Idealfall erspürt der Ansprechpartner der werdenden Eltern in den Gesprächen mit ihnen, was diese jetzt brauchen, und nimmt sie, ohne Entscheidungen zu forcieren, an die Hand: Er ist, immer in Absprache mit dem gesamten Team und den werdenden Eltern, wertfreier Wegbeschreiber in alle Richtungen: Er klärt professionell, neutral und profund auf (Garten und von der Hude 2014, 9f.).

Es reicht also nicht, sie zu informieren und sie dann im weiteren Prozess mit diesen Informationen allein zu lassen. Die Betroffenen werden dankbar für jemanden sein, der ihnen erklärt, wie es jetzt weitergehen kann. Gute Begleitung heißt, die Autonomie, Selbstbestimmung und Selbstbefähigung der werdenden Eltern und Angehörigen zu stärken und zu fördern (Garten und von der Hude 2014, 7), also Betroffene aktiv einzubinden in Entscheidungsprozesse sowie in die Planung und Gestaltung der Geburt und/oder des Abschieds. Zudem meint es das Umfeld der Familie „auf dem Radar" zu haben, in dem es womöglich zusätzliche Begleitung braucht.

Darüber hinaus können gerade hier aber auch zusätzliche Kräfte für die werdenden Eltern mobi-

lisiert werden. Nicht erst wenn das Fachpersonal Lähmung und Orientierungslosigkeit bei Betroffenen im Entscheidungsprozess bemerkt, ist es ihre Aufgabe, kompetente Begleitpersonen anzubieten und nächste Schritte konkret einzuleiten (Rohde und Dorn 2007, 161). Diese Maßnahmen sollten ab Verdachtsdiagnose greifen.

Da sich werdende Eltern in einer emotionalen Ausnahmesituation befinden und diese Belastung auf Dauer gegebenenfalls Bedürfnisse und Kapazitäten der Betroffenen ändern kann, muss vom Fachpersonal auch toleriert werden, wenn werdende Eltern Entscheidungen gegebenenfalls ändern oder sogar rückgängig machen.

Verantwortung teilen

Kristian (Vater von *Elena 4, Trisomie 18 und Spina Bifida): *Die Ärzte sind es, mit denen Paare zuerst sprechen, die Krankheitsbilder erkennen und beschreiben können. Sie sind der wichtigste Kontakt für die werdenden Eltern und sollten sich regelmäßig weiterbilden, um diese Informationen dann adäquat weitergeben und Verantwortung mit tragen zu können.*

Das Fachpersonal sollte bereit sein, medizinische Verantwortung und Entscheidungen mitzutragen oder dies zumindest anzubieten. Vor allen Dingen bei Betroffenen, die keinerlei (medizinisches) Vorwissen besitzen und mit der Situation und den Fachfragen überfordert sind. Außerdem brauchen sie Unterstützung, wenn sie nach der Geburt Entscheidungen treffen müssen, ob zum Beispiel lebenserhaltende Maßnahmen ergriffen werden sollen oder nicht.

Wir vertreten die Meinung, dass unmöglich alle Verantwortung nach einer PND gesammelt an die Betroffenen abgegeben werden kann, wie es, unter anderem zur juristischen Absicherung, regelmäßig praktiziert wird. Nach dem Motto: „So, ich bin dann mal raus, entscheiden Sie jetzt." Die Kluft zwischen unantastbarem Arzt und scheinbar autonomem, aber oft hilflosem Patient wird dadurch immer größer. Betroffene müssen bei diesem Prozess, trotz und gerade wegen der Autonomie und Selbstbestimmung, medizinisch und psychosozial intensiv begleitet werden, um Antworten auf Fragen zu finden, die sie als Laien gar nicht allein überblicken und verantworten können. Solche gemeinsam erarbeiteten Wege und getroffenen Entscheidungen nehmen den werdenden Eltern die Bürde von den Schultern, die alleinige Verantwortung für das Schicksal ihres Kindes tragen zu müssen (Garten und von der Hude 2014, 31f.).

Kommunikation im Entscheidungsprozess

Birgit Scharnowski-Huda (Elternbegleitung nach PND): *Ich habe viele Eltern kennengelernt, die nach einem Abbruch zu mir kamen. Die dann im Nachhinein sagten, sie seien nach der Diagnose völlig überfordert gewesen und hätten alles noch einmal ganz anders durchdacht, hätten sie vorher zum Beispiel eine neutrale Beratung bekommen. Ich habe einige Eltern betreut, die sich dann trotzdem für einen Abbruch entschieden haben, aber im Nachhinein sagten: „Wir brauchten noch mal diese Gespräche, um das ganz in Ruhe und ohne Druck zu entscheiden."*

Dr. med. Lars Garten (Leiter Palliativteam Neonatologie, Oberarzt für Neonatologie): *Als Fachpersonal sollten wir sehr zurückhaltend mit Ratschlägen und konkreten Handlungsempfehlungen sein. Auch sollten wir nicht glauben, immer zu wissen, was das Richtige für die von uns betreuten Eltern ist. Ich erlebe immer wieder, dass betroffene Eltern im Beratungsprozess nicht gefragt werden, was sie in ihrer aktuellen Situation brauchen oder was sie selbst glauben, tragen zu können.*

Der Schlüssel zu einer guten Beratung liegt aber meiner Erfahrung nach eben genau im Nachfragen und Zuhören. Natürlich sind die Betroffenen auch Ratsuchende. Sie dürfen auch, wenn sie das wollen, Entscheidungen ein Stück weit abgeben. Aber in welchem Ausmaß all das passiert, obliegt den werdenden Eltern, nicht uns. Sie brauchen in erster Linie Informationen und Zeit zum Nachdenken. Das Ziel einer vorgeburtlichen Beratung ist für mich die gestützte, aber autonome Entscheidung der werdenden Eltern.

Ildikó (Mutter von *Béla 10, Trisomie 21; †Valentina, Anenzephalie): *Beim Pränataldiagnostiker hat sich der erste Verdacht von Valentinas Anenzephalie sehr schnell bestätigt. Er hat uns die möglichen Wege aufgezeigt, wie wir weiter vorgehen könnten, hat uns aber leider keine Informationen über das Austragen gegeben. In diesem Gespräch fiel irgendwann das Wort „liebevoll" das erste Mal seit Tagen. Plötzlich wurde ich wach und bemerkte: „Moment mal, es geht hier immer noch um mein Kind, das ich liebe, und nicht um ein Krebsgeschwür."*

Wir sind dann aus eigenen Stücken in eine Beratungsstelle: Es war total nett, auf dem Tisch eine Riesenbox Taschentücher, Kaffee und uns gegenüber eine sehr verständnisvolle Person. Aber hilfreiche Infos waren Fehlanzeige, zum Thema Austragen wieder nichts, keine praktischen Tipps und Kontakte. Sie meinte nur: „Sie können auch austragen, dann wird das Kind vor der Geburt, bei der Geburt oder nach der Geburt sterben. Sie müssen wissen, was Sie davon können." Und ich dachte nur: „Spinnt ihr! Ich kann überhaupt gar nichts von alledem."

Es kommt also viel auf die Kommunikation, auf die Begriffswahl bei diesen Gesprächen an. Es ist vielleicht auch ein bewusst herbeigeführtes Missverständnis, dass im medizinischen Kontext auch bei einem Abbruch immer die Terminologie „des Gehenlassens" verwendet wird. Es wird ein lebensfähiges Kind mit Down-Syndrom abgetrieben und die Leute sagen dann: „Wir haben es gehen lassen." Für mich bedeutet „gehen lassen" aber den Verzicht auf medizinische Vollversorgung, wenn ich als Angehöriger entscheide, ich halte dich nicht mehr fest, wenn du bereit bist zu sterben. Das ist ein großer und entscheidender Unterschied. „Gehen lassen" verstehe ich nicht als aktive Handlung, in diesem Fall ein Abbruch, sondern die Abläufe beim sterbenden Menschen in seinem eigenen Rhythmus zu lassen, loszulassen. Ich finde es sehr gefährlich, dass diese Terminologien so unehrlich gehandhabt werden. Und ich glaube, dass dies am Ende nicht standhält.

Bei einer so fundamentalen Sache, wie über Leben und Tod des eigenen Kindes zu entscheiden, weiß doch jeder, dass er dieses Kind nicht losgelassen hat, wenn es erst mühsam mit einem Fetozid umgebracht werden musste.

Kristian (Vater von *Elena 4, Trisomie 18 und Spina Bifida): *Es war eine ganz besondere Erfahrung, mich gegen Fachleute zu stellen und darauf zu bestehen, dass auch meine Meinung gehört wird – und vielleicht sogar die einzig richtige für uns als Eltern und für Elena ist.*

Bei allen Entscheidungen sollten die Eltern am Ende immer das letzte Wort haben, diese Entscheidungen sollten aber gemeinsam „auf Augenhöhe" und auf Basis der Würde und der Rechte des Kindes erarbeitet werden. Das heißt, die Kommunikation zwischen Betroffenen und Fachpersonal und alle Abläufe müssen transparent sein, sowie der Umgang miteinander achtsam und respektvoll. Dieser Verhaltenskodex gilt für beide Seiten. Bei sprachlichen Hürden (Familien mit Migrationshintergrund) braucht es unbedingt und zu jedem Beratungsgespräch einen (nicht familiären, neutralen) Dolmetscher. Ganz allgemein gilt für alle Begleitpersonen vor allen Dingen: zuhören. Eltern werden dabei als Experten für sich selbst und ihr Kind wahrgenommen.

Gute Kommunikation heißt auch, den Fokus immer wieder zurück auf das Kind zu legen und dieses als solches anzuerkennen. Für die werdenden Eltern gibt es in der Regel nur eine Maxime: Dass alles Menschenmögliche für ihr Kind getan wird – egal, welche Entscheidung getroffen wird. Diese Perspektive sollte auch Einzug in das Vokabular der Begleitpersonen finden („Wir tun alles, was in unserer Macht steht, um Ihr Kind in seiner Situation optimal zu betreuen", Name des Kindes und Ähnliches) (Garten und von der Hude 2014, 32, 70, 75, 76f.).

Begrifflichkeiten

Kristian (Vater von *Elena 4, Trisomie 18 und Spina Bifida): *Viele Ärzte wollten uns regelrecht dazu zwingen abzutreiben, weil das Kind sowieso keine Überlebenschance hätte. Was wir mit so einem Kind also wollten? Sie argumentierten, dass wir uns wahrscheinlich scheiden lassen würden, wegen all der Probleme keine Freizeit und keinen Schlaf mehr hätten und unser ganzes Leben auf den Kopf gestellt werden würde. Sie haben nichts ausgelassen und alles sehr krass dargestellt. Es gab darüber hinaus keine Aufklärung oder Beratung, weder über das Krankheitsbild noch über alternative Wege.*

Medizinische Fachsprache, Klinikjargon und Abkürzungen sollten so wenig wie möglich verwendet werden. Laborwerte sind für die werdenden Eltern meist nur bedingt relevant, abwertende Ausdrücke sind zu vermeiden (Missbildung, Risikokind) (Maier und Obladen 2011, 552). Es ist wichtig, dass das Fachpersonal seine Sprache angemessen und verständlich wählt, denn allein durch bestimmte Begriffe entsteht ein Einfluss auf die werdenden Eltern, insbesondere weil Mediziner nicht nur in fachlicher Hinsicht, sondern auch in moralischen und ethischen Fragen als Ratgeber angesehen werden. Die Sprache des Arztes hat also einen starken Einfluss auf das, was Patienten denken und dementsprechend dann auch entscheiden (de Crespigny 2003).

Sobald Eltern die Diagnose bekommen, die ein zeitnahes Versterben des Kindes wahrscheinlich macht, bekommen sie häufig die Prognose „nicht lebensfähig" oder „nicht mit dem Leben vereinbar" zu hören. Dies klingt ausgesprochen endgültig und hoffnungslos. Aber es trifft nicht immer in dieser Form zu, weil manche Kinder durchaus eine gewisse Zeit in der Schwangerschaft und gegebenenfalls auch nach der Geburt weiterleben (Nageswaran et al. 2017). Wenn diese Bezeichnungen in der Zukunft vermieden und den Eltern stattdessen eine „lebensbegrenzende Prognose" für ihr Kind vorgestellt werden würde, hätte die gesamte Kommunikation über ihr Kind eine andere Basis und würde stattdessen die Bedeutung einer individuellen und würdevollen, auf das Kind zugeschnittenen Begleitung in den Vordergrund rücken.

Auch ein sehr kurzes Leben mit Krankheit kann wertvoll (für die gesamte Familie) sein. Das bewusste Verwenden der Bezeichnungen „lebensbegrenzend/lebensverkürzend/lebenslimitierend" lässt also Raum dafür, sich auch einem Lebenswert mit Erkrankung und für vielleicht kurze Zeit zu nähern – ohne dabei etwas zu beschönigen – und diesen nicht von vornherein abzulehnen.

Die Verwendung klarer Formulierungen ist langfristig sinnvoll, um die Situation genau zu begreifen. Während klare Benennung in der Entscheidungsfindung kurzfristig Schuldgefühle und Trauer bei den Betroffenen hervorrufen oder verstärken können („das Kind töten" anstatt „es gehen lassen"), werden diese Gefühle nur vorweggenommen und verbalisieren, was die Betroffenen ohnehin meist selbst denken oder sogar später als Vorwurf gegen sich selbst oder von anderen ertragen müssen.

Klare Worte tragen also dazu bei, dass in der langfristigen Bewältigung der getroffenen Entscheidungen solche Überlegungen nicht mehr neu angestellt werden müssen oder gar Entscheidungen im Nachhinein in Frage gestellt werden (Rohde und Dorn 2007, 164).

Damit Eltern überhaupt Entscheidungen für ihr Kind treffen können, muss außerdem klar und deutlich kommuniziert werden, worum es in der jeweiligen Thematik geht. Eine große Rolle spielt auch die Art, wie ihnen die Alternativen (inklusive Wortwahl) aufgezeigt werden: Soll gewählt werden zwischen einem Abbruch der Schwangerschaft (das Kind „gehen lassen", gegebenenfalls durch Fetozid als „friedliches Einschlafen") oder dem Austragen („dem Kind beim qualvollen Sterben zusehen/das Kind ersticken lassen/ein qualvoller Operationsmarathon mit ungewissem Ausgang"), so dürfte klar sein, wofür Eltern sich entscheiden. Diese häufig verwendeten – größtenteils falschen – Formulierungen tragen nachhaltig zur Entscheidungsfindung der Eltern bei.

Manche Fachperson hat unter Umständen auch selbst Probleme mit behinderten Menschen oder veraltetes Lehrbuchwissen und dementsprechende Bilder im Kopf. In diesem Fall kann ein Gespräch über Zustand und Aussehen des Kindes eher verstörend, im schlimmsten Fall traumatisch wirken. Es kommt leider immer noch vor, das von Fachpersonal Ausdrücke wie zum Beispiel „Froschkopf" für ein Kind mit Anenzephalus verwendet werden. Die meisten Betroffenen empfinden dies als Beleidigung, auch wenn es in der Fachliteratur ein „Begriff" ist.

In diesem Zusammenhang erscheint uns wichtig zu erwähnen, dass vielen betroffenen Eltern, besonders wenn sie zum ersten Mal ein Kind bekommen, bei ihrer Entscheidung nicht richtig bewusst ist, dass da im Bauch immer noch ein menschliches Wesen, ein „echtes" Kind ist, ganz egal, welche Diagnose es bekommen hat.

Im Zuge der PND und der vielen Arzttermine beschleicht Eltern oft der Eindruck, dass sie einen „Totalschaden" im Bauch haben, ein missgebildetes Etwas (Wassermann und Rohde 2009, 120). Es gibt auch Mediziner, die ein Kind vor den Eltern als „Schrott" bezeichnen (Schulz 2017, Pos.822).

Unpassende oder sehr medizinische Bezeichnungen der äußerlich sichtbaren Fehlbildungen oder des zu erwartenden Aussehens können schnell dazu führen, dass die werdenden Eltern Angst davor bekommen, ihr Kind anzusehen. Was ihnen fast keiner sagt: Sie werden trotz allem ein Kind bekommen und es darüber hinaus sehr wahrscheinlich mit den liebenden Augen von Eltern sehen.

Im Vergleich: Ein zu früh geborenes Kind, das nach der Geburt mit aller Kraft am Leben gehalten wird, hat hier einen signifikanten Vorteil gegenüber dem Kind im Bauch, über dessen Leben entschieden werden soll. Es ist schon da, sichtbar, greifbar, es sieht niedlich aus, seine Eltern haben es physisch kennengelernt und werden vermutlich alles daran setzen, sein Leben zu retten, auch wenn das bedeutet, dass es vielleicht auch schwere Beeinträchtigungen durch diese Rettungsversuche davontragen wird.

Das Kind im Bauch hat diesen physischen Vorteil nicht. Umso schockierter sind Eltern dann, wenn sie ihr totes Kind nach einem Abbruch im Arm halten und genau das feststellen: Wie schön es trotz allem ist, wie vollkommen und dass sie wahrscheinlich Ähnlichkeiten zu sich feststellen. Oftmals wird ihnen dann erst bewusst, dass sie jemanden, dass sie ihr Kind verloren haben.

Zeitdruck: ein schlechter Begleiter

Dr. med. Lars Garten (Leiter Palliativteam Neonatologie, Oberarzt für Neonatologie): *Was Betroffene auf jeden Fall immer brauchen, ist Zeit. Häufig wird ein großer Druck aufgebaut und werden Eltern das Gefühl vermittelt, sie müssten sich in-*

nerhalb von sehr kurzer Zeit für irgendetwas entscheiden. In den meisten Fällen aber haben Paare Zeit, sich zu informieren, nachzudenken und Abläufe durchzuspielen. Leider sind wir es im Medizinbetrieb gewohnt, aufgrund des stetig wachsenden Kostendrucks im Gesundheitswesen möglichst effizient und zeitsparend zu arbeiten. Bei der Aufklärung über auffällige Befunde aus der PND und die daraus folgenden möglichen Optionen zum weiteren Vorgehen funktioniert das aber nicht und gerade hier ist Zeit unheimlich wichtig.

Petra (Mutter von †Malte und †Harriet, Nierenfehlbildung): *Als ich die gleiche Diagnose in der nächsten Schwangerschaft wieder bekam, war ich sehr unsicher. Ich konnte nicht sofort entscheiden, dass wir wieder den gleichen Weg gehen würden. Das Austragen von Malte war eine gute Erfahrung, aber erneut mit dieser Situation konfrontiert zu werden und dann auch noch zu einem früheren Zeitpunkt der Schwangerschaft, war ein großer Schock. Wir haben uns wieder mit der Beraterin getroffen. Es hat sich dann mit der Zeit herauskristallisiert, dass ich die Schwangerschaft wieder austragen möchte, da dies der bessere Weg für uns war.*

Elke (Mutter von †Marie, Trisomie 13): *In der 22. SSW bin ich zu einer Routine-Ultraschalluntersuchung. Die Frauenärztin entdeckte dabei eine Auffälligkeit und überwies mich am selben Tag in eine Klinik. Der Pränataldiagnostiker dort erklärte mir, dass mein Kind sehr sicher Trisomie 13 habe. Im Anschluss wurde eine Fruchtwasseruntersuchung gemacht.*

Paradoxerweise wurde mir noch am selben Tag, also bevor die Untersuchungsergebnisse da waren, zur sofortigen Abtreibung geraten. Aufklärung und Bedenkzeit von empathischen Menschen wären jetzt wichtig gewesen. Der Arzt, der die Diagnose stellte, war aber weiß Gott nicht empathisch. Er beschrieb mein Kind schrecklich, etwas, das wegmusste, das nicht passte. Der hätte unbedingt Schulung gebraucht.

Ich war in diesem Moment so überrascht und überfahren, dass ich unterschrieben habe. Das heißt, der Abbruch fand am Tag der Verdachtsdiagnose und der Fruchtwasseruntersuchung statt, direkt danach wurde eingeleitet. Die Möglichkeit auf das Ergebnis zu

warten stand nicht zur Debatte. Ich denke im Nachhinein, dass der Arzt nur sich selbst absichern wollte. Er hätte sich irren, es hätte eine andere Diagnose sein können. Er argumentierte aber damit – und deshalb habe ich damals für den Abbruch unterschrieben –, dass gesundheitliche Schwierigkeiten für mich persönlich auftreten könnten und ich deshalb jetzt und sofort abbrechen müsste, noch heute. Er hat nicht erklärt, welche gesundheitlichen Schwierigkeiten. Das war meine Diagnoseeröffnung und Begleitung.

Elf Jahre nach dem forcierten Abbruch meiner Schwangerschaft durch die Ärzte habe ich mich irgendwie mit dieser Geschichte abgefunden. Aber es war schwierig. Weil ich erst im Nachhinein darauf gekommen bin, dass ich weder beraten wurde noch eine Wartefrist bekommen hatte. Ich weiß ganz sicher, ich hätte sie ausgetragen, hätte ich gewusst, dass es diese Möglichkeit gibt. Ich habe mich die ersten Jahre danach sehr viel mit dem Thema beschäftigt. Ich habe eine Therapie in Anspruch genommen, ich war völlig … es war wie ein Zug, der mich überrollte. Ich habe lange gebraucht, das zu überwinden – zwei, drei Jahre, würde ich sagen.

Nach drei Jahren habe ich mich bei der Patientenanwaltschaft gemeldet und gefragt, ob ich noch irgendetwas im Nachhinein dagegen unternehmen könnte. Aber es war alles verjährt. Und da es in Österreich auch keine Wartefrist vor einem Abbruch gibt, hätte ich sowieso nicht dagegen vorgehen können. Heute weiß ich, das Wichtigste für eine solche Entscheidung ist Zeit.

Sonja (Mutter von †Leon, hypoplastisches Linksherzsyndrom): *Es ist wahnsinnig viel auf uns zugekommen, für diesen Moment, für diese Tage war das unser Lebensinhalt. Es gab nichts anderes zu tun. Ich war sofort krankgeschrieben, meine Mutter sofort zur Stelle für meinen Erstgeborenen. Es war keine Frage, dass wir uns mit irgendetwas anderem beschäftigen, das heißt, ich konnte mich auch nur damit beschäftigen.*

Rückblickend aber ging schon alles zu schnell. Es wäre schön gewesen, ein Arzt hätte gesagt: „Sie haben jetzt viel Zeit, das zu entscheiden." Das hat mir gefehlt. Aber das weiß ich jetzt erst, dass dies auch möglich gewesen wäre. Ich weiß nicht, ob es meine Entscheidung beeinflusst hätte, aber es hätte, glaube ich, einen Unter-

schied gemacht, wenn ich das gewusst hätte. Diese Möglichkeit, ich behalte mein Kind noch drei, vier Wochen bei mir und kann dann immer noch wählen. Aber damals musste ich jetzt und an dieser Stelle entscheiden.

Kristian (Vater von *Elena 4, Trisomie 18 und Spina Bifida): *Noch während der Diagnoseeröffnung wurde uns ein Spätabbruch angeboten. Dies hätte einen Fetozid bedeutet, also eine Kaliumchloridspritze in Elenas Herz, um sie vor der eingeleiteten Geburt zu töten. „Wir sehen, wann wir ein Einzelzimmer frei haben", wurde uns im Krankenhaus sofort angeboten. Für die Klinik war das eine Frage der Verfügbarkeit der Zimmer, für uns ging es um Leben oder Tod unserer ersten Tochter. Elena war ein Wunschkind. Uns wurden zwei Tage Bedenkzeit für die Entscheidung gegeben, obwohl gesetzlich mindestens drei Tage seit 2010 festgelegt sind. Uns wurden keine Alternativen vorgestellt. Nach eigenen Recherchen entschieden wir uns aber für eine palliative Geburt, also Elena beim Sterben zu begleiten und nicht einzugreifen.*

Meine Erfahrungen würde ich gerne an die Ärzte weitergeben: Lasst den Eltern die Entscheidung, drängt sie nicht, sie sind es, die den Rest ihres Lebens damit klarkommen müssen. Es müssen also alle möglichen Wege den werdenden Eltern neutral aufgezeigt und klargestellt werden, dass Sie als Arzt bereit sind, jeden davon mitzugehen. Stellen Sie den Eltern Kontakt zu anderen Betroffenen her. Lassen Sie den Eltern Zeit, sich in der Situation zurechtzufinden. Geben Sie Eltern eine realistische Chance, sich, auch als medizinische Laien, eine Meinung zu bilden.

Nadine (Mutter von *Esther 4, pränatale Fehldiagnose infaust): *Nach allen Untersuchungen stand für die Ärzte die Diagnose fest: Holoprosenzephalie sowie Balkenagenesie, Hydrozephalus und fehlendes Kleinhirn. Das Kleinhirn ist für das Atmungssystem zuständig – fehlt dieses, fehlt der Atemreflex nach der Geburt. Mit dieser Diagnose wäre Esther nicht lebensfähig gewesen. Uns wurde gesagt, sie würde bei der Geburt ersticken. Die Ärzte waren von all dem fest überzeugt, es wurde auch alles schriftlich festgehalten. Sie haben uns zu einem Abbruch geraten, uns dorthin gedrängt, mit der Argumentation, Esther dieses*

Martyrium des Erstickens zu ersparen. Wir sollten uns vor Ort am selben Tag noch entscheiden. Ich habe unter Tränen gesagt: Dann bleibt uns ja keine andere Möglichkeit. Uns wurden keine Alternativen vorgestellt.

Wir sind dann erst noch mal nach Hause gefahren. Als der erste Schock noch im Auto etwas nachgelassen hatte, sagte ich zu meinem Mann: „Das geht nicht, ich kann das mit meinem Gewissen nicht vereinbaren. Es muss eine andere Möglichkeit geben." Die Uniklinik hatte derweil schon mit einer anderen Klinik gesprochen und vereinbart, dass wir den Abbruch dort vornehmen lassen würden. Einen Tag später meldete sich diese bei uns und teilte mir einen Termin für einen Abbruch zwei Tage später mit. Ich habe erst einmal zugesagt. Dann aber zum Glück eine andere Klinik gefunden, die uns weiterbetreuen wollte.

Ildikó (Mutter von *Béla 10, Trisomie 21; †Valentina, Anenzephalie): *Wir haben rückblickend wohl schon am Tag der Diagnoseeröffnung unsere Richtung gefunden, auch wenn wir überhaupt nicht sicher waren. Wir sind zu unserem Frauenarzt zurückgefahren und haben ihm gesagt, dass wir zunächst keinen Abbruch wollen, sondern uns erst sammeln und finden müssen. Und dann vielleicht sogar das Austragen versuchen würden. Ich habe dann während der Schwangerschaft mit Valentina gelernt – das war eine sehr schöne und tiefe Erfahrung –, dass ich, wenn ich wirklich in mich hineinspüre, auch in ausweglosen Situationen oder gerade in diesen, wenn ich ganz still werde, tief hineinhorche und mir Zeit lasse, spüre, wo ich, wo unser Weg langgehen soll.*

Aus eigener Erfahrung wissen wir, dass Paare im ersten Schock dazu neigen, alles schnell und am besten ohne es „erleben zu müssen" hinter sich bringen wollen und denken, sie müssten sich beeilen etwas zu entscheiden, damit noch eine Ausschabung unter Narkose gemacht werden kann. Der Gedanke, dass dies der einfachere Weg sei, liegt nahe. Die Erfahrung zeigt aber, dass so ein schnelles und oft auch überstürztes Ende der Schwangerschaft in der Verarbeitung weit größere Probleme verursacht, als sich in Ruhe zu informieren, daraufhin zu entscheiden und zum Beispiel dann bewusst Abschied zu nehmen, auch, sollte das dann die Entscheidung sein, in Form einer eingeleiteten Geburt (Rost 2015, 360). Ein übereilter Abbruch im ersten Schock kann weitreichende psychosoziale Probleme nach sich ziehen, weswegen wir ausdrücklich davon abraten.

An dieser Stelle möchten wir also noch einmal eindringlich darauf hinweisen: Nachdem werdende Eltern eine PND erhalten haben, werden sie sich ganz automatisch in einem Schockzustand wiederfinden – oder eben nicht wiederfinden. Wenn es ihnen schwerfällt, sich überhaupt einer Entscheidung zu nähern, ist es wahrscheinlich, dass der Schock sich noch nicht ausreichend gelegt hat.

Wir möchten, bevor irgendetwas entschieden wird, also dazu ermutigen, so schwierig das zunächst erscheinen mag, solange „nichts" zu tun, zumindest nichts zu entscheiden, bis der Schock abgeklungen ist. Zunächst geht es darum, die Nachricht zu verstehen, die werdende Eltern erhalten haben. Und dann darum, sich mit Zeit den ersten Fragen zu nähern:

- Welche Informationen habe ich bekommen?
- Was kann und was möchte ich selbst in die Hand nehmen?
- Welchen Weg wollen wir mit unserem Kind gehen?

All diese Entscheidungen müssen nicht sofort getroffen werden, es kristallisiert sich fast immer nach einer gewissen Zeit heraus, was unvorstellbar ist – und damit auch, was vorstellbar wird (Weigert 2006, 16).

Rainer Maria Rilke findet in den Briefen an einen jungen Dichter sehr treffende Worte dafür: „Man muss Geduld haben gegen das Ungelöste im Herzen und versuchen, die Fragen selber lieb zu haben, wie verschlossene Stuben und wie Bücher, die in einer sehr fremden Sprache geschrieben sind. Es handelt sich darum, alles zu leben. Wenn man die Fragen lebt, lebt man vielleicht allmählich, ohne es zu merken, eines fremden Tages in die Antwort hinein."

Zeit ist also das Schlüsselwort nach einer PND. Eine so gravierende Entscheidung lässt sich nicht gut in Eile treffen oder unter Druck von außen (Peters 2011, 24). Solche ungünstigen Voraussetzungen können sich auf die Entscheidungsprozesse und deren Ergebnisse negativ für die werdenden Eltern

und auf ihre Zukunft auswirken. Leider wird bei der Überbringung einer Diagnose aber viel zu selten kommuniziert, dass Eltern sich im Anschluss Zeit lassen können, um die Nachricht zu verstehen, sich zu informieren und sich daraufhin den Entscheidungen anzunähern.

Den ersten Schock, die erste Lähmung zu überwinden, dauert erfahrungsgemäß länger als die gesetzlich vorgegebenen drei Tage Bedenkzeit vor der Feststellung einer medizinischen Indikation, die 2010 eingeführt wurden. Unsere Erfahrungswerte haben gezeigt, dass der erste Sturm sich oftmals nach ungefähr einer Woche, manchmal nach zwei gelegt hat.

Wo soll es jetzt langgehen, was wollen wir entscheiden? Jetzt wird es wichtig, die Flut der Informationen zu filtern, Prioritäten zu setzen, Pro und Contra abzuwägen und, so nötig, weiter zu recherchieren. Vor allen Dingen das Fachpersonal, insbesondere die Beratungsstellen, können Betroffene an dieser Stelle gut unterstützen und gemeinsam mit Paaren Strategien und Entscheidungsprozesse entwickeln.

In den meisten Fällen haben Betroffene diese Zeit. Es gibt nur wenige akute Fälle, bei denen Ad–hoc-Entscheidungen nötig werden. Dies kann eintreten, wenn das Leben der werdenden Mutter oder des ungeborenen Kindes in Gefahr ist und schnelles Handeln als Rettungsmaßnahme notwendig wird (Beispiel: HELLP-Syndrom bei der Mutter, erst ab etwa 20. Woche ein Thema). Dann müssen Entscheidungen vielleicht auch noch innerhalb des Schockzustandes getroffen werden. Dennoch muss das Fachpersonal darauf achten, auch in diesen Situationen, so gut es geht, wichtige Protokollschritte, zum Beispiel bei Diagnoseeröffnung und der weiteren Betreuung von Betroffenen, einzuhalten.

Die Entscheidung Abbruch vs. Weitertragen

Dr. med. Lars Garten (Leiter Palliativteam Neonatologie, Oberarzt für Neonatologie): *Ich betone in den Beratungsgesprächen immer, dass es sich bei diesen existenziellen Entscheidungen um sehr individuelle handelt. Entscheidungen, die jedes Paar,* jede Familie für sich treffen muss. Es gibt kein objektives Richtig und kein objektives Falsch. Die Wahl hängt von vielen Faktoren ab. Ich glaube aber, dass es erst einmal keine äußeren Umstände gibt, die grundsätzlich verbieten würden, ein krankes Kind auszutragen. Oder, dass die Betreuungs- und Unterstützungsmöglichkeiten, die wir in Deutschland haben, so schlecht wären, dass kein behindertes Kind mit gutem Gewissen auf diese Welt gebracht werden kann. Dieses Argument kann ich als Kinderarzt nicht akzeptieren.

Ich persönlich glaube, Kinder auf ihrem – egal wie langen – Lebensweg zu begleiten, ist eine der ursprünglichsten Aufgaben von Eltern. Es gibt Eltern, die das aber nicht möchten oder können, aus welchen Gründen auch immer. Auch das kann ich akzeptieren.

Birgit Scharnowski-Huda (Elternbegleitung nach PND): *Ich denke, das Fortführen einer Schwangerschaft ist immer eine Möglichkeit. Und der Abbruch die andere. Ich werde immer wieder gefragt, was ich machen würde. Diese Frage kann ich nicht beantworten, weil ich nicht in andere Schuhe hineinschlüpfen kann. Ich würde nie einen konkreten Rat geben. Ich kann nur im Gespräch mit den werdenden Eltern ausloten, ob vielleicht eine Tendenz gefunden werden kann. Und diese kann ich dann unterstützen. Ich würde aber immer allen Betroffenen raten, keine Entscheidung zu überstürzen. Ich weiß aus Erfahrung, dass sich manche durchaus auch im letzten Moment noch umentscheiden.*

Beide Entscheidungen prägen das weitere Leben. Ich kenne einige, die sagen, der Abbruch war für uns die richtige Entscheidung. Ich kann diesen Menschen aber natürlich nicht in den Kopf schauen, ich kann dies alles immer nur glauben. Meine Erfahrung ist – ich kenne allerdings auch mehr Frauen, die einen Abbruch vornehmen ließen –, dass viele nach einer Abtreibung nicht damit umgehen können. Die sagen: „Wir hätten es noch einmal überdenken sollen, egal wie die Entscheidung dann ausgefallen wäre." Und viele, die ih-

---

Zusammenfassung: Fehler bei der Begleitung während der Enscheidungsfindung (nach Rohde und Dorn 2007, 178)

- Zulassen übereilter Entscheidung der werdenden Eltern im ersten Schock

- Vorgeben fester Zeitfenster für die Entscheidungsfindung – Zeitdruck

- Beratung zu einem Schwangerschaftsabbruch noch innerhalb der Schocksituation, in dem Glauben, das akute Leid der Patientin zu mindern („schneller" Ausweg aus der Situation)

- Beeinflussung und Bewertung der Situation durch nicht neutrale (direktive) Formulierung und Beratung, zum Beispiel „Damit ersparen Sie Ihrem Kind Leid.", „Wollen Sie, dass Ihr Kind nach der Geburt erstickt/Ihrem Kind beim Sterben zusehen?", „Sie können Ihr Kind auch gleich gehen lassen.", „Das schaffen Sie nicht.", „90 Prozent der werdenden Eltern entscheiden sich in Ihrer Situation für einen Abbruch."

- Automatismus bei der Planung eines Abbruchs sofort nach der Diagnosestellung: „Wir haben da nächste Woche schon ein Bett für Sie frei."

- Verschweigen und/oder negative Darstellung von alternativen Wegen, zum Beispiel Möglichkeit des Austragens, insbesondere auch bei infauster Prognose *ren Abbruch tatsächlich bereuen. Ich glaube aber, das Austragen kann genauso traumatisierend sein. Ich kenne eine Frau, die ihr erstes Kind ausgetragen hat und heute sagt, wenn sie das noch einmal erleben müsste, würde sie es nicht aushalten und abtreiben. Auch diese Möglichkeit darf im Raum stehen. Rein medizinisch betrachtet, ist das Austragen für mich physiologischer als ein Schwangerschaftsabbruch. Bei einer Abtreibung wird echte Gewalt angewendet. Aber ein pauschales Urteil zu den beiden Entscheidungen kann ich nicht abgeben. Dafür sind sie zu individuell.*

Es wird aber immer schwieriger, heutzutage noch ein behindertes Kind auszutragen. Es ist vor Jahren schon so gewesen, dass Eltern auf offener Straße auf ihr behindertes Kind angesprochen wurden: „Musste das denn sein, habt ihr das nicht vorher gewusst?" Ich weiß nicht, wann es so weit sein wird, dass die Krankenkassen vorgeben, wer sich für ein krankes Kind entscheidet, gegebenenfalls etwaige Folgekosten übernehmen muss. Ich will nicht den Teufel an die Wand malen, aber auszuschließen ist so etwas nicht. Es wurde schon in der Vergangenheit hochgerechnet, was ein behinderter Mensch kostet.

Prof. Dr. med. Thomas Kohl (Leiter des DZFT): *Der Gesetzgeber hat den Schwangerschaftsabbruch in Abhängigkeit von einem angenommenen oder tatsächlichen psychischen und physischen Leid, das diese Schwangerschaft für die werdende Mutter bedeuten kann, straffrei gestellt. So wäre es prinzipiell möglich, ein völlig gesundes Kind bis zum letzten Tag der Schwangerschaft abzutreiben, wenn es in einem solchen Maße unerwünscht wäre, dass es die Mutter „krank machte". Von diesem Ende des Spektrums betrachtet, wird deutlich, dass diesem Ansinnen kein guter Arzt nachgibt.*

Anders ist dies bei Erkrankungen, die mit schweren Erbgutstörungen, Fehlbildungen von Organen oder des Skelettsystems einhergehen. Hier finden Eltern Unterstützung, wenn sie einen Schwangerschaftsabbruch wünschen, oft wird er ihnen auch angetragen.

Gerhard Schindler (Bundesverband behinderter Pflegekinder e.V.): *Wir möchten Eltern dazu ermutigen, ihre Kinder nicht aufgrund einer PND abzulehnen, sondern sie zuerst einmal kennenzulernen. Ich glaube, wir können das deshalb so klar und auffordernd sagen, weil wir in unserer täglichen Arbeit als Pflegeeltern so viele kleine und große Wunder in der Entwicklung dieser besonderen Kinder erleben, dass es sich für jedes von ihnen lohnt, auf der Welt zu sein. Wir würden werdenden Eltern also gerne sagen: „Versucht es erst einmal – und wenn sich dann herausstellt, dass ihr nicht damit klarkommt oder die Schwierigkeiten zu groß werden, dann gibt es immer noch die Möglichkeit einer Pflegefamilie, mit der Eltern auch in Kontakt bleiben können." Allerdings haben wir einen solchen Kontakt mit Betroffenen in der Schwangerschaft so gut wie nie persönlich und sind deshalb immer darauf angewiesen, dass Kliniken, Stationen, Ärzte und Schwestern diese Botschaft an die werdenden Eltern weitergeben und richtig aufklären.*

Petra (Mutter von †Malte und †Harriet, Nierenfehlbildung): *Ich habe meine Entscheidung auszutragen später nie bereut, auch wenn es sehr anstrengend war. Ich habe heute das Gefühl, wir haben damals alles getan, was möglich war, ich muss mir nichts vorwerfen und es bleiben keine Fragen offen. Wenn ich die Schwangerschaften abgebrochen hätte, würde ich mich bis heute fragen, ob meine Kinder vielleicht doch noch leben würden. Das stelle ich mir sehr schwierig vor. So hatten wir unsere gemeinsame Zeit.*

Ildikó (Mutter von *Béla 10, Trisomie 21; †Valentina, Anenzephalie): *Bélas Herz-OP hat alles in ein neues Licht gerückt, weil wir plötzlich mit einer lebensbedrohlichen Situation konfrontiert waren. Das Down-Syndrom geriet dadurch in den Hintergrund. Wir wurden sozusagen durch etwas Schlimmeres kuriert: Uns wurde klar, dass wir uns mit Trauer über etwas, das nicht so ist, wie wir wollten, aufhielten, während es uns passieren konnte, dass unser Kind stirbt. Dass es nicht selbstverständlich ist, dass er lebt. Diese existenzielle Situation hat uns über die Trisomie 21 hinweggehoben. Ich wusste plötzlich, jetzt geht es darum, um mein Kind zu kämpfen und mich nicht mehr zu fragen, ob mein Kind so ist, wie ich es mir vorgestellt habe. Mir wurde endlich klar: Ja doch, ich will ihn unbedingt haben. Ich will nichts anderes,* als dass ich ihn hier wieder raustragen kann und dass wir eine gemeinsame Zukunft haben, egal wie die aussieht, das machen wir schon. Die Erinnerung daran war dann auch ein wichtiger Baustein nach Valentinas Diagnose, auf dem Weg unserer Entscheidung, sie auszutragen. Dieser Moment hat sich bei mir eingeprägt und hat mir später bei Valentina und ihrer infausten Prognose geholfen.

Wir sind nach Valentinas Diagnose erst mal zur Tante meines Mannes gefahren. Die sagte nicht, wir sollten dieses Kind austragen. Sie sagte – und ich weiß, nicht jeder würde diese Wortwahl gut finden, aber für mich war sie in diesem Moment genau die richtige: "Ich glaube, der liebe Gott würde sich freuen, wenn ihr eurer Tochter das Leben irgendwie ermöglicht, das für sie vorgesehen ist." Für mich war das eine sehr schöne, positive Art, über unsere Tochter zu sprechen. Gleichzeitig hatte ich natürlich große Zweifel, ob ich das schaffen würde, ob ich das durchhalten könnte. Trotz allem haben wir an diesem Tag unsere Richtung gefunden, wir wollten erst mal keinen Abbruch.

Ich bin immer noch froh, dass Valentina ihr Leben leben durfte, auch mit Anenzephalie und auch wenn es kurz war. Für uns war das Austragen trotz infauster Prognose ein guter Weg zu akzeptieren, dass der Tod am Horizont auf uns wartet und wir uns auf ihn einstellen müssen. Wir haben uns gefragt: Wie viel Verantwortung wollen wir übernehmen? Und ich hatte das Gefühl, ich kann nicht gemeinsame Sache mit dem Tod machen. Nicht weil ich eine Heldin bin, sondern um mich selbst, meine Familie und letztlich auch mein Kind zu schützen. Der Tod müsste von außen kommen – und wenn er da wäre, würde ich für ihn gerüstet sein. Aber bis zu diesem Moment würde ich dafür verantwortlich sein, mein Kind zu lieben, zu wärmen, zu beschützen und sein Leben so angenehm wie möglich zu gestalten, solange es bei mir sein würde und solange ich eben konnte. Und dann, dann würde ich es gehen lassen.

Ich würde heute Betroffenen nach einer infausten Prognose für ihr Kind vermutlich fast immer zum Austragen raten. Wenn eine Frau von ihrem Umfeld mit diesem Thema allein gelassen wird und alle Umstände sehr problematisch sind, wird sie auch nach einem Schwangerschaftsabbruch nicht getragen. Keine Unterstützung zu haben wäre also in jedem Fall schlimm.

Beim Austragen habe ich dann gegebenenfalls auch nicht die Hilfe der anderen, aber nicht noch den Feind in mir selbst, der mir sagt: "Du bist schuld." Heute würde ich sagen, ich „darf" jetzt auch anderen etwas zutrauen, mit mehr Mut dazu raten, diesen Weg des Austragens zu gehen, weil ich selbst so viel davon profitiert habe. Weil der ganze Schmerz sich in Gold verwandelt hat.

Und ich habe heute die leise Ahnung, dass dies eine Verwandlung ist, die nach einem Abbruch von vornherein ausgeschlossen ist. Sie ist auch beim Austragen nicht jedem geschenkt, aber sie ist möglich. Und für diese Möglichkeit allein lohnt es sich, es zu versuchen.

Sabrina (Mutter von *Sophia 4, Zwerchfellhernie): In der 31. SSW bestätigte sich der Verdacht einer Zwerchfellhernie. Mir wurde dann eine Fruchtwasseruntersuchung angeboten, die ich ablehnte, weil ich unser Kind so oder so austragen wollte. Für uns war klar, dass wir unsere Tochter Sophia annehmen würden, wie sie ist. Ein Abbruch kam für uns nicht in Frage. Ich wusste, solange Sophia bei mir im Bauch ist, geht es ihr gut. Ich spürte, dass sie stark ist und es schaffen würde. Ich denke, bei einem Abbruch hätte ich mich immer gefragt, ob sie vielleicht doch eine Chance gehabt hätte, ob es vielleicht doch hätte gut ausgehen können.

Ich habe die Erfahrung gemacht, dass viele Ärzte schnell zum Schwangerschaftsabbruch raten. Ich habe in meiner Gruppe, die ich zu der Diagnose Zwerchfellhernie online gegründet habe, schon oft gelesen, dass Ärzte bei Kindern mit dieser Diagnose behaupten, ein solches Kind hätte kein Leben und sollte abgetrieben werden, obwohl solche Kinder mittlerweile in vielen Fällen gut behandelt werden können.

Eine Freundin von mir hatte für ihren Sohn mit Zwerchfellhernie schlechte Werte und hat dennoch ausgetragen. Dieser Junge hat jetzt „nur noch" einen Wasserkopf und seine Mutter liebt ihn, wie er ist. Er schenke ihr so viel, sagt sie. Eine andere Frau, mit viel besseren Prognosen für ihr Kind, beendete die Schwangerschaft, weil der Frauenarzt sagte, dieses Kind habe keinen Lebenswert.

Auch Kinder, die nicht gesund sind, sollten in dieser Welt willkommen sein. Ich kenne eine Mutter, deren Tochter, damals ein dreiviertel Jahr alt, ihr halbes Leben im Krankenhaus verbracht hatte. Und trotzdem strahlte dieses Kind eine solche Lebensfreude aus und lachte immer, es hat seiner Mutter so viel geschenkt. Die Vorstellung, dass es abgetrieben worden wäre, tut mir persönlich weh. Vielleicht wegen ihres schwierigen Weges konnten die beiden die vielen positiven Kleinigkeiten leben und genießen. Das Mädchen ist nach einem knappen Jahr gestorben, doch die Mutter kann heute sagen, sie habe alles für ihre Tochter getan und sie hatte ein Jahr – eben auch voller Freude – mit ihr.

Nadine (Mutter von *Esther 4, pränatale Fehldiagnose infaust): *Wir hatten uns alle darauf eingestellt, dass Esther die Geburt nicht überleben würde. Auch die Ärzte in der neuen Klinik, da ich dort keine weiteren Untersuchungen machen ließ und wir uns auf die Ergebnisse der vorangegangenen stützten. Die Möglichkeit in der neuen Klinik, Esther palliativ zu begleiten, war für uns eine enorme Erleichterung.*

Wir konnten damit umgehen, dass sie sterben und wir sie palliativ begleiten würden. Ich hätte es aber nicht verkraftet, sie durch einen Abbruch selbst zu töten. Ich arbeite in einer Psychiatrie und war einige Jahre auch in der geschlossenen Abteilung stationiert. Ich wusste, wenn ich mein Kind hätte abtreiben müssen, hätten sie mich dort als Patientin behalten und den Schlüssel wegwerfen können.

Esther wurde am Ende nur mit einem Wasserkopf geboren. Keine der anderen Diagnosen und Prognosen ist eingetreten. Esther ist heute vier und ein gesundes, fröhliches Mädchen. Das Wichtigste, was ich aus der Geschichte mit ihr gelernt habe, ist, auf mein Bauchgefühl zu hören. Auch wenn ich ihre Diagnosen schwarz auf weiß vor mir hatte und selbst glaubte, dass mein Kind sterben wird, hat mir mein Bauch etwas anderes gesagt. Und das war absolut richtig.

Biggy (Oma der Zwillinge *Ben 5 und †Finn, Anenzephalie): *Das Wichtigste für die ganze Familie war, dass die Zwillinge von meiner Tochter auf die Welt gebracht wurden. Müsste ich heute jemanden beraten, würde ich das so weitergeben. Ich glaube, der Ort der Erinnerung und ein Kind zu begrüßen ist als Ziel wichtiger als ein Abbruch, und dabei*

nicht zu wissen, wie es ausgegangen wäre. Ein Abbruch ist ein mechanischer Eingriff und es bleibt nur Schmerz und vielleicht nicht einmal Platz für Trauer.

Ich erinnere mich an eine Mutter, die ich als Sozialarbeiterin kennengelernt habe, der damals von der Klinik zum Abbruch geraten wurde. Sie war sehr unglücklich, dass ihre Schwangerschaft nicht geglückt war. Damals wurde noch nicht viel darüber nachgedacht, kranke Kinder auch auszutragen und palliativ zu begleiten. Heute würde vermutlich anders mit so einem Fall umgegangen werden, nach den vielen positiven Schilderungen über die Verabschiedung von Neugeborenen.

Sonja (Mutter von †Leon, hypoplastisches Linksherzsyndrom): *Es war ganz klar, dass wir keine palliative Geburt wollten. Entweder einen Abbruch oder aber den ganzen Weg gehen, mit Operationen und allem Drum und Dran. Eine palliative Geburt wäre für uns nicht in Betracht gekommen. Wir konnten uns nicht vorstellen, dem eigenen Kind beim Sterben zuzuschauen.*

Kristian (Vater von *Elena 4, Trisomie 18 und Spina Bifida): *Meine Frau war in der 23. SSW, also Ende des sechsten Monats, als wir von der PND erfuhren. Damals hieß es, Elena würde noch während der Schwangerschaft oder kurz nach der Geburt sterben. Sie hatte zusätzlich einen Herzfehler und eine Spina Bifida, auch bekannt als offener Rücken.*

Wir wurden gleich in Richtung Abbruch gedrängt. Es war ein harter Kampf. Ich habe mich wie in der Nazizeit gefühlt. Entspricht nicht unseren Anforderungen: muss weg. Ich dachte, wir seien mittlerweile zivilisierter. Aber uns wurde klar signalisiert: Macht dieses Kind weg und macht ein neues.

Dabei wurden wir auch nicht darüber informiert, wie eine Abtreibung ab der 23. Woche abläuft. Uns wurde vermittelt: „Ihr kommt, dann passiert was und dann geht ihr wieder." Aber so ist es ja nicht. Es war unser Frauenarzt, der uns dann richtig aufklärte über den Fetozid, über die Spritze in das Herz unserer ungeborenen Tochter und dass wir dann dabei zusehen müssten, wie es langsam aufhört zu schlagen. Und das Einleiten der Geburt, was bis zu zwei oder drei Tage dauern kann. Wir entschieden uns gemeinsam für eine palliative Entbindung.

Jeder muss seinen Weg finden. Keiner davon ist einfach. Auch nicht ein Schwangerschaftsabbruch, wie gerne angenommen wird. Es gibt kein Einfach oder Besser in dieser Situation. Wichtig ist, sich als Eltern vorher intensiv zu informieren. Fragen Sie nach anderen Betroffenen, besuchen Sie Kinder mit derselben Diagnose. Versuchen Sie sich auf alle Wege einmal gedanklich einzulassen. Sich mit diesen Wahrheiten zu konfrontieren ist unglaublich schmerzhaft, aber die einzige Möglichkeit, eine kompetente Entscheidung treffen zu können.

Elena ist im Übrigen immer noch bei uns. Sie ist mittlerweile vier Jahre alt. Ihr offener Rücken wurde in einer anderen Klinik verschlossen. Und ja, das Leben mit Elena ist anders, als es mit einem gesunden Kind geworden wäre. Aber es ist nicht weniger lebenswert.

Dieses Buch ist kein Anti-Abtreibungsbuch. Es ist ein Buch, das die Faktenlage sammeln und auf Alternativen zum Schwangerschaftsabbruch hinweisen möchte, um der aktuellen Praxis etwas hinzuzufügen. Um eine – von uns so empfundene – Informationslücke zu schließen. Um Paare, Angehörige, Fachpersonal und Politik dazu zu ermutigen, sich kritisch mit der PND auseinanderzusetzen: Was wollen wir wissen? Und wie möchten wir mit unserem Wissen in Zukunft umgehen?

Es zeigt sich derzeit folgende gesellschaftliche Tendenz: Ungefähr 80 bis 95 Prozent aller Schwangerschaften mit einem Kind, das Trisomie 21 hat, werden heute in Deutschland abgebrochen (mit regionalen Unterschieden), europaweit sind es im Schnitt ca. 90 Prozent (Boyd et al. 2008). Diese Zahlen können auch auf andere Diagnosen, wie beispielsweise Trisomie 13 oder 18, übertragen werden – und liegen hier vermutlich höher.

Nach einer infausten Prognose, also bei Kindern, deren Gesundheitszustand „nicht mit dem Leben vereinbar" ist und die während der Schwangerschaft oder kurz darauf sterbend erwartet werden, ist die Abbruchrate wahrscheinlich nahe 100 Prozent. Es gibt bisher nur wenige Familien, die sich dafür

entscheiden, ihr Kind auszutragen, mit dem Wissen, dass es sterben wird. Dieser Gedanke scheint in unserer Gesellschaft von so großer Absurdität und Angst getragen, dass er selbst von Fachpersonal nur selten in Erwägung gezogen und damit werdenden Eltern ebenso selten kommuniziert wird (Weigert 2006, 44ff.). Aber „Eltern haben das Recht auf die Unterstützung, die sie brauchen, um im Sinne des Wohlergehens ihres Kindes zu entscheiden und zu handeln, und sie haben das Recht, wenn ihr Kind nicht leben kann, auf die Begleitung, die sie brauchen, um sich von ihrem Kind zu verabschieden und mit dem Verlust weiterleben zu können." (Garten und von der Hude 2014, 31).

Eine Möglichkeit, auch ein so kurzes Leben (vielleicht auch nur im Mutterleib) und den Abschied heilsam zu gestalten, ist die palliative Geburt, auf die wir im weiteren Verlauf des Buches detailliert eingehen werden.

Doch nicht nur diese „schweren" Fälle sind Grund für einen Schwangerschaftsabbruch. Regelmäßig werden Kinder auch mit Lippen-Kiefer-Gaumenspalte, Kleinwuchs, offenem Rücken, Hydrozephalus, Fehlbildungen an Extremitäten, die heutzutage heilbar oder zumindest gut behandelbar wären, abgetrieben (Guido und Fezer Schadt 2015, 91).

Und auch Schwangerschaften, die nur eine Auffälligkeit zeigen, von der niemand weiß, inwieweit und ob sie überhaupt das Leben dieses Kindes in Zukunft beeinflussen wird, werden heutzutage manchmal bis zum Geburtstermin beendet. Es gibt Fehlbildungen, die eine sehr große Bandbreite an Auswirkungen für das Kind bedeuten können – aber nicht müssen. Ein konkretes Beispiel hierzu ist eine Balkenagenesie (Fehlen der Verbindung zwischen den Gehirnhälften, tritt allein (isoliert) aber auch bei einigen Fehlbildungssyndromen auf). Die vorgeburtliche Prognose ist schwierig, von geringen Problemen bis hin zu schwerer Behinderung sollen sich werdende Eltern auf alles einstellen (Palmer und Mowat 2014).

Diese Situation ist schwer zu ertragen, da die Prognose offen ist und schwere Beeinträchtigungen nach der Geburt nicht auszuschließen sind. Abbrüche sind nach dieser Diagnose demnach häufig. Viele Kinder entwickeln sich nach der Geburt aber unauffällig – manche Menschen mit angeborener Balkenagenesie erfahren erst im Erwachsenenalter, meist zufällig durch andere Untersuchungen, dass sie davon betroffen sind.

Da niemand die Entwicklung eines auffälligen oder kranken Kindes und somit den Einfluss auf seine Familie in der Schwangerschaft und nach der Geburt vorhersagen kann, möchte auch niemand für mögliche falsche Prognosen oder das Ablehnen eines Gutachtens für die medizinische Indikation mit unvorhersehbaren Folgen verklagt werden.

Zwar gehen die meisten Mediziner sorgfältig mit ihrer Verantwortung für die Gutachten um und können ein solches auch aus ethischen Gründen ablehnen (SchKG §12). Dennoch: Wenn eine Frau heute in Deutschland einen Abbruch nach PND will, egal zu welchem Zeitpunkt der Schwangerschaft, bekommt sie ihn in der Regel auch (Guido und Fezer Schadt 2015, 92).

In manchen Bundesländern oder Kliniken ist es schwieriger oder nicht möglich, einen Abbruch durchführen zu lassen. Viele kirchlich geführte Häuser etwa lehnen Spätabbrüche grundsätzlich ab. Mit der Lebensfähigkeit des Kindes und dem Fortschreiten der Schwangerschaft kann auch das Lebensrecht des Kindes einem möglichen Schwangerschaftsabbruch gegenübergestellt werden – für solche Fragen gibt es Ethikkomitees in Kliniken.

Letztlich ist und bleibt es die Schwangere, auf die sich die gesetzliche Regelung der medizinischen Indikation bezieht: Nicht die Erkrankung des Kindes stellt die Grundlage dar, sondern sie, die werdende Mutter und die Einschätzung einer Gefährdung für ihre künftige Gesundheit – was die Möglichkeit für einen Abbruch schafft.

Eine Schwangere kann zum Beispiel psychisch so labil sein, dass sie die Situation mit einem kranken Kind überfordern würde. Solchen Frauen muss geholfen werden. Allerdings gäbe es auch in diesem Fall Alternativen zum Abbruch, die zumindest während der Beratung wertfrei kommuniziert werden sollten. Auch hier lautet die Formel wieder: Aufklärung für kompetente Entscheidungen.

Diagnosezeitpunkt und weitere Entwicklung

Vom Diagnosezeitpunkt, also dem Stadium der Schwangerschaft bei Diagnosefeststellung, hängen viele der weiteren Überlegungen, möglichen Schritte und Entscheidungen ab: Zum Beispiel, ob und welche weiteren Untersuchungen Betroffene vornehmen lassen wollen – wenn sie möchten. Welche Abbruchmethode infrage käme, sollten sie sich gegen das Austragen des Kindes entscheiden. Welche vor- und nachgeburtlichen Therapien gegebenenfalls möglich wären. Und welche Alternativen zum Abbruch zur Verfügung stehen: palliative Geburt, Austragen eines behinderten oder kranken Kindes, das heißt, in welcher Form die werdenden Eltern die Schwangerschaft fortsetzen möchten.

Wie bereits erwähnt, muss jeder Fall und jede Familie grundsätzlich immer neu betrachtet werden. Auch innerhalb der fortlaufenden Schwangerschaft müssen sich Fachpersonen im Team und im Gespräch mit den Betroffenen immer wieder neu abstimmen, um so auf mögliche Änderungen der Kindsentwicklung und Prognosen reagieren zu können. Nichts sollte in dieser Zeit in Stein gemeißelt sein und immer wieder ist es wichtig, anhand aktueller Ereignisse und medizinischer Einschätzungen neu entscheiden zu dürfen.

Wege nach PND

Folgende Wege nach PND stehen Betroffenen, abhängig von der Art der PND und der Prognose, in dieser oder ähnlicher Form und nach Absprache mit ihrem Fachpersonal offen:

- **Das behinderte oder erkrankte, aber lebensfähige Kind austragen** – und sich auf ein Leben mit einem besonderen Erdenkind vorbereiten. Hält das unsere Beziehung aus? Was ist mit unseren Jobs? Was ist mit unseren anderen Kindern? All diese Fragen sind berechtigt, denn vor einem Leben mit einem behinderten oder kranken Kind in der Gesellschaft, in der wir jetzt leben, haben fast alle Eltern zunächst Angst und es ist sicher nicht immer einfach. Betroffene werden auf viele ihrer Fragen mit Geduld ihre individuellen Antworten nach und nach finden. Manche sicherlich nicht in der Form, wie sie gehofft hatten. Andere vielleicht positiver als erwartet. Gegebenenfalls könnte hier die Frage nach pränatalen Therapien relevant werden. Im weiteren Verlauf des Buches werden wir auch näher darauf eingehen, wo und wie Familien Unterstützung für ein Leben mit ihrem Kind finden. Eine weitere Option wäre, das Kind zur Adoption oder in eine Pflegefamilie zu geben, diese Entscheidung ist auch nach der Geburt noch möglich.

- **Das nicht lebensfähige Kind austragen** – ist im Falle einer infausten Prognose eine Alternative zum Abbruch, auf die wir konkret hinweisen wollen, da sie vom Fachpersonal und den Medien oftmals nicht kommuniziert wird. Die Schwangerschaft und Geburt kann in diesem Fall palliativ begleitet werden, das heißt, die Familie bereitet sich auf eine palliative Geburt vor, das Kind wird auf seinem individuellen Lebensweg begleitet und der Beginn der Trauerbewältigung beginnt bereits während der Schwangerschaft, außerdem wird die Möglichkeit geschaffen, wertvolle Erlebnisse und Erinnerungen zu sammeln (nach Rohde und Dorn 2007, 178).
Eine klinikinterne Studie hat gezeigt, dass Eltern, die das Austragen und Begleiten ihres sterbenden Kindes als geplantes, professionell begleitetes Konzept vorgestellt bekamen („perinatal hospice"), sich zu 85 Prozent für diesen Weg als Alternative zu einem Abbruch entschieden haben (Calhoun et al. 2003). Es hat sich gezeigt, wie sich der natürliche Verlauf einer Schwangerschaft und einer Geburt trotz infauster Prognose positiv auf werdende Eltern und Familien auswirken kann. Sie überlassen den Dingen damit ihren eigenen Rhythmus und begleiten ihr Kind auf seinem, wenn auch kurzen, so doch individuellen Lebensweg. Diese Entscheidung folgt dem Prinzip, als Eltern diesen Lebensweg als solchen zu respektieren und anzunehmen.
Palliative Geburt meint dabei aber nicht, „nichts zu tun", vielmehr bedeutet es, das Kind auszutragen und nach der Geburt seinen Bedürfnissen entsprechend bestmöglich – palliativ – zu betreuen. Das bedeutet, wenn die Diagnose sich nachgeburtlich bestätigt, hat das Kind die Chance, sich ohne maximalen Einsatz lebenserhaltender Maßnahmen zu verabschieden. Falls sich die vorgeburtliche infauste Prognose nicht in vollem Umfang bestätigt, heißt das gegebenenfalls auch, dass der „Fahrplan" geändert und das Kind – ebenfalls bedürfnisorientiert – weiterbehandelt wird. Unsere langjährige Erfahrung mit Betroffenen sowie Interviews mit Fachpersonal haben gezeigt, dass eine palliative Geburt ein sehr heilsamer Weg für die gesamte Familie sein kann, um mit einer infausten Prognose zurechtzukommen. Dieses Buch möchte Betroffene und auch Fachpersonal dazu ermutigen, diese Möglichkeit als Alternative zu einem Schwangerschaftsabbruch in Betracht zu ziehen.

- **Das nicht lebensfähige Kind retten** – wird für manche Betroffene einen verzweifelten Versuch wert sein. Da wir die konkrete Diagnose und Prognose nicht kennen, können wir an dieser Stelle nichts raten. Die individuelle Vorgehensweise muss innerhalb des interdisziplinären Teams besprochen werden. Wir können nur grundsätzlich anmerken, dass infauste Prognosen sich in den meisten Fällen einlösen. Wir können darüber hinaus aus Erfahrung sagen, dass ein krampfhaftes Festhalten an einer gegebenenfalls aussichtslosen Maßnahme oftmals mehr Leid als Glück verursacht. Nichtsdestotrotz verstehen wir die Sehnsucht, dass eigene Kind retten zu wollen oder es zumindest zu versuchen. Wir empfehlen, sich hier gegebenenfalls Zweit- und Drittmeinungen einzuholen, nicht zuletzt deshalb, weil sich die Medizin stetig weiterentwickelt (zum Beispiel neue prä- und postnatale Behandlungsmethoden) und auch Fehleinschätzungen möglich sind. Eltern sollten sich, wie in jedem anderen Fall auch, psychosozial begleiten lassen.

- **Bei unklaren Prognosen abwarten** – bietet die Möglichkeit, zunächst einmal zu beobachten, wie sich Schwangerschaft und Kind weiterentwickeln, und sich genau zu informieren. Denn im Fall von unklaren Diagnosen und Prognosen ist eine Entscheidung für oder gegen eine Schwangerschaft besonders schwierig. Gegebenenfalls können weitere Untersuchungen und Zweitmeinungen noch mehr Klarheit bringen. Betroffene müssen aber damit rechnen, dass es auch weiterhin keine eindeutige Diagnose und Prognose gibt. Es kann demnach entschieden werden, das Kind auszutragen, um nach der Geburt auf seine Entwicklung konkret zu reagieren. Dabei muss werdenden Eltern bewusst sein, dass ihnen niemand mit Sicherheit voraussagen kann, in welchem Zustand ihr Kind auf die Welt kommen und wie es sich entwickeln wird. Ist das Kind dann geboren, verbietet sich in Deutschland gesetzlich eine aktive Sterbehilfe. Die unvorhersehbare Entwicklung des Kindes in der Zukunft gilt aber in beide Richtungen: Das Kind kann in einem schlechteren Zustand als erwartet zur Welt kommen oder aber in einem gesünderen. Diese Komponenten müssen bei der Entscheidungsfindung klargemacht werden.

- **Die Schwangerschaft abbrechen** – ist vergleichbar mit jedem anderen Kindsverlust als Belastung für die Familie, weshalb gute Betreuung essenziell ist. Zwar handelt dieses Buch vor allem vom Weitertragen, dennoch haben wir im Kapitel „Schwangerschaftsabbruch" die für uns wichtigsten Aspekte zusammengetragen. Wichtig bei der Entscheidung für eine Abtreibung ist zu verstehen, dass (wie fälschlicherweise gerne angenommen wird) mit einem Ende der Schwangerschaft das Problem nicht automatisch gelöst wird. Es wird zwar physisch entfernt, damit sind aber Schock, Trauer und gegebenenfalls Sehnsucht nach dem verlorenen Kind, nach einem Lebenstraum, nach einer unbeschwerten Schwangerschaft nicht umgangen. Schuldgefühle und Selbstvorwürfe können darüber hinaus möglich sein, ebenso lang andauerndes Zweifeln oder Hadern. Manchen stellt sich die Frage: „Was wäre geschehen, wenn ...?". Für manche Familien ist ein Abbruch in diesem Moment, in dieser Lebenssituation und unter diesen Vorraussetzungen aber vielleicht die richtige Entscheidung. Und vor allem ist es ihre ureigene Entscheidung, die niemand sonst bewerten kann.

Welche Kinder betrifft eine palliative Geburt?

Prof. Dr. med. Thomas Kohl (Leiter des DZFT): *Es gibt Kinder, die schwer krank sind und nach der Geburt nicht behandelt werden können. Und es gibt dann auch werdende Eltern, die aus ethischen, moralischen, religiösen oder anderen Überzeugungen keinen Abbruch wollen. Diese Kinder können mit einem geplant palliativen Ansatz auf die Welt kommen und sofort zu ihren Eltern auf den Arm, wo sie dann üblicherweise während der ersten Lebensminuten oder -stunden sterben. Diese Vorgehensweise unterstütze ich von ganzem Herzen.*

Andere Erkrankungen wiederum können nach der Geburt nur mit Einschränkungen behandelt und/oder operiert werden. Diese Kinder haben oftmals auch eine erheblich eingeschränkte Lebensqualität und Lebenserwartung. Dass in diesen Fällen ein Abbruch im Rahmen der gesetzlichen Möglichkeiten die juristisch und für involviertes Gesundheitspersonal „bessere" Lösung ist, als diese Kinder auszutragen und ihnen dann nach der Geburt die sie lebensrettende Behandlung zu versagen, ist nachvollziebar.

Von fünf Einschätzungen zum gleichen Sachverhalt, werden Sie eine neutrale, zwei negative und zwei positive bekommen. Dieser gesamte palliative Bereich ist so individuell und abhängig von so vielen Faktoren, dass es sehr schwierig ist, hier pauschal oder allgemeingültig zu agieren. Meinungen und Urteile, gesprochen oder gefällt von weit entfernten Schreibtischen, sind hier nutzlos. Hierfür braucht es speziell ausgebildete Teams, die mit Fachwissen, Herz und Seele und entsprechenden Ressourcen das vor Ort im jeweiligen Fall entscheiden.

Eine palliative Geburt kommt für Kinder infrage, die eine, soweit das möglich ist, sehr klare infauste Prognose haben, das heißt „nicht mit dem Leben vereinbar". Das Problem mit diesen Prognosen ist, dass sie Prognosen bleiben, bis das Kind nach der Geburt untersucht werden kann. Niemand wird den betroffenen Eltern 100-Prozent-Aussagen darüber machen können, in welchem Zustand ihr Kind geboren und wie es sich entwickeln wird. Die Möglichkeit, dass Diagnosen und Prognosen nach der Geburt von pränatalen Einschätzungen abweichen, löst bei vielen Betroffenen Ängste aus. Auf der anderen Seite vermittelt der Gedanke, dass keine Entscheidung unumstößlich ist, sondern auf jede Situation immer wieder neu reagiert und das Kind bestmögliche Unterstützung in die eine oder andere Richtung erfahren wird, auch eine gewisse Sicherheit.

Grundsätzliches Ziel einer palliativen Geburt und der Begleitung danach muss sein, dem „mutmaßlichen" Willen des Kindes zu entsprechen. Das Problem dabei liegt auf der Hand: Das Kind kann diesen Willen noch nicht äußern. Insofern gelten seine Eltern als Entscheidungsträger. Es ist also möglich, dass sich Eltern dann mit der Situation konfrontiert sehen, dass ihr Kind verhältnismäßig fit ist und ihm dann auch die maximal verfügbare Behandlung zukommen lassen möchten.

Was entscheiden bei Grenzfällen?

Dr. med. Adam Gasiorek-Wiens (M.mel., Facharzt für Geburtshilfe und Gynäkologie): *In den Fällen, wo keine eindeutige Prognose gestellt werden kann, kommt es auf die Verdachtsdiagnose an. Dazu gehört eine vollständige pränatale Abklärung, zum Beispiel auch Chromosomenanalyse und Einschätzung der Neonatologen, gegebenenfalls auch weiterer Spezialisten.*

Im Zweifel wird vermutlich Maximaltherapie bis zur Feststellung der Diagnose nach der Geburt durchgeführt, um dann neu zu entscheiden. Die Eltern werden in der Regel in die Gespräche einbezogen. Für die Planung der Geburt bedeutet das auch gegebenenfalls einen Kaiserschnitt aus kindlicher Indikation, wenn das Ungeborene intrauterin gefährdet ist.

Die Antwort gibt es erst, wenn das Kind geboren und die PND entweder bestätigt, ausgeschlossen oder korrigiert wurde. Erst dann können wir gemeinsam entscheiden, ob dem Procedere, was von Ärzten vorgeschlagen wird, zugestimmt werden kann oder nicht. Dabei gilt die „Einbecker Empfehlung" zu den Grenzen der Behandlung bei schwerstgeschädigten Neugeborenen.

Ich halte es für eine wichtige und sinnvolle Option, im Falle von eindeutigen Befunden, die als infaust eingestuft werden, das Austragen mit der Möglichkeit einer Palliativmedizin bis zum Tod des Neugeborenen den betroffenen werdenden Eltern als Alternative zum Schwangerschaftsabbruch anzubieten.

Aber in Fällen, wo es nicht eindeutig ist, bleibt es immer eine grenzwertige Situation, wo das Vorgehen der Ärzte neben der ärztlichen und medizinischen Indikation, eine bestimmte Therapie oder Handlung auszuführen, auch durch die Haftungsrisiken geprägt wird, wenn bestimmte Maßnahmen unterlassen werden.

Prof. Dr. med. Thomas Kohl (Leiter des DZFT): *Hier bin ich froh, dass ich nicht entscheiden muss. Ich alleine könnte diese Verantwortung nicht tragen, um dieser Situation gerecht zu werden. Ich kann die werdenden Eltern nur nach bestem Wissen und Gewissen und medizinischem Stand aufklären. Und dann ist es ihre Entscheidung, ob sie die Schwangerschaft mit einer unsicheren Prognose austragen oder beenden wollen. Es kann passieren, dass eine Schwangerschaft mit eigentlich guten Prognosen fortgesetzt wird und am Ende ein schwer behindertes Kind geboren wird. Und genauso werden aus Angst vor allen möglichen Konsequenzen Kinder abgetrieben, die vermutlich gesund oder nur wenig betroffen gewesen wären.*

Nach pränataler Diagnose eines hypoplastischen Linksherzsyndroms wird zum Beispiel teilweise noch palliative Therapie angeboten. Diese Kinder können heutzutage aber operiert werden, mit einer unvergleichlich besseren Prognose als noch vor 25 Jahren. Viele von ihnen werden erwachsen, wenn auch mit eingeschränkter Leistungsfähigkeit, chronischer medikamentöser Therapie und Re-Intervention. Trotzdem werden die meisten von ihnen über Jahre ein gutes Leben führen können. Am Ende wird die Lebensqualität – zumindest aus heutiger Perspektive, das kann in 20 Jahren schon wieder anders sein – deutlich abnehmen, so dass keine normale Lebensdauer erwartet werden kann.

Der Punkt ist aber: Wenn diese Kinder auf die Welt kommen, sind sie gesetzlich eigenständige Personen. Das heißt, medizinisches Personal müsste im Interesse der Kinder handeln. Deren Interesse wird fast immer sein, egal welche Fehlbildung sie haben, zu (über)leben. Das bedeutet, das Kind mit hypoplastischem Linksherz und heute klar etablierter nachgeburtlicher Therapie müsste – wenn es geboren wurde – operiert werden, damit es die Chance hat, sein Leben zu leben.

Eine primäre palliative nachgeburtliche Begleitung bei dieser Erkrankung ist aus meiner Sicht eigentlich nur noch bei prognostisch ungünstigen Zusatzfehlbildungen oder anderen erheblichen Problemen ethisch und gesetzlich vertretbar.

Dr. Clarissa Schwarz (Hebamme, Bestatterin, Gesundheitswissenschaftlerin): *Es ist heilsam zu üben, mit dieser Offenheit und Ungewissheit zu leben. Dass einfach niemand genau weiß, welches Kind sich wie entwickeln wird. Immer einen Schritt nach dem anderen und noch nicht wissen müssen, wie der dritte aussehen wird. Eine Entscheidung nach der anderen treffen und damit dann im wahrsten Sinne des Wortes „leben".*

Kristian (Vater von *Elena 4, Trisomie 18 und Spina Bifida): *Eine der schwierigsten Erfahrungen mit Elena war der Kampf mit den Ärzten, die sich auch nach ihrer Geburt, aufgrund ihrer Grunderkrankung, weigerten, ihren offenen Rücken zu behandeln. Nach der ersten Untersuchung meinte ein Oberarzt, bei „solchen" Kindern werde der offene Rücken nach der Geburt nicht verschlossen. Ich habe zunächst nicht reagiert, weil ich nicht realisiert habe, was der da überhaupt sagte. Wir haben daraufhin unseren Frauenarzt gefragt, der meinte, dass ein offener Rücken natürlich behandelt werde, es könne nicht nichts gemacht werden. Die Ärzte dort waren aber der Ansicht, es wäre besser für uns, dass unser schwerkrankes Kind schnell stirbt.*

Die Meinung der Ärzte wird Betroffenen immer wieder aufgezwängt, ohne zu hinterfragen, ob dies auch die richtige Entscheidung für die Eltern ist. Ob ein behindertes Kind ein lebenswertes Leben hat oder nicht, liegt immer im Auge des Betrachters.

Sonja (Mutter von †Leon, hypoplastisches Linksherzsyndrom): *Schlimm war, über den Abbruch, für den wir uns entschieden hatten, zu sprechen und dass wir auch einen anderen Weg hätten gehen können, nämlich unseren Sohn auszutragen und ihn dann mit sämtlichen medizinischen Möglichkeiten, die zur Verfügung stehen, behandeln zu lassen, wobei all diese Behandlungen bei dieser Diagnose immer einen ungewissen Ausgang haben und unser Sohn also währenddessen jedes Mal hätte sterben können und sicherlich auch gelitten hätte. Also zu thematisieren, dass wir diesen Weg nicht gewagt haben. Manchmal hatte ich das Gefühl, das sehe so herzlos aus. Ich habe hierbei tatsächlich Angst vor Vorurteilen und dass mir das jemand vorwerfen könnte. Immer noch würde ich nicht hören wollen, dass jemand sagen würde: „Hättet ihr doch nur anders gehandelt." Bislang hat das aber noch niemand zu mir gesagt.*

Ich glaube, dass es damals richtig war, die Schwangerschaft zu beenden, und dass wir mit diesem Schmerz eben durch den Rest unseres Lebens gehen müssen. Unser oberstes Ziel war, dass es unserem (verstorbenen) Sohn gut geht. Ich erinnere mich daran, wie mein Mann damals sagte, er ertrage es nicht, wenn er dabei zusehen müsse, wie seinem Kind der Brustkorb aufgeschnitten wird. Nach und nach wurde mir klar, wie ernst die Lage war. Auszutragen hätte auch bedeutet, dass ich die ersten Monate, wenn unser Kind überhaupt überlebt hätte, mit ihm im Krankenhaus verbracht hätte. Die Sterblichkeit während der Operation ist recht gering, dafür ist die Gefahr von Komplikationen, die sich danach auftun können, relativ hoch.

All das haben wir durchdacht. Wir wollten unsere Familie zusammenhalten, unsere beiden Söhne, den erstgeborenen und den kranken, vor Leid schützen, wir wollten Leon nicht durch all diese heftigen Operationen quälen. Das, glaube ich, haben wir richtig gemacht, aber ich würde es heute vielleicht trotzdem anders machen.

In einem besonders schwierigen Konflikt finden sich werdende Eltern, die für ihr Kind eine unklare Prognose erhalten haben, oder eine, bei der klar ist, dass das Kind nur unter intensiver, maximaler Behandlung überleben kann. Wenn nur ein Weg mit vielen,

Wege für das Fortsetzen der Schwangerschaft	Wege für das Beenden der Schwangerschaft
• Abwarten und „der Natur ihren Lauf lassen"	• Ausschabung: bis etwa 14. Woche
• pränatale Therapien	• eingeleitete Geburt: ab etwa 14. Woche
• Austragen und Leben mit einem behinderten/ kranken Kind	• Fetozid: ab etwa 22. Woche
• Vermittlung des Kindes zu Adoptiv- oder Pflegeeltern	
• palliative Geburt	

oftmals schwierigen Operationen die einzige Möglichkeit neben einem Abbruch der Schwangerschaft zu sein scheint.

Wie sollen sich die Betroffenen nun entscheiden, die einerseits keinen Schwangerschaftsabbruch möchten, eine palliative Entbindung aber für ihren Fall nicht in Frage kommt, weil es Behandlungsmöglichkeiten für das Kind gibt, die aber einen langen Operationsmarathon für das Kind bedeuten könnten, ohne gesicherte Erfolge – den die Eltern ebenfalls nicht möchten?

Ob für so ein Kind eine palliative Entbindung in Frage kommt, lässt sich vorab schwer festlegen, da es immer abhängig davon ist, ob sich die Diagnose nach der Geburt bestätigt und wie viel Kraft und Lebenswillen das Kind dann besitzt. Außerdem wie es sich entwickeln wird beziehungsweise welche gegebenenfalls neuen Prognosen sich nach der Geburt ergeben. Diese Frage können wir also leider nicht pauschal beantworten, auch hier ist jeweils die individuelle Situation und Prognose im Team und mit den Eltern genau zu analysieren. Vor allem kann in so einer Situation meist nur von Moment zu Moment und in enger Absprache, reagierend auf den Augenblick, entschieden werden.

Wenn es eine Behandlungsmethode für das Kind gibt, die sein Leben retten oder zumindest bedeutend verlängern kann, werden die behandelnden Ärzte das Kind – in Absprache mit den Eltern – nach der Geburt intensivmedizinisch versorgen. Manche Eltern sorgen sich nach einer PND, dass ihr Kind womöglich ohne ihre Einwilligung behandelt wird.

Bis auf den Fall einer Bluttransfusion gegen den Willen der Eltern, die diese aus religiösen Gründen ablehnen (Zeugen Jehovas), kennen wir kaum einen Fall in der deutschen Rechtsprechung, bei dem das Familiengericht den Eltern bei kritischer Prognose das Sorgerecht entzogen hätte und das Kind gegen den Willen der Eltern behandelt wurde. Ohne Sorgerechtsentzug bleibt jede ärztliche Handlung ohne Einwilligung der Eltern eine Körperverletzung und ist rechtswidrig (Maier und Obladen 2011, 554). In der Regel finden Fachpersonal und Eltern immer einen Konsens im Sinne des Kindes.

Aus Betroffenenberichten wissen wir, dass aber auch der umgekehrte Fall eintreten kann: Einem Kind wird eine Behandlung nach der Geburt verweigert, weil es zum Beispiel eine Erkrankung mit infauster Prognose hat. Trotzdem es in guter körperlicher Verfassung ist, wird eine überlebenswichtige Operation nicht zugesagt, mit der Begründung, das Kind werde ohnehin irgendwann sterben. Auch damit können sich Eltern im Einzelfall konfrontiert sehen.

Jede medizinisch mögliche Maßnahme kann unterlassen werden (auch wenn sie von den Eltern vehement eingefordert wird), wenn dafür keine medizinische Indikation durch den Arzt festgestellt wird. Diese ist neben der Einwilligung des Patienten (hier der Eltern) eine Grundvoraussetzung.

Eltern können sich eine Behandlung also nicht „erkämpfen", wenn sie aus ärztlicher Sicht faktisch nicht angezeigt ist. Sie können aber immer eine zweite, dritte Meinung einholen und einen anderen

Arzt aufsuchen, der die Indikation aus seiner Sicht stellt und eine Behandlung dann gegebenenfalls durchführen würde.

Eine Orientierungshilfe zu Entscheidungen für oder gegen nachgeburtliche Behandlungen schwer erkrankter Neugeborener sind die Einbecker Empfehlungen, sie regeln die Grenzen der ärztlichen Behandlungspflicht.

Alternative Geburt: Adoption, Pflegefamilie, vertrauliche Geburt

Dr. med. Lars Garten (Leiter Palliativteam Neonatologie, Oberarzt für Neonatologie): *Es ist extrem selten, dass sich Familien für das Austragen eines behinderten Kindes entscheiden und es dann zur Adoption frei- oder in eine Pflegefamilie geben oder aber in der Klinik lassen. Aber ich habe auch das schon erlebt. Diesen Weg zu gehen ist, glaube ich, nicht leicht. Also, so weit zu sein, das eigene zum Beispiel körperlich behinderte Kind auszutragen und es danach abzugeben.*

Birgit Scharnowski-Huda (Elternbegleitung nach PND): *Ich würde werdenden Eltern immer alle Informationen vorlegen, auch das Thema Pflegefamilie oder Adoption. Oft kommen wir hier aber in einen Bereich, in dem sich die leiblichen Eltern sehr schäbig fühlen, sich zu entscheiden ihr krankes Kind auszutragen, um es dann zur Adoption freizugeben. Sich einzugestehen, ich selbst will oder kann nicht, macht ein schlechtes Gewissen. Aber ich denke, es wäre dennoch besser und vielleicht auch ehrlicher, wenn ein Kind ausgetragen wird, es dann gegebenenfalls auch abzugeben, bevor es darunter leiden muss, dass die leiblichen Eltern gegebenenfalls nicht damit zurechtkommen oder keinen Frieden damit schließen können. Ich wäre als Beratende und auch als Betroffene zunächst einmal immer dafür, alle Möglichkeiten offen zu lassen, und würde auch immer alle Themen ansprechen.*

Gerhard Schindler (Bundesverband behinderter Pflegekinder e.V.): *Vor leiblichen Eltern, die sich (und der Welt) eingestehen, mit der Behinderung ihres Kindes überfordert zu sein, und sich deshalb Hilfe suchen, habe ich allergrößten Respekt.*

Seine eigenen Grenzen zu erkennen, ist eine besondere Herausforderung und auch Stärke.

Wir kennen aus unserer Arbeit leibliche Eltern, die ihr Kind von sich aus abgegeben haben und sehr glücklich damit sind, wie sich ihr Kind in seiner Pflegefamilie entwickelt, und die sich regelmäßig treffen. Genauso kennen wir andere Fälle, in denen leibliche Eltern keinen Kontakt wünschen oder halten können. Die Bandbreite ist groß.

Das Kapitel „Alternative Geburt" halten wir bewusst kurz, da die Freigabe zur Adoption oder in eine Pflegefamilie nach einer PND relativ selten vorkommt. Dennoch finden wir es wichtig, auch auf diese Alternativen hinzuweisen und alle möglichen Wege aufzuzeigen, damit Betroffene in alle Richtungen denken und entscheiden können.

Der Gedanke, dass Eltern nach der Geburt, wenn sie merken, sie schaffen es nicht alleine, ihr Kind auch in (hoffentlich liebevolle) Pflege geben können, hilft oftmals die eigene Entscheidung besser zu tragen und erleichtert manche Betroffenen, gerade bei unklaren Diagnosen. So können sie die Dinge auf sich zukommen lassen, nichts bleibt in Stein gemeißelt und wenn sie erkennen, dass sie nicht zurechtkommen, können sie sich die nötige Hilfe suchen. Eine Alternative zum Leben mit einem behinderten Kind oder einem Abbruch könnte also das Austragen der Schwangerschaft und die Freigabe zur Adoption/Pflege nach der Geburt sein.

Der andere Fall ist, dass die Erkrankung erst nach der Geburt entdeckt wird und Betroffene von einer Diagnose überraschend überrollt werden. Auch das könnte eine Situation sein, in der Eltern sich Gedanken darüber machen, ihr Kind einer anderen Familie anzuvertrauen, vielleicht auch zunächst nur vorübergehend, bis sie sich selbst gesammelt und die Nachrichten verdaut haben.

Sowohl die Vermittlung von Pflegefamilien also auch Adoptiveltern wird ausschließlich über das Jugendamt organisiert, dabei gibt es mehr Paare, die bereit sind, ein besonderes Kind bei sich aufzunehmen, als der Leser jetzt vielleicht vermuten mag. Ein gutes Beispiel hierfür ist der Fall des Oldenburger Babys Tim, der in eine Pflegefamilie gegeben wurde, in der er ein für alle offensichtlich glückliches und behütetes Leben bis heute führt und in dem ihm von seinen Pflegeeltern alle Möglichkeiten eröffnet wurden (Guido und Fezer Schadt 2015).

Es gibt außerdem Vereine, die sich auf die Vermittlung kranker und behinderter Kinder spezialisiert haben, Hilfe anbieten und ausführlich zu folgenden Themen aufklären:

- **Rabeneltern** – diese Vorstellung hält viele davon ab, ihr Kind auszutragen, um es dann in eine Pflege- oder Adoptionsfamilie zu geben. Weil Schwangerschaft und Bauch sich dann nur schwer verheimlichen lassen, was bei einem Abbruch oft noch möglich ist. Eltern, die ihr Kind in eine Pflegefamilie oder zur Adoption freigeben, gelten in den Augen vieler als „Rabeneltern" und herzlos. Natürlich bleibt die Entscheidung, das eigene Kind abzugeben, ein einschneidendes Erlebnis im Leben einer Frau oder Familie, was hier zur Sprache kommen muss. Abgebende Mütter/Eltern und Adoptivkinder befinden sich in einer besonderen Situation, zum Leben beider Seiten gehört in Zukunft immer auch etwas Trauer. Keiner Mutter gelingt es, ihr Kind auf Dauer zu vergessen. Die Frage ist, ob sie das muss, um heilen zu können. Auch bei Sternenkindern gehört zum Trauerprozess, zu akzeptieren, dass dieses verlorene Kind eben gerade nicht vergessen wird, sondern Teil des Lebens dieser Familie war und bleibt. Ebenso wird ein Abbruch eine Frau ein Leben lang begleiten. Egal wie es gedreht und gewendet wird: Ein Kind wird immer auf gewisse Weise Teil seiner Mutter bleiben, ob sie zusammenleben oder getrennt sind, ob das Kind gestorben ist oder sie sich für eine Abtreibung entschieden hat. Eine Trennung von der leiblichen Mutter wird auch am adoptierten Kind nicht gänzlich spurlos vorübergehen und wird diesen Menschen auf die eine oder andere Weise ebenfalls sein Leben lang begleiten (Wiemann 2014, 63). Auf welche Art, kann aber niemand vorhersehen und ist abhängig von vielen äußeren wie inneren Faktoren und Teil seines individuellen Weges – so wie auch bei jedem nicht adoptierten Kind die Entwicklung und dessen Weg nicht vorhersehbar ist. Hier schließt sich also die Frage an, warum es nicht eine Alternative sein könnte, dem ungeborenen Kind ein Leben in einer hierzu bereiten Familie zu ermöglichen, wenn Betroffene nicht in der Lage sind, dies selbst zu leisten. Diese Entscheidung halten wir keinesfalls für herzlos, sondern vielmehr für mutig und ehrlich mit sich selbst. Adoption und Pflegefamilien sind auch bei gesunden Kindern eine Option, wenn die Eltern des Kindes sich entweder vorübergehend (Pflege) oder generell (Adoption) nicht in der Lage sehen, das Kind selbst zu versorgen. Warum sollte dies also nicht auch eine Option für Eltern kranker Kinder sein? Sollte das Kind in eine Pflegefamilie abgegeben werden, ist außerdem Kontakt zwischen leiblichen Eltern und Kind möglich und von den Vermittlungsstellen gern gesehen.

- **Vertrauliche Geburten** – gewährleisten eine geschützte und medizinisch betreute Entbindung und können zunächst anonym (anonyme Geburt) stattfinden. Mit 16 Jahren hat das Kind aber dann die Möglichkeit, seine Herkunft zu erfahren. Der genaue Ablauf ist sehr gut auf der Seite des Bundesministeriums für Familie, Senioren, Frauen und Jugend erklärt. Bei der vertraulichen Geburt sind verschiedene Szenarien im Zusammenhang mit einer PND denkbar:
  - Eine Frau will ihre Schwangerschaft nach PND nicht abbrechen, aber verheimlichen, weil sie ihr Kind danach abgeben möchte.
  - Eltern erfahren erst sehr spät bis kurz vor der Geburt (oder direkt danach) eine Diagnose für das Kind und möchten es nicht behalten.

- **Pflegefamilien** – bieten die Möglichkeit zu regelmäßigem Kontakt der leiblichen Eltern zum Kind, da das Sorgerecht bei einem Pflegeverhältnis bei den leiblichen Eltern bleibt: Sie nehmen an jährlichen Gesprächen teil, normalerweise ist eine Besuchsregelung vereinbart. Hierbei sind unterschiedlichste Formen möglich, die immer auf den Einzelfall abgestimmt werden, das Wohl des Kindes im Auge behalten und auch davon abhängen, mit welcher Perspektive ein Kind in eine Pflegefamilie kommt: Soll das Pflegeverhältnis auf Dauer angelegt sein und das Kind ein neues Zuhause finden oder ist an eine Rückführung gedacht, wenn sich die Situation der leiblichen Eltern geändert hat? Hier gibt es viele verschiedene Varianten. Im Idealfall entstehen auch zwischen Pflegeeltern und leiblichen Eltern wertschätzende, manchmal sogar freundschaftliche Kontakte.

• **Adoptionen** – sind anders gelagert: bei der Freigabe zur Adoption wird das Kind fester Teil einer anderen Familie und die leiblichen Eltern haben kein Umgangsrecht mehr. Viele Paare können keine eigenen Kinder bekommen, ihre einzige Möglichkeit ist es, ein Kind zu adoptieren, andere möchten zusätzlich zu schon vorhandenen Kindern ihr schon bestehendes Zuhause anderen schenken oder aber vertreten grundsätzlich die Ansicht, dass es schon zu viele Kinder gibt, die eine Familie suchen, es also keinen Bedarf an neuen in dieser Welt gibt. Unter diesen gibt es dann wiederum mehr Paare als gedacht, die gerne auch ein Kind mit Erkrankung oder Behinderung bei sich aufnehmen möchten und sich bei dementsprechenden Vereinen angemeldet haben (besonders einfach ist es heute, Down-Syndrom-Kinder zu vermitteln).
Es müssen beide leibliche Eltern in die Adoption ihres Kindes einwilligen. Die Einwilligung kann außerdem frühestens erteilt werden, wenn das Kind acht Wochen alt ist. Einer Adoption geht oft eine Adoptionspflegezeit voran, bei der das gewünschte Eltern-Kind-Verhältnis geprobt wird.

Schwangerschaftsabbruch

Das Thema Schwangerschaftsabbruch halten wir ebenfalls bewusst kurz, weil es zum einen nicht das Thema dieses Buches ist (für uns aber ergänzend unbedingt dazu gehört), zum anderen weil spezielle Literatur dazu existiert, auf die wir an dieser Stelle verweisen (Wolter 2015).

Generell gilt: Auch vor und nach einem Abbruch der Schwangerschaft empfehlen wir gewisse Abläufe und Rituale, hier kann genauso vorgegangen werden, wie in unseren weiteren Kapiteln beschrieben.

Zahlen und Fakten

Die Zahl der Schwangerschaftsabbrüche in Deutschland insgesamt ist in den letzten Jahren kontinuierlich gesunken. Während im Jahr 2008 noch rund 144.500 Schwangerschaften beendet wurden (bei 682.500 Lebendgeburten), waren es im Jahr 2015 noch 99.237 Abbrüche bei 737.575 Lebendgeburten. Innerhalb dieser Zahlen nehmen die Schwangerschaftsabbrüche nach medizinischer Indikation einen vergleichsweise geringen Anteil ein. Jedoch ist, obwohl die Zahl der Abbrüche insgesamt stetig sinkt, die Zahl dieser Abbrüche deutlich gestiegen: von 2989 im Jahr 2008 auf 3879 im Jahr 2015, was einer Zunahme von etwa 30 Prozent entspricht (Statistisches Bundesamt).

Als Ursachen hierfür lassen sich wohl zwei Dinge feststellen:

Zum einen besteht seit der Gesetzesänderung im Jahr 2010 eine verschärfte Dokumentationspflicht für Mediziner in Bezug auf späte Schwangerschaftsabbrüche: Es müssen heute alle Schwangerschaftsabbrüche korrekt an das Statistische Bundesamt übermittelt werden, insbesondere auch Fetozide, die früher von Kliniken als Totgeburten, nicht als Abbruch, geführt wurden (Guido und Fezer Schadt 2015, 87).

Zum anderen spielt die fortschreitende Verbesserung der PND eine Rolle, denn durch sich immer weiterentwickelnde Diagnoseverfahren und den sehr detaillierten Ultraschall können Mediziner mehr Auffälligkeiten entdecken. Inwieweit die Spätabbrüche in den letzten Jahren nun also wirklich zugenommen haben oder ob es sich hier um Zahlenspiele durch genauere Dokumentation handelt, lässt sich nur schwer feststellen.

Für und Wider

Dr. Clarissa Schwarz (Hebamme, Bestatterin, Gesundheitswissenschaftlerin): *Viele* haben die Idee, ein Schwangerschaftsabbruch sei nur ein medizinischer Eingriff, um hinterher erkennen zu müssen, dass es das eben nicht ist, sondern dass die Paare auch hier ein Kind bekommen haben und tatsächlich Eltern wurden.

Sonja (Mutter von †Leon, hypoplastisches Linksherzsyndrom): *Natürlich sind aus dieser Zeit Zweifel und Gefühle zurückgeblieben, bei denen ich spüre, hier muss ich irgendwann noch einmal ran. Zweifel hatte ich ganz lange nicht, sie sind tatsächlich erst Jahre später und auch in jüngster Zeit aufgekommen.*

Ich denke heute manchmal: „War es wirklich richtig? Du bist doch stark, du hättest es geschafft." Ich glaube, das wird mich ewig begleiten. Es ist nicht ein Zweifeln im Sinne von „Hätte ich doch nur anders entschieden." Es ist mehr die Frage: „Was wäre gewesen, wenn?". Dieses Träumen. Wären wir jetzt eine vierköpfige Familie? Wäre er jetzt in die Schule gekommen? Ein wohlwollendes Zweifeln, kein zermürbendes, keine Schuldzuweisungen. Noch einmal gemeinsam überlegen, hätten wir es nicht geschafft?

Eine Zeitlang war ich in Internetforen unterwegs, das habe ich mittlerweile aufgegeben. Es sind meistens die Positivbeispiele, bei denen Kinder es geschafft haben. Ich freue mich sehr für diese Eltern und sie sollen es auch allen mitteilen, dass sich der Weg und die Mühe für sie gelohnt haben. Aber auf Dauer ging es mir damit nicht gut, mich immer zu fragen, ob es uns vielleicht auch so hätte ergehen können.

Sandra (Mutter von *Elena 4, Trisomie 18 und Spina Bifida): *Jeder muss für sich eine stimmige Entscheidung treffen. Uns sind in den Jahren auch Betroffene begegnet, die sich klar für einen Abbruch entschieden haben und diese Entscheidung vehement verteidigen. Ihr Argument dabei ist, dass ihr Kind keine Chance gehabt hätte und sie es auf diese Weise, durch den Abbruch, gerettet haben.*

Oder andere, die sagen, hätten sie vor der Geburt von der Diagnose gewusst, hätten sie sicherlich abgebrochen, weil dies die einzige humane Option gewesen wäre und das Leben des Kindes und auch ihres jetzt leider unerträglich sei. Für sie sind wiederum (werdende) Eltern, die austragen beziehungsweise ausgetragen haben, egoistisch, weil sie, so ihre Perspektive, ihr Kind monatelang am Leben erhalten und das nicht zum Wohle des Kindes, sondern nur, um einen Verlust hinauszuzögern beziehungsweise diesen nicht leben zu müssen.

Diese Eltern argumentieren mit dem Leid und den möglichen Schmerzen und haben aus dieser Überzeugung heraus ihre Entscheidung getroffen. Ihrer Meinung nach reden sich (werdende) Eltern, die austragen beziehungsweise ausgetragen haben, alles nur mit der rosaroten Brille schön und würden sich nicht eingestehen, wie furchtbar eigentlich ihr Leben sei.

Der Großteil der werdenden Eltern entscheidet sich heute nach einer PND für einen Schwangerschaftsabbruch (Boyd et al. 2008). Die Gründe hierfür sind vielfältig. Einige davon aber nicht pauschal zutreffend oder aber durch unzureichende Aufklärung bedingt: werdende Eltern, denen kein Überblick über ihre Möglichkeiten gegeben wurde und darüber, was bei welchem Weg auf sie zukommt. Von einer selbstbestimmten Entscheidung kann dann leider nicht die Rede sein.

Andere Eltern wiederum werden im Gegensatz dazu sehr gut aufgeklärt und können oder wollen nach einer Diagnose für ihr Kind die Schwangerschaft nicht fortsetzen. Die Gründe hierfür sind ebenfalls individuell und von Außenstehenden nicht zu beurteilen. Es gibt Erkrankungen, die es für manche Eltern unvorstellbar machen, ihr Kind auszutragen. Erkrankungen, bei welchen vielleicht klar ist, dass ihr Kind schwerstbehindert auf die Welt kommen wird, oder nach der Geburt Operationen und Behandlungen nötig sind, die ihr Kind zunächst Leid und Schmerz aussetzen werden, dazu vielleicht auch mit ungewissem Ausgang.

Wichtig erscheinen uns für eine kompetente Entscheidung folgende Punkte:

- Ein Abbruch der Schwangerschaft sollte **nicht im ersten Schock** vorgenommen werden, nur nach ausreichender Bedenkzeit und fundierter Information und Beratung.

- Eine **Zweit- oder Drittmeinung** ist empfehlenswert, um Fehldiagnosen auszuschließen, aber auch, um gegebenfalls neue Therapiemöglichkeiten oder alternative Wege zumindest kennenzulernen und um alle Informationen an der Hand zu haben, die dann eine kompetente Entscheidung möglich machen.

- **Psychologische Begleitung** halten wir im Entscheidungsprozess für wichtig. Auch um Langzeitfolgen nach einem Abbruch in Form von psychischen Erkrankungen zu vermeiden. Eine solche Begleitung unterstützt bei einem Abbruch dann auch einen guten Abschied, der ebenfalls relevant für die spätere Heilung ist

- Sollten noch **große Zweifel** bestehen, raten wir zu mehr Bedenkzeit. Besonders Entscheidungen, die über das Leben eines prinzipiell lebensfähigen Kindes getroffen werden, bergen ein großes Konfliktpotential, das zu einem komplizierten Trauerverlauf führen kann.

Ein Kind, noch dazu vielleicht ein Wunschkind, abzutreiben, wird jede Frau ein Leben lang begleiten, so wie jedes Kind jede Mutter ein Leben lang begleitet. Denn so oder so wird sie Mutter. Das Beenden der Schwangerschaft führt außerdem in der Regel nicht dazu, die Situation, das traumatische Erlebnis und den Verlust „schneller und leichter" bewältigen zu können (Zernikow 2013, 383).

Viele Fragen können nach einem Abbruch dauerhaft bleiben: Haben wir unserem Kind die Chance auf ein Leben genommen? Hätte es friedvoll, ohne Eingriff (Abbruch) und palliativ sterben können? Und hätten wir die kurze, gemeinsame Zeit bis zum Geburtstermin vielleicht noch anders gestalten können?

Wir wissen aber auch von Eltern, die ein krankes Kind bekommen und sich in einer Folgeschwangerschaft bei Feststellung der gleichen Erkrankung für einen Abbruch entschieden haben. Genauso kennen wir Eltern, die dann ein zweites Mal ausgetragen haben. Alle Menschen, Konstellationen und

Diagnosen sind so verschieden und individuell, es kann hier keine pauschale Lösung geben.

Ablauf eines Schwangerschaftsabbruchs

Sabine Schlotz (Diplom-Psychologin, Autorin, Gründerin LEONA e.V.): *Ich habe einmal eine Familie begleitet, die einen Abbruch durchführen ließ. Die Geburt wurde eingeleitet, ohne Fetozid. Das Kind kam lebend zur Welt, wie es sich die Eltern gewünscht haben. Sie hatten einen Pfarrer bestellt, der dabei war, das Kind segnete und taufte. Sie konnten es halten, bis es in ihren Armen starb.*

Sonja (Mutter von †Leon, hypoplastisches Linksherzsyndrom): *Mein Sohn wurde in der SSW 24+6 durch Einleitung, aber ohne Fetozid geboren. Den hatte ich von Anfang an abgelehnt, daran darf ich gar nicht denken. Ob er noch gelebt hat, weiß ich nicht, aber ich glaube nicht. Da ich ihn überraschenderweise allein geboren hatte, lag er zwei bis drei Minuten vor mir, ohne dass ich ihn erreichen und in den Arm nehmen konnte.*

Bis endlich die Hebamme kam, hat er nicht mehr gelebt. Aber ich glaube, er wurde tot geboren, ich hatte das Gefühl, dass er schon vorher im Mutterleib gestorben war, auch durch die Wehenmittel. Die Geburt an sich war also nicht schön. Aber ich verdränge das auch. Es war insgesamt keine schöne Situation, es war einfach alles schwer.

Elke (Mutter von †Marie, Trisomie 13): *Der Spätabbruch meiner Tochter Marie, zu dem ich massiv gedrängt wurde, war trotz allem eine richtige Geburt. Aber an etwas Schönes kann ich mich dabei nicht erinnern. Ich konnte nicht glauben, dass ich Teilnehmerin dieser Geschichte bin, weil alles so schnell passierte, von jetzt auf nachher. Die Wehen wurden eingeleitet und es ging los.*

Wer zwischen Weitertragen und Abbruch entscheiden muss, sollte darüber informiert sein, wie ein Abbruch abläuft. Je nachdem, in welcher Woche die Schwangerschaft beendet wird, ist der Ablauf unterschiedlich (Wolter 2015, 104ff.).

Der Großteil der in Deutschland durchgeführten Schwangerschaftsabbrüche findet vor der vollendeten 14. SSW statt. In der Frühschwangerschaft kann der Eingriff rein medikamentös durchgeführt werden, ab etwa der 9. SSW ambulant durch einen operativen Eingriff unter Narkose.

In Deutschland wird in der Regel nach der 14. SSW mit der zunehmenden Größe des Feten fast immer eine medikamentöse Einleitung der Geburt durchgeführt.

All diese Eingriffe zum Abbruch einer Schwangerschaft werden bei einem noch lebenden Kind durchgeführt, sowohl im ersten Schwangerschaftsdrittel als auch bei einer Geburtseinleitung im zweiten Schwangerschaftsdrittel, da nur sehr selten Kinder nach der 18. bis 22. SSW wenige Minuten bis hin zu einer Stunde überleben können. Mit zunehmendem Alter der Schwangerschaft nimmt die Wahrscheinlichkeit eines längeren Überlebens dann aber zu: Ab der 22. SSW ist nur in seltenen Fällen, ab der 24. SSW allerdings deutlich häufiger eine Lebendgeburt wahrscheinlich. Um das Überleben des Kindes zu verhindern, wird deshalb vor der medikamentösen Einleitung meist ein Fetozid durchgeführt.

- **Eingeleitet ohne Fetozid** – wird in der Regel vor der 22. SSW mit wehenfördernden Mitteln (Rohde und Dorn 2007, 171). Der Körper des Kindes ist zu diesem Zeitpunkt noch filigran, es ist noch nicht überlebensfähig und verstirbt daher meist während des Geburtsvorgangs bereits durch die Wehentätigkeit. Ab und zu wird es lebend geboren und verstirbt dann kurz nach der Geburt. Eine Betäubung des Ungeborenen erfolgt nicht. Das Fachpersonal geht aber davon aus, dass eventuell gegebene Schmerzmittel für die Mutter zum Teil auch beim Kind ankommen. Ein physisches Schmerzempfinden scheint außerdem unwahrscheinlich, obwohl bei pränatalen Therapien ab der 15. SSW schon Narkose- und Schmerzmittel zum Einsatz kommen, das aber vor allem, um Bewegungen des Ungeborenen während des pränatalen Eingriffs zu vermeiden.

Ein qualvolles Ersticken oder Todeskampf findet bei einem lebend geborenen Kind dieses Schwangerschaftsalters in der Regel nicht statt.
Wie das Kind den Abbruch wahrnimmt, ist abschließend nicht feststellbar. Aufgrund der Erkenntnisse aus dem vorgeburtlichen Erleben ist jedoch zumindest anzunehmen, dass der Fötus Situationen und auch Stimmungen der Mutter in irgendeiner Form wahrnimmt und darauf reagiert.

- **Eine Einleitung der Geburt** – kann unterschiedlich lange dauern, von wenigen Stunden bis hin zu mehreren Tagen, da der Körper zu einem frühen Zeitpunkt der Schwangerschaft nicht geburtsreif und darauf programmiert ist, die Schwangerschaft zu halten. Auch die Psyche spielt hier eine Rolle: Ist die Frau so weit, das Kind loszulassen, oder bräuchte sie noch mehr Zeit? Nach der Geburt ist meist eine Ausschabung unter Vollnarkose nötig, um die Plazenta vollständig aus der Gebärmutter zu entfernen.

- **Ein Fetozid** – wird gemacht, wenn der Abbruch nach der 22. SSW stattfindet und mit dem Überleben des Kindes gerechnet werden muss: das Ungeborene wird im Mutterleib durch eine Kaliumchloridspritze in die Nabelschnur oder in das Herz getötet, um eine Lebendgeburt zu verhindern und damit auch eine verpflichtende medizinische Versorgung des Kindes nach der Geburt. Der Fetozid erfolgt auch, um dem Kind das Leiden, das durch das Verfahren des Schwangerschaftsabbruchs verursacht werden kann, zu ersparen (Bundesärztekammer, 1998). Der Eingriff muss vor Beginn des Geburtsvorganges erfolgen, da mit Einsetzen der Eröffnungswehen das Ungeborene juristisch einen anderen Rechtsstatus hat. Der zu diesem Zeitpunkt vorgenommene Schwangerschaftsabbruch stellt dann bereits ein Tötungsdelikt dar, das strafrechtlich verfolgt wird.
Bei einem Geburtsgewicht ab 500 Gramm muss der Arzt im Totenschein angeben, ob eine natürliche Todesursache vorliegt. Da dies bei einem Fetozid nicht der Fall ist, kann es passieren, dass

die Kriminalpolizei eingeschaltet wird und die rechtlichen Voraussetzungen für den Abbruch geprüft werden (Kaisenberg et al. 2005).

Nicht nur für die Schwangere und ihren Partner ist der Fetozid eine schwierige, manchmal auch traumatische Erfahrung, auch für das durchführende Team kann dies eine Belastung sein (Wassermann und Rohde 2009, 145).

Ist das Kind so schwer krank, dass es vermutlich nicht lange leben kann (zum Beispiel bei Anenzephalie), so wird ein Fetozid auch in späteren Schwangerschaftswochen nicht nötig sein. Eine Schmerzmittelgabe für das Ungeborene sollte dann aber gegebenenfalls bedacht und besprochen werden.

Tabu und Heilung

Birgit Scharnowski-Huda (Elternbegleitung nach PND): *Die Frage, was Betroffene dem Umfeld sagen sollen, wenn sie sich für einen Schwangerschaftsabbruch entscheiden, ist sehr schwierig. Ich bin generell immer für Offenheit, aber in so einer Situation habe ich manchen Eltern auch schon geraten, zu sagen, dass ihr Kind schwer krank war und gestorben ist.*

Betroffene müssen nicht jedem auf die Nase binden, was sie entschieden haben. Auch der Heilungsprozess kann schwierig sein: Gerade nach einem Abbruch muss Eltern oftmals erlaubt werden zu trauern. Weil darin der doppelte Salto steckt, sich gegen sein Kind entschieden zu haben und gleichzeitig trotzdem darum zu trauern. Natürlich dürfen diese Eltern trauern, auch wenn sie hinter ihrer Entscheidung stehen.

Dr. Clarissa Schwarz (Hebamme, Bestatterin, Gesundheitswissenschaftlerin): *Für manche ist ein Abbruch eine extrem schwere Entscheidung. Sie tun es dann aber doch, versuchen dabei aber einen Weg zu finden, auf dem dieses Kind dennoch empfangen wird, indem sie später mit dem toten Kind Zeit verbringen, es begraben, einen guten Abschied in Würde in dieser Situation finden. Also trotz Abbruch einen gewissen offenen Blick darauf behalten, was eigentlich passiert: dass dies ein Kind ist und, auch wenn* sich die Eltern dagegen entschieden haben, dieses Kind sie dennoch zu Eltern, zu Mutter, zu Vater macht und nicht nur ein medizinischer Eingriff war. Wie erlöst manche von ihnen waren, wenn ich ihnen sagte, dass auch dieses Kind sie zur Mutter gemacht hat. Und, dass es diesem Kind auch zuzugestehen ist, dass es ihr Kind sei und es lebenslänglich bleiben würde. Ich denke, das ist eine sehr wichtige Haltung für die spätere Heilung. Das kommt aber selten vor.

Karin (Mutter von †Viola, Trisomie 21): *Ich kann das Rad leider nicht zurückdrehen und mich anders entscheiden. Viele Menschen haben mir in der Zeit gesagt, egal wie ich mich entscheiden würde, es sei dann richtig. Nein, ist es nicht: Ich lebe mit meinem Schuldgefühl und mit meiner Liebe zu diesem Kind und es zerreißt mich noch immer. In der 20. SSW habe ich abgebrochen und es sofort bereut, als meine Tochter in meinen Armen lag und ich alles an ihr liebte. Noch heute, über acht Jahre nach dem Verlust, denke ich an sie, ist sie in meinem Herzen. Ich habe mit wenigen Leuten über sie gesprochen, wenige wissen von ihr, ich konnte es nicht, ohne mich auf irgendeine Weise schuldig zu fühlen. Ihr nicht ein Leben ermöglicht zu haben, kann ich mir nicht verzeihen. Ich bin seither nicht mehr dieselbe warme, lebensfrohe, lustvolle Frau. Was für mich wie auch für mein Umfeld schade ist.*

Sonja (Mutter von †Leon, hypoplastisches Linksherzsyndrom): *Ich hatte Schwierigkeiten, im Umfeld darüber zu sprechen, weil es um eine Entscheidung ging, die uns auferlegt wurde. Zumindest im Moment des Abbruchs konnten wir über Leben und Tod unseres Kindes entscheiden. Die Menschen, mit denen ich darüber gesprochen habe, nahmen es alle wertfrei an und unterstützten uns. Es gab andere Freunde, die mich danach nie wieder darauf angesprochen haben, das fand ich eine sehr harte Zeit. Es bereitete mir lange Schwierigkeiten auszusprechen, dass wir bewusst diesen Weg gegangen waren, der uns eröffnet wurde. Ich kann noch nicht sehr lange so offen darüber reden. Auch, weil niemand nachgefragt hat. Aber ich stehe dazu, weil ich tief in mir spüre, es wäre uns nicht gut ergangen, hätten wir anders entschieden.*

Darzustellen, dass wir ganz bewusst die Verantwortung übernommen haben, sie uns niemand abgenommen hat, nur wir zwei entschieden haben, dass das Leben unseres Kindes an dieser Stelle leider aufhört, damit habe ich Probleme. Ich musste mich nie rechtfertigen, aber es ist schwierig, es so zu erklären, wie ich das fühle und dass ich es trotz allem richtig finde, obgleich mir mein Sohn so sehr fehlt und ich mich natürlich heute noch frage, hätten wir es nicht vielleicht doch geschafft? Das alles verständlich zu kommunizieren, ist sehr schwierig.

Die Gesellschaft habe ich mit meiner Erfahrung ganz unterschiedlich wahrgenommen. Wegschauen, Verlegenheit, Betroffenheit, Traurigkeit, Mitgefühl. Ich habe viele und vielfältige Reaktionen erlebt. Geholfen beim Verarbeiten dieses für mich so existenziellen Erlebnisses hat mir keine. Darüber hinaus ist nicht nur der Tod eines Kindes ein Tabu, sondern auch das Einleiten seiner Geburt. So befinden sich Eltern in einer doppelten Isolation, die Trauer wird doppelt tabuisiert. Wenn ich könnte, würde ich allen, die sich mit diesem Thema konfrontiert sehen, vielleicht raten, offen, neugierig und authentisch im Umgang damit zu sein. Die Entscheidung der Betroffenen vorurteilsfrei zu akzeptieren. Und die Sternenkinder als „richtige" Kinder und die Eltern als „richtige" Eltern anzuerkennen.

Ich kann nicht behaupten, dass ich eine gewisse Heilung im Laufe der Zeit erfahren habe. Verarbeiten, glaube ich, kann so etwas niemand. Dieser Verlust und die Trauer – das währt, beides ist permanent da. Aber es wandelt sich. Für mich kann keine Verarbeitung stattfinden und ich strebe auch keine an. Ich empfinde das auch als etwas Lebendiges. Mein verstorbener Sohn wächst mit mir mit, ich sehe nicht mehr dieses Neugeborene, sondern ein Kind an meiner Seite, das jetzt sein Alter hätte, ohne Gesicht. Wie würde er aussehen? Wäre er seinem großen Bruder ähnlich oder anders?

Die Erlebnisse mit meinem verstorbenen Sohn haben mich verändert. Es war ein Einstieg, die erste Berührung mit den Themen Sterben und Tod. Darauf folgten mehrere Familienmitglieder. Auch in der Diskussion mit Familie und Freunden hat sich einiges verändert. Für mich fehlt immer etwas. Dieses Gefühl hatte ich vorher nicht. Das empfinde ich auch anders als bei meiner verstorbenen Mutter, die mir auch sehr

fehlt, aber hier bin ich besänftigter, weil sie ein Leben leben durfte. Mein Sohn nicht. Diese Gemeinsamkeit fehlt mir. Dass wir keine Erinnerungen abrufen können. Was wir gemeinsam erlebt haben, seine Geburt und die Momente danach, waren stark emotional belastet, weil wir uns nicht austauschen konnten, weil er tot geboren wurde. Und es gab noch die Schwangerschaft, er war wild, er hat sich viel bewegt, daran erinnere ich mich gerne. Aber so etwas verblasst mit der Zeit. Mir fehlt einfach ein Stück im Leben.

Es gibt kein eindeutiges Fazit zu unserer Entscheidung. Ich schwanke da im Moment tatsächlich, insbesondere in diesem Jahr ist mir aufgefallen, dass ich versuche, dieses Fazit zu ziehen, es aber keines gibt. Ich stehe zu unserem Weg. Im Leben werden Entscheidungen in der Gegenwart getroffen: Das war unsere damalige Gegenwart und es hat für uns damals, glaube ich, keine andere Lösung gegeben. Aber dieses Jahr stand unter dem Stern des Hinterfragens, ich habe sehr oft überlegt, ob wirklich alles richtig war. Ich kann auch nicht das Gegenteil behaupten. Aber ich bin zu der Überzeugung gekommen, dass wir wahrscheinlich diese Kräfte, die wir damals zum Austragen gebraucht hätten, aktivieren hätten können.

Unterm Strich heißt das nicht, dass wir es damals falsch gemacht haben, ich würde eher sagen, ich würde die Situation heute anders bewerten, aber ich habe heute natürlich auch eine andere Erfahrung durch die Auseinandersetzung mit dem Thema. Und ich bin daran gewachsen. Mit meinem Wissen und meiner Erfahrung und den Emotionen von heute würde ich es vielleicht anders machen.

Wir haben uns dafür entschieden und ich zweifle nicht an der damaligen Entscheidung, aber ich finde sie schwer zu tragen, sehr schwer. Dass wir entschieden haben, dieses Kind wird nicht leben. Und dass wir jetzt dieses Kind so schmerzlich vermissen. Aber diesen Emotionen fehlt die ganz nüchterne Betrachtung, dass dieses Kind schwerkrank war. Ich bin sicher, dass, selbst wenn wir ihn ausgetragen und ihm jede mögliche Behandlung hätten zuteilwerden lassen, er heute trotzdem nicht mehr bei uns wäre. Tief in mir habe ich so ein Gefühl, dass er es nicht geschafft hätte.

Freude, Liebe, Schwermut. Das sind die Emotionen, die ich meinem Kind gegenüber habe. Eine tiefe

Liebe und das Vermissen, aber auch Trauer und Trau-
rigkeit, was meiner Meinung nach auch Ausdruck von
Liebe ist. Deshalb weine ich manchmal ganz gerne um
mein Kind. Danach geht es mir meistens besser und ich
fühle mich mit ihm verbunden.

Die Zweifel drumherum, ob wir alles richtigge-
macht haben, werden, glaube ich, nie vergehen. Aber
ich glaube auch, es gibt kein Richtig oder Falsch. Des-
wegen bin ich auch recht gefestigt, indem ich nicht
glaube, dass wir in dem Sinne etwas falsch gemacht
haben. Wir haben es in dem Moment so entschieden,
ich nehme das an und mache das Beste daraus. Es hätte
sicherlich anders laufen können, vielleicht aber auch
schlimmer. Ich hinterfrage das nicht mehr. Ich schaue
jetzt nach vorne und das ist manchmal schwer genug.

Ein offener Umgang mit sich selbst und vielleicht auch im näheren familiären Umfeld ist ein wichtiger Aspekt bei der Entscheidung und Bewältigung eines Schwangerschaftsabbruches (Rohde und Dorn 2007, 174f.). Auch deshalb, weil für die Bewältigung und die Prävention von depressiven Erkrankungen wichtig ist, Unterstützung aus dem sozialen Umfeld, besonders vom Partner, zu erhalten (Korenromp et al. 2005).

Was letztlich nach außen getragen wird, liegt im Ermessen der (werdenden) Eltern und hängt davon ab, was sie selbst kommunizieren möchten und können und zu welchem Zeitpunkt (Wolter 2015, 174f.).

Auch nach einem Abbruch der Schwangerschaft ist es für die Heilung wichtig, dem Kind einen festen Platz in der Familie zu geben. Dabei kann ein Name helfen, der auch innerhalb der Geschwisterfolge einzigartig bleiben sollte. Lebenden Geschwistern (auch nachfolgenden) sollte die Existenz des verstorbenen Kindes nicht verheimlicht werden, ein derartiges Familiengeheimnis kann sich aus psychologischer Sicht negativ auswirken (Wassermann und Rohde 2009, 152f.).

Die Trauer um das Kind ist auch nach einem Abbruch der Schwangerschaft nach medizinischer Indikation durchschnittlich in gleichem Maße vorhanden wie nach einem Verlust des Kindes durch Fehl- und Totgeburt (Kersting et al. 2004, Kersting et al. 2009). In einer Studie konnte außerdem nachgewiesen werden, dass sich die Auswirkungen eines Abbruchs über einen längeren Zeitraum erstrecken können als zum Beispiel nach einer Fehlgeburt (Broen et al. 2005).

Manche Eltern haben das Gefühl, dass sie nach einem Schwangerschaftsabbruch nicht trauern dürfen, da sie die Entscheidung selbst getroffen haben. Ganz im Gegenteil ist es aber notwendig, dass der Verlust und alle damit verbundenen Gefühle thematisiert und gelebt werden, wie auch nach jedem anderen Verlust. Empfehlenswert erachten wir deshalb eine Trauerbegleitung, ideal ist eine Weiterbetreuung durch die psychosoziale Beratungsstelle, die bereits in der Schwangerschaft besucht wurde.

Manchen Betroffenen kann es passieren, dass die Trauer durch Selbstvorwürfe, Schuldgefühle und soziale Isolation (Stigma, nicht darüber sprechen können) erschwert wird (Maguire et al. 2015). Insbesondere nach unzureichender Beratung und überstürztem Handeln ist die Gefahr hierfür groß, außerdem auch dann, wenn bei einem grundsätzlich lebensfähigen Kind die Schwangerschaft beendet wurde (Korenromp et al. 2005). Je besser Betroffene aufgeklärt und begleitet wurden, desto besser können sie kompetente Entscheidungen treffen, mit denen sie später Frieden schließen können.

Abbruch oder Weitertragen?
Eine systemische Entscheidung

Dr. med. Lars Garten (Leiter Palliativteam Neonatologie, Oberarzt für Neonatologie):
Es bleibt letztendlich eine persönliche Entscheidung. Wie stellen wir uns das Leben als Familie vor? Was glauben wir, leisten zu können?

Paare, die sich entschieden haben, Eltern werden zu wollen, müssen sich nach einer PND nun die Frage stellen, ob sie auch ein krankes, behindertes oder sterbendes Kind austragen wollen. Die meisten entscheiden sich dagegen.

Die Entscheidung zwischen Abbruch und Weitertragen ist für die Betroffenen dabei abhängig von vielen Faktoren: Nicht nur von der Diagnose, Prognose und Therapiemöglichkeit oder der Aufklärung und Beratung, sondern auch von der Gesellschaft, Moral, Partnerschaft, persönlichen Wertvorstellungen, Sorgen und Ängsten, Alter, Arzt (Weigert 2006, 17), Geschwisterkindern oder finanzieller Situation.

Systemisch entscheiden bedeutet also, dass alle Einzelaspekte im Gesamtsystem betrachtet werden, alle Faktoren und Wechselwirkungen im Zusammenhang mit dem übergeordneten Ganzen gesehen werden. Wir möchten an dieser Stelle manche der grundlegendsten Faktoren für die Entscheidung aufgreifen und durchdenken.

Leben, Krankheit, Tod

Dr. med. Lars Garten (Leiter Palliativteam Neonatologie, Oberarzt für Neonatologie): *Das Wichtigste, was ich durch meine Arbeit und die Auseinandersetzung mit diesen Themen gelernt habe, ist noch mehr zu akzeptieren, dass Krankheit und Sterben zum Leben dazugehören. Wenn Patienten mit lebenslimitierenden Erkrankungen sterben, so sollte dies nicht als persönliche ärztliche Niederlage empfunden werden. Die medizinische Begleitung eines sterbenden Menschen ist genauso genuine ärztliche Aufgabe wie die rettende Operation eines Patienten. Für mich gehört es zum Selbstverständnis des ärztlichen Berufs, entsprechend der vorliegenden Diagnose kurativ oder palliativ zu behandeln – und zwar in beiden Fällen mit äußerster Sorgfalt und nach bestem Wissen und Gewissen. Ich kann nach einer guten Palliativbegleitung genauso zufrieden nach Hause gehen, wie wenn ich auf der Intensivstation ein Leben gerettet habe.*

Kristian (Vater von *Elena 4, Trisomie 18 und Spina Bifida): *Wir leben leider immer noch in einer Welt, in der Behinderte und Sterbende nicht angenommen sind. Dafür können nicht diese kranken Menschen verantwortlich gemacht werden. Wir alle können dazu beitragen, diese Schieflage in unserer Gesellschaft zu korrigieren, indem wir lernen zu akzeptieren, dass es kranke und behinderte Menschen auch in Zukunft geben wird. Jeder von uns kann schon heute einer von ihnen werden.*

Man muss nicht laufen können, um glücklich zu sein, man muss nicht reden können, um sich auszu-

drücken, und man muss nicht gesund sein, um Freude zu empfinden. Aber jeder von uns will geliebt werden. Und jeder sollte das Recht dazu haben, diese Liebe erfahren zu dürfen.

Sabine (Mutter von †Leona, Trisomie 18): *Meine Hebamme hat damals zu mir gesagt, Kinder seien nicht unser Eigentum, wir könnten sie auf ihrem Weg nur begleiten. Ich fand das sehr hilfreich, denn mit der inneren Haltung, nur die Begleiter unseres Kindes zu sein, egal welchen Weg es geht und wann dieser zu Ende ist, war der Schmerz leichter zu ertragen. Wir können nicht wissen, welcher Weg für einen Menschen der richtige ist, weil wir ihn nicht kennen und nicht wissen, welche Erfahrungen für ihn wichtig sind oder für seine Entwicklung. Für mich waren das die richtigen Worte und sie begleiten mich bis heute.*

An dieser Stelle möchten wir einen Gedankens zwischenschalten, den wir, in Bezug auf die Entscheidungsfindung, ein behindertes, krankes und/oder sterbendes Kind auszutragen oder nicht, für wichtig halten. Die Idee, dass Leben und Sterben, Gesundheit und Krankheit zwei Seiten einer Medaille sind und zueinander gehören wie das Ei und die Henne, scheint auf den ersten Blick banal. Aber erst wenn uns Krankheit oder Tod zum ersten Mal persönlich begegnen, beginnen die meisten, sich mit diesen Themen näher auseinanderzusetzen. Manche möchten solche Gedanken daraufhin schnell wieder vergessen, andere verfallen nach dem Verlust eines geliebten Menschen in lähmende Angst vor Krankheit und weiteren Verlusten. Andere schlagen religiöse oder spirituelle Wege ein, wieder andere beziehen eine Trotzhaltung und versuchen Krankheit, Sterben, Tod in allen Lebenslagen ein Schnippchen zu schlagen und manche beginnen einen tieferen Zusammenhang zu sehen und Leben, Krankheit und Sterben als Teil eines Ganzen zu akzeptieren.

Ganz egal, welche Haltung wir zu diesen Themen einnehmen: Sie sind, vielleicht sogar die einzigen, Konstanten in unser aller Leben. Eine Gewissheit, auf die wir uns verlassen können. Alles ist einem ständigen Wandel unterworfen, dabei bleibt nur eine Sache immer gleich: Alles Leben ist endlich. Ebenso alle Gesundheit. Jede Geburt beginnt im Zeichen dieser Endlichkeit. Diese Tatsache ist scheinbar leichter zu akzeptieren, wenn sie ältere oder von langer Krankheit gezeichnete Menschen betrifft:

„Wenn ein Mensch kurze Zeit lebt,
sagt die Welt, dass er zu früh geht.
Wenn ein Mensch lange Zeit lebt,
sagt die Welt, es ist Zeit, dass er geht."
(Puhdys 1973)

Was schwerfällt, ist diese Gedanken also auf Kinder zu übertragen. Noch schwerer, auf ungeborene oder neugeborene Kinder. Das Paradoxon, dass Leben, Krankheit und gegebenenfalls sogar Tod, dass Anfang und Ende ineinander fallen können, „Endfang" (Schadt 2014, 10), bereitet uns Kopfzerbrechen.

Nach jahrelanger Erfahrung in der Begleitung von Betroffenen hat sich unsere eigene Perspektive auf diese Themen gewandelt. Am wichtigsten war die Erkenntnis, dass ein menschliches Leben nicht nur dann ausgefüllt und in sich geschlossen erscheinen kann, wenn viele Jahrzehnte davon in dieser Welt erfüllt wurden. Sondern wenige Tage, Wochen und Monate Leben einen unbestreitbaren Wert, eine Fülle und einen Reichtum in sich bergen können.

Es entspricht zwar nicht der Vorstellung, die unsere Gesellschaft von einem erfüllten Leben hat, dennoch hat unsere Erfahrung gezeigt, dass das Leben eines un- oder neugeborenen Kindes seine eigene Zeit, seinen eigenen Rhythmus und seinen eigenen Kreislauf besitzt. Monate einer Schwangerschaft und gegebenenfalls auch nur Minuten, Stunden, Tage nach einer Geburt: Auch diese bedeuten ein „ganzes" Leben für dieses Kind und seine Familie (Garten und von der Hude 2014, 10). Es scheint nicht die Dauer der Zeit zu sein, die ein solches ausmacht. Viel wichtiger ist, dass und wie diese Zeit miteinander verbracht wird.

Darüber hinaus weiß niemand, welche Lebenszeit jeder selbst noch vor sich hat. 90, 60, 30 Jahre. Andere vielleicht fünf Jahre, manche Monate. Und niemand weiß, wie lange er von dieser Zeit noch gesund und körperlich unversehrt bleiben wird. Das Gleiche gilt also auch für angeborene Krankheiten und Behinderungen: Keiner von uns besitzt

die Weitsicht beurteilen zu können, wer von diesen Menschen, die länger oder kürzer leben, gesund oder krank sind, mehr oder weniger Glück im Leben erfahren. Und welchem dieser Leben also, auf welcher Grundlage, mehr Qualität und dadurch vermeintlich mehr Existenzberechtigung zugesprochen werden kann.

Keine Eltern werden je wissen, welche Lebenszeit und welche Gesundheit auf ihre Kinder warten wird. Sie werden sie auch niemals vor dem Ablauf ihrer Zeit schützen können, so wenig wie sich selbst. Das Einzige, was Eltern grundsätzlich übrigbleibt, ist ihr Kind auf seinem persönlichen Weg in dieser Welt so liebe- und würdevoll wie möglich zu begleiten.

Wir möchten nicht zynisch klingen. Eine PND ist eine der schwierigsten Lebenssituationen, in der sich eine Familie wiederfinden kann. Und wir erkennen diese schwer auszuhaltende Zeit als genau diese an. Wir hoffen aber, mit den oben beschriebenen möglichen Perspektiven, vielleicht etwas Trost in diese Zeit der Entscheidungsfindung und darüber hinaus tragen zu können. Und dazu zu ermutigen, das Leben des Kindes, unabhängig von seiner Krankheit, seiner Lebenszeit und der nun folgenden Entscheidung, zunächst einmal als vollwertig anzuerkennen.

Grundlegend bleibt die Frage, wie wir Leben – in all seinen Facetten – bewerten möchten. Ist der Weg, den unsere Gesellschaft eingeschlagen hat, nämlich hin zur unbedingten Verhinderung von Krankheit und Behinderung, der Weg, den wir ungefragt weitergehen wollen? Also fort von Akzeptanz und Toleranz gegenüber behindertem Leben und somit auch einer möglichen Weiterentwicklung therapeutischer Mittel und Möglichkeiten für dieses?

Ab wann beginnt Menschenwürde?

Sabine Schlotz (Diplom-Psychologin, Autorin, Gründerin LEONA e.V.): *Wir betrachten Ungeborene nicht als Personen in Entwicklung. Für die allermeisten beginnt das Leben erst nach der Geburt, trotz aller inzwischen vorliegenden Forschungsergebnisse. Die vorgeburtliche Entwicklungsphase zu unterschätzen halte ich für hochproblematisch, denn viele medizinische Angebote bedeuten für* die Schwangeren auch Stress und Angst. Damit steigt die Belastung für die Ungeborenen und ihre Entwicklung wird dadurch eher gefährdet als geschützt.

Für das Kind ist eine PND gleichzusetzen mit einer bedingten Existenzberechtigung. Konsequent zu Ende gedacht bedeutet dies, dass es diese im Falle einer Auffälligkeit verwirkt. Der Abbruch ist dann der logisch folgende Schritt. Doch gleichzeitig damit wird auch den Eltern die Berechtigung abgesprochen, ihr Kind so anzunehmen und zu lieben und auf seinem Weg zu begleiten, wie es ist.

Ildikó (Mutter von *Béla 10, Trisomie 21; †Valentina, Anenzephalie): *Nach Bélas Herz-OP saß ich auf der Intensivstation und fragte mich, wie das alles sein kann? In diesem Moment war ich hier mit meinem lebend geborenen kranken Kind, das alle erdenkliche medizinische Fürsorge erfahren würde. Aber zwei Monate zuvor noch, hätten wir schon während der Schwangerschaft seine Trisomie 21 festgestellt – und da wäre er älter als viele der Frühchen hier gewesen –, hätten wir ihn wegen seiner Behinderung umbringen können. Nur, weil er noch im Bauch war. Und jetzt, nachdem er draußen war, wurde er aufwändig am Herzen operiert. Was für ein Widersinn.*

Durch Valentina habe ich die Erfahrung gemacht, dass kein Menschenleben zu klein ist, um nicht trotzdem immer eine unzerstörbare Größe und Würde in sich zu tragen. Auch in so einem kurzen Leben ist alles vorhanden: Liebesfähigkeit und Sinn, dass man dagewesen ist. Dabei haben die Mediziner uns damals erklärt, Valentina sei wie eine Pflanze, die spüre sowieso nichts.

So entstand Zweifel: Was an meinem Kind ist Mensch? Dem stand dann aber mein eigenes Erleben entgegen, dass ihre ganze Schwangerschaft, ihre Geburt, wie sie auf die Welt gekommen und dann gestorben ist, dass dies ein komplettes Leben war. Es war kurz. Aber dieser zeitliche Faktor ist genau das Kriterium, mit dem wir uns unter Druck setzen. Lebensdauer statt anderer Qualitäten. Wann habe ich ein erfülltes Leben gehabt? Wenn ich alt geworden bin? Wenn ich mein Haus abbezahlt habe?

Selbst wenn all das nicht vorhanden ist, bleibt ein Kern. Der Kern des Menschen. Und der hat, egal was dieser Mensch kann oder was er ist, einen unmessbaren Wert. Und diesen Kern, Valentina zu lieben und in unserer Familie gehabt zu haben, war ein riesengroßes Geschenk. Ebenso wie meine anderen Kinder auch.

Zu entscheiden, ab wann das menschliche Leben beginnt, hat der Menschheit schon immer Kopfzerbrechen bereitet. In anderen Kulturkreisen glauben sie, dass ein Kind schon einen Monat vor der Empfängnis „in der Warteschleife hängt", um sich seine Eltern auszusuchen. Ob diese Ansicht geteilt wird oder nicht, in jedem Fall ist die Frage berechtigt, ab wann eine Gesellschaft, jeder für sich, einen Menschen als solchen definiert.

Darüber scheiden sich die Geister: Die einen glauben, dass mit der Empfängnis das menschliche Leben beginnt. Andere tun sich schwer mit der Vorstellung, dass eine Zelle, die sich vier oder acht Mal geteilt hat, schon ein menschliches Wesen ist. Den meisten fällt es leichter, sich einen Menschen vorzustellen, sobald der Fötus im Bauch menschliche Züge trägt, das heißt Arme, Beine, Augen und Ohren seine spätere Form eindeutig erkennen lassen.

Die Frage aber, welcher moralische Status dem vorgeburtlichen menschlichen Leben zukommt, bleibt dabei umstritten. Dabei spielen ethische, philosophische, rechtliche und für viele Menschen auch religiöse Überlegungen eine Rolle.

Während die einen in der Menschwerdung einen fortschreitenden Prozess sehen, verstehen andere ihn als einen durch Zäsuren markierten Ablauf. Die Entwicklungsstufen, die den Beginn des Menschseins und der Menschenwürde markieren sollen und immer wieder heftig diskutiert werden, unterscheiden sich gravierend. Manche glauben, die Menschwerdung beginne mit:

• Verschmelzung von Ei- und Samenzelle
• Beginn der Zellteilung (3. Tag)
• Einnistung in der Gebärmutter (5. bis 9. Tag nach Befruchtung)
• Ausbildung neuronaler Strukturen des Gehirns (3. Schwangerschaftsmonat)
• Überlebenschancen außerhalb des Mutterleibes (ab etwa 22. SSW)
• Geburt

Wer sich in rechtlicher Hinsicht diesem Thema nähern möchte, muss sich mit mehreren Gesetzestexten gleichzeitig befassen:

Dem deutschen Grundgesetz (GG), dem Bürgerlichen Gesetzbuch (BGB), dem Strafgesetzbuch (StGB) und zudem noch mit dem Embryonenschutzgesetz (ESchG).

In den ersten Artikeln unseres Grundgesetzes steht: „Die Würde des Menschen ist unantastbar" (GG Art.1), „Jeder hat das Recht auf die freie Entfaltung seiner Persönlichkeit", „Jeder hat das Recht auf Leben und körperliche Unversehrtheit" (GG Art.2), „Niemand darf wegen seiner Behinderung benachteiligt werden" (GG Art.3). Aber wer ist „jeder" und vor allem ab wann? Die Rechtsfähigkeit eines Menschen beginnt nach §1 des BGB mit der Vollendung der Geburt, also mit dem Austritt aus dem Mutterleib. Rechte und Pflichten tragen kann also nur, wer geboren ist (Ausnahme Erbrecht, BGB §1923). Die Grenze ist zumindest hier also rechtlich klar.

Nehmen wir uns als nächstes das Strafgesetzbuch vor: „Wer eine Schwangerschaft abbricht, wird mit Freiheitsstrafe bis zu drei Jahren oder mit Geldstrafe bestraft. Handlungen, deren Wirkung vor Abschluss der Einnistung des befruchteten Eies in der Gebärmutter eintritt, gelten nicht als Schwangerschaftsabbruch im Sinne dieses Gesetzes" (StGB §218 Abs.1). Das Recht auf Leben steht bereits dem ungeborenen Kind zu (StGB §219 Abs. 1) und es beginnt mit der Nidation (Einnistung in die Gebärmutter). Ein Schwangerschaftsabbruch beendet ein werdendes Leben und gilt somit nach deutschem Recht als strafbar. Der Gesetzgeber erkennt aber an, dass durch eine Schwangerschaft große Konflikte entstehen können, daher bleibt eine Beendigung der Schwangerschaft unter bestimmten Voraussetzungen ohne Strafe (Fristenregelung, kriminologische Indikation, medizinische Indikation (StGB § 218a)).

An erster Stelle steht gesetzlich während der Schwangerschaft also das Wohl der Mutter, dem das Wohl des ungeborenen Kindes bis zum Einsetzen der Wehen untergeordnet ist. Mit Einsetzen der Wehen, und sei dies auch nur fünf Minuten später, ändert sich die gesetzliche Perspektive auf das Kind.

Hier beginnt also nach Gesetz das gleichberechtigte Lebensrecht des Kindes. Die Frage, ab welchem physischen Ereignis der Beginn der Geburt festzustellen ist, um eine Abgrenzung zwischen dem §218 StGB (Schwangerschaftsabbruch) einerseits und dem §211 StGB (Mord) andererseits zu erreichen, muss genauer betrachtet werden. Wann handelt es sich noch um einen Schwangerschaftsabbruch, wann um ein Tötungsdelikt, wo ist die Zäsur?

Sinnvoll scheint es, den Beginn der Geburt mit dem Einsetzen der Geburtswehen zu sehen. Da es schwierig ist, eine genaue zeitliche Abgrenzung zwischen Senkwehen, Eröffnungswehen und wirksamen Geburtswehen oder Austreibungswehen zu erkennen und sich ein Geburtsvorgang auch über mehrere Tage hinziehen kann, sollte das Einsetzen der Eröffnungswehen als „Beginn der Geburt" und damit als Beginn des „Menschseins" im strafrechtlichen Sinne betrachtet werden (Maurach et al. 2009, 15f.). Oder?

Denn an dieser Stelle wiederum bleibt anzumerken, dass in der alltäglichen Klinikpraxis abgetriebene oder zu früh geborene Kinder, mit wenig bis gar keinen Aussichten auf Überleben, nach der Geburt medizinisch nicht behandelt werden, da sie in der Regel innerhalb von ein bis drei Stunden sterben. Auch sind Fälle bekannt, wo das Sterben solcher Kinder von Fachpersonal forciert wurde (Guido und Fezer Schadt 2015, 132). Die gesetzliche Regelung zur Rechtsfähigkeit eines Menschen verwischt also in Grenzsituationen im gesamten Perinatalbereich.

Und jetzt wird es noch komplizierter: Bei einer künstlichen Befruchtung beginnt der Schutz des ungeborenen Lebens sogar noch früher, nach dem ESchG, das im Jahr 1991 zur Regelung der Möglichkeiten bei künstlicher Befruchtung in Kraft trat (und im Jahr 2011 im Bezug auf PID überarbeitet wurde), ist eine befruchtete menschliche Eizelle bereits mit dem Zusammentreten der Chromosomensätze aus Ei- und Samenzelle als Embryo definiert (ESchG §8) und damit geschützt – also noch vor dem Einsetzen in die Gebärmutter.

Hierbei gibt es einen Unterschied zwischen „Embryo" und dem Stadium kurz nach der Befruchtung, wenn die Zellkerne noch nicht verschmolzen sind („Vorkernstadium"). In Deutschland ist das Einfrieren (Kryokonservieren) von Eizellen im Vorkernstadium zur Verwendung in einem späteren Zyklus erlaubt, Einfrieren von Embryonen aber ist nur in äußersten Ausnahmefällen zulässig, sie werden gesetzlich geschützt. Beginnt nun also doch schon nach der Verschmelzung das Menschsein und damit die Menschenwürde?

Schwangerschaftsabbrüche wiederum sind bis zur 14. SSW straffrei und – wie wir wissen – bei medizinischer Indikation theoretisch bis kurz vor der Geburt möglich. Hier gibt es also ein Paradox in der Gesetzgebung: Auf der einen Seite ist ein Embryo nach künstlicher Befruchtung geschützt und darf im Normalfall nicht entsorgt, sondern muss in die Gebärmutter eingesetzt werden, auf der anderen Seite könnte genau dieser Embryo dann aber nach der Einnistung wieder abgetrieben werden.

„Wollten wir die Würde des Menschen so weit schützen, dass eine Tötung nicht denkbar ist, müssten Schwangerschaftsabbrüche generell verboten werden." (Guido und Fezer Schadt 2015, 148). Hier kommen wir aber wieder in den Bereich der Selbstbestimmung der Frauen und Familien, für die, zu Recht, lange gekämpft wurde. Jeder Frau (und jeder Familie) muss freigestellt sein, ob sie das Kind, das sie erwartet, unabhängig von seinem Gesundheitszustand bekommen möchte oder nicht. Das gilt in beide Richtungen. Genauso darf eine Familie sich auch für ein krankes Kind entscheiden.

Auch uns schwirrt vor lauter Paragrafen nun der Kopf. Gehen wir es also noch einmal ganz allgemein an: Wenn jeder Mensch per Gesetz Menschenwürde besitzt, ab wann beginnt nun also dieses Menschsein, dessen Würde unter Schutz dieses Gesetzes gestellt wird? Ab dem vierten Schwangerschaftsmonat ungefähr ist alles an einem menschlichen Körper dran, er muss nur noch in die Größe wachsen. Das Kind kann ab dem zweiten Schwangerschaftsdrittel hören, sein Herz schlägt schon lange, es kann schlucken, ausscheiden. Die wichtigsten menschlichen Körperfunktionen sind also vorhanden.

Ist ein Kind nun also schon ein Mensch, dem das Attribut Würde zusteht? Ab der 23. Schwangerschaftswoche haben Kinder heutzutage eine begrenz-

te, dennoch reelle Chance, als Frühgeburt unter Vollversorgung zu überleben. Häufig mit bleibenden Behinderungen, die nicht selten gravierender sind als zum Beispiel ein Down-Syndrom. Während wiederum fast alle Down-Syndrom Kinder, mitunter auch in sehr hohen Schwangerschaftsmonaten, in Deutschland abgetrieben werden, auch jenseits der 30. SSW. Wo liegt, abgesehen von der Entscheidung der Eltern, also der Unterschied in ihrem Menschsein, in ihrer Würde? Denn: Alleine und ohne Unterstützung können Neugeborene ganz grundsätzlich nicht überleben. Weder die kranken noch die zu früh geborenen, aber auch die gesunden nicht. Sie alle sind darauf angewiesen, von ihren Eltern und ihrem Umfeld unabhängig von ihren „Fähigkeiten, Eigenschaften und Entwicklungsmöglichkeiten" angenommen zu werden (Garten und von der Hude 2014, 24f.). Zu Recht werden alle Neugeborenen, auch sehr früh geborene, in Deutschland dennoch als Menschen definiert, deren Würde und Wohlergehen es zu schützen gilt und denen zum Beispiel jede Form der medizinischen Behandlung zusteht.

Ungeborene Kinder im gleichen Alter können aber abgetrieben werden. Ist Menschenwürde also eine naturgegebene Eigenschaft oder wird einem Menschen der Status Würde erst nach einer gewissen Zeit zugesprochen? Unter welchen Kriterien also, ab wann und von wem?

Im Jahr 2013 machte eine Veröffentlichung Schlagzeilen, in der zwei australische Philosophen argumentierten, es müsse eigentlich zulässig sein, schwer erkrankte oder behinderte Neugeborene zu töten, deren Gesundheitszustand rechtlich eine Abtreibung möglich gemacht hätte (Giubilini und Minerva 2013).

In anderen Ländern ist genau das legal: Medizinern in den Niederlanden oder Belgien ist es erlaubt, die Behandlung Neugeborener mit geringer Lebenserwartung abzubrechen und den Tod durch die Gabe von Medikamenten aktiv herbeizuführen. Eine palliative Betreuung in Deutschland im Gegensatz dazu bedeutet eben gerade nicht eine Behandlung abzubrechen, sondern ein Neugeborenes beim Sterben bedürfnisorientiert zu begleiten. Eine Palliativversorgung ist eine Behandlung.

Einmal mehr stellt sich also die Frage, wer entscheiden darf und wo die Grenze liegt? Und mit welcher Begründung? Von den rechtlichen Aspekten einmal abgesehen, wird hier jeder für sich seine persönliche Grenze ziehen müssen. Denn die hier aufgeworfenen Fragen zur Entstehung des Menschseins und seiner Würde werden auch in Zukunft nie mit Absolutheit beantwortet werden können und bleiben damit vielmehr eine individuelle und gemeinschaftliche Positionierung innerhalb einer Gesellschaft. Diese muss eine solche Positionierung aber immer wieder hinterfragen und sich regelmäßig selbst überprüfen.

Die Frage nach dem Leid

Ein häufig angeführtes Argument für einen Abbruch nach einer PND ist das Leid: Neben dem Leid für das ungeborene Kind betrifft diese Frage die gesamte Familie.

Die zu treffende Entscheidung ist also nicht nur eine, in der es um dieses Kind geht. Sondern es ist eine, die Partner, Geschwister – lebende und zukünftige –, Großeltern und gegebenenfalls weitere enge Bezugspersonen betrifft.

Leiden ungeborene Kinder?

Dr. med. Lars Garten (Leiter Palliativteam Neonatologie, Oberarzt für Neonatologie): *Der intrauterine Zustand ist von außen betrachtet die Situation, in der ein Mensch maximal behütet und beschützt ist, und naturgemäß der Zustand, in dem ein Kind so wenig unangenehme Erfahrungen macht wie nie mehr im späteren Leben. Das ist eine Art „paradiesischer Idealzustand" und meines Erachtens müssen wir daher keine Sorgen haben, dass Kinder in dieser natürlichen Umgebung in irgendeiner Form leiden, sofern wir sie in Ruhe lassen.*

Auch gibt es keinen Grund anzunehmen, dass Erkrankungen grundsätzlich vor der Geburt Schmerzen bei dem betroffenen Kind verursachen. Eine Trisomie 18 oder ein hypoplastisches Linksherz zum Beispiel lösen vorgeburtlich keine belastenden Symptome aus. Wissenschaftlich sauber belegen lässt sich dies nicht,

doch der gesunde Menschenverstand legt diese Annahme meiner Überzeugung nach sehr nahe.

Prof. Dr. med. Thomas Kohl (Leiter des DZFT): *Ob Ungeborene pränatal an ihren Fehlbildungen leiden, weiß niemand. Wenn wir annehmen, dass ab etwa der 24. Woche die Verbindung vom Tor des Bewusstseins, dem Thalamus, zur Großhirnoberfläche immer mehr und besser verschaltet wird, dann ist grundsätzlich denkbar, dass auch Schmerz- und Missempfindungen von einem solchen Kind bewusst erlebt werden können. Aber das zu graduieren ist bislang nicht möglich.*

Birgit Scharnowski-Huda (Elternbegleitung nach PND): *Ich begleitete eine Schwangere (infauste Prognose), die kaum noch Fruchtwasser hatte und die Kindsbewegungen sehr stark gespürt hat. Sie sagte, sie habe das Gefühl, ihrem Kind gehe es nicht gut. Dieses Paar hat sich dann für einen Schwangerschaftsabbruch entschieden. Es war alles gut durchdacht, und sie sagte, sie habe das Gefühl, ihr Kind tue sich sehr schwer im Bauch. Das habe ich so stehen lassen. Ich denke, das muss man auch so stehen lassen.*

Ildikó (Mutter von *Béla 10, Trisomie 21; †Valentina, Anenzephalie): *Abhängig von der Diagnose wird nie genau gesagt werden können, wie viel Schmerzen Kinder pränatal empfinden. Ich habe viel darüber nachgedacht, weil zum Beispiel bei Kindern mit Anenzephalie immer pauschal davon ausgegangen wird, sie hätten kein Schmerzempfinden. Sowie überhaupt kein Empfinden irgendeiner Art. Das nicht vorhandene Schmerzempfinden wird scheinbar damit verbunden, einem Kind weniger Wert beizumessen.*

Ich wusste also nie, was ich mir wünschen sollte, dass sie grundsätzlich mehr oder weniger spürt? Mir half dann der Versuch, mein Kind als Menschen so ernst wie möglich zu nehmen, dessen Wert nicht abhängig davon ist, wie viel oder wenig er spürt. Irgendwann kam ich zu einer Art Schicksalsergebenheit mit dem Gefühl: Wir alle erfahren in unserem Leben Schmerz und Wohlbefinden, Liebe und Leid. Ich werde mein Möglichstes tun, um meinem Kind nur Gutes an-

gedeihen zu lassen. Es soll ihr so gut wie möglich gehen und ich werde sie lieben, so fest ich kann. Aber wenn sie dennoch auch in irgendeiner Form leiden muss, und ich das nicht gänzlich mit medizinischen Maßnahmen vermeiden kann, so wie sie sterben muss, so wie wir alle, dann gehört das vielleicht auch zu einem vollständigen Leben dazu. Es liegt bis zu einem gewissen Grad außerhalb meiner Macht und ist Teil ihres Weges, so wie mein Schmerz Teil meines Weges ist.

Eine kontrovers diskutierte Frage während einer Problemschwangerschaft ist die Frage nach dem Leid des ungeborenen Kindes. In unserer Gesellschaft werden Krankheit und Behinderung automatisch mit Leid gleichgesetzt, eine Abtreibung ist damit die logische Konsequenz und für das Ungeborene das „kleinere Übel" (Achtelik 2015, 37). Die Terminologie der „Sterbehilfe im Mutterleib" transportiert dabei, unserer Meinung nach, ein völlig falsches Bild:

Bei der Sterbehilfe (die geschäftsmäßig in Deutschland nicht zugelassen ist, §217 StGB) wird dem konkreten Wunsch eines meist schwer kranken Menschen entsprochen (Förderung der Selbsttötung). Wer soll beurteilen, was der Wunsch des Kindes in seiner noch ungewissen Zukunft wäre? Also, ob es leiden und ob es sein zukünftiges Leben als Leid empfinden wird. Aber vor allem: ob es dieses Leben nicht dennoch gewählt hätte.

Leidet mein Kind im Bauch unter seiner Krankheit? Wird es bei einem Abbruch leiden? Keiner kann mit Sicherheit sagen, was ein Kind während der Schwangerschaft, der Geburt und kurz darauf erlebt und empfindet. Diese Fragen reichen zum Teil in die Spekulation und sind deshalb schwer zu beantworten. Es wäre also falsch, zum Beispiel zu behaupten, das Kind leidet pränatal grundsätzlich nicht, aber genauso falsch zu behaupten, es leidet eben doch.

Die bisherigen Erfahrungen deuten darauf hin, dass es dem Kind im Bauch der Mutter gut geht, es ist warm und weich, das Licht ist gedämpft, Nahrungsaufnahme und Körperfunktionen werden über den mütterlichen Körper über die Nabelschnur gewährleistet (die Plazenta übernimmt die Aufgaben von Lunge und Leber), das heißt körpereigene Dysfunktionen spielen vorgeburtlich zu einem Großteil

noch keine Rolle und werden erst nach der Geburt gegebenenfalls problematisch. Darüber hinaus wird unter Wissenschaftlern diskutiert, ob der Bewusstseinszustand des Ungeborenen im Mutterleib nicht eher einem Dämmerschlaf gleicht: eine geringe Sauerstoffsättigung im Blut des Ungeborenen stützt diese Vermutung, daneben auch die Tatsache, dass die Plazenta sedierende Stoffe produziert, die dazu führen, dass Ungeborene den Großteil ihrer Zeit (etwa 90 Prozent) schlafend verbringen (Bellieni et al. 2017).

Der Kreislauf des Ungeborenen unterscheidet sich erheblich vom Kreislauf des Kindes nach der Geburt: Der Zustand im Mutterleib und der nach der Geburt und Abnabelung können also nicht unmittelbar miteinander verglichen werden.

Wir können uns in diesem Bereich betroffenen Eltern und ihrem Erleben retrospektiv zuwenden: Wie haben sie ihr Kind während der Schwangerschaft, Geburt und danach wahrgenommen? Wie war die Geburt und wie verhielt sich ihr Kind?

Aus diesen Erfahrungen und Gesprächen können gewisse Schlüsse gezogen werden. Eltern eines behinderten und/oder sterbenden Kindes erzählten uns oft, dass sie das Gefühl hatten, es ginge ihrem Kind im Bauch gut, dass es schien, als würde es sich dort wohlfühlen, und dass es dort am sichersten sei.

Uns ist kein Fall einer Schwangerschaft, die ausgetragen wurde, bekannt, nach der die Eltern rückblickend tatsächlich glaubten, ihr Kind habe während der Schwangerschaft gelitten. Die wenigen, die wir kennen, die in ihrer Schwangerschaft irgendwann das Gefühl hatten, ihr Kind leide im Bauch, waren entweder noch unzureichend aufgeklärt und hatten (fachlich nicht korrekte) Horrorvisionen im Kopf, die durch Gespräche aufgelöst werden konnten, oder sie entschieden sich für einen Abbruch.

Sich aufgrund der Leidfrage des ungeborenen Kindes für oder gegen eine Schwangerschaft zu entscheiden, halten wir demnach für schwierig. Oftmals ist das Argument des Leides vorgeschoben, um alle anderen Faktoren, die zu einer solchen Entscheidung führen, zu rechtfertigen. Bei dieser Diskussion wird dabei regelmäßig ausgeblendet, ob und was das Kind auch während eines Schwangerschaftsabbruchs erfährt (Healy 2016).

Leiden behinderte, kranke und/oder sterbende Kinder nach der Geburt?

Dr. med. Adam Gasiorek-Wiens (M.mel., Facharzt für Geburtshilfe und Gynäkologie):

Bedingt durch die heutigen Fortschritte in der Medizin überleben viele Neugeborene, denen früher kaum eine Chance eingeräumt wurde. Mehr oder weniger sind sie aber durch ihre Grunderkrankung oft für den Rest des Lebens gesundheitlich beeinträchtigt und müssen dauerhaft medizinische Maßnahmen in Anspruch nehmen, was aus Sicht eines Außenstehenden und gemessen an einem gesunden Kind ihre Lebensqualität erheblich beeinträchtigen kann. Auch Feten mit schweren Fehlbildungen des Gehirns oder Migrationsstörungen (zum Beispiel Lissenzephalie) werden lebend geboren, haben aber eine schwerwiegende Beeinträchtigung ihrer Entwicklung zu erwarten. Anders beim Anenzephalus, diese Neugeborenen überleben nur kurz.

Die Begriffe „Leiden und Schmerz" würde ich nicht in den Vordergrund stellen, da sie nur unsere subjektive Sichtweise widerspiegeln und Schmerz dank heutiger Medizin oft gut behandelt werden kann. Andererseits können medizinische Maßnahmen in Folge auch Leid und Schmerz beinhalten. Zum Begriff Schmerz und Leid assoziiere ich zum Beispiel spontan eine Erkrankung, bei der es sich um eine ausgeprägte Verhornungsstörung der Haut handelt, wobei sich plattenartige verhornte Hautareale am gesamten Körper bilden, die an ihren Grenzen einreißen. Sie geht mit einer kurzen Lebenserwartung einher. Diese Erkrankung ist zum Glück sehr selten und wird in der Sonografie vermutlich nicht ohne weiteres auffallen, ich persönlich habe noch keinen Fall gesehen. Hier stelle ich mir vor, dass die Begriffe Schmerz und Leid wirklich zutreffen. Das sind aber nicht die Fälle, die in der pränataldiagnostischen Routine eine Rolle spielen.

Dr. med. Lars Garten (Leiter Palliativteam Neonatologie, Oberarzt für Neonatologie):

Es ist unsere langjährige Erfahrung, dass Neugeborene mit lebenslimitierenden Erkrankungen, die unmittelbar nach der Geburt im Gebärraum unter Palliativversorgung versterben, nur in seltenen Fällen Medikamente zur Behandlung von belastenden Symptomen

wie Unruhe, Atemnot oder Schmerz brauchen. Die wenigen Kinder, die diese Symptome zeigen, können rasch und effizient durch einen erfahrenen und entsprechend fortgebildeten Kinderarzt palliativmedizinisch behandelt werden. Es gibt daher auch keine Erkrankung mit infauster Prognose, bei der ich den werdenden Eltern nicht auch mit gutem Gewissen den Weg einer palliativen Geburt anbieten könnte.

Biggy (Oma der Zwillinge *Ben 5 und †Finn, Anenzephalie):

Es gibt in unserer Familie ein schwerbehindertes Kind. Es ist so alt wie meine jüngste Tochter jetzt. Es kann nur im Rollstuhl gefahren werden. Meine Tochter und ihr Mann haben miterlebt, wie belastend es ist, ein solches Kind zu haben. Infolgedessen gab es auch die Überlegung, gegebenenfalls einen Abbruch beim eigenen schwerstbehinderten Zwillingskind vorzunehmen. Es gab also diese Gedanken, Ängste und Zweifel, was wäre, wenn Finn überleben würde.

Das andere Kind in unserem Familienkreis musste etliche Operationen überstehen und niemand weiß, wie sehr dieses Kind etwas bewegt, aber wir konnten sein Leiden und Jammern mit verfolgen. Ich wünsche keinem, dass er so etwas erleben muss. Ich selbst habe mit Behinderten gearbeitet und weiß, wie Krankheiten die ganze Familie belasten können, vor allen Dingen die Partnerschaft und Geschwisterkinder. Aber natürlich gibt es auch hier Unterschiede.

In Finns Fall war die Chance, dass er überlebt, aber wirklich sehr gering. Es gibt Kinder, die mit seiner Diagnose auch zwei Jahre alt wurden, meine Tochter wusste von diesen Fällen. Es war aber die Hoffnung, dass, wenn Finn keine Chance hat, lange zu leben, er dann auch nicht lange leiden muss und gehen darf.

Niemand kann vorhersagen, wie sich ein behindertes und/oder krankes Kind im Laufe der Geburt und seiner Lebenszeit entwickeln wird, noch weniger welche Therapien helfen werden und welche Möglichkeiten in welchen Lebensbereichen dieses Kind erwarten. Dabei gibt es aber natürlich Fälle, in denen ein späteres Leid des dann geborenen Kindes wahrscheinlich ist, weil es spätestens nach der Geburt nicht mehr über den mütterlichen Körper mitversorgt wird, körperliche Dysfunktion oder auch notwendige Behandlungen oder Operationen können dann Schmerzen verursachen.

Wenn diese Schmerzen zeitlich begrenzt sind und das Kind längerfristig durch die Operation eine bessere Lebensqualität oder gar Heilung erhält, werden sich viele Eltern vermutlich dennoch dafür entscheiden. Heutzutage darf außerdem davon ausgegangen werden, dass Kinder in qualifizierten Kinderkliniken eine adäquate Schmerztherapie erhalten und in jedem Fall auch nach Operationen keine langen, unbehandelten Schmerzen erleiden müssen. Hier würde jeder Kinderanästhesist und pädiatrische Intensivmediziner zu Recht vehement argumentieren. Dennoch muss Eltern klar sein, dass selbst eine Schmerzbehandlung (zum Beispiel Spritzen oder Zugang legen) nicht grundsätzlich ohne Unbehagen stattfinden kann.

Aus Berichten von Eltern, die sich für Operationen oder das Leben mit einem schwerbehinderten Kind entschieden haben, entnehmen wir häufig, dass sich zunächst eine insgesamt anstrengende, auch für das Kind manchmal schmerzhafte, kräftezehrende Zeit an die Geburt anschließt. Dass sich Hoffen und Bangen abwechseln, sie Angst um das Leben ihres Kindes haben müssen. Verstirbt das Kind trotz aller Bemühungen, führt das nicht selten zu Schuldgefühlen. Überlebt das Kind aber und erreicht eine gute Lebensqualität und Familienalltag stellt sich ein, werden diese schweren Zeiten rückblickend meist dennoch als selbstverständlich „der Mühe wert" empfunden.

Sollte ein Kind von vornherein nur eine begrenzte Lebenserwartung haben, kann ein palliativ begleitendes Konzept umgesetzt werden, wobei hier direkt nach der Geburt selten behandlungsbedürftige Schmerzen auftreten. Die häufig angeführte Argumentation, dass zum Beispiel einem Kind mit einer infausten Prognose ein „qualvolles Sterben" nach der Geburt durch einen Abbruch erspart wird (Wiedemann 2014, Pos.2153), ist überholt. Inzwischen ist fachlich belegt – und das sollten alle Eltern unbedingt wissen –, dass Kinder mit infauster Prognose, die im Kreißsaal versterben, selten bis nie Schmerzmedikation benötigen (Zernikow 2013,

387). Dies untermauern die Erfahrungen und positiven Rückmeldungen von Eltern, die uns im Laufe unserer Tätigkeit in den letzten Jahren zahlreich begegnet sind. An erster Stelle steht für die Eltern fast immer, dass ihr Kind kein Leid erfahren soll. Wir kommen nach jahrelangem Austausch mit Familien zu dem Schluss, dass dies durch eine palliative Geburt gewährleistet ist. Auch die Geburtsberichte betroffener Eltern, vor allem solche, bei denen das Kind gestorben ist, nehmen sich in den allermeisten Fällen, die wir kennen, sehr friedlich aus. Gerade Abschiede von Kindern nach palliativer Geburt werden von Eltern rückblickend oft als sehr innige und versöhnliche Momente wahrgenommen, in denen sie kein Leid für ihr Kind erkannten (Parravicini et al. 2017). Und wäre oder ist doch ein Unwohlsein feststellbar gewesen, hätten oder haben Ärzte ohnehin auf die eine oder andere Weise medizinisch sofort eingegriffen.

Leid und Schmerzen ergo keine Lebensqualität ergo keine Würde?

Sandra (Mutter von *Elena 4, Trisomie 18 und Spina Bifida): *Die Zeit, in der Elena die Operationen hatte, war schwer für sie, da hat sie gelitten, da haben wir gelitten, das ist nicht in Frage zu stellen. Heute ist das alles weit weg. Ihre Lebensqualität hat sich deutlich verbessert durch die Operationen. Ich finde den Gedanken furchtbar, der uns immer wieder begegnet: dass, wenn ein behindertes Kind operiert werden muss und es dadurch leidet, es dann doch besser wäre, es wäre gar nicht erst da. Bei einem gesund geborenen Kind, das beispielsweise Krebs bekommt und mit Sicherheit auch leidet, sagt niemand: „Wieso wird hier eine Chemotherapie gemacht, warum lassen die das Kind nicht sterben?" Bei einer Behinderung wird abgewogen: Lohnt sich das, ist das lebenswert? Für mich aber schließt Behinderung nicht automatisch Lebensqualität und Glück aus. Jeden Morgen, wenn Elena aufwacht, sich freut und streckt und ein breites Grinsen im Gesicht hat, denke ich, dass wahrscheinlich viele Menschen, die im Leben stehen und vielleicht alles haben, was für diese Gesellschaft als wichtig erachtet wird, um glücklich zu sein, nicht mit so einem Lächeln auf-*

wachen. Elena ist mit sehr viel weniger Dingen glücklich, sie ist im Frieden mit sich und der Welt.

Gerne werden die Begriffe Lebensqualität und
Würde miteinander vermischt. Dabei sollte die
Würde eines Menschen nicht abhängig vom „Grad
seiner Lebensqualität" sein (Garten und von der
Hude 2014, 25). Darüber hinaus kann dieser Grad
von Lebensqualität nie von außen sicher beurteilt
werden, sondern nur subjektiv vom Individuum
selbst.

Was ist Lebensqualität? Die Ansprüche und
Erwartungen an Lebensqualität und Lebenszufrie-
denheit sind bei vielen kranken oder behinderten
Menschen anders gewichtet als in der sogenannten
Normal-Syndrom-Bevölkerung – nicht zwangsläufig besser oder schlechter – nur eben individuell: In
der ganzen Bandbreite gibt es zufriedene und weniger zufriedene Menschen mit Beeinträchtigungen.
Ebenso bei den (noch) gesunden Menschen.

Gesund zu sein ist kein Garant für Glück.
Ebenso ist krank zu sein kein Garant für Unglück.
Und jeweils umgekehrt. Beispiele in der Perinatal-
medizin haben gezeigt, dass sich auffällige Kinder
immer wieder anders als prognostiziert entwickeln
können. Manche, die dem Tod geweiht schienen, leben heute ein offenbar zufriedenes Leben, das ihnen
unter anderen Umständen verwehrt geblieben wäre.
Andere, zunächst gesunde Kinder werden durch
einen Unfall oder eine spätere Krankheit zum Pflegefall. Wieder andere werden zu früh geboren, mit
allen Mitteln am Leben gehalten und tragen schwere
Einschränkungen durch die Frühgeburt und Intensivmedizin davon.

Welche Mittel zum Einschätzen der Zukunft
eines ungeborenen Kindes bleiben also, wenn nichts
vorhersagbar ist, am wenigsten das zukünftige Glück
oder Unglück eines Menschen (Guido und Fezer
Schadt 2015, 96)? Was ist lebenswert und was nicht
und wer soll das entscheiden?

Gerne fallen im Zusammenhang mit schweren
Behinderungen Aussagen wie zum Beispiel, dass so
ein Leben kein Leben sei und vielmehr ein „Dahin-
vegetieren". Eine Verallgemeinerung, die keineswegs immer zutreffend ist: In einer Studie über das

Locked-in-Syndrom wurde das sehr überraschende
Ergebnis erarbeitet, dass diese Patienten ihre Lebensqualität mehrheitlich positiv beurteilen (Linse
et al. 2017).

Tatsächlich existiert der Begriff des „disability
paradox": Gerade schwer beeinträchtigte Menschen
berichten, dass sie ihre Lebensqualität als gut einschätzen, was einem gesunden Menschen völlig absurd scheinen mag (Fellinghauer et al. 2012).

In einer anderen Befragung von Menschen mit
Trisomie 21 gaben 99 Prozent an, dass sie mit ihrem Leben zufrieden sind, 97 Prozent mochten, wer
sie sind, und 96 Prozent mochten, wie sie aussehen.
Nur ein kleiner Prozentsatz drückte auch Traurigkeit
über das eigene Leben aus (Skotko et al. 2011).

Es geht hierbei nicht darum, schwere Erkrankungen oder Behinderungen zu verharmlosen oder
„schönzureden", sondern vielmehr um die Selbst-
wahrnehmung der Menschen, die mit einer solchen
leben. Der Grad der Lebensqualität ist also nie von
außen zu beurteilen, sondern nur subjektiv, dabei
sind die Maßstäbe der „Gesunden" hier nicht anwendbar, es sind immer nur die Maßstäbe des Indi-
viduums selbst (Linse et al. 2017).

Leiden (werdende) Eltern?

🔍 **Prof. Dr. med. Thomas Kohl (Leiter des
DZFT):** *Ich erinnere mich sehr eindrucksvoll
an eine Frau, die ihr erstes, gesundes Kind nach einer
Fruchtwasserabnahme verloren hatte, da sie unbedingt ein Down-Syndrom ausschließen wollte. Bei der
nächsten Schwangerschaft verzichtete sie also auf
PND, auch weil alles gut aussah. Ihr Kind kam mit
Trisomie 21 auf die Welt. Vier Jahre später erzählte
sie mir und anderen Teilnehmern einer Tagung, dass
dies der schlimmste Tag ihres Lebens gewesen sei. Inzwischen aber wolle sie ihr Kind niemals missen und
sie liebe es heiß und innig. Auf der anderen Seite gibt
es Eltern, denen Ähnliches passiert, und die ihr Kind
auch nach Jahren immer noch nicht lieben können.
Manche von ihnen hassen es. Sie hassen sich selbst dafür, dass sie es „produziert" haben. Sie schämen sich
vor anderen, dass sie kein besseres Erbgut in die Welt
setzen konnten. Manche von ihnen verkaufen alles,*

was sie haben, ziehen in irgendein kleines Dorf, wo sie keiner kennt, und gehen nicht mehr vor die Tür. Auch das gibt es.

🔍 **Dr. med. Lars Garten (Leiter Palliativteam Neonatologie, Oberarzt für Neonatologie):**
Es ist eine irrwitzige Annahme, werdende Eltern hätten noch keine feste Bindung zu ihrem ungeborenen Kind. Immer wieder wird argumentiert, deshalb sei ein Abbruch per se leichter zu verkraften als zum Beispiel eine palliative Geburt.

Untersuchungen aus den letzten Jahren zeigen, dass dies so nicht stimmt. Viele Mediziner müssen das noch lernen, um auch in der vorgeburtlichen Beratung die Option einer palliativen Geburt gleichberechtigt zum Schwangerschaftsabbruch anzubieten. Leider passiert das heutzutage immer noch zu wenig. Vielleicht auch, weil viele nicht wissen, dass eine palliative Versorgung auch im Neugeborenenalter ein leidfreies Sterben ermöglichen kann.

Ich habe in den letzten Jahren, in denen wir Eltern in den Palliativstrukturen unserer Klinik begleitet haben, noch nicht gehört, dass manche im Nachhinein ihre Entscheidung prinzipiell bereut haben, ihr Kind, das von einer lebenslimitierenden Erkrankung betroffen war, auszutragen.

Wir bekommen vielmehr die Rückmeldung, dass betroffene Eltern die Zeit der palliativen Begleitung als eine sehr wertvolle Zeit empfunden haben, die sie mit ihrem Kind erleben durften. Natürlich auch eine schwierige Zeit, die viel verändert hat.

Die Leidfrage betrifft auch das eigene Leid: Halten wir, die werdenden Eltern, diese Schwangerschaft und ein behindertes und/oder sterbendes Kind aus? Können wir ein solches Kind emotional, therapeutisch und finanziell angemessen begleiten?

An dieser Stelle wollten wir eigentlich schreiben, dass hier ehrliche Selbsteinschätzung gefragt sei. Dies kommentierte aber eine Mutter eines Kindes mit Trisomie 21 und Herzfehler sowie eines Sternenkindes mit Anenzephalie so: „Das kann niemand vorher einschätzen!"

Oftmals fehlt die Perspektive, dass auch Eltern eines kranken, behinderten und/oder sterbenden Kindes mit ihren Aufgaben wachsen können, so wie alle anderen Eltern auch, die sich auch immer wieder in schwierigen Situationen wiederfinden werden. Und dass sie aus ihrer Elternrolle auch irgendwann wieder herauswachsen können und dürfen.

Dieses Buch möchte niemandem vorgaukeln, dass ein Leben mit einem behinderten oder sterbenden Kind ein Spaziergang ist. Dieses Leben anzunehmen, ist eine Herausforderung für die gesamte Familie. Dieser Weg wird Kraft, Geduld und Ausdauer kosten.

Hilfreich dabei können stabile Familienverhältnisse, eine solide Partnerschaft, finanzielle Mittel und viel Energie sein, um Therapien, Hilfsmittel, Förderungen und Ähnliches zu beantragen und auch immer wieder für dieses Kind einzustehen und zu kämpfen. Gleichzeitig wurde uns aber auch immer wieder von betroffenen Familien berichtet, dass sie Situationen gemeistert haben, die sie sich vorher niemals vorstellen konnten.

Träume und Pläne, die Paare von ihrem Kind oder ihrer Familie hatten, werden radikal geändert werden müssen. Der Lebensweg, wie sie ihn sich bislang ausgemalt haben, wird nun anders verlaufen. Aber alle Kinder bringen im Lauf ihres Lebens Überraschungen, Veränderungen und Probleme mit sich, von denen die werdenden Eltern vor ihrer Geburt nicht zu träumen wagen. Sie werden nie wissen, was das Leben auch für ihr gesundes Kind bereithalten wird, ob es gesund bleibt, ob seine Entwicklung problemlos vonstattengehen wird, welche Lebenskrisen auf es zukommen werden.

Bei einem behinderten und/oder sterbenden Kind können Betroffene sich nach einer PND auf gewisse Dinge vorbereiten, soweit es die Prognosen zulassen. Sie wissen schon jetzt, dass ihr Kind sich anders als ein gesundes Kind entwickeln wird, Erwartungen werden automatisch verändert.

Manche betroffene Eltern behinderter Kinder berichten, dass sie durch ihre niedrigen Erwartungen täglich immer wieder neu und positiv von ihren Kindern überrascht würden. Und, dass der Anspruch an gesunde Kinder grundsätzlich höher und damit auch schwerer zu erfüllen sei. Andere berichten, dass ihr behindertes Kind den Ehrgeiz in

Bezug auf die Entwicklung gesunder Geschwisterkinder eher relativiert und sie insgesamt entschleunigt hat.

Die Probleme und Geschenke, die ein gesundes, behindertes und/oder sterbendes Kind in das Leben seiner Familie tragen wird, können werdende Eltern nicht vorhersehen. Die meisten betroffenen Eltern haben uns in zahlreichen Gesprächen rückblickend aber bestätigt, dass sie heute von Herzen dankbar für ihre besonderen Kinder sind und sie nicht missen wollen.

So wie das Kind sich in Zukunft ungewiss entfalten wird, werden auch die werdenden Eltern eine Entwicklung durchmachen, die sie jetzt noch nicht voraussagen können. Sie wissen zum Zeitpunkt der Entscheidung noch nicht, wie sie den Herausforderungen mit ihrem besonderen Kind begegnen werden.

Wir möchten aber Mut machen, darauf zu vertrauen, dass werdende Eltern eines behinderten und/oder sterbenden Kindes – so wie alle anderen Eltern auch – mehr Kraftreserven haben werden, als sie zunächst vermuten. Auch das hat uns die Mehrzahl der Betroffenen immer wieder rückgemeldet. Und auch, dass die Wahrscheinlichkeit groß ist, dass sie auch dieses besondere Kind von ganzem Herzen lieben und angemessen begleiten werden.

In einer Umfrage in den USA wurden zum Beispiel über 2.000 Eltern von Kindern mit Down-Syndrom zum Leben mit ihrem Kind befragt: Die Mehrheit berichtete, dass sie mit ihrer Entscheidung ihr besonderes Kind auszutragen glücklich seien, es liebten und stolz seien (99 Prozent Liebe, 97 Prozent Stolz, 79 Prozent Lebenseinstellung positiv, 5 Prozent Scham, 4 Prozent Bedauern) (Skotko et al. 2011).

An dieser Stelle möchten wir für die Entscheidungsfindung aber nicht die anderen Stimmen, die es auch gibt, unterschlagen: Eltern, die auch nach Jahren keinen Frieden mit ihrem behinderten und/oder verstorbenen Kind finden konnten (von Wrangel 2015). Eltern, die sich bis heute für ihr behindertes Kind und auch, wie sie meinen, für ihre eigene Unzulänglichkeit, ein gesundes Kind in die Welt zu setzen, schämen und dementsprechend leiden.

Zu diesem Entscheidungsprozess gehört also, in sich hineinzuhorchen und zu hinterfragen, was Paare bereit sind zu leben. Hier hilft es, andere Betroffene zu kontaktieren. Das Leben mit einem solchen Kind einmal tatsächlich zu sehen, Fragen stellen zu können, kann ein gutes Bild davon vermitteln, was gegebenenfalls auf dieses Paar zukommen könnte und, ob es glaubt, dies leisten zu können. Darüber hinaus können sich Betroffene in Foren im Internet begegnen und sich austauschen. Durch solche Begegnungen werden Betroffene guten Zugang zu ihren Gefühlen bekommen, erste Erfahrungen sammeln und nach und nach erspüren können, was sie sich zutrauen. Und was nicht.

Niemandem ist geholfen, wenn eine Entscheidung getroffen wird, egal in welche Richtung, von der die Betroffenen nicht überzeugt sind und jetzt schon wissen, dass sie mit dieser nie in Frieden leben werden können. Einem behinderten Kind, das eventuell ein Leben lang abgelehnt wird, zu dem keine emotionale Bindung aufgebaut werden kann und von dem Betroffene jetzt schon meinen mit Sicherheit zu wissen, dass sie es nicht angemessen auf seinem besonderen Weg begleiten können, ist nicht geholfen, wenn aus Pflichtbewusstsein oder allein aus persönlichen Wertvorstellungen heraus dennoch das Austragen gewählt wird.

Auf der anderen Seite wird Leid vergrößert, wenn sich Eltern für einen Abbruch entscheiden, von dem sie schon jetzt erspüren, dass sie mit dieser Entscheidung nicht leben werden können. In diesen Fällen könnte die Abgabe in eine Adoptiv- oder Pflegefamilie eine Alternative darstellen.

Gegen ein Austragen bis zum voraussichtlichen Geburtstermin sprechen zudem möglicherweise medizinische Risikofaktoren, welche die Gesundheit der Schwangeren über das normale Maß einer Schwangerschaft hinaus gefährden könnten: In diesen Fällen kann eine vorgezogene Entbindung nötig sein oder ein Abbruch gewünscht werden, zum Beispiel bei Geburtshindernissen (Plazentaveränderungen, Kind: Hydrozephalus, Tumore, siamesische Zwillinge), Mirror-Syndrom, mütterliche Vorerkrankungen, Präeklampsie, schwere psychische Grunderkrankungen.

Nadine (Mutter von *Esther 4, pränatale Fehldiagnose infaust): *Ich glaube nicht, dass unsere Kinder unter der Situation mit Esther gelitten haben. Mittlerweile haben sie zum Beispiel unglaublich viel Verständnis generell für behinderte oder kranke Menschen. Das ist für sie vollkommen normal. Sie scheinen mir diesbezüglich feinfühliger als andere Kinder in dem Alter.*

Petra (Mutter von †Malte und †Harriet, Nierenfehlbildung): *Bei Malte war unsere erstgeborene Tochter Theresa noch im Kindergarten, bei Harriet in der ersten Klasse. Wir haben jeweils die Kindergärtnerin/Klassenlehrerin informiert, da die Frage im Raum stand, ob sie sich aufgrund dieser Ereignisse normal entwickeln würde. Wir haben oft mit ihr darüber gesprochen und sie ermutigt, darüber zu reden oder auch zu weinen, wenn sie traurig ist. Wir haben viel zum Thema „Trauer bei Kindern" gelesen und uns bei einem Vortrag kundig gemacht. Wir haben uns Rückmeldungen von der Kindergärtnerin bzw. der Lehrerin eingeholt. Theresa hat sich weiterhin unauffällig und gut entwickelt.*

Gibt es Geschwisterkinder und können wir ihnen das zumuten? Nicht nur ein behindertes und/oder sterbendes Kind braucht viel Aufmerksamkeit und Liebe seiner Eltern, auch die erstgeborenen, gesunden Kinder und auch die Nachgeborenen haben ihr Recht auf diese Zuwendung.

Fakt ist: Besondere Kinder brauchen oftmals besondere Aufmerksamkeit und viel Zeit. Diese Tatsache ist nicht zu relativieren. Wer wollte dies auch einem bedürftigen Kind verwehren? Hier kann es bei den Geschwistern schnell zu Gefühlen von Vernachlässigung, Eifersucht und Einsamkeit kommen. In der Psychologie werden diese Kinder als „Schattenkinder" beschrieben: gesunde Kinder, die ihr Leben lang „im Schatten" ihrer kranken Geschwister stehen, die ein großes Maß an Zeit und Fürsorge der Eltern beanspruchen.

Mit einem besonderen Kind aufzuwachsen kann also für Geschwisterkinder eine besondere Herausforderung darstellen und sollte keinesfalls unterschätzt werden. Wir empfehlen grundsätzlich, diese Kinder von Beginn an professionell begleiten zu lassen, um ihnen von Anfang an Werkzeuge an die Hand zu geben, die sie von Zeit zu Zeit brauchen werden, um mit komplizierten und emotional sehr komplexen Situationen zurechtzukommen (Drittenpreis und Freund 2005, 110).

Die werdenden Eltern müssen sich selbst befragen, ob sie in der Lage sind, die mögliche Mehrzeit für ihr besonderes Kind aufzuwenden und Kompromisse zu finden, mit denen alle leben können. Und sie müssen sich fragen, wie stabil ihre Familie und ihre anderen, gesunden Kinder sind. Sie werden alle Hilfe brauchen, um innerhalb des Familienverbunds genügend Raum, Auszeiten und Ressourcen für alle Mitglieder zu finden.

Allein und ohne Unterstützung von außen ist ein Leben mit einem behinderten und/oder sterbenden Kind kaum für alle zufriedenstellend zu lösen. Auch diese Erkenntnis wird ein Prozess sein, den es gilt zu lernen (Guido und Fezer Schadt, 2015, 104ff). Auf der anderen Seite finden sich in Deutschland aber viele Möglichkeiten, um sich und die Familie mit besonderem Kind in dieser Form unterstützen zu lassen. Niemand in Deutschland muss diese Situation alleine tragen. Aber auch dies bedeutet wiederum einen gewissen Kraftaufwand, um Hilfe zu bitten und Mittel und Fördergelder zu beantragen.

Eine weitere Perspektive ist aber auch die, sich zu fragen, was ein besonderes Kind außerdem für Geschwisterkinder bedeuten kann: Welche Bereicherung entfaltet das Zusammenleben und Heranwachsen mit einem solchen Kind für die ganze Familie?

Es kann zum Beispiel die Charakterbildung einer Person positiv beeinflussen, mit einem bedürftigen Menschen groß zu werden, Verantwortung zu übernehmen sowie Hilfsbereitschaft und Güte zu entwickeln. Damit kann sich der Horizont eines Kindes für Vielfalt in unserer Gesellschaft öffnen und es kann Toleranz als unabdingbares Gut begreifen (Guido und Fezer Schadt 2015, 43, 171).

Eine systemische Entscheidung:
Zweifel und Ambivalenzen für Betroffene

- -

Dr. med. Lars Garten (Leiter Palliativteam Neonatologie, Oberarzt für Neonatologie): *Es gibt werdende Eltern, die sich in ihrer Entscheidung sehr sicher sind und die mit Bestimmtheit sagen, wir können uns ein Leben mit einem behinderten Kind nicht vorstellen und sich dann für einen Schwangerschaftsabbruch entscheiden. Ich glaube, für Betroffene, die sich so sicher sind, ist dieser Weg dann auch der richtige. Schwierig wird es für werdende Eltern, die zweifeln und hin- und hergerissen sind: Was ist der richtige Weg, was die richtige Entscheidung? Wenn Restzweifel bleiben.*

Sabine Schlotz (Diplom-Psychologin, Autorin, Gründerin LEONA e.V.): *Nach meiner Erfahrung kann Austragen vor allem dann der „bessere" Weg sein, wenn eine Frau einem Abbruch sehr skeptisch gegenübersteht. Stimmt sie einem Abbruch zu, ohne sich wirklich selbst bewusst dafür entschieden zu haben, kann es sein, dass sie anschließend sehr darunter leidet. Hingegen kenne ich keine Mutter, die es bereut hat, auszutragen. Egal wie die Entscheidung ausfällt, es ist einfach eine, die ein Leben lang tragen muss.*

Kristian (Vater von *Elena 4, Trisomie 18 und Spina Bifida): *Während der Schwangerschaft mit Elena hatten wir immer wieder Zweifel. Weil wir nicht wussten, was auf uns zukommen wird, ob wir das Richtige tun, ob sie vielleicht leiden wird. Ob das Austragen wirklich der richtige Weg ist. Aber mit den Zweifeln geht auch immer die Hoffnung einher. Es gehört dazu, Ängste zu haben, das ist menschlich. Das betrifft auch alle anderen Lebensbereiche. Nach Elenas Geburt sind alle Zweifel dann verflogen.*

Betroffene werden in der Zeit der Entscheidungsfindung keine hundertprozentige Sicherheit fühlen, egal, welche Entscheidung sie am Ende treffen. Sie werden in dieser Zeit immer wieder Dinge entscheiden müssen, bei denen nicht alle Zweifel ausgeräumt werden können, das liegt in der Natur der Sache, es ist normal. Wir können an dieser Stelle aber dazu ermutigen, mit der Entscheidung zu gehen, die sich „richtiger" anfühlt. Auch dieses Gefühl wird immer wieder schwanken, es wird solche und solche Tage geben und manchmal werden Betroffene nicht mehr wissen, was sich nun eigentlich richtiger angefühlt hat. Aber es wird Tendenzen geben, sie werden nach und nach immer besser erspüren, auf welchem Weg sie sich richtiger fühlen. Wir empfehlen auch den betreuenden Fachleuten, diesen Tendenzen der Betroffenen zu vertrauen und diesen Weg zu unterstützen, statt mit aller Kraft entgegen der Instinkte der Paare zu argumentieren. Am Ende sind es die werdenden Eltern, die mit ihrer Entscheidung weiterleben müssen.

Die werdenden Eltern wiederum müssen sich nicht bis ins Mark davon erschüttern lassen, dass ihr Gefühl zu einer Entscheidung schwanken kann. In so einem Fall, der sehr wahrscheinlich eintritt, kann zunächst einen Augenblick innegehalten werden, um wieder in sich hineinzuspüren, in der Regel stellt sich bald wieder eine Antwort ein, mit der dann weitergemacht werden kann. Und in der Regel ist es dann die Antwort, die schon die ganze Zeit funktioniert hat.

Sollte die Entscheidung wie das Austragen eines behinderten Kindes, ein Schwangerschaftsabbruch oder eine palliative Geburt dann trotzdem, aus welchen Gründen auch immer, kippen, darf sie gekippt werden: Auch das ist erlaubt. Betroffene können jeder neuen Situation neu begegnen. Neue diagnostische Erkenntnisse, Prognosen oder die seelische Verfasstheit der werdenden Eltern können Gründe für eine Kursänderung sein.

Wir wünschen den Betroffenen an dieser Stelle, sich selbst zu vertrauen, sich selbst aber auch immer alle Türen offen zu lassen, ohne sie jeden Tag neu abschreiten und sich ihrer versichern zu müssen.

Eine systemische Entscheidung:
Ambivalenzen für Fachpersonal

- -

Dr. Clarissa Schwarz (Hebamme, Bestatterin, Gesundheitswissenschaftlerin): *Im Klinikalltag großer Krankenhäuser kann es passieren, dass* in einem Kreißsaal eine Frau liegt, deren Schwangerschaft um den sechsten Monat abgebrochen wird, und im anderen eine Frau, die ihr Kind um die gleiche Zeit zu früh bekommt, aber unbedingt behalten will. Das Fachpersonal muss dann zwischen diesen beiden Frauen, zwischen zwei Familien wie Wechselduschen hin- und hergehen. Die einen, die unbedingt ein Kind retten wollen, das wahrscheinlich in so einer frühen Woche nicht gesund überleben wird. Und parallel dazu wird alles dafür eingesetzt, dass dieses andere Kind nicht überlebt, das vielleicht „nur" eine Trisomie 21 hätte. Eine Bewertung, die ich nicht nachvollziehen kann: Bereits geborene Kinder mit wirklich schlechten Prognosen werden mit aller Gewalt am Leben gehalten und ungeborene behinderte Kinder, die ein „einfacheres" Leben haben könnten, werden abgetrieben.

Diese Ambivalenz finde ich als Hebamme schwer auszuhalten. Dass wir immer mehr Möglichkeiten haben, um auf der einen Seite sehr früh Geborene zu retten, die mit einer sehr hohen Wahrscheinlichkeit durch ihre Frühgeburt und das „am Leben halten" große Behinderungen davontragen. Und auf der anderen Seite betreiben wir eine enorme Anstrengung, um zu all den Diagnosen zu kommen, in deren Folge man Kinder mit angeborenen Behinderungen selektiert. Und auf beiden, sich so entgegenstehenden Seiten dieser unglaubliche technische Aufwand.

Die Frage also, ob behinderte Kinder dieser Gesellschaft heutzutage noch zugemutet werden können, halte ich für absurd. Ganz viele behinderte Kinder werden dieser Gesellschaft zugemutet, weil sie mit viel medizinischem Aufwand am Leben erhalten worden sind. Hier fragt keiner, ob das nötig ist. Wir sind hier als Gesellschaft extrem widersprüchlich, ich würde sogar behaupten, schizophren.

Prof. Dr. med. Thomas Kohl (Leiter des DZFT): *Ein Kind mit hypoplastischem Linksherzsyndrom zum Beispiel stirbt meist nicht am ersten Lebenstag. So ist es denkbar, dass in der gleichen Klinik ein Neugeborenes, das mit dieser Diagnose in den ersten Lebenstagen operiert wurde, neben einem solchen liegt, dem die Eltern die Behandlung verweigern. Während das eine Kind nach Hause geht, muss das andere Kind vom Fachpersonal bei seinem sich oft über Tage hinzie-*henden Sterben begleitet werden. So etwas kann klinikintern zu erheblichen Irritationen führen und psychisch unerträglich für alle Beteiligten sein.

Birgit Scharnowski-Huda (Elternbegleitung nach PND): *Dem Fachpersonal würde ich sehr anraten, regelmäßig Supervision in Anspruch zu nehmen, um ihre eigenen Erlebnisse aufzuarbeiten. Auch sie erleben all diese Geschichten. Gerade auch die emotionale Ambivalenz zwischen Frühgeburten und Spätabbrüchen ist eine horrende Herausforderung, die aber, glaube ich, mit guter Begleitung gemeistert werden kann.*

Auch das betreuende Fachpersonal ist mitunter mit ethisch sehr schwierigen Fragen und Situationen konfrontiert, die es zu bewältigen gilt. Persönliche Wertvorstellungen treffen hier gegebenenfalls auf davon abweichende Wünsche der Patienten, werden aber im Sinne der Professionalität im Klinikalltag häufig hinten angestellt und müssen darum an anderer Stelle aufgearbeitet werden. Die von den Eltern getroffenen Entscheidungen müssen akzeptiert werden und die eigene Meinung dazu darf die medizinische Betreuung und Begleitung der Eltern nicht beeinträchtigen. Das ist keine leichte Aufgabe und das Stichwort Selbstsorge spielt hier eine große Rolle.

Unsere Gesellschaft scheint die Meinung zu vertreten, dass ein Kind, das perinatal nicht mit allen Mitteln behandelt, im besten Falle gerettet wird, ein Versagen der heutigen Medizin bedeutet – paradoxerweise gehört zu diesen Behandlungen aber auch ein Abbruch.

Wenn nicht alle theoretisch möglichen Maßnahmen ergriffen werden, entsteht der Eindruck, der hippokratische Eid sei nicht erfüllt worden – selbst wenn diese Maßnahmen kontraproduktiv für das un- und neugeborene Leben und die betroffenen Familien wirken können.

Nicht nur bei den Eltern, sondern auch beim Fachpersonal kann es hier zu Schuldgefühlen kommen, zu der Frage, ob nicht doch hätte noch mehr getan werden können. Berichte über Kinder, die entgegen aller Prognosen und Ratio gerettet werden konnten, unterstützen diese Idee, dass bei einem Patienten alles Menschenmögliche unternommen werden muss, um seinen Tod (oder aber seine Krankheit, in diesem Fall durch einen Abbruch) zu verhindern (Garten und von der Hude 2014, 7ff.). Das bedeutet also auch, dass eine Krankheit oder eine Behinderung, die eben nicht geheilt werden kann, auch in ihren Anfängen verhindert werden sollte. Keine Heilung wird auch hier als Versagen der Natur und der Medizin interpretiert, also etwas, das es grundsätzlich zu vermeiden gilt.

Und voilá: So sind wir in der absurd anmutenden Ambivalenz angekommen, der sich Fachleute heute in ihrer täglichen Praxis gegenübersehen. Maximaltherapie vs. Schwangerschaftsabbruch. Beiden Vorgehensweisen liegt die gleiche Idee zugrunde, nämlich, dass nur aktives Eingreifen in perinatale Prozesse eine adäquate Handlungsweise ist, also beginnend schon bei der Schwangerschaftsvorsorge (inklusive PND und „der Suche nach Fehlern") bis hin zu Behandlungen und Eingriffen bei Mutter und Kind während und nach der Geburt.

Mit dieser Idee wird all diesen Prozessen, also Schwangerschaft, Geburt und erste Lebenszeit, ein eigener, natürlicher Ablauf grundsätzlich abgesprochen. Ihnen, sowie Mutter und Kind, werden eine gewisse Autonomie nicht zugetraut. Weil unsere Gesellschaft den Zwang verspürt, alle Ergebnisse kontrollieren zu wollen. Und gleichzeitig werden dann aber von den Patienten autonome, selbstbestimmte Entscheidungen gefordert.

Familie und Umfeld rund um Diagnose und Entscheidung

Dr. med. Lars Garten (Leiter Palliativteam Neonatologie, Oberarzt für Neonatologie): *Nach Mitteilung einer Diagnose berichten betroffene Eltern häufig, dass das Interesse des sozialen Umfeldes an der Schwangerschaft von einem auf den anderen Tag erlischt. Auch wenn dies in den meisten Fällen aus Unsicherheit und der Angst etwas Falsches zu sagen erfolgt, so ist diese Erfahrung für die betroffenen Eltern dennoch sehr schmerzhaft.*

Ich glaube, entscheidend ist, dass Freunde und Familienmitglieder bei den betroffenen Eltern bleiben. Sich anbieten für Gespräche, weiterhin zuhören. Und ihre Entscheidung akzeptieren, egal wie sie ausfällt.

Dies gilt genauso für das Fachpersonal. Ein wichtiger Satz, der in meinen Beratungsgesprächen niemals fehlt, lautet: „Egal wie Sie sich entscheiden, wir betreuen Sie auf Ihrem Weg mit all unseren Möglichkeiten und so gut wir das können."

Die Entscheidung liegt bei den werdenden Eltern und wir sollten uns als betreuendes Team bemühen, sie bei der Umsetzung ihrer Entscheidungen so weit wie möglich zu begleiten und zu unterstützen. Und das wäre auch mein Tipp für Freunde oder Familienangehörige.

Birgit Scharnowski-Huda (Elternbegleitung nach PND): *Betroffene können nicht voraussehen, wie sie in manchen Situationen mit ihrem Umfeld reagieren werden. Und reagieren wollen. Manchmal werden vielleicht Tränen fließen, ein andermal möchten Betroffene nichts erklären und das nächste Mal erzählen sie alles in Ruhe. Der Klassiker ist, dass sich im Freundes- und Bekanntenkreis die Spreu vom Weizen trennt, weil es manche gibt, die mit dieser Situation nicht umgehen können. Und auf der anderen Seite kann es passieren, dass ganz unerwartet neue Freunde hinzukommen.*

Das Umfeld ist für die schwangere Frau, so habe ich es erlebt, überwiegend etwas, das Druck ausübt. Wenn nicht schon vorher eine ganz dezidierte Entscheidung für das Austragen oder für einen Abbruch da ist, wackeln ganz viele Frauen, weil dann Oma, Opa, Tanten, Onkel sagen: „Aber sowas willst du doch nicht." Oder: „Das kannst du doch gar nicht." Und sogar: „Das willst du dem Kind antun?".

Das Paar braucht hier unheimlich viel Rückgrat, um sich dem widersetzen zu können oder schlicht aus den Situationen rauszugehen. Leider gibt es solche Reaktionen auch beim Fachpersonal. Ärzte bieten regelmäßig zuallererst und nur einen Abbruch an, was dann bei den Paaren im Kopf hängen bleibt. Auch sie formulieren klar und deutlich: „So ein Kind wollen Sie doch nicht!"

Kristian (Vater von *Elena 4, Trisomie 18 und Spina Bifida): *Wir haben damals unser Umfeld konfrontiert, nichts schöngeredet, es auch an schlimmen Ängsten teilhaben lassen. Wir haben festgestellt, dass, wenn das erste Eis gebrochen war, sich die Menschen auf das Thema eingelassen haben. Wir sagten ihnen, dass es ok ist, sich überfordert mit dieser Situation zu fühlen und nicht zu wissen, was sie sagen sollen. Und, dass es dann besser ist, nichts zu sagen, einfach zuzuhören und da zu sein.*

Es gab viele Menschen, die unseren Weg befürwortet und unterstützt haben. Aber natürlich auch andere. Die Gesellschaft ist mit kranken und vor allem sterbenden Kindern überfordert. „Warum ein behindertes Kind bekommen, wenn es verhindert werden kann?" „Wieso ein todkrankes Kind austragen, wenn es sowieso stirbt?" „Kranke Kinder können doch gar nicht glücklich sein." Viele denken so, weil sie es nicht besser wissen. Aus der Unwissenheit resultieren dann Aussagen, die Eltern sehr verletzen können und keine Hilfe sind, sondern vielmehr niederschmetternd. Das Umfeld sollte also Betroffenen nicht die eigene Meinung aufdrängen, sich aus der Entscheidungsfindung heraushalten. Stattdessen aber für die Ängste und Sorgen der Paare da sein. Sie nicht im Stich lassen, weil sie vielleicht einen anderen Weg bevorzugen würden. Niemand kann im Vorfeld sagen, wie er handeln würde, wenn er nicht selbst in der Situation war. Das Umfeld sollte kranken und behinderten Kindern außerdem nicht grundsätzlich ihr Recht auf Leben absprechen. Behinderung ist keine Einbahnstraße, es stehen der Familie und diesem Kind trotzdem viele Wege offen.

Elke (Mutter von †Marie, Trisomie 13): *Jeder sollte sich frei entscheiden dürfen und niemand sonst hat das Recht, sich hierbei einzumischen. Und vor allen Dingen mit Aussagen wie „Du kannst ja noch andere Kinder bekommen", „Du bist doch noch jung" sollte sich das Umfeld unbedingt zurückhalten. Sie sind für Betroffene nur schwer auszuhalten.*

Sabine (Mutter von †Leona, Trisomie 18): *Die infauste Diagnose habe ich ungefähr in der 34. SSW erhalten. Mir wurde direkt angeboten, die Schwangerschaft abzubrechen. Ich suchte nach Kontakt zu anderen betroffenen Eltern und wurde dabei von Ärzten mit ihren ganz unterschiedlichen Ansichten konfrontiert: Auszutragen sei für das Kind nicht gut. Ich müsse es per Kaiserschnitt holen lassen, sonst sei ich eine Mörderin, weil es so keine Überlebenschance habe. Ich solle die Schwangerschaft beenden, weil ich mit meinem kranken Kind im Bauch eine Belastung für mein Umfeld sei oder weil mein Kind in meinem Bauch leiden müsse. Andere wiederum meinten, nur austragen sei richtig, denn Leona sei auch ein Mensch.*

Ich habe mich entschieden, die verbleibende Zeit mit Leona zu verbringen. Sie endete in der 43. SSW, einen Tag vor ihrer Geburt. Ich hatte großes Glück, denn ich hatte Unterstützung von meinem Gynäkologen und einem sehr netten Humangenetiker. Beide fragten mich: „Was brauchen Sie jetzt? Welche Unterstützung brauchen Sie, damit Sie mit Ihrer Situation gut zurechtkommen?" Sie halfen mir dabei, das herauszufinden und meine Wünsche durchzusetzen. Das war großartig.

Mein Tipp an werdende Eltern: Suchen Sie sich Menschen, die Sie fragen, was Sie brauchen und bereit sind, ihr Wissen und ihre Beziehungen einzubringen, um Ihnen diesen Weg zu ebnen.

Eine PND hebt nicht nur die Welt der werdenden Mutter aus den Fugen. Alle Familienmitglieder sind vom Schock und den darauffolgenden Ängsten und Trauer betroffen. Partner, Geschwisterkinder, Großeltern und Freunde, aber auch das Fachpersonal werden mit einer emotional höchst schwierigen Situation konfrontiert, die an niemandem spurlos vorbeigeht und die das Leben aller Beteiligten, so wie sie es kannten, verändern wird. Uns ist es wichtig, diese verschiedenen Blickwinkel nach einer PND einzunehmen: Wer ist betroffen und wie kommen die einzelnen Personengruppen damit zurecht und wie können sie unterstützt werden? Welchen Hintergrund bringt konkret die betroffene Familie mit, in welchen Strukturen bewegt sie sich und welche Werte vertritt sie?

Auch während des Entscheidungsprozesses, während der noch bestehenden Schwangerschaft, Geburt und den ersten Monaten danach, werden Betroffene sehr sensibel sein für Äußerungen und

Verhaltensweisen aus ihrem Umfeld. Sie werden verunsichert sein bezüglich aller Informationen, die sie bekommen haben, und vor allen Dingen darüber, ob und welche Entscheidung die richtige ist. Diese Unsicherheit wird sie dafür empfänglich machen, die Hemmungen der Menschen aus ihrem Umfeld wahrzunehmen und gegebenenfalls gegen sich selbst zu interpretieren oder gegen ihr ungeborenes Kind.

Alle Beteiligten können sich darauf vorbereiten, dass diese Verunsicherung auf die eine oder andere Weise stattfinden wird. Die werdenden Eltern und ihr Umfeld werden sich also selbst das Leben leichter machen, wenn sie in diesem Bereich ihre Erwartungen reduzieren und sich schon im Vorhinein darauf einstellen, dass Worte gesagt und Dinge getan werden, die in die eine oder andere Richtung verletzen können. Dies liegt weder an den Betroffenen selbst noch am Umfeld, dies liegt an der Situation, in der sich alle befinden, an einer gewissen gesellschaftlichen Beklommenheit und an den über alle Maßen sensiblen Antennen der werdenden Eltern in dieser Zeit.

Die Betroffenen werden in den Tagen und Wochen der Entscheidungsfindung viele Lösungsansätze von unterschiedlichen Menschen hören, die oft recht ungeschickt daherkommen können. Die verschiedensten Leute werden nun angeblich wissen, was die beste Entscheidung für diese Familie sein wird.

Manche werden sagen, es sei besser, diese Geschichte so schnell wie möglich zu beenden, um allen Leid zu ersparen. Andere, dass es um ein ungeborenes, krankes Kind nicht schade sei, da die werdenden Eltern es ja noch nicht kennen. Wieder andere glauben, dass es für ein behindertes Kind wahrscheinlich besser sei, erst gar nicht geboren zu werden. Sie werden sagen, dass es unmöglich sei, was die werdenden Eltern dem ungeborenen Kind und/oder den Geschwisterkindern mit ihrer Entscheidung (egal in welche Richtung) antun. Oder aber: „Wie hältst du das nur aus, so eine Entscheidung treffen zu müssen?" (Betroffene müssen dann trösten.), „Ihr seid für mich Helden!" (egal in welche Richtung entschieden wird), „Ich bewundere euch für eure Entscheidung!" (egal in welche Richtung).

So oder so gibt es nichts zu bewundern und Eltern in solch einer Situation sind auch keine Helden. Sie treffen Entscheidungen für sich und ihre Familie, weil es für sie keinen anderen Ausweg gibt. Sie haben sich nicht bewusst ein krankes Kind ausgesucht. Sie müssen die Wahl zwischen Möglichkeiten treffen, zwischen denen keiner wählen will. Das betrifft alle Eltern, die eine Diagnose für ihr Kind erhalten haben, auch diejenigen, die sich für einen Abbruch entscheiden. Wer also nicht in derselben Situation war oder ist, befindet sich nicht in der Position, gut gemeinte, jedoch oft verletzende Ratschläge geben zu können. Dieser Druck, dem sich werdende Eltern in so einer Situation häufig ausgesetzt fühlen – oftmals von Fachpersonal und persönlichem Umfeld aufgebaut –, ist ein zusätzlich verstörendes und belastendes Element und löst genau das aus, was jetzt vermieden werden sollte: Stress.

Das private Umfeld sollte also versuchen Empathie zu zeigen und sich mit ungefragten Vorschlägen zur Entscheidung zurückhalten, die Betroffenen als werdende Eltern sowie ihr ungeborenes Kind als solches respektieren und gegebenenfalls anbieten, in praktischen Dingen im Alltag zu helfen. Wenn Betroffene aber das Bedürfnis haben, sich auszutauschen und gemeinsam nach Lösungen zu suchen, so ist es wiederum eine große Hilfe, wenn sie mit ihren Gedanken nicht allein bleiben müssen.

Wir können allen Betroffenen, die sich dazu in der Lage fühlen, empfehlen, offen über das zu sprechen, was gerade passiert. Wir können darüber hinaus ermutigen, dem Umfeld eine Anleitung an die Hand zu geben, was sie sich jetzt wünschen. Viele aus dem Familien- und Freundeskreis wissen nicht, wie sie auf die werdenden Eltern und ihre Trauer und Angst reagieren sollen. Sie wissen nicht, ob sie das Thema ansprechen, ob sie Trost spenden, Rat geben oder sonst irgendetwas tun sollen. Oder ob Schweigen angebracht wäre. Sie sind in dieser Situation genauso hilflos wie die Betroffenen selbst und können zudem nicht ihre Gedanken lesen.

Betroffene tun sich also damit einen Gefallen, offen auszusprechen, wenn sie traurig sind und dies gerne zeigen möchten (oder nicht). Sie können kommunizieren, was in der jetzigen Situation hilft und was eher kontraproduktiv ist. Wer all dies gerade nicht leisten kann, weil die Kraft dazu fehlt, kann versuchen das „Fehl"verhalten seiner Mitmenschen so gut es geht auszublenden und im besten Falle zu verzeihen. Die meisten wissen es nicht besser, weil sie diese Erfahrung glücklicherweise nicht selbst gemacht haben. Und viele Aussagen, Ratschläge und Vermutungen sind häufig nur Ausdruck der eigenen Hilflosigkeit und des Bedürfnisses, die Betroffenen zu unterstützen. Die meisten wollen in der Regel tatsächlich nur helfen.

Was bei Betroffenen zu vermeiden ist

- die schwierige Situation kleinreden
- den Wert des Ungeborenen in Frage stellen
- einfach ignorieren
- Be- oder Verurteilung von Gefühlen oder Entscheidungen der Eltern
- eigene Meinung aufdrängen und Entscheidungen beeinflussen wollen

---

Betroffene Paare können sich, was das betrifft, auch darauf gefasst machen, dass es Menschen in ihrem Umfeld, auch Familienmitglieder geben wird, die ihre dann getroffene Entscheidung nicht verstehen werden. Das müssen sie auch nicht. Es ist und bleibt die Entscheidung der Betroffenen, allein ihre. Je nachdem, wie wichtig eine Person ist, können werdende Eltern hier in Dialog gehen und ihre Entscheidung erklären (ohne sie zu rechtfertigen) und womöglich zu dem Konsens kommen, dass sie eben zu keinem Konsens kommen werden. Betroffene müssen aber niemanden von ihren Entscheidungen überzeugen. Das kostet Energie, die sie gerade an anderer Stelle brauchen. Wichtig ist, dass werdende Eltern bei sich bleiben und die Entscheidungen treffen, die für sie in diesem Moment richtig sind, statt sich vom Umfeld in irgendeiner Form beeinflussen zu lassen.

Für die gesamte Familie und ihr Umfeld ist der Hinweis wichtig: Sich in dieser Zeit psychosozial begleiten zu lassen ist kein Zeichen von Schwäche, sondern ein Schritt in die richtige Richtung. Wer jetzt ohne Unterstützung bleibt und zusammenbricht, ist für niemanden, eingeschlossen das ungeborene Kind und sich selbst, eine Hilfe, und wird es schwer haben, sich später von diesem Geschehen zu erholen und in der Zukunft heilen zu können. Es macht auch Sinn, sich in der ersten Zeit bis zu einer Entscheidungsfindung am Arbeitsplatz zu entschuldigen (Krankschreibung).

Außerdem empfehlen wir Selbsthilfegruppen und themenbezogene Foren im Internet, wo Betroffene und Umfeld ebenfalls gute und erfahrene Unterstützung finden können. Noch einmal der Hinweis: Vorsicht vor zu intensiven Internetrecherchen auf eigene Faust, aufgrund der Schwierigkeit, als Laie neue Informationen zu differenzieren und zu verifizieren.

Trost

🔍 **Birgit Scharnowski-Huda (Elternbegleitung nach PND):** *Wenn im Alltag Menschen auf einen zukommen und sagen: „Ach, wie schön, dass du schwanger bist", kann die Schwangere nur für sich entscheiden, wie sie darauf reagieren will: Entweder schlucken, „Ja" sagen und dann ins Kämmerchen gehen und heulen. Oder offensiv damit umgehen und aussprechen, was los ist. Meistens müssen dann die Betroffenen die mitfühlenden Mitmenschen wieder aufrichten. In Beratungsgesprächen können wir Paare auf solche Situationen vorbereiten, darauf hinweisen.*

Viele betroffene Paare berichten, wie sie nach der Überbringung der Diagnose ihr Umfeld trösten mussten, statt selbst dort Trost zu finden. Regelmäßig hören wir, wie Freunde und Familienmitglieder so entsetzt auf die Nachricht reagieren, dass es die Betroffenen sind, die beschwichtigen und relativieren müssen, um die Situation für alle erträglicher zu machen. Und so ihre eigenen Emotionen und ihr Entsetzen unterdrücken müssen. Für die meisten ist eine solche Situation kaum auszuhalten. Sie sind es, die mit einer PND leben und umgehen müssen, sie sind es, die Trost und Zuspruch brauchen, die vor

Angst fast verrückt werden und dringend wohltuende Worte benötigen.

Aber es ist schwer vom Umfeld, das gerade von dieser heftigen Nachricht erfahren hat, zu erwarten, im Augenblick des Schocks angemessen zu reagieren. Das Umfeld wird nicht (ebenso wenig wie die Betroffenen im Moment der Diagnose) auf diese Nachricht vorbereitet sein, und kann dementsprechend nicht immer umsichtig reagieren.

Damit Angehörige und Freunde unvorbereitet nach einer solchen Nachricht adäquat reagieren könnten, müsste insgesamt ein gesellschaftliches Umdenken und ein Öffnen für die Thematik stattfinden. Nur wer schon einmal davon gehört und sich damit auseinandergesetzt hat, kann im richtigen Moment gegebenenfalls auch die „richtigen" Worte finden oder erkennen, wenn eher Schweigen angebracht ist.

Eltern kann ihre Not in dieser Situation nicht genommen werden. Der Impuls, nach dem ersten eigenen Schock vielleicht trösten zu wollen, ist nachvollziehbar, funktioniert aber nicht. Aussagen wie „Das wird schon wieder" oder „Ist doch nicht so schlimm" führen vielmehr dazu, dass die werdenden Eltern das Gefühl entwickeln, nicht verstanden zu werden oder schlimmer noch: dass ihr Dilemma bagatellisiert oder sie verurteilt werden (Lothrop 1998, 225ff.).

Mütter und Partner

Birgit Scharnowski-Huda (Elternbegleitung nach PND): *Es ist immer schön, wenn beide werdende Elternteile an Beratungsgesprächen teilnehmen, damit jeder der beiden weiß, was der andere gesagt und gehört hat. In der Beratung kann ich nur versuchen auch die Männer zu stützen. Meiner Erfahrung nach helfen diesen Paaren in dieser Zeit viel Offenheit miteinander auf der einen Seite und auf der anderen Seite gute Ansprechpartner, wo sich beide aussprechen können, damit nicht jeder Konflikt nur in der Beziehung ausgetragen werden muss. Jeder geht anders mit der Situation um, jeder trauert anders, das sollte auch für jeden so stehenbleiben dürfen. Das sind alles wahnsinnige Anforderungen für eine Beziehung.*

Grundsätzlich sehe ich immer wieder die Tendenz, dass werdende Väter hilfloser sind, weil sie „das Problem" nicht am eigenen Leib erfahren. Ich habe das Gefühl, dass Männer primär immer erst einmal ihre Frau sehen, die hier etwas durchmacht, und der sie helfen wollen, dass sie emotional näher bei ihrer Frau als bei dem Kind sind. Es gibt auch Männer, die sagen: „Meine Frau soll entscheiden", die das Kind eigentlich nicht wollen, sich aber dem Willen der Frau unterordnen würden – eine ganz schwierige Situation.

Kristian (Vater von *Elena 4, Trisomie 18 und Spina Bifida): *Als uns die Diagnose eröffnet wurde, glaubte ich es zunächst einmal nicht. Ich vermute, das geht vielen so. Daraufhin, muss ich gestehen, hatten die Ärzte einen starken Einfluss, auch ich war zuerst für die Abtreibung, weil das Kind, so die medizinische Auskunft, sehr wahrscheinlich Schmerzen und ein furchtbares Leben haben würde. Es war meine Frau, die sagte, sie wolle aber gerne austragen. Irgendwie war das für mich eine Erleichterung, dass sie entschieden hatte und auch dass sie diesen Weg gehen wollte. Es war unser Frauenarzt, der ihr dabei geholfen hat. Er hatte sie gefragt: „Mit welcher Entscheidung kannst du nachts schlafen?" „Austragen!", sagte meine Frau. Und er: „Dann hast du dich ja schon entschieden." Unser Frauenarzt hat es treffend formuliert: Männer können hier eigentlich nicht wirklich viel entscheiden, weil sie dieses Gefühl, ein Kind im Bauch zu tragen, nicht kennen. Sie wissen nicht, was es heißt, schwanger zu sein. Das schafft noch einmal ganz andere Voraussetzungen für eine Entscheidung.*

Es gab also auf jeden Fall Unterschiede zwischen meiner Frau und mir während und nach der Schwangerschaft. Ich hatte auch viel Angst um sie. Sie ist sehr sensibel und ich hatte Sorge, egal welche Entscheidung wir treffen, wie sie diese wohl später verarbeiten würde. Es ist schwierig hier Tipps zu geben. Natürlich war die Schwangerschaft eine sehr anstrengende Zeit. Paare müssen sehr aufmerksam und vorsichtig in der Partnerschaft miteinander sein. Sich gut informieren und dann abwägen, was für einen selbst und für beide zusammen der beste Weg ist.

Wir haben immer alles miteinander abgesprochen und dann gemeinsam entschieden. Aber es gibt vermut-

lich auch Paare, für die der bessere Weg vielleicht ist, wenn sie das Kind abtreiben. Deswegen ist es schwer von außen Entscheidungen zu beurteilen. Heute weiß ich, dass unsere Entscheidung für uns die richtige war. Elena ist ein Engel und ich bin so froh, dass sie bei uns ist. Und das Wunderbarste, was neben Elena durch unsere Entscheidung in unser Leben kam, ist der neue Zusammenhalt zwischen meiner Frau und mir.

Sonja (Mutter von †Leon, hypoplastisches Linksherzsyndrom): *Es gab große Unterschiede, wie mein Mann und ich mit der Situation umgegangen sind. Ich kann mich erinnern, dass ich bei der Diagnoseeröffnung nur mit halbem Ohr hingehört habe, es war mir völlig egal, was der Arzt erzählte. Es war ein intuitives Muttergefühl: Das ist mein Kind, natürlich bringe ich es auf die Welt und greife nicht ein. Und für meinen Mann war ziemlich schnell klar, dass er sich das nicht zutraut: Alles was vor uns lag, all die OPs und unser erster Sohn, der noch ein kleines Kind war. Darüber hinaus hatte mein Mann damals unglaublich viel Arbeit. Es war also sehr schwer, gleich einen Konsens zwischen uns zu finden.*

Durch das Technische, die ganzen Untersuchungen, wurde alles sehr sachlich, und ich musste nun verstandesgemäß herangehen. Ich habe angefangen nachzudenken. An dieser Stelle setzten die Zweifel ein. Wir haben in relativ kurzer Zeit ziemlich viel gesprochen, auch mit unserer Familie. Ich überlegte, wie es weitergehen kann. Ob ich stark genug wäre, das alles zu tragen, mit einem Sohn im Krankenhaus und dem anderen zu Hause. Viele dieser Kinder sterben auch erst später. Ich fragte mich, ob ich diese Ungewissheit, dass mein Kind jeden Moment sterben könnte, aushalten würde. Das kann natürlich auch bei gesunden Kindern immer passieren. Aber bei einem so kranken Kind ist es eben sehr viel wahrscheinlicher.

Ich kann mich nicht erinnern, wie mein Mann und ich zu der Entscheidung kamen oder wo wir uns getroffen haben. Ich kann mich nicht erinnern, dass wir Nächte durchdiskutiert oder geweint haben – es hat sich einfach so ergeben. Ich wusste, was mein Mann denkt und er hat mir zunächst einmal Zeit gelassen. Ich glaube, ich habe irgendwann gesagt: „Ja, wir machen das, wir brechen ab.“ Es war weniger diese Idee, einen

gemeinsamen Konsens zu finden, vielmehr haben wir viel über uns als Familie gesprochen. Es ging in erster Linie nicht darum, was der eine oder der andere will oder kann. Es ging um uns alle – um Paul, um Leon, um meinen Mann, um mich – um uns alle als Familie.

Bis zum Zeitpunkt der Diagnose hatten wir drei ein sehr enges Verhältnis und wir wollten als Familie auch für unser gesundes, lebendes Kind intensiv da sein. Eine der wichtigsten Fragen war also, was macht diese Geschichte mit unserem erstgeborenen Sohn. Es ging nicht darum, uns einig zu werden, denn ich hätte mich auch durchsetzen können, das weiß ich. Und mein Mann hätte es mitgetragen, das weiß ich auch. Aber ob wir es geschafft hätten, wie es jetzt der Fall ist, dass wir weiterhin eine Familie und noch fester zusammengewachsen sind, das weiß ich nicht. Und so ist die Entscheidung entstanden.

Viele Paare träumen davon, wie sie als Eltern sein und wie sie sich dann wohl als Paar begegnen werden. Nun werden sie auf eine unerwartete und äußerst schwierige Probe gestellt. Aber auch hier ist eine Verallgemeinerung nicht möglich: Jede Geschichte, jedes Krankheitsbild, jedes Kind und so auch alle werdenden Eltern sind anders und gehen individuell mit ihrer Geschichte um und es gibt keine allgemeingültigen Antworten. Das mag auf den ersten Blick für die Betroffenen erschreckend wirken, birgt aber gleichzeitig die Chance, seinen eigenen Weg zu finden und sich nicht in vorgegebene Muster pressen zu lassen.

Manche Partner neigen zu einem gewissen Aktionismus und stürzen sich in Arbeit oder andere Tätigkeiten, um dem überwältigenden Gefühl entgegenzuwirken, macht- und hilflos zu sein, da es sich um ein Problem außerhalb ihrer eigenen Körperlichkeit handelt. Darüber hinaus konnten wir immer wieder beobachten, wie Frauen der Zugang zu den akuten Emotionen leichter fällt als Männern/Partnern, die sich oftmals in der Beschützerrolle wiederfinden. Diese Rolle verbietet manchen von ihnen eigene emotionale Ausbrüche, Gefühle wie Trauer und Schmerz. Diese werden dann zurückgehalten oder weggeschoben. Wir konnten aber ebenso oft beobachten, wie all diese unterdrückten Gefühle zu einem späteren Zeitpunkt ihren Weg nach draußen suchen, sei es durch psychische oder körperliche Zipperlein bis hin zu Beschwerden, die selbst Jahre später auftreten können. Der Zugang zur Ursache ist nach so einer langen Zeit dann oft schwierig, da verschüttet.

Wir möchten alle Betroffenen und auch alle Begleitpersonen also dazu ermutigen, nach einer PND auch die Partner nicht aus dem Blick zu verlieren: der Partner, seine Trauer und seine Schmerzen werden gerne vergessen (Rihm und Rihm 2008, 13). Wir empfehlen, den Partner aktiv in alles mit einzubinden, nach seiner Meinung zu fragen. So kann ihm Raum für seine Gefühle und Ansichten gegeben werden, ohne dabei zu drängen und zu fordern. Die Botschaft hier ist: Du darfst alles – du musst nichts. Manchmal reicht schon die Erkenntnis, gesehen zu werden und zu wissen, dass auch für mich als Partner gesorgt wird, um sich sicherer zu fühlen.

Auch im Bezug auf die große Entscheidung – Abbrechen oder Weitertragen – kann es passieren, dass die werdenden Eltern unterschiedliche Herangehensweisen, Vorstellungen und Ziele haben. Der werdenden Mutter scheint es öfter leichter zu fallen, sich bei der Entscheidungsfindung dem ungeborenen Kind wieder konkret zu nähern, während es regelmäßig der Partner ist, der nach einer praktikablen Lösung für das Problem sucht, oftmals im Hinblick darauf, dieses Leid schnellstmöglich zu beenden, also ein Abbruch. Dies ist oftmals der Tatsache geschuldet, dass die Partner das Kind nicht in ihrem Körper tragen und ergo bislang eine andere, abstraktere Bindung zu ihrem ungeborenen Kind eingegangen sind. Darüber hinaus veranlasst der erwähnte Beschützerinstinkt ihrer Partnerin gegenüber, sie vor Leid bewahren zu wollen und mehr das gesundheitliche Wohl der werdenden Mutter als das des unbekannten Ungeborenen im Blick zu haben. Es liegt nahe anzunehmen, dass mit dem schnellen Ende dieser Schwangerschaft auch das Leid der Partnerin bald vergeht. Dies ist aber ein Trugschluss. Wenn eine Frau nicht adäquat aufgeklärt, vorbereitet und begleitet wird, oder schon davor Anzeichen einer psychischen Instabilität zeigt, kann sich auch ein Abbruch traumatisch auf das zukünftige Leben dieser Frau und

Familie auswirken. Nur weil das Kind weg ist, ist nicht automatisch auch das Problem gelöst – auch nach einem Abbruch folgt die Zeit der Trauer (Maguire et al. 2015).

Das alles heißt übrigens nicht, dass es nicht auch zahlreiche Partner gibt, die sich auf ein Kind gefreut haben und sich dem Ungeborenen sehr nahe fühlen, unter einer PND sehr leiden und diesem Leid auch Ausdruck verleihen oder auch klar für ein Austragen sein können. Sowie auch werdende Mütter einen Abbruch wünschen können.

Sollte einer der Partner tatsächlich sehr schnell einen Abbruch bevorzugen, gegebenenfalls auch weil Fachpersonal dem Paar dazu rät, empfehlen wir, nicht sofort in die Konfrontation zu gehen und sich vom Partner nicht persönlich angegriffen zu fühlen. Hier kann das Begleitpersonal unterstützend einwirken, indem es Unstimmigkeiten wahrnimmt und ausspricht, ebenso darauf hinweist, dass diese Prozesse normal sind, und viele Betroffene sie durchleben. In jedem Fall ist eine Begleitung für das Paar wichtig, um ohne Zeitdruck und mit Respekt zu langfristig tragfähigen Lösungen und Kompromissen zu kommen.

Wir möchten Paaren insgesamt dazu raten, keine Entscheidung aus Liebe zum anderen zu treffen, damit es hinterher nicht zu Schuldzuweisungen und Krisen kommt (Wassermann und Rohde 2009, 120f.). Sie muss sich für beide richtig anfühlen, damit auch beide später „heilen" können. Auch wenn eine Entscheidung aus Liebe zum anderen die Hoffnung birgt, damit die Partnerschaft retten zu können: Wir haben andere Erfahrungen gemacht. Wer eine Entscheidung trifft, von der er nicht überzeugt ist, wird eines Tages wahrscheinlich zu zweifeln beginnen. An der Entscheidung, an sich und auch an der Beziehung. Das kann eine Partnerschaft auf Dauer belasten. Keiner der Partner sollte also etwas tun, was völlig seinen Ansichten widerspricht. Dennoch aber die Ansichten des anderen respektieren. Manchmal kann dies auch bedeuten, sich nicht einig zu werden und vielleicht getrennte Wege gehen zu müssen. Das Wichtigste ist, das Gegenüber mit all seinen Gefühlen und seinem Umgang damit zu respektieren: sein zu lassen. Das heißt nicht, dass wir jede Haltung und jede Handlung des Partners verstehen müssen.

Austausch ist wichtig, um sich gegenseitig auf den aktuellen emotionalen Stand zu bringen und sich unterwegs nicht zu verlieren. Wir empfehlen, im Dialog zu bleiben, auszusprechen, welche Wünsche jeder Einzelne hat und was einem jetzt guttut. Auch wenn der andere diesen Wünschen gegebenenfalls nicht entsprechen kann, bleiben sie so nicht im Verborgenen und werden zumindest gehört. So kann gemeinsam über die nächsten Schritte nachgedacht werden.

Erwartungen an den anderen bezüglich seines Verhaltens wiederum, vor allem unausgesprochen, die dieser womöglich nicht erfüllen kann, können zu Vorwürfen und Krisen führen, die Paare in dieser Situation zusätzlich belasten. Es gilt ein Gleichgewicht zwischen diesen beiden Polen zu finden, aufeinander zuzugehen und sich gegebenenfalls die Hand zu reichen, sollte sich der andere in seiner eigenen Welt verlieren.

Grundsätzlich haben wir die Erfahrung gemacht, dass sich die Paare nach einer PND oft in zwei Lager teilen: diejenigen, die noch mehr zusammenwachsen und später gestärkt aus diesem gemeinsam Erlebten hervorgehen. Und die, die sich irgendwo auf diesem Weg trennen werden. Wer spürt, dass die Partnerschaft zu kippen droht, sollte nicht zögern, sich professionelle Begleitung zu suchen. Auch Probleme innerhalb der Beziehung müssen Betroffene jetzt nicht alleine lösen.

Schuldgefühle

Dr. med. Adam Gasiorek-Wiens (M.mel., Facharzt für Geburtshilfe und Gynäkologie): *Allgemein lässt sich sagen, dass Schwangere keine Schuld trifft, wenn ein Kind mit Fehlbildungen geboren wird. Wenn man die Statistik anschaut, sieht man, dass für einen Großteil der Fehlbildungen keine klare Ursache gefunden wird. Auch wenn eine Infektion während der Schwangerschaft auftritt, können Mütter dies in der Regel nicht verhindern. Symptome einer Zytomegalie, Toxoplasmose, Ringelröteln oder Röteln können sehr dezent verlaufen und bleiben daher zunächst unerkannt. Meist kennen die Frauen zum Zeitpunkt der Infektion den eigenen Immunstatus nicht oder wissen gar nicht, dass sie schwanger sind. Natürlich können Vorsorgemaßnahmen ärztlicherseits getroffen werden, aber in der Mutterschaftsvorsorge wird lediglich der Immunstatus von Röteln untersucht.*

Eine gewisse Eigenverantwortung haben Schwangere aber, sobald sie wissen, dass sie schwanger sind, zum Beispiel auf eine gesunde Lebensweise zu achten, gute Ernährung, Vermeidung von Alkohol, Tabak und Drogen.

Es ist wichtig, dass Paare von Anfang an verstehen, dass sie keine Schuld an dieser Diagnose trifft, dass sie schlicht „Pech" ist. Die Ursachen für die Entstehung von Fehlbildungen liegen größtenteils noch im Dunkeln, die meisten vorgeburtlich diagnostizierten Erkrankungen werden als „Laune der Natur" gesehen. Neben allen anderen belastenden Gefühlen leiden Betroffene oftmals aber zusätzlich unter Schuldgefühlen. Vor allem Schwangere neigen dazu, immer wieder nachzugrübeln, was sie falsch gemacht haben könnten.

Darüber hinaus können werdende Mütter und Partner Schuldgefühle ihrem Partner oder anderen Familienmitgliedern gegenüber empfinden, insofern sie das irrationale Gefühl entwickeln, nicht in der Lage zu sein, ihrer Familie ein gesundes Kind „zu schenken". Da sich das Kind im mütterlichen Körper befindet, liegt gerade für sie und manchmal auch für den Partner der Schluss nahe, dass etwas an ihrem Körper, Verhalten oder Umfeld die Krankheit ausgelöst hat.

Die Eizellen sind von Geburt an in den Eierstöcken der Frau vorhanden und nehmen im Laufe des Lebens mit jedem Eisprung und anschließender Periodenblutung in der Menge ab (Cordes und Göttsching 2013, 24). Da wir alle Alterungsprozessen und Umwelteinflüssen ausgesetzt sind, kann die Qualität der Eizellen schlechter werden. Das Trisomierisiko steigt daher mit zunehmenden Alter an (Snijders et al. 1998). Bei den Spermien des Mannes werden kontinuierlich neue produziert und nach einer etwa zweimonatigen Entwicklung im Hodensack bereitgestellt. Auch hier spielen Umwelteinflüsse eine Rolle, und mit dem Alter kann die Qualität etwas abnehmen. Wir alle unterliegen diesen Faktoren und haben kaum Möglichkeiten, die Entwicklung einer Schwangerschaft positiv zu beeinflussen (von der Vermeidung von Alkohol, Zigaretten, den meisten Medikamenten und Drogen abgesehen).

Ob sich die Keimzellen der Eltern richtig teilen, entzieht sich unserem Einfluss, für eine Fehlverteilung der Chromosomen gelten als mögliche Ursachen zum Beispiel Röntgenstrahlung, radioaktive Strahlung, chemische Stoffe und Virusinfektionen. Vielen dieser Risiken sind wir unbewusst ausgesetzt und sie können somit größtenteils nicht vermieden werden.

In den ersten beiden Schwangerschaftswochen gilt außerdem das Alles-oder-Nichts-Prinzip: Wenn auf die Entwicklung in dieser Zeit den Embryo schädigende Einflüsse einwirken, kann sich der Keimling vollständig erholen, wenn nur ein Teil der Zellen betroffen ist. Sind dagegen die meisten oder alle Zellen geschädigt, führt das zum Tod des Embryos (Moore et al. 2013, 186) und es kommt zu einem unbemerkten Abgang (verzögerte Periode) oder einer Fehlgeburt.

Bei manchen Erkrankungen spielt ein Vitaminmangel (Folsäure = Vitamin B9) eine Rolle für die Entwicklung des Kindes. Es ist bekannt, dass bei Folsäuremangel das Risiko für Neuralrohrdefekte, aber auch andere Fehlentwicklungen etwas erhöht ist. Die Einnahme von Folsäure auch schon vor der Empfängnis hat hier Erfolge gezeigt. Es wird aber angenommen, dass auch genetisch bedingte Fehler im Folsäure-Stoffwechsel für die Entstehung von Neuralrohrdefekten verantwortlich sein können (Momb et al. 2013). In diesem Fall kann ein Mangel auch durch die Einnahme der regulären Dosierung nicht ausgeglichen werden und Störungen dennoch auftreten.

Zusammenfassend ist also festzustellen, dass dies alles Abläufe sind, auf die wir wenig bis keinen Einfluss nehmen und aus denen wir erst recht keine „Schuld" ableiten können. Dass Kinder sich nicht wie erhofft entwickeln, lässt sich nicht grundsätzlich vermeiden und entzieht sich dem Handlungsspielraum der werdenden Eltern, was ebenso auf sie selbst als Kind ihrer Eltern zutrifft. Das ist „der Lauf der Natur".

Viele Eltern fragen sich auch, ob sie eine Behinderung weitervererbt haben. Gemäß neuerer Studien können Wissenschaftler den Eltern nun in vielen Fällen diese Angst nehmen: Gendefekte zum Beispiel, die eine geistige Behinderung auslösen, werden anders als bisher vermutet nur selten von den Eltern weitergegeben, sondern treten meist spontan auf (Najmabadi et al. 2011, Rauch et al. 2012).

Schuldgefühle können aber umso größer werden, wenn es sich beim Kind um genetisch bedingte Erkrankungen handelt und einer der oder beide Elternteile das „kranke Gen" weitergeben. Hier bekommt der Faktor „Schuld" oder „Schuldzuweisung" noch einmal eine ganz andere Bedeutung und ist dann unter Umständen zentraler Inhalt der psychosozialen Beratung, in der konkret daran gearbeitet wird.

Viele Eltern machen sich in dieser Situation Vorwürfe, weil sie die Erkrankung an ihr Kind weitergegeben haben, viele weil sie davon bislang nichts wussten. Trotzdem das kranke Gen von den Eltern oder der Mutter/dem Vater kommt, kann auch hier nicht von Schuld gesprochen werden: Niemand kann diese Dinge beeinflussen und niemand hat sich eine Erkrankung ausgesucht. Dies kann dann aber wichtig werden bei der Entscheidung für oder gegen eine mögliche Folgeschwangerschaft.

Geschwister

Nadine (Mutter von *Esther 4, pränatale Fehldiagnose infaust): *Nach der Amniozentese sind wir nach Hause gefahren und haben 14 Tage lang versucht zu existieren. Im Nachhinein wissen wir, dass es gut war, dass wir unsere anderen beiden Mädchen schon hatten. Die Kinder fordern einen, bringen einen immer wieder zurück in den Alltag. Wenn Geschwisterkinder da sind, müssen Eltern einfach funktionieren, ob sie wollen oder nicht. Unsere Kinder waren zum Zeitpunkt der Diagnose drei und fünf. Gut war also, dass sie noch relativ klein waren. Unter dem Thema Tod konnten sie sich noch nichts vorstellen. Und wenn Esther zu den Engeln gegangen wäre, hätten sie das zwar traurig gefunden, aber ich glaube, sie hätten noch eine andere Distanz zu ihrem Tod gehabt.*

Wer mittlerweile recht gut in den Fokus bei der Betreuung von Betroffenen gerückt ist, sind die Geschwisterkinder. Zu Recht: Ihnen muss besondere Aufmerksamkeit in dieser Zeit gelten, um sie auf diesem schwierigen Weg angemessen zu begleiten.

Auch Kinder spüren das Bedürfnis, ihre Liebsten schützen zu wollen. Auch sie erleben das Gefühl von Hilf- und Machtlosigkeit, wenn sie ihre Eltern und das weitere Umfeld leiden sehen und nicht helfen können. Und bei aller eigenen Trauer darf nicht vergessen werden, dass auch Geschwisterkinder trauern:

- um die verlorene unbeschwerte Schwangerschaft
- um das verlorene gesunde Geschwisterkind, auf das auch sie sich gefreut haben
- um ihre Eltern, die sie vor ihrem Leid nicht bewahren können
- um sich selbst, um den Bruder oder die Schwester, die sie nun nicht mehr oder auf andere Art und Weise werden

Kinder, egal welchen Alters, haben eine bemerkenswerte Auffassungsgabe und einen oftmals offeneren Umgang mit Themen wie Krankheit, Sterben, Tod, als wir ihnen zunächst zutrauen möchten. Die Bestatterin Angela Fournes zum Beispiel vertritt die Auffassung, dass Kinder, je jünger sie sind, desto näher noch an den Themen Geburt, Sterben und Tod sind, da diese elementaren Erlebnisse gewissermaßen miteinander verwandt sind und also bei Kindern noch nicht lange zurückliegen (Information aus Vorträgen und Gesprächen). Sie erklärt sich darüber den oft überraschend natürlichen Umgang von Kindern mit diesen Themen.

Auch uns haben Kinder und ihre Ansichten zur Erkrankung des Geschwisterkindes regelmäßig während der Begleitung von Familien in Staunen versetzt. Sie mögen vielleicht manche unserer Konzepte noch nicht verstehen oder auch nicht den Wortschatz haben, um sich uns umfassend erklären zu können, haben dafür aber ihre eigenen Kompetenzen, die immer wieder einen erstaunlich heilsamen Umgang mit Krankheit und Tod zeigen können. Das heißt nicht, dass es nicht trotzdem wichtig ist, Geschwisterkinder besonders vorsichtig und

nach ihren Möglichkeiten und in ihrem Rhythmus an diese Themen heranzuführen und zu begleiten.

„Ich muss Dir was sagen"

Kinder verstehen oft mehr – und wollen auch mehr verstehen –, als ihnen von Eltern und Umfeld zugetraut wird. Deshalb ist es wichtig, ihnen die Situation, in der sich die Familie befindet, zu erklären, vor allem die heftigen Emotionen der Eltern. Die sie so oder so wahrnehmen werden, aber ohne Erklärung nicht verstehen können. Auch um zu verhindern, irrationale Schuldgefühle bei ihnen auszulösen („Mama/Papa sind traurig, weil ich..."), muss mit ihnen besprochen werden, was gerade passiert.

Auf die Frage, was den Geschwisterkindern nach einer PND erzählt werden soll, gibt es keine allgemeingültige Antwort, da jedes Geschwisterkind anders ist und für sich eingeschätzt werden muss.

Wir meinen, jede Zeit, die einem Geschwisterkind gegeben wird, sich ebenfalls auf bevorstehende Ereignisse vorzubereiten, ist ein Geschenk. Eltern können ihre Kinder vor den schlechten Nachrichten nicht bewahren, und Ängste und Sorgen entstehen vor allem durch Nichtwissen und Unsicherheit. „Das verstehst du noch nicht", ist also keine gute Antwort auf kindliche Fragen. Hierbei hat sich der Grundsatz „Erkläre nichts ungefragt" bewährt: Kinder können von der Fülle an Informationen schnell überfordert werden, daher sollten Eltern und Begleitende das Wichtigste verständlich und reduziert zusammentragen und dann ganz speziell auf die vom Kind nachgefragten Themen antworten und sich dabei auf die aktuell relevanten Punkte konzentrieren, die darüber hinaus gewiss sind.

Kinder sollen sich auf die Aussagen der Erwachsenen verlassen können und möglichst wenige plötzliche Kursänderungen erfahren. Nach und nach wird sich das Kind also selbst erfragen, was es an Informationen braucht, es darf auch dazu ermutigt werden, sollte es vielleicht zunächst zu schüchtern sein.

Eine weitere Frage für werdende Eltern ist, was Geschwistern bezüglich der zu treffenden oder schon getroffenen Entscheidung erzählt werden soll. Wir denken, dass es grundsätzlich positiv ist, mit Kindern so offen wie möglich und dabei altersgerecht über Entscheidungen und deren Konsequenzen zu sprechen, da dies ein Konzept ist, was auch sie ein Leben lang begleiten wird (Ursache und Wirkung, Entscheidung und Konsequenz).

Sollten sich Betroffene entscheiden die Schwangerschaft auszutragen, können sie ihre Kinder, einschließlich dem ungeborenen auf die möglichen Ereignisse vorbereiten, indem sie mit ihnen darüber sprechen. Auch hier ist sehr wichtig, immer bei den Informationen zu bleiben, die gewiss sind. Sollten Betroffene die Schwangerschaft abbrechen, sollten sie auch hier einen Weg finden, die Situation ihren Kindern, so gut es geht, zu erklären. Vor allen Dingen ist es wichtig für Geschwisterkinder zu wissen, dass und warum das ungeborene Kind eines Tages nicht mehr im Bauch der Mutter sein wird.

Betroffene können ihr Kind in Gesprächssituationen beobachten, sie kennen es am besten. Wenn sie Angst oder Unsicherheit wahrnehmen, können sie entsprechend reagieren und die Kinder aus einer Situation nehmen oder das Gespräch in eine andere Richtung lenken. Grundsätzlich können Eltern am besten einschätzen, wie viel Gespräch in welcher Situation für ihre Kinder gut ist. Förderlich wird für jede Familie sein, sich gemeinsam im Familienkreis mit der Situation auseinanderzusetzen. Je weniger Kindern verheimlicht wird, desto besser scheinen sie damit umgehen zu können. Egal in welchem Alter, ist es dabei wichtig, den Kindern Sicherheit und Zuversicht zu vermitteln.

Kinderkummer braucht fürsorgliche Begleitung durch enge Bezugspersonen, die auch Dritte (zum Beispiel Großeltern) zusätzlich zu den Eltern sein können. Diese Zuwendung kann im Spiel passieren, über passende Kinderbuchliteratur oder auch gemeinsame Rituale. Um ein Gleichgewicht zu finden, empfehlen wir hier professionelle Unterstützung. Im pädagogischen Bereich hat sich gezeigt, dass es sehr hilfreich im Umgang mit Kindern ist, sie auf bevorstehende Situationen wiederholt vorzubereiten, besonders auf einschneidende Erlebnisse, da ihre Reaktionszeit langsamer ist (Franz 2015, 128). Ein einfaches Beispiel: Es ist leichter, ein vierjähriges Kind dazu zu

bringen, sich zu Hause von einem Spielkameraden zu verabschieden, wenn es zehn Minuten vorher ein, zwei Mal angekündigt und daran erinnert wird, statt dann, wenn es so weit ist, zu erwarten, dass es plötzlich alles stehen- und liegenlässt und dann auch noch versteht, warum.

Für Kinder sind Rituale wichtig

Wiederkehrende Handlungen geben ihnen Halt und Sicherheit, stärken und begleiten sie. Sie können helfen, traurige Gefühle zu ordnen, die Kraft der Gemeinschaft zu spüren und Verluste leichter zu ertragen. Die Kinder entscheiden selbst, wie lange sie liebgewonnene Rituale beibehalten möchten. (Franz 2015, 135)

Im Laufe des Buches werden wir als Anregungen einige Beispiele für die Zeit dieser Schwangerschaft in wiederkehrenden Schaukästen vorstellen.

Die Welt der Kinder dreht sich langsamer als die der Erwachsenen. Solche vorangestellten und immer wieder wiederholten Ankündigungen und Erklärungen helfen ihnen, in ihrem Rhythmus zu bleiben und Irritationen zu vermeiden. Wie Erwachsene brauchen auch Kinder ihre ganz eigene Zeit sich anzupassen.

„Oma holt Euch heute ab"

Eine weitere Stütze für Geschwisterkinder können andere Familienmitglieder darstellen, wie zum Beispiel die Großeltern, Onkel und Tanten oder auch Freunde, die in dieser schwierigen Zeit mehr Verantwortung für die Kinder übernehmen und damit zu einem neutraleren Ansprechpartner werden können. Eine solche Unterstützung kann Betroffene und deren bereits lebende Kinder enorm entlasten.

Jemand, der emotional nicht im Kern dieser Geschichte steht, hat die Möglichkeit Geschwisterkinder positiv mit Aktivitäten und Gesprächen zu begleiten, zu denen Betroffene vielleicht momentan nicht in der Lage sind. Es wird eine große Erleichterung sein, wenn Geschwister in dieser Zeit außer den Eltern Menschen um sich haben, mit denen sie schöne Dinge erleben können, die außerhalb des engsten und belasteten Familienkreises stattfinden. Dies kann auch eine Chance für andere Familienmitglieder und Freunde sein, eine tiefere Beziehung zu diesen Kindern einzugehen.

Darüber hinaus kann es der ganzen Familie zugutekommen, hin und wieder einen Blick von außen auf die Situation zu erhalten. Sowie Geschwisterkindern aus neutralerer Sicht die Gefühlslage der werdenden Eltern zu erklären. Es kann Kindern leichter fallen, sich einer dritten Person zu öffnen, wenn sie erleben, wie stark ihre eigenen Eltern emotional betroffen und bisweilen schlecht ansprechbar sind.

Betroffene müssen oft selbst um solche Hilfe bitten, sie können leider nicht automatisch erwarten, dass Angehörige und Freunde allein darauf kommen oder sich trauen, Hilfe in diesem Bereich anzubieten. Sie sind unsicher und dankbar für jede Information, wie sie die Paare unterstützen können. Das Beste also ist, die werdenden Eltern sprechen dies offen aus.

Ritual: Bauchatmung

ist ein gutes Mittel, wenn Angst, Schrecken und Trauer uns die Luft zum Atmen nehmen. Es tut gut, ganz tief in den Bauch einzuatmen und kräftig auszuatmen (Bauch wie ein Luftballon). Dabei die Hände auf den Bauch legen. Nach drei bis vier Atemzügen normal weiteratmen. Mehrmals am Tag durchgeführt genügt das, um Kindern und Erwachsenen zu einer kurzfristigen Entspannung zu helfen, die sich positiv auf die Stimmung auswirkt (Bücken-Schaal 2014). Gerade vor und/oder nach schwierigen Gesprächen oder Situationen kann dies ein wiederkehrendes Ritual werden, das sich auch gut für dritte Bezugspersonen eignet.

Großeltern

Biggy (Oma der Zwillinge *Ben 5 und †Finn, Anenzephalie): *Die Nachricht, dass eines meiner Zwillingsenkelkinder sehr wahrscheinlich nicht lebensfähig sein wird, hat mich an meine Gren-* zen gebracht. Es entstand eine große Hilflosigkeit. Ich war hin- und hergerissen zwischen Traurigkeit und dem Versuch, meine Tochter und ihren Mann emotional zu stärken. Erst die Auseinandersetzung und die vielen Gespräche innerhalb der Familie haben es nach und nach ein bisschen leichter gemacht. Aber Hilfe, im Sinne etwas von dieser Schwere abzunehmen, ist nicht möglich. Dasein und „darüber reden" und „positiv damit umgehen" ist Unterstützung, die das Umfeld anbieten kann.*

Petra (Mutter von †Malte und †Harriet, Nierenfehlbildung): *Meine Mutter hat unseren Weg immer akzeptiert und es kamen keine Zweifel oder Widerstände zu unserer Entscheidung auf, wie „Überlegt Euch das gut".*

Wer bei diesem Thema bislang noch wenig bedacht wurde, sind die Großeltern. Die Eltern der werdenden Mutter, die Eltern des Partners. Sie befinden sich, je nach Verhältnis, in dieser Situation oftmals in einer wichtigen Rolle und leiden darüber hinaus ebenso. Auch sie sind als Großeltern unmittelbar betroffen: Es handelt sich hier um ihr Enkelkind. Oft fragt aber niemand, wie es ihnen geht. Dabei erleben sie eine dreifache Trauer, da sie mit einem Schritt Abstand nicht nur um sich selbst kreisen:

- Sie erleben die Trauer um ihr ungeborenes, „nicht mehr" gesundes Enkelkind, auf das sie sich vermutlich gefreut haben.
- Sowie die Trauer um ihr eigenes, leidendes Kind (die werdende Mutter, der Partner), dem sie seine Schmerzen nicht abnehmen können.
- Und sie erleben Sorge und Trauer um gegebenenfalls schon vorhandene Enkelkinder, die sie ebenfalls vor Leid bewahren möchten.

In einem engen Familienverbund wird Großeltern an dieser Stelle viel abverlangt, ohne dabei ihre eigenen, auch emotionalen Belastungen wahrzunehmen. Wir ermutigen also alle Außenstehenden dazu, auch die Großeltern als betroffen anzuerkennen und anzusprechen: wie es ihnen geht und ob sie gegebenenfalls Unterstützung brauchen. Meist können schon kleine Gesten im Alltag Wunder wirken: ein gekochtes Essen, eine Tasse Tee, ein offenes Ohr, Anerkennung und Verständnis für ihre Trauer.

Wer als Oma oder Opa spürt, dass die Situation emotional überfordert und Gefühle wie Trauer, Stress, Wut nicht verarbeitet werden können oder überhand nehmen, sollte psychosoziale Begleitung in Anspruch nehmen. Eine Beratungsstelle kann hier weiterhelfen.

Neben ihrer eigenen Belastung und Emotionalität fragen sich viele Großeltern aber vor allen Dingen, wie sie ihren Kindern und Enkelkindern helfen können. Im besten Falle werden sie die werdenden Eltern im Alltag unterstützen: Sind Geschwisterkinder da, können sie zum Beispiel vermehrt die Betreuung für diese übernehmen. Sie können bei alltäglichen Erledigungen helfen und den werdenden Eltern den Rücken für zeitaufwendige Untersuchungen freihalten. Sie halten sich mit konkreten Handlungsvorschlägen zurück, wenn sie nicht darum gebeten werden.

Trotz allem ist es wichtig, dass sie da sind, zuhören, auch ihre Gedanken behutsam vortragen und die Entscheidungsprozesse damit unterstützen, indem sie das Gefühl transportieren, dass die werdenden Eltern nicht gänzlich allein sind und ihnen der Rücken gestärkt wird. Großeltern respektieren die Entscheidung, die dann getroffen wird, auch wenn es nicht ihre sein mag. Sie würden ihren Kindern zwar gerne die Last und diese schweren Ereignisse abnehmen, wissen aber, dass sie das nicht können.

Es gibt Familien, in denen es zum Zerwürfnis zwischen Großeltern und werdenden Eltern kommt, wenn die Großeltern zum Beispiel trotz allem nicht mit der Entscheidung einverstanden sind. Es liegt in der Natur des Elternseins, das eigene Kind vor schwerwiegenden Entscheidungen, die seine Zukunft maßgeblich beeinflussen können, beschützen zu wollen. Es ist auch typisch, dass Eltern gegebenenfalls meinen, durch einen Vorsprung an Lebenserfahrung die bessere Wahl treffen zu können. Und niemand ist begeistert, wenn das eigene Kind sich für einen Weg entscheidet, der einem als Eltern schmerzhaft erscheint (Guido und Fezer Schadt 2015, 41 und 80). Wenn

kein gemeinsamer Nenner gefunden werden kann, bleibt nur Dialog und gegenseitige Akzeptanz. Betroffene können dann aber auch einen Moment auf Abstand gehen und versuchen, zu einem späteren Zeitpunkt, wenn sich die Gemüter beruhigt haben, wieder ins Gespräch kommen. Ist für die Betroffenen ein guter Kontakt weiterhin wichtig, können sie auch über eine psychosoziale Betreuung innerhalb der Familie nachdenken. Auch an dieser Stelle kann ein offener Brief eine Brücke schlagen und einen verlorengegangenen Dialog zu jedem Zeitpunkt wieder aufnehmen.

Alleinstehende Mütter

Karin (Mutter von †Viola, Trisomie 21):
Ich war gerade im Ausland und ging dort zum Frauenarzt zur normalen Vorsorge. Plötzlich wurde ich fast genötigt, nach einem Bluttest eine Punktion zu machen. Ein unaufhaltsames Rad fing sich an zu bewegen. Ich erfuhr nach der Fruchtwasseruntersuchung, dass mein Kind Trisomie 21 hatte.

Als ich die Diagnose bekam, konnte ich es nicht glauben und wusste nicht, was ich tun, an wen ich mich wenden soll und was das nun heißt? Durfte ich das Kind nun nicht mehr bekommen? Mit einem Mal stand ich vor einer Entscheidung, die ich nicht treffen konnte, und fühlte mich irrsinnig alleine. Einen Tag wollte ich das Kind, war voller Enthusiasmus, am nächsten Tag folgte die Angst.

Bis zum Schluss war ich hin- und hergerissen, es war eine Unmöglichkeit für mich als Mutter, man kann sagen, ich bin eigentlich nie wirklich zu einer Entscheidung gekommen. Ich denke auch nicht, dass eine Mutter (oder ein Vater) eine solche Entscheidung überhaupt treffen kann. Ich wünschte mir dieses Kind, auch mit Behinderung, aber die ganzen äußeren Umstände und meine Angst verunsicherten mich massiv. Schlussendlich habe ich mich nach einem Gespräch mit einer Psychologin dafür entschieden, für meine beiden anderen schon geborenen Töchter da sein zu wollen, also abzubrechen.

Schlimm war, dass ich ganz alleine war, mit niemandem darüber reden konnte. Ich hätte mir gleichgesinnte Menschen gewünscht, die habe ich damals nicht gefunden, erst später.

Alleinstehende Mutter zu werden birgt grundsätzlich ein höheres Maß an Kraftaufwand und Organisation. Nun kommt eine PND hinzu: Jetzt fühlen Alleinstehende sich gegebenenfalls einsamer als Eltern, die zu zweit sind und sich vielleicht gegenseitig austauschen und stützen können.

Es kann aber auch positive Aspekte in dieser Konstellation geben: Werdende Mütter können sich ganz auf ihr Gefühl und ihren Körper konzentrieren. Das heißt nicht, dass der ehemalige Partner grundsätzlich nicht informiert oder nach seiner Meinung befragt werden soll, aber „Störgeräusche" wie zusätzliche Beziehungsprobleme oder Meinungsverschiedenheiten können hier entfallen. Die Schwangere kann sich – gegebenenfalls nach Absprachen mit dem Expartner – so ganz auf sich und ihr Bauchgefühl einlassen und danach handeln.

In alleinstehenden Müttern kann sich mit der Entscheidung (egal in welche Richtung) dann aber auch verstärkt das Gefühl entwickeln, die auf sie nun zukommenden Ereignisse allein nicht tragen zu können. Sie sind aber auch jetzt nicht allein und wir können nur raten, diese Situation unbedingt mit anderen Menschen zu teilen und sich unterstützen zu lassen. Vor allen Dingen halten wir es für wichtig, sich psychosozial begleiten zu lassen.

Hilfreich kann auch eine Selbsthilfegruppe oder ein Forum sein. Das Netzwerk der Betroffenen ist groß und vielschichtig. Dort finden sich andere Menschen, die die Situation verstehen, Fachpersonal weiterempfehlen und sie bei Entscheidungsprozessen begleiten können. Oftmals entstehen hier neue, lebenslange Freundschaften.

Die Möglichkeiten des Internets können in diesem Bereich unschlagbar sein. Und sollten Betroffene trotz allem nicht fündig werden, dann melden sie sich zur Not bei uns, vielleicht können wir weiterhelfen, eine gute Begleitung für die nächsten Schritte zu finden.

Mehrlingskinder

Sabine Schlotz (Diplom-Psychologin, Autorin, Gründerin LEONA e.V.): *Ich betreute eine Zwillingsschwangerschaft, eines der Kinder war schwer behindert. Die Familie entschied sich für einen selektiven Fetozid, weil es schon Geschwisterkinder gab und alles eine zu große Herausforderung geworden wäre. Bei der Begleitung der Schwangerschaft war es sowohl wichtig, der Beziehung der Mutter zum kranken Zwilling Raum zu geben, damit sie den Verlust verkraften kann, als auch die Bindung zum zweiten, gesunden Zwilling zu fördern, um hier das Verlustrisiko zu minimieren. Ebenso wichtig war es, der Situation des gesunden Zwillings Rechnung zu tragen, die sich aus dem Fetozid für ihn ergab. Aus meiner praktischen Erfahrung weiß ich, dass Zwillinge schon intrauterin eine intensive Beziehung zueinander haben können. Üblicherweise glauben wir, dass Ungeborene noch nicht viel wahrnehmen. Aus der Arbeit mit Erwachsenen weiß ich heute, dass dies ein Irrtum ist. Ich bevorzuge nun, Ungeborene als Personen zu sehen und ihnen auch so zu begegnen. Hier stellte sich mir die Frage, was macht das mit dem lebenden Zwilling, was braucht er, damit es ihm gutgeht? Der Mutter gefiel diese Sichtweise und sie hat sie wunderbar umgesetzt. Mutter und Kind haben die Schwangerschaft sehr gut überstanden, der kleine Junge kam termingerecht gesund zur Welt und es geht ihm auch heute gut.*

Biggy (Oma der Zwillinge *Ben 5 und †Finn, Anenzephalie): *Bei einer der ersten Ultraschalluntersuchungen erfuhr meine Tochter, dass es mit einem der Zwillinge scheinbar Komplikationen gab. In der Praxis nahm sich niemand Zeit, sie einen Moment zu begleiten. Sie war dort nach dem Gespräch völlig aufgelöst nach Hause entlassen worden. Die weiteren Untersuchungen bestätigten dann alle Vermutungen, Finn hatte schwere Fehlbildungen im Gehirn. Ben war, soweit das zu beurteilen war, gesund.*

Bei eineiigen Mehrlingen ist die Wahrscheinlichkeit gegeben, dass eine PND alle Kinder betrifft, wenn es sich um genetische Störungen handelt, da die Kinder mit demselben genetische Material ausgestattet sind. Genauso kann aber auch eines oder können mehrere gesund sein (Beispiel: Neuralrohrdefekt bei nur einem Kind).

Es kann außerdem sein, dass sie eine gemeinsame Fruchtblase (monoamnial) und/oder Plazenta haben. Zwillinge mit einer gemeinsamen Plazenta sind über Blutgefäße miteinander verbunden, wodurch es zu einem Ungleichgewicht des Blutaustausches zwischen den ungeborenen Kindern kommen kann, in dessen Folge eines unterversorgt wird (Fetofetales Transfusionssyndrom, Häufigkeit 10-15 Prozent). Hierfür gibt es vorgeburtliche Behandlungsmethoden, eine vorzeitige Entbindung könnte notwendig werden.

Bei mehreiigen Mehrlingen ist es nach PND regelmäßig so, dass eines der Kinder krank und/oder gefährdet ist, das andere aber gesund, und damit das kranke Kind eine mögliche Gefahr für das gesunde darstellt.

So oder so: Kommt bei einer Mehrlingsschwangerschaft eine PND hinzu, wird der erste Schritt sein genauer abzuklären, welches der Kinder inwiefern betroffen ist und inwieweit diese Diagnose auch gegebenenfalls nicht betroffene Kinder im Bauch gefährden könnte. Wichtig für die Entscheidungsfindung und Beratung der Eltern sind also besonders die Plazentaverhältnisse der ungeborenen Kinder: Handelt es sich um dichoriale Mehrlinge (das ist in 84 Prozent der Zwillingsschwangerschaften der Fall (Cheong-See et al. 2016)), die jeweils eine Plazenta haben, oder handelt es sich um monochoriale Mehrlinge, also Kinder, die sich eine Plazenta teilen.

Bei der Punktion bei Mehrlingskindern

wird bei 80 Prozent der Fruchtwasseruntersuchungen mit einem Einstich zunächst die erste und dann durch die innere Trennmembran (Eihäute) die zweite Fruchthöhle punktiert. Die Komplikationsrate der Amniozentese bei Mehrlingen wird mit etwa 3,07 Prozent (Verlustrate über alles) angegeben (bei Einlingsschwangerschaften 0,6 bis 1 Prozent) (Agarwal und Alfirevic 2012).

Die Situation, das Wohl des einen Kindes gegen das Wohl des anderen Kindes aufwiegen zu müssen, ist für werdende Eltern ein menschenunmöglicher Kraftakt: Sie können sich nicht für das eine oder das andere Kind entscheiden, ohne diese Entscheidung für immer in Zweifel ziehen und betrauern zu müssen. Begleitendes Fachpersonal muss sich also immer wieder klarmachen, dass eine solche Entscheidung, für und gleichzeitig gegen ein Kind in einer Mehrlingsschwangerschaft, für werdende Eltern grundsätzlich mit großen Schuldgefühlen verbunden ist. Dies liegt in der Natur ihrer Elternschaft und ist wohl eine der grausamsten Entscheidungen, die von Eltern erwartet werden kann.

An dieser Stelle sollte Aufklärung, profundes Fachwissen in Kombination mit einer sehr genauen medizinischen Einschätzung zu dem jeweiligen Zustand und den Prognosen der einzelnen Kinder den betroffenen Eltern helfen, später mit ihren Entscheidungen Frieden schließen zu können.

Ein Kind ist krank und lebensfähig

In manchen Zwillingsschwangerschaften stellt sich die Situation ein, dass eines der Kinder zwar lebensfähig, aber eine Behinderung oder chronische Erkrankung zu erwarten ist. Wie immer bei PND kann keine ganz genaue Prognose für die Entwicklung des beeinträchtigten Kindes gestellt werden. Insbesondere bei dichorialen Schwangerschaften, bei denen keine Versorgungsprobleme zu erwarten sind, entscheiden sich manche Eltern für den gezielten Fetozid des kranken Kindes.

Der Fetozid eines Mehrlings wird in so einem Fall möglichst früh in der Schwangerschaft erfolgen, weil dann ein noch relativ geringes Risiko für eine Fehlgeburt besteht (10 Prozent Verlustrisiko (Dudenhausen und Maier 2010)). Da aber viele Behinderungen oder Fehlbildungen erst zu einem späteren Zeitpunkt der Schwangerschaft entdeckt werden (um die 20. SSW oder später), wird ein Fetozid in so einer Situation häufig erst viel später durchgeführt werden. Ab etwa der 30. SSW haben frühgeborene Kinder gute Aussichten, ohne bleibende Beeinträchtigungen zu überleben – folglich wird der Eingriff auf einen Zeitpunkt nach dieser Woche gelegt, für den Fall, dass eingriffsbedingt eine Frühgeburt und damit eine Gefährdung des gesunden Zwillings eintritt (BZgA).

Für die werdenden Eltern bedeutet das allerdings, dass die Mutter das kranke Kind in den Wochen und Monaten der Schwangerschaft in sich trägt, mit dem Wissen, dass es am Ende durch aktives Eingreifen sterben wird. Zudem muss sie es nach dem Fetozid auch tot zur Welt bringen und die Ambivalenzen im Zusammenhang mit der Geburt und möglicherweise auch die belastende Reaktionen des Umfeldes zum späten Fetozid bewältigen (Wassermann und Rohde 2009, 169).

Für das gesunde Kind bedeutet das, dass es seinen Zwilling im Mutterleib verliert und sein Versterben unmittelbar miterlebt. Es wird diskutiert, ob dies auf lange Sicht psychische Probleme für den alleingebliebenen Zwilling bedeuten kann.

Zudem stellt es ethisch eine hochproblematische Situation dar, ein nahezu reifes Kind aufgrund seiner Behinderung abzutreiben, daher wird in solchen Fällen nicht selten die Entscheidung eines Ethikkommitees mit einbezogen, das je nach Art der Behinderung dann auch einen so späten Abbruch ablehnen kann. Dies gilt prinzipiell natürlich für alle Schwangerschaften (auch bei Einlingen), hat aber bei Mehrlingsschwangerschaften eine besondere Relevanz, weil das wissentliche Abwarten bis zu einem möglichst späten Zeitpunkt zum Schutz des gesunden Zwillings ein zwar übliches, aber für Kritiker sehr fragwürdiges Vorgehen ist (Beispiel: selektiver Fetozid eines der Kinder mit Down-Syndrom nach der 30. Woche). Eine Alternative zu einem Abbruch in einer so späten SSW könnte hier zum Beispiel sein, das kranke/behinderte Kind zur Adoption oder in eine Pflegefamilie zu geben.

Ein Kind ist krank mit infauster Prognose

Biggy (Oma der Zwillinge *Ben 5 und †Finn, Anenzephalie): *Ein Abbruch wäre eine Möglichkeit gewesen, wenn tatsächlich beide Kinder schwer behindert gewesen wären und trotz allem eine große Überlebenschance gehabt hätten. Die Prognosen für Finn waren aber sehr schlecht und es war klar, dass er nicht lange überleben würde. Nachdem feststand, dass Ben, der zweite Zwilling, gesund ist, war Abbruch kein Thema mehr. Es wurde darüber nachge-* *dacht, ob beim kranken Zwilling ein Abbruch möglich wäre, ohne den zweiten zu gefährden. Das war aber völlig ausgeschlossen: Bei einer Abtreibung von Finn wären die Überlebenschancen für Ben nicht groß gewesen. Es hätte zu einer Fehlgeburt kommen können. Finn hat nach der Geburt sechs Stunden gelebt und wir konnten ihn alle sehen, begrüßen und verabschieden. Das war für uns alle sehr, sehr wichtig. Ihn in Erinnerung behalten zu dürfen.*

Werden bei dichorialen Mehrlingsschwangerschaften, also bei getrennter Plazenta und unabhängiger Versorgung, bei einem der Kinder Erkrankungen festgestellt, die eine sehr kurze Lebenszeit erwarten lassen, sollte kein selektiver Fetozid durchgeführt werden. Fast immer ist es sicherer, die Schwangerschaft auszutragen und das kranke Kind nach der Geburt palliativ zu begleiten (Nicolaides 2004, 108f., 117). So kann die Schwangerschaft meist sicher bis zum Termin gehalten und die Risiken durch Eingriffe während der Schwangerschaft können vermieden werden. Ein selektiver Fetozid bei Mehrlingsschwangerschaften birgt immer das Risiko einer Fehlgeburt oder einer sehr frühen Frühgeburt auch des gesunden Kindes (Wassermann und Rohde 2009, 170f.).

Etwas anders sieht es aus, wenn sich die Kinder eine Plazenta teilen. Bei einer monochorialen Schwangerschaft bestehen zwischen den beiden ungeborenen Kindern Gefäßverbindungen und es kann sich ein Fetofetales Transfusionssyndrom entwickeln (10 bis 15 Prozent Häufigkeit). Auch jetzt kann die Schwangerschaft mit allen Kindern fortgeführt und zunächst beobachtet werden, denn es muss sich nicht zwingend ein Versorgungsproblem einstellen.

Ist in einem solchen Fall eines der Kinder so krank, dass es ziemlich sicher bereits im Mutterleib sterben wird, so wird von ärztlicher Seite oftmals dennoch eher ein Fetozid empfohlen, da zu befürchten ist, dass es beim Tod des einen Mehrlings während der Schwangerschaft infolge seiner Erkrankung zum Verbluten des gesunden Mehrlings oder zu einer schweren Hirnschädigung kommt, sodass auch dieses gesunde Kind dann gravierende

Folgeschäden davontragen oder sogar versterben würde (siehe Folgekapitel). Bei einer minimal-invasiven Operation könnte dann die Nabelschnur des erkrankten Kindes verschlossen werden, um zu verhindern, dass das gesunde Kind große Mengen seines Blutes verliert.

Ein Kind ist im Bauch gestorben

Der intrauterine Fruchttod (Versterben im Mutterleib, IUFT) eines Kindes kann für das überlebende Kind eine Gefahr darstellen. In einer dichorialen Schwangerschaft – jeder Fötus hat eine eigene Plazenta – besteht für das überlebende Kind hauptsächlich das Risiko einer Frühgeburt, was als Folge der Freisetzung von Prostaglandinen aus der sich auflösenden, zurückbildenden Plazenta des toten Kindes auftritt. Das Risiko hierfür liegt aber bei etwa 3 bis 5 Prozent. Die verstorbenen Kinder verbleiben also in der Regel bis zur Geburt im Mutterleib oder werden von der Plazenta resorbiert oder mumifiziert (Abel 2015, 19).

Bei Kindern mit einer gemeinsamen Plazenta besteht zusätzlich zu dem Risiko der zu frühen Geburt (68 Prozent) ein Risiko für Versterben (12 bis 15 Prozent) oder neurologische Schäden (18 bis 26 Prozent) des überlebenden Kindes, da es zu Blutungen in die Plazenta des verstorbenen kommen kann (Hillman et al. 2011, Ong et al. 2006).

Eine Bluttransfusion in der Gebärmutter innerhalb von 24 Stunden nach dem Tod des einen Mehrlings kann unter bestimmten Voraussetzungen das noch lebende Kind vor neurologischen Schäden bewahren. Dies wäre ein Idealfall und erfordert ein hoch spezialisiertes Zentrum mit optimalem Zeitmanagement. Bei einem reifen Kind würde daher eher umgehend ein Kaiserschnitt gemacht werden (Senat et al. 2002). Mit möglichen Auswirkungen auf die psychische Entwicklung des überlebenden Kindes sollten sich Eltern auch in diesem Fall befassen.

Kristian (Vater von *Elena 4, Trisomie 18 und Spina Bifida): *Es gab viele schwierige Momente: Darunter natürlich, als wir die Diagnose erhalten haben und dann eine Entscheidung treffen mussten. Aber es gab und gibt bis heute jeden Tag auch unzählige schöne und kostbare Erfahrungen.*

Wir sind trotz allem schwanger? Mit dieser Aussage werden viele vermutlich gerade am Anfang nach einer PND nicht viel anfangen können. Sie soll aber der rote Faden dieses Buches sein.

Für die meisten werdenden Eltern bleibt nach einer PND zunächst einmal die Zeit stehen. Die Welt um sie herum dreht sich in rasantem Tempo weiter und sie stehen erstarrt im Auge des Wirbelsturmes und finden keinen Ausweg beziehungsweise keinen Weg zurück in die Welt.

Auch die Schwangerschaft scheint in diesem Augenblick stehenzubleiben. Ganz automatisch und verständlicherweise entfernen sich viele werdende Eltern zunächst einmal von ihrem ungeborenen Kind und finden nur schwer wieder Zugang zu dieser Schwangerschaft. Es ist nicht nur so, dass sie mit ihr nichts mehr zu tun haben wollen, es ist, als hätte diese Schwangerschaft tatsächlich nichts mehr mit ihnen zu tun.

Dieses Phänomen betrifft nicht nur das Innenleben, sondern auch das Umfeld der Paare: Häufig geht es bei Ärzten, Freunden, in der Familie nicht mehr um das Kind, sondern um eine Diagnose, ein Problem, mit dem jetzt „irgendetwas gemacht werden muss". Ein Problem, von dem erwartet wird, dass die werdenden Eltern es möglichst bald lösen, um alle aus dem Grauen zu befreien. Trotz Diagnose handelt es sich hier für viele Betroffene aber immer noch um ein, um ihr ungeborenes Kind, wenn auch um eines mit speziellen Bedürfnissen (Guon et al. 2014).

Es ist schwer, sich gegen diese inneren und äußeren Widerstände wieder auf das Eigentliche zurückzubesinnen: Darauf, dass wir als Paar immer noch und trotz allem Eltern werden, ganz egal, ob dieses Kind krank oder gesund ist, ob es leben oder sterben wird und auch unabhängig davon, was wir entscheiden werden, also ob wir abbrechen oder weitertragen – das alles hat nichts an dieser Tatsache geändert.

Nach einer PND ist dieser Gedanke oft zunächst erschreckend, birgt aber auch die Möglichkeit, sich über die Widerstände hinwegzusetzen und zurück, im wahrsten Sinne des Wortes, zur Mitte zu finden: zum Bauch.

Wir sind ständig mit der landläufigen Ansicht konfrontiert, die bei den werdenden Eltern genauso wie bei Angehörigen und Fachpersonal herrscht, dass es für Paare einfacher ist, nicht in Beziehung und Kontakt mit ihrem kranken, gegebenenfalls sterbenden Kind zu gehen, um weniger zu leiden und später, sollte es zum Verlust kommen (gegebenenfalls auch durch einen Abbruch), nicht vom Schmerz und der Trauer überwältigt zu werden. Erfahrungsgemäß ist aber das Gegenteil der Fall: Diese besondere Schwangerschaft, Geburt und die, wie auch immer geartete, Lebenszeit danach sind kostbare Momente, die bewusst und aktiv zum Aufbau einer innigen Bindung zum Kind genutzt werden sollten. Hier können einmalige Erinnerungen geschaffen und gesammelt werden, die später beim Heilungsprozess und, sollte das Kind auf natürliche Weise oder durch einen Abbruch sterben, beim Trauerprozess unersetzlich sein werden und auf die Betroffene als Kraftquellen zurückgreifen können. Es ist ein Irrglaube, dass, wer auf Distanz geht, nicht leiden und schneller zur Normalität zurückkehren wird.

Und es ist vor allen Dingen die Verantwortung des Fachpersonals und der Begleitpersonen, den Eltern hier über ihre Ängste hinwegzuhelfen und sie dabei zu unterstützen, eine Beziehung zu ihrem Kind – gerade nach einer PND, auch im Hinblick auf eine spätere kompetente Entscheidung – wieder einzugehen beziehungsweise aufzubauen (Garten und von der Hude 2014, 69).

Das bedeutet auch, sollte das Kind/eines der Kinder bald sterben oder schon im Bauch gestorben sein oder ein Abbruch geplant werden, dass auch in den Tagen vor und nach dem Tod des Kindes noch aktiv an der Bindung gearbeitet werden kann.

Diese Haltung gilt ab jetzt, nach Erhalt der Diagnose: für die Schwangerschaft, die Geburt und dann gegebenenfalls das Weiterleben mit einem besonderen Kind, für eine palliative Geburt sowie einen Abbruch. Wir werden sie im Laufe des Buches also immer wieder konsequent aufgreifen. Sie ist für Betroffene, ihre Zukunft und auch für ihr Umfeld wichtig. Wir wissen, dass eine Schwangerschaft nach einer PND sehr viel Zwiespältigkeit in sich trägt: Betroffene sollten sich aber auch unbedingt positive Gefühle gestatten, sollten diese auftreten. Und das werden sie ganz automatisch, denn: Trotz der schwierigen Situation, in der betroffene Paare sich gerade befinden, und unabhängig davon, was sie entscheiden werden, erwarten sie immer noch ein Kind, das sie vermutlich so oder so lieben und beschützen möchten. Sie können auch jetzt in Kontakt mit diesem Kind treten, ganz gleich in welcher Art – sei es gesprochen, gedanklich, geschrieben, durch Berührung – und vor allen Dingen erklären, was gerade passiert und welche Entscheidungen sie warum treffen (Schlotz 2015, 38f.).

Es ist für werdende Eltern also wichtig, ganz egal, was sie entscheiden werden, sich dennoch zu erlauben immer noch schwanger zu sein. Das heißt, in der Zeit, die ihnen in der Schwangerschaft noch bleibt, so gut es geht, auch positive Erinnerungen zu sammeln. Unabhängig von der Entscheidung, die nun getroffen wird, können also folgende Tipps für die nächsten Tage und Wochen in dieser Phase des Entscheidungsprozesses positiv und unterstützend wirken, auf die wir in den Schwangerschaftsritualen dann später weiter eingehen:

Erinnerungen an diese Schwangerschaft werden später wertvolle Schätze für die Heilung sein, zum Beispiel Bauchfotos, Ultraschallbilder, Momente der Ruhe und wiederkehrende Rituale. **So viel wie möglich selbermachen**, jeder Handgriff wird Betroffenen das Gefühl geben, aktiv etwas für ihr ungeborenes Kind tun zu können und aus der Hilflosigkeit in diesen Tagen herauszufinden: stricken, basteln, Erinnerungsbuch anlegen.

Und zum Abschluss: Auch für diese Schwangerschaften gelten immer noch die Mutterschaftsrichtlinien, die Vorsorge läuft ganz normal weiter und im Mutterpass werden die Diagnosen und am besten auch das weitere Vorgehen eingetragen. Ganz egal, wie die Entscheidung ausfallen wird, für alle Familien gilt, dass sie sich von Arzt und/oder Hebamme betreuen lassen können (Garten und von der Hude 2014, 11).

Zusammenfassung: Wie kommen wir zu unserer Entscheidung?

Da die Entscheidung über Leben oder Tod des eigenen Kindes der wichtigste Schritt nach einer PND ist, haben wir hier nochmals die wesentlichen Punkte übersichtlich zusammenfasst:

- Neuigkeiten erst ankommen lassen, gegebenenfalls Rückzug und Ruhe für gewisse Zeit

---

- offene Fragen für spätere Arzt- und Beratungsgespräche notieren

---

- Informationen und Beratung: interdisziplinäres Team, gegebenenfalls Zweitmeinung, Beratungsstelle, Literatur, Austausch mit anderen betroffenen Familien (Selbsthilfegruppe, Vereine, Internetforen)

- eine persönliche „Pro & Contra-Liste" anfertigen, in der alle relevanten Themen grafisch einander gegenübergestellt werden, um die Gedanken zu sortieren

---

- gut informiert eine Auszeit nehmen und dort alle möglichen Wege und Szenarien gedanklich durchspielen, wieder offene Fragen notieren – dann aber auch versuchen, sich bewusst von den Sorgen und Ängsten zu distanzieren, und etwas Schönes unternehmen

---

- sich selbst nicht unter Druck setzen, bald zu einer Entscheidung kommen zu müssen (in der Regel ist kein Zeitdruck)

- gegebenenfalls vorübergehende Distanz zu solchen Angehörigen und Freunden, die durch mangelndes Wissen zur Thematik und undifferenziertes „in einen Topf werfen" nicht hilfreich beitragen können – obwohl sie es meist wollen

---

RUND UM SCHWANGER

🔍 **Dr. Clarissa Schwarz (Hebamme, Bestatterin, Gesundheitswissenschaftlerin):** *Ich wüsste nicht, wie ich reagieren würde in einer entsprechenden Lebenssituation. Ich wage nicht, das zu beurteilen. Aber ich unterstütze gerne die Frauen, die sich zum Austragen entscheiden. Weil ich das Gefühl habe, dass dies eine gute Sache ist, und ich sie darin stärken möchte, mit dieser Schwangerschaft zu leben. Immerhin kann diese noch Wochen oder Monate dauern.*

Wer in unserem Buch bis zu dieser Stelle gekommen ist, der hat nun vermutlich entschieden. Sollte es eine Entscheidung für das Weitertragen sein, dann sind die folgenden Kapitel besonders wichtig: Hier kommt nun unser **Schwangerschaftsratgeber**. Gerne möchten wir alle Betroffenen und ihre Kinder in den kommenden Tagen und Wochen auf ihrem weiteren Weg begleiten. Die aktive Entscheidung ist der erste Schritt, diese besondere Schwangerschaft zu leben und den eigenen Weg zu finden.

Eine Medikamenteneinnahme in der Schwangerschaft und Stillzeit

sollte <u>immer</u> mit Arzt oder Hebamme abgesprochen werden. Wer in Bezug darauf zuverlässig eine Vorauskunft haben möchte, kann sich auf der Seite www.embryotox.de schnell Gewissheit verschaffen. Es handelt sich um ein seriöses Angebot der Charité, Universitätsmedizin in Berlin, das stets auf dem neuesten medizinischen Stand ist. Grundsätzlich gilt in der Schwangerschaft aber immer: weniger ist mehr. Am besten ist es, nichts zu nehmen, wobei bei chronischen Erkrankungen und starken Beschwerden immer das Nutzen-Risiko-Verhältnis abgewogen werden muss.

Roter Faden für uns ist und bleibt die Perspektive, dass Betroffene auch jetzt noch und trotz allem

schwanger sind. Wir möchten Betroffene und ihr Umfeld also immer wieder dazu ermutigen, auch diese Schwangerschaft als solche wahrzunehmen, mit allem, was auch zu jeder normalen Schwangerschaft dazugehört. Im Rund-um-schwanger-Kapitel behandeln wir also zunächst allgemeine Schwangerschaftsthemen und gehen dann konkret auf die drei Trimester und ihre Besonderheiten ein – dies alles auch ganz bewusst immer wieder unabhängig von einer PND.

Psychohygiene: Weitertragen heißt Weiterwarten

🤰 **Ildikó (Mutter von *Béla 10, Trisomie 21; †Valentina, Anenzephalie):** *Das Wichtigste, was ich durch Béla gelernt habe, ist im Augenblick zu leben. Und die Gratwanderung zu suchen zwischen dem, was ich in meinem Leben selbst in die Hand nehmen kann, und dem, was ich annehme, wie es kommt. Auch in Bezug auf das Austragen – hier geht es nicht darum, sofort etwas leisten zu müssen, sondern tatsächlich etwas auszuhalten und zu schauen, was passiert. Oft wird das Gewicht dann kleiner. Dieses Annehmen ist immer auch ein Prozess. Ich habe mit beiden Kindern die Erfahrung gemacht, dass ich, wenn alles schwierig und hoffnungslos erscheint und ich dann loslasse, getragen werde. Dass ich nicht abstürze. Manche sagen, das ist die Natur der Dinge, andere nennen es Gott, andere Schicksal.*

Schwangerschaft bedeutet immer „Warten": „Ein Kind *erwarten*", „Mutter *werden*", „*guter Hoffnung sein*" – all diese Beschreibungen drücken eine Wartehaltung, vielmehr auch eine Erwartungshaltung werdender Eltern und ihres Umfeldes aus.

Letztere antiquierte Redewendung „guter Hoffnung sein" beschreibt sehr gut, dass zumindest in der Vergangenheit nicht automatisch angenommen wurde, dass alle Schwangerschaften reibungslos verlaufen müssen und ein Kind grundsätzlich problemlos geboren wird. In dieser Hoffnung steckt das Wissen, dass ein gesundes Kind nicht selbstverständlich ist. Dieses Wissen scheint sich auf eigentümliche Art und Weise in unserer Zeit gewandelt zu haben: Es scheint zu dem Bedürfnis geführt zu haben, alle Schwangerschaften per se als potenzielles Problem einzustufen, woraus sich ein medizinisch technisierter Überwachungsapparat entwickelt hat, der diesem alten Wissen um die Imperfektion der Natur das Vermeiden dieser Imperfektion entgegensetzen möchte.

Es gibt im Leben aber keine absoluten Sicherheiten, auch mit der ausgeklügeltsten Technik nicht. Das heißt, wir können nur versuchen, diesen immerwährenden Rest Ungewissheit auszuhalten. Vielleicht kann an dieser Stelle der Gedanke trösten, dass diese Ungewissheit tatsächlich alle ungeborenen Kinder betrifft, auch die gesunden. Niemand weiß, wie die Schwangerschaft, die Geburt und das weitere Leben eines Kindes verlaufen werden. Ob ein gesund geborenes Kind eines Tages krank oder einem Unfall haben oder vielleicht andere Probleme entwickeln wird. Warten ist also grundsätzlich für alle Eltern ein normaler (schwieriger) Zustand. „Man muss den Dingen die eigene, stille, ungestörte Entwicklung lassen, die tief von innen kommt, und durch nichts gedrängt oder beschleunigt werden kann; alles ist austragen – und dann Gebären ... Reifen wie der Baum, der seine Säfte nicht drängt und getrost in den Stürmen des Frühlings steht ohne Angst, dass dahinter kein Sommer kommen könnte. Er kommt doch! Aber er kommt nur zu den Geduldigen, die da sind, als ob die Ewigkeit vor ihnen läge, so sorglos still und weit." (Rainer Maria Rilke)

Weiterwarten nach PND

Dr. Clarissa Schwarz (Hebamme, Bestatterin, Gesundheitswissenschaftlerin): *Manche der werdenden Eltern wünschen sich, dass ihr Kind länger im Bauch bleibt und dass sie nach der Geburt wenigstens ein paar Stunden ihr Kind lebend erfahren dürfen, die Stimme hören, in die Augen sehen. Andere wünschen sich, dass die Prognosen besser ausfallen als noch während der Schwangerschaft. Und wieder andere, dass ihr behindertes Kind sich nach der Geburt positiv entwickelt. All das bleibt aber unklar bis zu diesem Moment der Geburt oder darüber hinaus. Es ist*

heilsam zu üben mit dieser Ungewissheit, dieser Offenheit zu leben. Nicht zu wissen, wann das Kind wie geboren wird. Das heißt, immer nur einen Schritt nach dem anderen zu gehen und dabei nicht wissen zu müssen, wie dann der nächste aussehen wird.

Dr. med. Lars Garten (Leiter Palliativteam Neonatologie, Oberarzt für Neonatologie): *Bei jeder vorgeburtlichen Beratung kommt irgendwann der Punkt, an dem ich mit den Betroffenen im Rahmen der Prognoseeinschätzung für ihr Kind über Wahrscheinlichkeiten sprechen muss. Und auch darüber, dass es immer wieder Ausnahmen und unerwartete Krankheitsverläufe gibt. Letztlich müssen wir uns eingestehen, dass niemand auf der Welt alles voraussehen kann. Wir können nicht in die Zukunft schauen und auch ich als beratender Kinderarzt kann nicht mit Sicherheit voraussagen, welche Zeit für welches Kind vorbestimmt ist. Auch ich weiß nicht, mit welcher Lebensqualität ein Kind mit seiner Erkrankung leben wird. Das ist eine Ungewissheit, die ganz schwer auszuhalten ist für Eltern – aber natürlich auch für uns Beratende. Denn aufgrund genau dieser Ungewissheit wird immer ein gewisser Restzweifel bleiben. Für dieses Dilemma gibt es leider keine Lösung.*

Birgit Scharnowski-Huda (Elternbegleitung nach PND): *In so einer Situation können Betroffene nur von Tag zu Tag leben. Ich rate immer, in sich hineinzuhorchen und zu schauen, wie viel schaffe ich heute und wie komme ich durch den Tag. Und sich von Stunde zu Stunde, von Tag zu Tag weiterzuarbeiten. Und ich versuche ihnen aber klarzumachen, dass, wenn sie sich jetzt gegen die Schwangerschaft entscheiden, was sie zu jedem Zeitpunkt können, es dann aber tatsächlich endgültig ist. Dann ist es vorbei.*

Bei infauster Prognose würde ich werdende Eltern versuchen darin zu stärken, solange es geht, Zeit mit ihrem Kind zu verbringen. Wenn sie dann aber irgendwann sagen: „Ich schaffe es nicht mehr", würde ich auch diese Entscheidung unterstützen. Sie müssen damit leben.

Sabine Schlotz (Diplom-Psychologin, Autorin, Gründerin LEONA e.V.): *Wenn Be-*

troffene nicht wissen, worauf sie sich vorbereiten müssen, kann es sehr hilfreich sein, mit anderen Eltern zu sprechen, die ein solches Kind haben, um zu erfahren, welche Probleme überhaupt auftauchen könnten und wie dann damit umgegangen werden kann.

Sabrina (Mutter von *Sophia 4, Zwerchfell-hernie): *Das Schwierigste war die Ungewissheit und das Warten. Wir hatten zwar gute Prognosen, aber trotzdem Ängste und Zweifel: Was, wenn noch weitere Erkrankungen dazukämen? Würden wir aus der Klinik mit oder ohne Kind nach Hause kommen?*

Diese Unsicherheiten sind fast unerträglich. Das Wichtigste, was ich mit Sophia also gelernt habe, ist Geduld zu haben. Kleine Fortschritte zu machen und manchmal auch wieder zwei Schritte zurück.

Nach einer PND kommt in dieser Schwangerschaft nun noch ein anderes Warten hinzu, das sich je nach Diagnose und Prognose in drei Fälle teilt, die aber in der Realität oftmals nicht so eindeutig voneinander abzugrenzen sind, da Prognosen bis zur Geburt nur Prognosen bleiben können: Manche Familien müssen das Warten aushalten, nicht zu wissen, wie es ihrem **lebenden, aber kranken oder behinderten Kind** wohl nach der Geburt gehen wird, wie sich seine Diagnose ausnimmt, welche Prognosen dann gemacht werden können, wie es sich die ersten Tage, Wochen, Monate entwickeln wird, welche Therapien möglicherweise dann infrage kommen und wo sie Unterstützung finden werden.

Andere Familien – sollte das **Kind eine infauste Prognose** erhalten haben und vorausgesagt worden sein, dass es in naher Zukunft sterben wird – warten auf den Tod. Dieses Warten ist ebenso anstrengend, zermürbend und furchteinflößend und verstärkt das Gefühl der Hilflosigkeit der werdenden Eltern. Betroffene werden sich vielleicht andauernd fragen, ob ihr Kind noch lebt, vor allem wenn sie es eine Zeitlang nicht gespürt haben. Sie werden sich fragen, wann der Zeitpunkt gekommen ist, sich zu verabschieden und ob sie ihn vielleicht verpassen werden?

Am schwierigsten ist es, wenn **die Diagnosen nicht eindeutig** sind und keine wirklichen Progno-sen gestellt werden können. Diese Ungewissheit ist der schlimmste Angstmacher und Nervenfresser:

- Worauf sollen wir uns vorbereiten?
- Wird unser Kind vielleicht ein Leben lang an Apparate angeschlossen sein?
- Wollen wir das?
- Oder wollen wir solche Therapien für unser Kind nicht?
- Was ist richtig oder falsch?
- Wird unser Kind überleben und wenn ja, wie?

Spüre ich, wenn mein Kind im Bauch stirbt?

Jein. Rein physisch ist das nicht zu spüren, allerdings fällt natürlich auf, wenn keine Kindsbewegungen mehr vorhanden sind und oftmals hat die Schwangere eine Ahnung oder ein schlechtes Gefühl, welches sich dann nicht selten bestätigt. In frühen Schwangerschaftswochen, wenn noch keine Kindsbewegungen bemerkt wurden und die werdende Mutter Gewissheit darüber möchte, ob das Kind noch am Leben ist, kann mit der Hebamme oder dem Frauenarzt vereinbart werden, in kürzeren Abständen eine Kontrolle vorzunehmen. Es gibt auch entsprechende Ultraschallgeräte (Fetal-Doppler), die ein Abhören der Herztöne zu Hause ermöglichen. Das verstorbene Kind im Bauch zu tragen birgt in der Regel kein akutes gesundheitliches Risiko für die Mutter (Garten und von der Hude 2014, 13).

In den folgenden Kapiteln versuchen wir das Warten noch genauer zu betrachten und Werkzeuge zu finden, damit Betroffene in den nächsten Tagen, Wochen und Monaten, unabhängig von Diagnose und Prognose, bestmöglich zurechtzukommen. Denn diese Tipps können nur Krücken bleiben, das Warten an sich lässt sich grundsätzlich leider nicht verhindern. Es ist Teil dieses Weges.

Weiterwarten heißt Zweifel sowie Gedanken- und Gefühlskarussell

🔍 **Sabine Schlotz (Diplom-Psychologin, Autorin, Gründerin LEONA e.V.):** *Es lässt sich nicht verhindern, dass ungeborene Kinder auch die negativen Gedanken und Gefühle der Mutter aufnehmen. Schuldgefühle sind hier nicht angemessen, denn man kann sie nicht davor schützen. Aber man kann die Ungeborenen einbinden und ihnen die Gefühle erklären. Aus der Bindungsanalyse wissen wir, dass dies wirksam ist.*

Ich persönlich hatte auch negative Gedanken und Gefühle. Ich erinnere mich noch daran gedacht zu haben: „Mein Gott, Leona, hoffentlich stirbst du noch in meinem Bauch, damit ich nicht vor diese Herausforderung gestellt werde." Dahinter steckte schlicht Angst vor dem Unbekannten – das weiß ich heute. Genauso dachte ich: „Leona, bitte bleib noch, ich will dir gerne wenigstens noch ein Mal in die Augen sehen." Es ist ein Auf und Ab, eine Achterbahn.

Heute würde ich alles mit meinem Kind im Bauch kommunizieren, ihm offen und ehrlich erzählen, was ich fühle und warum ich das fühle, und welche Rolle es dabei spielt – oder auch nicht spielt. Die Erfahrungen aus der praktischen Arbeit haben mich darin bestärkt.

Wir möchten an dieser Stelle ein sehr wichtiges Thema aus der Entscheidungsfindung aufgreifen: dass vermutlich auch jetzt und bis zum Ende der Schwangerschaft immer wieder Zweifel aufkommen werden, ob die nun getroffene Entscheidung die richtige ist. So wie jede wichtige Entscheidung im Leben bringt auch diese Ängste und Sorgen mit sich. Es wird sich also nicht vermeiden lassen, dass werdende Eltern auch in den Wochen und Monaten nach ihrer Entscheidung immer wieder von Zweifeln belastet werden. Niemand weiß im Moment der Entscheidung, ob sie die richtige oder die falsche sein wird. Niemand weiß, ob überhaupt jemals von Richtig und Falsch gesprochen werden kann.

Was im weiteren Verlauf der Schwangerschaft also verstärkt auftreten kann, ist die Ambivalenz der Gefühle der Betroffenen. Der erste Schock hat sich meist gelegt, und allmählich sickert die Re-

alität durch. Ein Wechselbad der Gefühle in einer Schwangerschaft mit PND spätestens ab dem zweiten Trimester ist völlig normal: Die Schwangeren verstehen nach und nach mit dem Wachsen des Bauches und den Bewegungen, dass sie ein Kind erwarten und dass es krank ist. Je nach Prognose kommen nun konkrete Ängste und Sorgen hinzu:

- Wie geht es meinem Kind?
- Was tue ich, wenn mein Kind schwerkrank überlebt?
- Was tue ich, wenn mein Kind nicht überlebt?
- Große Fragen werden gewälzt: Warum passiert uns das?
- Haben wir etwas falsch gemacht?
- Sollten wir nicht doch irgendetwas tun, diesem Kind zu helfen?
- Machen wir alles richtig?

Und es werden Gedanken dabei sein, mit denen werdende Eltern nicht gerechnet haben, die sie in Mark und Bein erschüttern werden oder ihnen sogar das Gefühl geben, ein schlechter Mensch zu sein oder gar verrückt zu werden. Werdende Eltern von Kindern mit sehr schlechter Prognose zum Beispiel werden sich dabei beobachten, wie sie sich zeitgleich wünschen, dass ihr Kind stirbt und überlebt.

All diese Fragen und Gedanken sind normal, sie werden nicht zum ersten Mal gedacht: Viele werdende Eltern in solch einer Situation werden von ihnen begleitet. Und vor allem: So wie sie kommen, gehen sie auch wieder, sie sind kein dauerhafter Zustand. Insofern müssen Betroffene auch keine Angst vor ihnen haben. Sie bedeuten nicht, dass sie schlechte Eltern sind; sie bedeuten, dass sie fühlende Menschen in einer extremen Situation sind und Angst haben. Sie sind Ausdruck ihrer Hilflosigkeit und brauchen einen Kanal, um gelebt zu werden.

Also ganz egal, welche Gedanken und Gefühle gerade auftauchen mögen: sich diese nicht verbieten oder sich selbst verurteilen – nicht in Widerstand gehen. Widerstand fördert Leid. Auf die Instanz in sich zurückgreifen, der es möglich ist (und die immer da ist), diese Gedanken und Gefühle zu beobachten. Diese Instanz ist neutral und kann dabei helfen, Gedanken und Gefühle, so wie sie kommen, auch wieder ziehen zu lassen. Die Betroffenen müssen darauf nicht aktiv reagieren. Sie können sie einfach sein lassen. Was Betroffene, die bei all ihrer Emotionalität Sorge um ihr ungeborenes Kind haben, aber aktiv tun können, ist ihrem Kind diese Gedanken und Gefühle zu erklären, in Dialog zu gehen.

Wichtig ist also, sich nicht in diesem Gedanken- und Gefühlskarussell zu verlieren, Ausdruck und Austausch können dazu beitragen, Gedanken zu sortieren und sich ihrer bewusst zu machen. Alles, was im Bewusstsein stattfindet, wahrgenommen und bearbeitet wird, ist erst einmal erlaubt. Hinter jedem Gefühl steht normalerweise ein Bedürfnis. Betroffene haben also die Möglichkeit, diesen Gedanken nachzuspüren und den Bedürfnissen, die ihnen zugrunde liegen, auf die Spur zu kommen. Dem Gefühl der Angst kann zum Beispiel das Bedürfnis zugrunde liegen, Verantwortung abgeben und getragen werden zu wollen. Dem Bedürfnis, keine Verantwortung tragen zu wollen, kann dann besser begegnet werden, indem sich Betroffene in dieser Zeit gut oder intensiver als bisher begleiten lassen.

Wer den Bedürfnissen auf der Spur ist, kann sich also fragen, welche davon gestillt werden können und welche nicht. Selbst wenn sie aktuell nicht gestillt werden können: In dem Moment, wo sie gesehen werden, können sich Gedanken und Bedürfnisse nach und nach auflösen oder zumindest ihre Durchschlagskraft gemindert werden.

Betroffene können sich ihr Inneres im Moment als ängstliches, hilfloses Kind vorstellen. Was braucht ein solches Kind, was würde eine Mutter jetzt für dieses Kind tun? Und sie können dann versuchen, in den nächsten Wochen und Monaten so mit sich selbst umzugehen: behutsam, geduldig, liebevoll.

Es ist dann irgendwann hilfreich, sich nach der Entscheidung weiterzutragen auch eine gewisse Erholung vom Gedankenkarussell zu gönnen und erst einmal darauf zu vertrauen, als erwachsener und reflektierter Mensch alles Mögliche getan zu haben, um zu dieser Entscheidung zu gelangen. Sie muss also nicht jeden Tag aufs Neue und permanent auf ihre Richtigkeit und Tragweite abgeklopft werden, dies könnte auf Dauer ein großer Energiefresser sein und ändert meist dennoch nichts an der Entschei-

dung: Viele Betroffene erzählten uns, wie sie nach vielen gezogenen Kreisen doch immer wieder zurück zu ihrem Ursprungsgefühl kamen, diesen Weg gehen zu wollen.

Wer aber irgendwann morgens aufwacht und spürt, dass es so nicht weitergeht, für den ist ein Umdenken uneingeschränkt möglich. Dies kann geschehen, weil sich vielleicht Prognosen verändert haben, weil sich der Gesundheitszustand des Kindes verschlechtert oder verbessert hat oder weil die werdenden Eltern psychisch diese Rolle nicht mehr tragen können. Betroffene sollten sich immer erlauben, zu jeder Zeit umentscheiden zu dürfen, und sie werden spüren, wie viel leichter sich daraufhin ihre jetzige Entscheidung weitertragen lässt.

Gedankenmuster, die Betroffenen begegnen können

„Ich hoffe, dieses Kind stirbt, damit sich das Problem von selbst löst."

„Ich wollte nie ein behindertes Kind, ich will auch dieses nicht."

„Die Vorstellungen der Behinderungen meines Kindes machen mir nicht nur Angst, sie ekeln mich."

„Was, wenn dieses Kind meine Beziehung, meine ganze Familie zerstört?"

„Ich will mit diesem Kind nichts zu tun haben."

„Es ist mir völlig egal, was die Ärzte sagen: Ich werde mein Kind retten – koste es, was es wolle!"

Weiterwarten heißt erste Trauer

Ildikó (Mutter von *Béla 10, Trisomie 21; †Valentina, Anenzephalie): *Ich fragte mich, auch selbstgerecht, wie das passieren konnte. Ich hatte mit Béla doch alles richtig gemacht. Das ist natürlich nicht so, aber das Gefühl hatte ich trotzdem. Ich dachte, das könne ich jetzt nicht auch noch mitmachen, das schaffe ich nicht, ich müsse hier raus.*

Eines der Hauptgefühle, das nun auftauchen wird, vielleicht ohne dass werdende Eltern es bemerken, ist Trauer. Manche werden einwenden wollen, dass ihr Kind ja noch nicht gestorben ist und es deshalb noch keinen Grund zum Trauern gibt. Wir gehen auf das Thema Trauer nach Verlust auch noch detaillierter in einem eigenständigen Kapitel ein.

Wir möchten werdende Eltern an dieser Stelle aber gerne schon auf die ersten feinen Zwischentöne hinweisen und auf Möglichkeiten, damit umzugehen. Diese feinen Nuancen der Trauer, die sich eben nicht nur konkret auf das Versterben eines geliebten Menschen beziehen, sondern auch auf Wünsche, Situationen und Lebensmodelle, werden regelmäßig von Betroffenen und/oder Fachpersonal übersehen.

Betroffene können sich bewusstmachen, dass sie schon in einem Trauerprozess angekommen sind. Sie trauern **um ihr verlorenes „gesundes Kind"**. Mit der Diagnose hat sich ihr Lebensmodell von einer Familie radikal und unfreiwillig geändert. Die werdenden Eltern haben keinen Einfluss mehr darauf, ein gesundes Kind zu bekommen. Diesen hatten sie nie, aber zumindest die Illusion, die mit der Diagnose zerplatzt ist. Sie müssen sich von diesem gesunden Kind, das sie sich gewünscht haben, nun verabschieden. Dies löst Trauergefühle aus, die gelebt werden dürfen. Betroffene müssen sich nicht zwingen, diese Trauer zu unterdrücken, um ihr ungeborenes Kind zu schützen, oder weil sie glauben, sie seien schlechte Eltern, wenn solche Gefühle in ihnen aufkommen, während in ihrem Bauch ein Kind heranwächst, das nicht ihren Vorstellungen entspricht. Werdende Eltern können ihrem ungeborenen Kind diese Trauer erklären, dass dies nicht bedeutet, dass sie ihr ungeborenes Kind, so wie es ist, weniger lieben. Jede Veränderung ist ein Prozess und braucht seine Zeit der Anpassung.

Eine weitere Facette der Trauer ist die **um die verlorene unbeschwerte Schwangerschaft**. Auch hier haben wir Vorstellungen, Ideen und Konzepte verloren. Das Bild einer Schwangerschaft, wie wir es vor der Diagnose hatten, existiert so nicht mehr, wahrscheinlich nie mehr. Auch das kann für Betroffene Anlass zur Trauer sein, die als solche oftmals nicht wahrgenommen wird. Auch diese Trauer hat ihre Berechtigung.

Noch diffuser ist die Trauer um sich selbst, **um ein unbeschwertes Selbst**. Oftmals fragen sich Betroffene nach einer Diagnose: „Warum muss ich so etwas erleben?" Oder: „Ich will wieder die Person sein, die ich vor diesem Schicksalsschlag war." Viele Menschen, die das erste Mal mit den Themen Krankheit, Sterben und Tod in Berührung kommen, fühlen diese Sehnsucht zurückkehren zu wollen in die Zeit, in der sie diese Aspekte des Lebens noch nicht belastet haben. Genauso viele blicken aber später auf genau diese Erlebnisse zurück und betrachten sie gewissermaßen als Geschenk: Diese Erfahrungen können Perspektiven verschieben und, wenn Menschen die Möglichkeit bekommen zu heilen, das Leben reicher machen, wofür viele Betroffene, denen wir begegnet sind, im Nachhinein dankbar sind.

All diese Formen der Trauer können Teil des emotionalen Erlebens der Betroffenen sein. In der Regel lassen sie sich nur schwer voneinander abgrenzen. Es reicht, sich diese Kategorien einmal vor Augen zu führen und in sich hineinzuspüren, was vielleicht infrage kommen könnte: Gefühle wahrnehmen, um sich nicht darin zu verlieren.

Weiterwarten heißt Selbstsorge

Ildikó (Mutter von *Béla 10, Trisomie 21; †Valentina, Anenzephalie): *Es ist eine gute Frage, woher ich meine Kräfte für ein Kind mit Down-Syndrom und ein Kind mit infauster Prognose bezogen habe. Ich glaube, ich würde zuallererst sagen, dass diese Frage falsch gestellt ist. Sie geht davon aus, dass jeder ein gewisses Kraftkontingent hat. Aber so funktioniert diese Rechnung nicht. Ich würde es eher so formulieren: Die Kraft, zum Beispiel ein sterbendes Kind auszutragen, haben wir bekommen, weil unser Sohn mit Down-Syndrom schon da war. Er hat uns gewissermaßen für diese neue Situation gestärkt. Ich würde es also eher mit einem Training vergleichen. Wenn du gewisse Dinge übst und warmgelaufen bist, schulst und entwickelst du Kraft. Meine Erfahrung ist, dass ich immer mehr Kraft dazubekomme. Also die Beschäftigung mit meinem behinderten Kind, das Lieben dieses Kindes, das intensive Leben mit ihm ist gleichzeitig die beste Medizin gegen Schmerz und generiert immer wieder neue Kraft für* *dieses Leben. Damit will ich sagen, wesentliche Kraft-quellen für meine besonderen Kinder waren und sind gewissermaßen meine besonderen Kinder selbst. Und das zugewandte Umgehen mit ihnen.*

Und das Gefühl – das soll überhaupt nicht über-heblich klingen – bei Valentina trotz aller Herausfor-derungen, vor die sie mich mit ihrem Abschied gestellt hat, alles richtig gemacht zu haben. Anders als bei meinen anderen Kindern, bei denen ich jeden Tag 80 Fehler mache und die vielleicht später ihren Freunden erzählen werden, sie seien so verkorkst, weil ihre Eltern so bescheuert sind, habe ich bei Valentina das Gefühl, bei ihr habe ich alles richtig gemacht, ich habe alles, was ich konnte, für sie getan. Es gibt keinen Moment, den ich mir vorwerfe. Das ist ein unheimlich schönes, erfüllendes Gefühl. Und das gibt dauerhaft unheimlich viel Kraft.

Es ist leider kein Kraut gegen den Zustand des War-tens und der Hilflosigkeit gewachsen. Der beste Rat, den wir also an dieser Stelle geben können, ist, das Warten zu akzeptieren und anzunehmen: „Man muss immer nur an den nächsten Schritt denken, an den nächsten Atemzug, an den nächsten Besen-strich. Dann macht es Freude; das ist wichtig, dann macht man seine Sache gut. Und so soll es sein. Auf einmal merkt man, dass man Schritt für Schritt die ganze Straße gemacht hat. Man hat gar nicht ge-merkt wie, und man ist nicht außer Puste. Das ist wichtig." (Ende 1973, 39) Im Folgenden haben wir aber nun die eine oder andere Krücke zusammenge-tragen, die unterstützend in dieser Zeit wirken kann:

- **Wer soll uns begleiten?** – Wie Betroffene die-se Schwangerschaft erleben, hängt immer auch maßgeblich von der Begleitung ab. Unterstüt-zend ist ein gut sortiertes interdisziplinäres Team, zu dem nach infauster Prognose auch ein Bestat-ter gehört, der einen möglichen Abschied mit den werdenden Eltern bespricht und gemeinsam vor-bereitet. Gespräche helfen die Wartezeit zu über-brücken. Das heißt auch, das behandelnde Fach-personal darüber zu informieren, wie Betroffene sich die Schwangerschaft und die Geburt vorstel-len und was sie sich jetzt wünschen. Sie brauchen

eine Geburtsklinik, ein Geburtshaus oder eine Hebamme für eine Hausgeburt. Wer sich bei ei-ner Fachperson nicht wohlfühlt, sollte spätestens jetzt, nach der nervenaufreibenden Entschei-dungsphase und wo klar ist, dass die Schwanger-schaft ausgetragen wird, nicht zögern, dies anzu-sprechen oder im nächsten Schritt – sollte sich an der Situation nichts ändern – nach Ersatz su-chen. Es ist jetzt wichtig, sich die Menschen und Orte zusammenzusammeln, die Betroffenen ein Gefühl von Sicherheit und Zugewandtheit vermitteln. Die Zeit dieser Schwangerschaft ist einmalig und sehr kostbar, sie wird nicht ewig dauern und vielleicht sogar kürzer ausfallen, als die Prognosen vorgeben. Es wäre schade, diese wertvollen Momente in „schlechter" Gesellschaft zu verbringen, die unter Umständen zusätzliches und unnötiges Leid verursacht. Betroffene dürfen sich dies mit gutem Gewissen ersparen.

- **Flexibel bleiben** – flexibel bleiben, flexibel blei-ben. Werdende Eltern können in dieser Zeit des Wartens nicht mehr tun, als sich alle Informa-tionen einzuholen, das passende Fachpersonal für sich zu finden und zu überlegen, wie sie auf den ein oder anderen Umstand – auf ein Leben mit behindertem Kind oder auf einen mögli-chen Abschied – reagieren möchten. Dennoch müssen sie sich darüber im Klaren sein, dass sie keine emotionale Entscheidung für die Zukunft treffen können: Betroffene werden immer nur auf konkrete Ereignisse reagieren können, da ih-nen niemand absolute Sicherheit darüber geben kann, wie sich ihr Kind und die Situation, in der sie sich befinden, entwickeln werden. Vieles kann sich im Laufe dieser Schwangerschaft noch ändern. Und werdende Eltern wissen jetzt noch nicht, wie sie sich dann fühlen werden und was sie dann entscheiden wollen. Wenn also gedank-lich alles einmal durchgespielt wurde, können wir nur raten, sich so gut wie möglich auf die aktu-elle Situation einzulassen und immer dann zu re-agieren und zu entscheiden, wenn es gegenwärtig erforderlich wird. Es ist also sinnvoll, während der ganzen Schwangerschaft und auch nach der

Geburt flexibel für diagnostische und prognostische Änderungen zu sein. In der Vergangenheit haben sich Prognosen oder manche PND auch nicht eingelöst und Kinder mit beispielsweiser infauster Prognose haben nach der Geburt längere Zeit als erwartet überlebt. Das sind Einzelfälle, es kann und sollte aber jede Situation Schritt für Schritt bewertet und gegebenenfalls auch mit einer Kursänderung reagiert werden (Garten und von der Hude 2014, 10).

Zu empfehlen, aufzuhören mit dem Warten und jeden Tag neu mit dem Kind zu (er)leben, ist ein gut gemeinter, aber für die Betroffenen oftmals schwer umzusetzender Rat. Trotz allem können sie es jeden Tag neu versuchen.

- **Selbstsorge und Ablenkung** – so deplatziert sie uns in dieser Situation erscheinen mag: Für die einen ist Selbstsorge und Ablenkung Arbeit, für andere zu Hause zu bleiben, zu lesen, Sport zu treiben. Alles, was gut tut, und alles, was einen herausholt aus dem Gedankenkarussell, ist empfehlenswert. Das bedeutet auch, sich hin und wieder ganz bewusst am eigenen Schopf zu packen und aktiv am Leben teilzunehmen. Wie in jeder anderen Schwangerschaft dreht sich auch jetzt nicht das gesamte Leben nur um dieses Kind. Betroffene können sich vergegenwärtigen, dass sie noch als Mann/Frau und nicht nur als Eltern existieren und dass ihr Kind dann am glücklichsten ist, wenn sie es sind. Freunde, Essen, Kino. Es wird Momente geben, da wird es schwerfallen sich aufzuraffen. Auch das ist in Ordnung.

- **Kraftquellen** – suchen und finden: Egal, wie das Kind erwartet wird (auch bei infauster Prognose), können Betroffene jetzt bewusst Vorbereitungen treffen, gute Erinnerungen schaffen, für Ruhemomente sorgen und sich dem Kind zuwenden. In diesen Momenten und Räumen wird Kraft geschöpft: Die werdenden Eltern können etwas mit und für ihr Kind „tun". Sie können so trotz – oder gerade wegen – der Schwere der Situation etwas Schönes und Gemeinsames mit ihrem Kind schaffen, das sich dann für die Zukunft bewahren lässt. Gute Kraftquellen sind auch Auszeiten mit dem Partner oder der Familie, wie etwa Kurzurlaube und Ausflüge, die gemeinsam mit dem Kind im Bauch unternommen, genossen und dokumentiert werden können: ein Leben als Familie. Aus Gesprächen mit Betroffenen wissen wir, dass gerade solche Unternehmungen in der Zeit des Wartens und der Ungewissheit neue Energie bringen und auch für die Zukunft, gerade wenn für das Kind eine kurze oder keine Lebensdauer außerhalb des Bauches erwartet wird, wichtige Schätze sind.

- **Zurück zur Mitte zu finden** – und versuchen sich ganz auf sich und das Kind zu konzentrieren. Wir wissen, dass eine solche Haltung schwerfällt. Wir raten Betroffenen, sich wieder auf die Schwangerschaft einzulassen und auf den Gedanken, dass sie werdende Eltern sind und ein Kind erwarten, ganz gleich wie dieses Kind aussehen mag. Es kann sehr erleichtern, nach dem Abklären aller wichtigen Punkte, dann auf den Rest zu vertrauen, auf sich selbst als werdende Eltern und auch auf das ungeborene Kind, darauf, dass sie diesen Weg gemeinsam gehen werden, ganz egal, wohin er führen wird.

- **Werkzeug für Ungewissheiten** – ist in einer solchen unsicheren Wartezeit, nicht zu viel planen zu wollen und sich auf die Dinge zu konzentrieren, die gewiss sind. Gewiss ist, dass im Bauch der Schwangeren ein Kind heranwächst, das Paar wird Eltern. Gewiss ist, dass dieses Kind so oder so geboren wird. Eltern können also liebevoll die Geburt vorbereiten. Gewiss ist, dass sie dieses Kind lieben und begleiten können, wohin der Weg auch führen mag. Gewiss ist, dass werdende Eltern sich ihrem Kind während der Schwangerschaft zuwenden und eine Beziehung mit ihm eingehen können. Gewiss ist, dass sie nach der Geburt die Möglichkeit haben, ihr Kind zu begrüßen, kennenzulernen, in die Arme zu schließen. Gewiss ist, dass sie ihrem Kind (ganz egal, wie die Geschichte ausgeht) etwas schenken können – eine Decke, ein Stofftier, etwas Selbstgemachtes, ein Lied, Erinnerungen. Betroffene können sich eine Liste von diesen gewissen Dingen machen, die sie liebevoll nach und nach vorbereiten können.

- **Stimmungsschwankungen** – sind in der Schwangerschaft völlig normal. Kommt eine PND hinzu, wird der emotionale Stress erhöht und die Höhen und Tiefen können ein heftigeres Ausmaß annehmen. Es hilft, sich bewusst zu machen, dass es in Ordnung ist, während der Schwangerschaft emotional zu sein. Nach einer PND empfehlen wir aber allen Schwangeren sich begleiten zu lassen, um den Stimmungsschwankungen und Ängsten nach der PND gerecht werden zu können und psychosomatischen Erkrankungen vorzubeugen.

- **„Ich kann nicht mehr"** – Nach einer PND können Angst und Sorgen eine geistige und emotionale Erschöpfung nach sich ziehen. Sollte sich die Betroffene irgendwann nicht mehr in der Lage fühlen weiterzumachen oder das Gefühl haben, dies alles nicht mehr ertragen zu können oder verrückt zu werden, kann darüber nachgedacht werden, sich medikamentös unterstützen zu lassen. Dies aber nur in enger Absprache mit Arzt oder Hebamme:

  - **Bachblüten:** können die ganze Schwangerschaft begleiten, um den psychischen Zustand der Mutter zu stabilisieren, die Geburt zu erleichtern, die Erholung im Wochenbett zu fördern und sogar eine bessere Wundheilung zu erreichen. Von der Hebamme beraten lassen.

  - **Schüßler Salze:** Wie auch Bachblüten können Schüßler Salze in der Schwangerschaft begleitend eingenommen werden, von Hebamme oder Apotheker beraten lassen.

  - **Baldrian:** zur Beruhigung. Auf nicht-alkoholische Präparate achten. Abstimmung mit dem Arzt erforderlich.

  - **Johanniskraut:** bei depressiven Störungen. Abstimmung mit dem Arzt erforderlich.

- **Kräuterteemischungen:** Nicht alle Tees sind in der Schwangerschaft geeignet, am besten von der Hebamme beraten lassen. Zur Beruhigung in der Schwangerschaft eignen sich aber zum Beispiel Melisse und Hopfen.

- **Psychopharmaka:** Hier ist immer eine genaue Abstimmung mit dem Arzt dringend erforderlich, aber es gibt Psychopharmaka, die auch für Schwangere verwendbar sind.

Körperpflege: Weitertragen heißt auf den Körper achtgeben

Auch und gerade in einer Problemschwangerschaft mit krankem Kind, die viel Kraft und Nerven kostet, ist es besonders wichtig, das körperliche Wohl nicht aus dem Blick zu verlieren. Dazu gehört die normale Vorsorge, die auch in einer Schwangerschaft mit krankem, behindertem oder sterbendem Kind weiterläuft und gegebenenfalls dementsprechend angepasst wird.

In einer schwierigen Schwangerschaft empfehlen wir den Frauen außerdem, sich viel Gutes zu gönnen und sich selbst zu verwöhnen. Gute Begleitung, liebevolle Zuwendung, wertvolle Gespräche und Rückzugsmöglichkeiten unterstützen außerdem, denn wird das eine gestärkt, wirkt sich das auch positiv auf das andere aus und umgekehrt. Körper und Geist danken also jetzt für jeden Moment, wo Kraftreserven wieder aufgetankt werden können.

Ernährung und Pflege

Schwangere (und die ganze Familie) können sich in dieser Zeit mit gesunder Ernährung und Sport für die anstrengenden Wochen und Monate, die noch vor ihnen liegen, stärken. Schwanger sein bedeutet dabei aber bekanntermaßen nicht, dass „für zwei" gegessen werden soll, vielmehr ist es wichtig, sich gesund und ausgewogen zu ernähren (vgl. DGE).

Frustessen durch psychischen Stress und Probleme sollte sich in Grenzen halten. Auch die Annahme, dass es jetzt, mit einem kranken und/oder sterbenden Kind, keine Rolle mehr spielt, was frau zu sich nimmt, stimmt nicht. Viele Schwangere stellen sich die Frage, welchen Sinn es macht, weiterhin auf Gesundheit oder auch Vitamine und Mineralpräparate zu achten, wenn das Kind nicht überleben wird. Diese Maßnahmen sind aber nicht nur für die Versorgung des Kindes gedacht, sondern ebenso für die werdende Mutter.

Auch ein krankes Kind nimmt sich aus der Nährstoffzufuhr der Schwangeren, was es benötigt, und verbraucht damit die Reserven der Mutter. Deshalb sollten die Speicher der werdenden Mutter immer ausreichend gefüllt sein: für beide und damit es auch bei der Mutter nicht zu Mangelerscheinungen in der Schwangerschaft und der Zeit nach der Geburt kommt (siehe die alte Weisheit: Jede Schwangerschaft ein Zahn! Dem kann entgegengewirkt werden). Die nächsten Wochen und Monate werden viel Kraft kosten, die Schwangere wird alle Energie brauchen, um den Weg bis zu Ende gehen zu können.

Da sowohl Untergewicht, besonders aber auch Übergewicht sich negativ auf Schwangerschaft und Geburt auswirken können, sollte darauf geachtet

---

Tu dir Gutes!

- **Eisen:** Fleisch, Eier, Vollkorn, Haferflocken, Hülsenfrüchte, Leinsamen, rote Gemüse und Früchte. Durch Vitamin C kann der Körper das Eisen aus der Nahrung besser verwerten, also beispielsweise ein Glas Orangensaft dazu trinken. Kalzium und Magnesium dagegen hemmen die Aufnahme von Eisen, also nicht mit Milchprodukten kombinieren. Eisenmangel äußert sich durch Kopfschmerzen, Müdigkeit, Schlafstörungen, brüchige Fingernägel oder Energieverlust. Eisenpräparate können helfen, führen aber nicht selten zu Verstopfung.

- **eiweißreiche Nahrungsmittel:** Milchprodukte, Fleisch, Fisch, Kartoffeln, Getreide

- **Folsäure:** dunkelgrüne Blattgemüse und Kräuter, grüne Kohlgemüse, Aubergine, Nüsse. Der Bedarf an Folsäure ist in der Schwangerschaft erhöht. Wer noch nicht mit der Einnahme eines Folsäurepräparats begonnen hat, sollte es spätestens jetzt tun, um einem Mangel vorzubeugen.

- **hochwertige Fette (in Maßen und wenn möglich pflanzlich):** kaltgepresste Pflanzenöle, Pflanzenmargarinen, Samen, Nüsse und Kerne, Seefisch

- **hochwertige Kohlenhydrate:** Vollkorn, Kartoffeln, Naturreis, Hülsenfrüchte

- **Jod, Magnesium und Kalzium:** Milchprodukte, Eier, Fleisch (Jod), grünes Blattgemüse, Sonnenblumenkerne, Mandeln, Hülsenfrüchte, Trockenfrüchte (Magnesium), Milchprodukte, dunkelgrüne Gemüsearten, angereicherte Sojaprodukte, Nüsse (Kalzium).

- **Vitamine:** Obst, Gemüse

- **zwei bis drei Liter Flüssigkeit am Tag:** Wasser, Tee, Saftschorle

- **Vermieden werden sollten:** minderwertige Kohlenhydrate (Zucker, Süßes, Weißmehl), zuckerhaltige Getränke, Alkohol, Kaffee, rohe Eier, Leber, Rohmilchprodukte, roher Fisch, rohes/nicht vollständig gegartes Fleisch, Salami, luftgetrockneter Schinken.

werden, dass die empfohlenen Werte für die Gewichtszunahme nicht stark unter- oder überschritten werden. Natürlich ist dies bei jeder Frau individuell und vom Ausgangsgewicht und BMI vor der Schwangerschaft abhängig. Eine gezielte Diät zur Gewichtsreduktion in der Schwangerschaft ist aber tabu, es sei denn eine Ernährungsumstellung wird ärztlich angeordnet (zum Beispiel bei Gestationsdiabetes, vgl. DDG).

Der Mehrbedarf an Energie steigt in der Schwangerschaft nur wenig an. In den letzten Monaten der Schwangerschaft liegt er nur etwa 10 Prozent höher als vor der Schwangerschaft, das sind umgerechnet nur 250 Kilokalorien pro Tag. Dies hängt aber auch von der Statur und der körperlichen Aktivität der Schwangeren ab (vgl. DGE).

Weitere Tipps zur Pflege

- **Sport und Bewegung** – können, je nach PND und Prognosen, in jeder Schwangerschaft eine gute Möglichkeit sein, Spannungen, Druck und Ängste abzubauen. Es wird angenommen, dass Sport gegen Stimmungsschwankungen und Depressionen helfen kann (Helmich et al. 2010). Wer sich und seinen Körper regelmäßig spürt und in Kontakt mit ihm tritt, unterstützt Körper und Geist positiv. Schwangerschaftsgymnastik, Schwangerschaftsschwimmen, Bauchtanz und Yoga (Thielemann-Kapell 2011) – um nur einige Möglichkeiten zu nennen – können hier das Mittel zur Wahl sein. Studien haben gezeigt, dass beispielsweise Yoga in der Schwangerschaft das Risiko für vorzeitige Wehen und schwangerschaftsbedingten Bluthochdruck mindert (Blott 2005, 251). Yoga ist außerdem eine hervorragende Variante, sich seinem Kind und sich selbst liebevoll und bewusst zuzuwenden.
Darüber hinaus können diese Sportarten auch eine wunderbare Vorbereitung zur Geburt sein: Aktive Geburtsvorbereitung stärkt das Selbstvertrauen und die Körperwahrnehmung der Schwangeren, um sich für die bevorstehende Geburt zu wappnen, auch der Körper wird so auf die kräftezehrende Geburt vorbereitet und die Kondition trainiert. Ein Kurs für aktive Geburtsvorbereitung, aber auch von einer Hebamme geleitete Sport- oder Yogakurse werden meistens von der Krankenkasse übernommen (nur ein Kurs). In großen Städten gibt es manchmal auch hierzu für besondere Schwangerschaften eigene Angebote. Wer einen solchen Kurs sucht und nicht findet und die Kraft hat, kann selbst etwas auf die Beine stellen. Wichtig dabei ist, nicht über die eigenen Grenzen zu gehen und liebevoll und schonend mit seinem Körper und dem Kind darin umzugehen. Bevor es losgeht, sollten Schwangere auch mit Arzt und Hebamme darüber sprechen, worauf geachtet werden muss. Treten Blutungen oder Krämpfe bei oder nach dem Sport auf, sofort damit aufhören und abklären lassen.
Wer sich nicht so recht zu Sport aufraffen kann, baut einfach mehr Bewegung in den Alltag ein: Treppen statt Aufzug, Gehen statt Autofahren, Übungen im Sitzen für den Arbeitsplatz. Auf jeden Fall kann jede Schwangere schon jetzt mit Beckenbodenübungen beginnen.

- **Schwangerschaftsstreifen** – kann gegebenenfalls mit Massagen vorgebeugt werden: Sie fördern die Durchblutung und die Elastizität der Haut. Auch ein regelmäßiges Peeling (zum Beispiel mit Basensalz) kann positiv unterstützen. Die Haut kann außerdem vorbereitet und gedehnt werden, indem die eingecremte oder geölte Haut mit Daumen und Zeigefinger leicht angehoben wird: So als wolle frau sich über den ganzen Bauch verteilt selbst (sanft) zwicken.

- **Zahnpflege** – ist in der Schwangerschaft sehr wichtig. Durch die stärkere Durchblutung in der Schwangerschaft schwillt das Zahnfleisch an und ist empfindlicher für Verletzungen und Infektionen. Außerdem können Zahnfleischbluten und Karies gehäuft auftreten. Empfehlenswert ist eine Zahnbürste mit weicheren Borsten, Zahnseide und vorsichtiges, aber gründliches Putzen. Schwangere sollten für ausreichend Kalziumaufnahme in der Schwangerschaft sorgen, damit die Zähne nicht angegriffen werden. Ein Zahnarztbesuch in der Schwangerschaft wird empfohlen, ein weiterer kann auch in den ersten sechs Monaten nach der Geburt eingeplant werden.

- **Schlaf** – Schlafstörungen sind ein häufiges Symptom bei Schwangeren. Viele erzählen von lebhaften Träumen. Nach einer PND kommen nun Sorgen um die Zukunft hinzu, die vielen Frauen nachts den Schlaf rauben. Ausreichend Schlaf ist aber wichtig, um bei Kräften zu bleiben in dieser besonderen Schwangerschaft und auch, um für die bevorstehenden Ereignisse ausgeruht zu sein. Ein paar Tipps können den Schlafrhythmus positiv unterstützen:
  - Vor dem Schlafengehen eine Kleinigkeit essen, das die schlaffördernde Aminosäure Tryptophan enthält (Eier, Thunfisch, Putenfleisch, Amaranth, Haferflocken, Cashewkerne) – oder einfach einen warmen Kakao trinken.
  - Lavendelöl auf dem Kopfkissen oder als Badezusatz vor dem Schlafengehen beruhigt (zu heißes Wasser regt aber an).
  - Koffein und anregende Teemischungen sollten werdende Mütter vor dem Schlafengehen meiden – ausgenommen eine Teemischung mit beruhigender Wirkung (Hebamme fragen).
  - Eine bequeme Schlafposition trägt zum Wohlbefinden bei. Ideal ist das Liegen auf der linken Körperseite sowie ein Kissen zwischen den Beinen.

Vorsorge

Der Begriff „vor" „Sorge" hat sich für Betroffene nach einer PND meist unerwartet eingelöst: Vorsorgliche Untersuchungen wurden gemacht, Auffälligkeiten entdeckt und die betroffenen Familien damit in den Zustand gegenwärtiger Sorge katapultiert. Aus einer zukünftigen Möglichkeit wurde gegenwärtige Realität. Nur weil der Begriff „vor" „Sorge" für Betroffene nicht mehr zutrifft, heißt das aber nicht, dass Schwangere eines kranken Kindes nicht die gleichen Rechte wie die eines gesunden haben. Auch für diese ungeborenen Kinder und Schwangeren gelten die normalen Vorsorgeuntersuchungen.

Insbesondere für die Geburtsplanung kann das essenziell sein. Es besteht ein gesetzlicher Anspruch auf diese Vorsorgeleistungen und sie werden von der jeweiligen Krankenkasse bezahlt. Etwa zehn Vorsorgeuntersuchungen sind für eine normale Schwangerschaft vorgesehen: in den ersten Monaten alle vier Wochen, in den letzten Wochen vor der Geburt alle zwei Wochen (gemäß Mutterschaftsrichtlinien).

Die Schwangerschaftsvorsorge kann in Deutschland sowohl bei einem Arzt als auch bei einer Hebamme in Anspruch genommen werden, oder beides zugleich. Bei jeder Vorsorge werden die meisten der folgenden Untersuchungen gemacht:

- **Abtasten:** Mit ein oder zwei Fingern werden Gebärmutterhals und Muttermund (noch verschlossen?) untersucht sowie der Bauch von außen abgetastet (Gebärmutterstand).

- **Blutanalyse:** ein Tropfen aus dem Finger, um Eisenmangel auszuschließen

- **Blutdruckmessung:** Zu hoher Blutdruck, insbesondere in Kombination mit anderen Symptomen, kann Anzeichen einer Präeklampsie sein.

- **Gewicht:** Die normale Gewichtszunahme während einer Schwangerschaft liegt zwischen 9 bis 15 Kilogramm.

- **Harnprobe:** wird auf Eiweiß (Nierenprobleme oder Gestose), Zucker (Diabetes mellitus), Nitrit und Blut (Harnwegsinfekt oder Nierenbeckenentzündung) untersucht.

- **Ultraschall:** Wie viele Ultraschalluntersuchungen vorgenommen werden, hängt häufig vom Arzt ab, gesetzlichen Anspruch hat die Schwangere auf drei Basis-Untersuchungen (Ultraschallscreening). Meistens wird jedoch häufiger Ultraschall angeboten, zum Teil dann als Selbstzahlerleistung (3D, 4D). Bei Risikoschwangerschaften oder nach einer pränatalen Auffälligkeit beziehungsweise Diagnose werden die zusätzlichen Untersuchungen von der Krankenkasse getragen.

Ultraschalluntersuchungen nach PND

Für viele Betroffene werden Ultraschalluntersuchungen nach einer PND zur regelrechten Qual. Oftmals war es genau eine solche Untersuchung, die erste Auffälligkeiten gezeigt, den ersten Schock bewirkt hat. Viele Betroffene verbinden also mit Ultraschallgeräten dieses Trauma. Sie berichten, wie sie Jahre später noch zu zittern beginnen, in Tränen ausbrechen oder ihr Herz galoppiert, wenn sie zu einer Ultraschalluntersuchung müssen.

Außerdem leben nach einer PND viele Betroffene in der Angst, dass bei einer nächsten Ultraschalluntersuchung weitere, vielleicht noch schlimmere Diagnosen gestellt werden oder das Kind bereits gestorben ist. Für sie ist ein Ultraschallgerät kein Botschafter der Freude, sondern ihrer persönlichen Familientragödie.

Auch das Anschauen des Kindes bei einer Ultraschalluntersuchung nach einer PND kann für manche Betroffene schwer auszuhalten sein. Sie wollen ihr besonderes Kind nicht so exponiert und mit all seinen Problemen dargestellt sehen. Sie können darum bitten, dass die Gemeinschaftsmonitore aus ihrer Sicht geschoben oder ausgeschaltet werden. Darüber hinaus sollten Betroffene in Zukunft Fachpersonal vor einer Ultraschalluntersuchung darüber informieren, wenn sie sich damit unwohl fühlen. Nur so können sie adäquat begleitet werden.

Wir empfehlen trotz alledem allen Betroffenen, sich auch nach einer PND weiterhin, so möglich, noch Ultraschallbilder vom Arzt mit nach Hause geben zu lassen. Diese können sowohl völlig unauffällige Sichtweisen abbilden als auch die offensichtlichen Besonderheiten dieses Kindes. Beide Formen können später wichtige Erinnerungen an diese Zeit sein. Zudem machen diese Aufnahmen das Kind für alle, auch für Familienmitglieder und Freunde, real und können so unterstützend zum Aufbau der Bindung beitragen (Herpertz-Dahlmann et al. 2008, 110).

Betroffene müssen diese Ultraschallbilder nicht während der Schwangerschaft betrachten, wenn sie sich dazu nicht in der Lage fühlen, können sie aber in einem verschlossenen Umschlag mitnehmen, sammeln und gegebenenfalls, so sie später das Bedürfnis haben, ansehen oder zeigen. So oder so werden sie froh sein, sie in ihrer Erinnerungskiste zu wissen. Wer will, kann sich außerdem die Herztöne des Kindes auf CD aufnehmen lassen oder sie auch selbst auf seinem Handy speichern.

Vorsorge wird PND

Die meisten Untersuchungen, die nach einer Auffälligkeit folgen, sind in der Regel keine normalen Vorsorgeuntersuchungen mehr, sondern Folge- und Nachuntersuchungen rund um die Diagnose für das ungeborene Kind. Zu den genannten Vorsorgeuntersuchungen, kommen nach einer PND also unzählige weitere Arztbesuche, diagnostische Maßnahmen, Beratungsgespräche, Krankenhausbesuche (Achtelik 2015, 42f.).

Betroffene sollten dabei nicht vergessen, dass immer noch sie die werdenden Eltern und, in Absprache mit ihrem Team, die Entscheidungsträger sind. Es ist wichtig, sich bei aller PND nicht selbst zu vergessen. Die Gefahr, sich in dieser Zeit im Chaos zu verlieren und von einer Fachperson zur anderen gereicht zu werden, ist groß. Fachpersonal sollte sich bewusstmachen, dass die Diagnoseeröffnungen oftmals ein Trauma bei den Betroffenen hinterlassen, das sich mit jeder weiteren Untersuchung wiederholen und potenzieren kann. Betroffene berichten, wie sie Jahre später noch Angstzustände in Arztpraxen erleben.

Paare sollten also immer nur das mitmachen, was sie wollen und auch leisten können. Gleichzeitig muss ihnen auch das Recht eingeräumt werden, sich Pausen und Rückzug zu gestatten, um sich sammeln und weitere Schritte abwägen und analysieren zu können. Darüber hinaus sollte ihnen grundsätzlich die Alternative offenstehen, wann immer sie wollen, vom Karussell der PND abzuspringen. Das Recht auf Nichtwissen oder eines Nicht-noch-mehr-wissen-Wollens muss in jedem Fall respektiert werden (sofern keine konkrete, tatsächliche Gefährdung des ungeborenen Kindes oder der Schwangeren besteht).

Ein hohes Maß an Verunsicherung und Angst wird bei Betroffenen durch häufige Wechsel geschaffen: Wechsel des Personals, Wechsel diagnostischer Mittel sowie Wechsel der Diagnosen und Prognosen selbst. Am schwierigsten gestaltet es sich für werdende Eltern, wenn sich Diagnosen und Prognosen immer wieder verschieben oder ihr Kind sich doch anders entwickelt als erwartet. Dies liegt in der Natur der Sache: Die Entwicklung eines Kindes, noch dazu eines Ungeborenen, ist nur schwer vorhersagbar. Änderungen, auf die immer wieder neu reagiert werden muss, sind nicht nur möglich, sondern für manche Eltern an der Tagesordnung. Dies bedeutet, dass Betroffene sich hin und wieder emotional neu auf die Entwicklung ihres Kindes einstellen müssen, was viel Kraft, Geduld und Nerven kostet. Wir können an dieser Stelle nur allen Beteiligten Mut machen, so gut es geht loszulassen. So schwer es uns Menschen auch fallen mag, die wir so gerne alle Eventualitäten kontrollieren möchten, bleibt dies eine Situation, die sich nur schlecht steuern lässt. Je mehr hier versucht wird, an schon bestehenden Aussagen festzuhalten, und gerne schon den weiteren Ablauf der Schwangerschaft, Geburt und der Zeit danach planen zu wollen, desto mehr wird sich Leid an dieser Stelle vergrößern.

Werdende Eltern, aber auch ihr betreuendes Fachpersonal müssen noch nicht wissen, wie alles ausgehen wird. Zum einen ist das unmöglich. Zum anderen ist es wichtig, wie es den Betroffenen und dem Kind jetzt geht, was diese Familie jetzt braucht. Alles andere folgt auf dem Weg.

Darüber hinaus sollte dem Fachpersonal klar sein, dass jede neue oder auch nur graduell veränderte Formulierung zur Entwicklung ihres Kindes von den werdenden Eltern mit Sicherheit wahrgenommen wird. Die Antennen der werdenden Eltern sind in dieser Zeit extrem geschärft und mit Hoffnung getränkt. Es mag sein, dass der Fall sich für das Fachpersonal kaum oder gar nicht geändert hat, aber durch unterschiedliche Wortwahl können falsche Hoffnungen oder auch Ängste bei den Paaren gefördert werden. Betroffene erleben immer wieder, dass jeder Fachmann, dem sie begegnen, ihnen Variationen ihrer Diagnose/Prognose vorstellt. Der eine mag das sehen, der nächste jenes erkennen und der übernächste wieder anderes voraussagen.

Unterm Strich meinen diese Variationen oftmals das Gleiche beziehungsweise gehen dennoch alle von einem ähnlichen Verlauf der Schwangerschaft aus. Dennoch ist es für die Betroffenen (als medizinische Laien und im emotionalen Ausnahmezustand) sehr schwierig hier zu differenzieren. So wissen sie nicht, worauf sie sich vorbereiten sollen und was sie von dieser Schwangerschaft und ihrem Kind halten sollen. Im schlimmsten Fall gehen sie dann zum Kind auf Distanz (Rost 2015, 215). Genau um diese Verunsicherung zu vermeiden, ist der innerhalb des betreuenden interdisziplinären Teams feste Ansprechpartner für die Betroffenen wichtig, der Ergebnisse, Prognosen und mögliches weiteres Vorgehen für die werdenden Eltern im Laufe ihrer besonderen Schwangerschaft verständlich bündelt.

Vorsorge zur Geburtsvorbereitung

Problemschwangerschaften können aus verschiedenen Gründen oftmals auch früher zu Ende gehen, zum Beispiel aufgrund des physischen oder psychischen Zustandes der Mutter, diverser Untersuchungen und Eingriffe in der Schwangerschaft oder konkret aufgrund der PND des Kindes oder der dazugehörigen Begleiterscheinungen. Manche PND gehen auch mit zu wenig oder zu viel Fruchtwasser einher, dieser Umstand kann ebenso Einfluss auf den Geburtsbeginn haben. Aus vielen Berichten betroffener Eltern wissen wir, dass Schwangerschaften mit geringer Fruchtwassermenge nicht selten früher enden als errechnet – oft um die 35. Woche. Bei manchen Erkrankungen und Fehlbildungen ist auch die Wahrscheinlichkeit erhöht, dass ein Kind noch im Bauch stirbt (Intrauteriner Fruchttod, IUFT). Insbesondere bei ausgeprägten Wassereinlagerungen (Hydrops fetalis) ist die Prognose für den Schwangerschaftsverlauf eher ungünstig.

Betroffene sollten sich also mit dem Gedanken vertraut machen, dass diese Schwangerschaft vielleicht deutlich vor dem errechneten Termin endet und entsprechend schon früher mit den Vorbereitungen für die Geburt und die Zeit danach beginnen. Darum haben wir ein allgemeines Geburtsvorbereitungskapitel geschrieben, das auf alle drei Trimester anwendbar ist. Auch das Thema Geburtseinleitung kann relevant werden.

Viele pränataldiagnostische Auffälligkeiten werden am Ende des ersten oder sogar erst im zweiten Trimester entdeckt. Wir haben uns aber ganz bewusst dafür entschieden, auch das erste Trimester in diesem Buch in Kürze zu behandeln, zum einen der Vollständigkeit halber, zum anderen wissen wir nicht, zu welchem Zeitpunkt bei der betroffenen Schwangeren die ersten Auffälligkeiten entdeckt wurden, und wir möchten gerne alle Betroffenen an dieser Stelle erreichen.

In der Regel erleben werdende Eltern in den ersten Wochen also zunächst einmal eine ganz normale Schwangerschaft. Gegebenenfalls haben sie in diesen Wochen auch schon das ein oder andere Mal über das Thema PND und deren möglichen Ergebnisse, also ein krankes Kind, gesprochen und ihre Haltung hierzu ausgelotet. Vermutlich haben sie aber einen ersten, gegebenenfalls auch einen zweiten und dritten Schwangerschaftsmonat ganz unauffällig verbringen können und erst der Schock nach den ersten Auffälligkeiten katapultiert das Paar irgendwann unvorbereitet aus dieser Normalität heraus.

Mein Körper: 1. bis 3. Monat/4. bis 12. Woche

Im ersten Trimester ist die Schwangerschaft noch abstrakt, auch in jeder normalen Schwangerschaft: Der Schwangeren selbst ist noch nichts anzusehen und sie spürt noch keine Kindsbewegungen, sie sieht vielleicht weiterhin aus wie die Frau, die sie vorher war. Nicht selten passiert es werdenden Müttern, dass sie zu Beginn immer wieder „vergessen", dass sie schwanger sind. Ganz zu schweigen von ihrem Partner, der oftmals noch länger braucht, um eine Beziehung zu seinem ungeborenen Kind aufbauen zu können. Gerade nach einer PND kann diese Tatsache, dass die Schwangerschaft zwar besteht, aber noch nicht wahrgenommen werden kann, für alle Beteiligten besonders verwirrend wirken. Normale Schwangerschaftssymptome können der werdenden Mutter zusätzlich das Leben schwermachen.

Tipps und Tricks bei Schwangerschaftssymptomen

Auch wenn nach einer PND andere Gefühle (und gewissermaßen Beschwerden) im Mittelpunkt stehen und normale Schwangerschaftssymptome überlagern, sind sie aber dennoch vorhanden und kleine Tricks helfen:

- **Übelkeit** – dagegen hilft frischer Ingwer (Tee, gekocht, gekaut, im Trinkwasser). Morgens vor dem Aufstehen noch im Bett etwas essen sowie über den Tag verteilt mehrere kleine Mahlzeiten. Außerdem: Akupunktur, Homöopathie und Akupressur (Akupressur-Armband), Bewegung an der frischen Luft, regelmäßig kleine Schlucke Wasser.

- **Müdigkeit** – ist kein Symptom, vielmehr ein natürlich eingebautes Bremssystem: Die Schwangere erbringt Höchstleistung, sie sollte schlafen und pausieren, wann sie kann. Frische Luft und Bewegung helfen außerdem für einen wachen Geist. Eine Anämie sollte im Zweifel ausgeschlossen werden.

- **Spannungsgefühl in Bauch und Brust** – Lavendel, als Massageöl, Vollbad, warme Wickel.

- **Verstärkter Ausfluss** – aus der Scheide kann jetzt öfter auftreten, sollte dabei aber klar und zäh sein und nicht unangenehm riechen. Ist er gelblich oder grünlich verfärbt, juckt oder hat einen unangenehmen Geruch, sollte die Schwangere beim Arzt eine mögliche Pilz- oder Scheideninfektion ausschließen lassen. Zur Vorbeugung einer Infektion haben sich ph-Wert-Teststreifen oder -Handschuhe bewährt.

- **Kopfschmerzen** – werden mit mindestens zwei Liter Flüssigkeitsaufnahme am Tag minimiert. Ruhepausen, Bewegung, frische Luft. Andauernde Kopfschmerzen sollten in der Schwangerschaft immer abgeklärt werden.

- **Verstopfung** – Hier helfen ausreichendes Trinken, ballaststoffreiche Kost und Milchprodukte, Bewegung, sanfte und vorsichtige Öl-Bauchmassagen, Reflexzonentherapie. In Absprache mit der Hebamme: eingeweichte Trockenpflaumen, Pflaumensaft, Leinsamen, Flohsamen.

- **Hämorrhoiden** – und daraus resultierende Schmerzen können gut mit kalten Auflagen (zur Not lokales Anästhetikum) behandelt werden. Verstopfung grundsätzlich vorbeugen.

- **Rückenschmerzen** – werden besser durch richtige Körperhaltung und Bewegung: Yoga, Pilates, Schwimmen. Langes Stehen und Sitzen, schweres Heben vermeiden. Ruhepausen, Massagen, warmes Wasser.

- **Sodbrennen** – kann gegebenenfalls vermieden werden, wenn abends etwas früher und weniger gegessen wird. Scharfes und Schwerverdauliches vermeiden. Basische Nahrungsmittel (Joghurt, Milch) und Ingwer- und Kamillentee helfen. Weite Kleidung, den Bauch nicht quetschen. Kopf im Bett etwas erhöht legen.

- **Stressinkontinenz** – Hier helfen von Anfang an regelmäßige Beckenbodenübungen. Mit Arzt und Hebamme besprechen.

- **Krampfadern (Vorbeugung)** – am besten so oft wie möglich Beine hochlegen, beim Sitzen Beine nicht überkreuzen. Langes Stehen und Sitzen vermeiden. Tägliche Sport- oder Gymnastik-Übung: Beine strecken, Zehen strecken, Zehen wieder anziehen. Gegebenenfalls Kompressionsstrümpfe vom Arzt verschreiben lassen.

Zu den normalen Schwangerschaftssymptomen kommt nun eine pränataldiagnostische Auffälligkeit. Das bedeutet, alle Begleiterscheinungen nach einer PND, die wir in diesem Buch ausführlich besprechen und besprochen haben, kommen nun noch dazu: Schock, emotionaler Ausnahmezustand (Trauer, Angst, Warten), Krisen innerhalb der Partnerschaft und gegebenenfalls Störgeräusche aus dem Umfeld. So wie werdende Mütter auf Symptome ihrer Schwangerschaft reagieren und sich Linderung verschaffen, dürfen sie nun auch, wie in den detaillierten Kapiteln hierzu beschrieben, auf die Symptome nach einer PND reagieren und sich dementsprechend unterstützen lassen.

Vorsorge im ersten Trimester

- Erstuntersuchung
  zwischen 4. und 8. SSW
- Vorsorgeuntersuchung
  zwischen 11. und 12. SSW
- 1. Ultraschall-Screening
  zwischen 9. und 12. SSW

Die Gewichtszunahme

im ersten Trimester ist sehr individuell und fällt eher gering aus (bis etwa 2 Kilogramm). Wegen der Hormonumstellung und häufiger Übelkeit oder Erbrechen haben manche Frauen keinen Appetit und nehmen daher sogar etwas ab.

Mein Kind: 1. bis 3. Monat/4. bis 12. Woche

Schon bei der Entstehung eines Kindes steht fest, welche Augen- und Haarfarbe, welche Talente und Eigenschaften dieser Mensch haben wird und auch für welche Krankheiten er/sie möglicherweise prädestiniert ist. Besonders empfindlich ist der Embryo in der Zeit der Zellteilung und Entwicklung der wichtigsten Organe. Alkohol, Nikotin, Medikamente, Umwelteinflüsse oder Krankheitserreger können sich ungünstig auswirken und schlimmstenfalls eine Fehlgeburt auslösen (Gebauer-Sesterhenn und Villinger 2001, 14ff.).

In der siebten SSW ist der Embryo etwa fünf Millimeter lang, vergleichbar mit einem Reiskorn.

Am 22. Tag beginnt das Herz zu schlagen (Nilsson und Hamberger 2003, 93), etwa doppelt so schnell wie das Herz der Mutter. Der Moment, das erste Mal den Herzschlag des eigenen Kindes zu sehen und zu hören, bleibt für die meisten unvergesslich und gehört zu den positiven Erinnerungen, auf die sie dann auch nach einer PND noch zurückgreifen können. Im Laufe des zweiten Monats ist auch schon ein Kopf erkennbar, Arm- und Beinknospen entstehen. Am Ende des zweiten Schwangerschaftsmonats sind in der Regel Augen, Nase und Mund zu erkennen, der Embryo ist etwa 14 Millimeter lang.

Der Herzschlag des Kindes

---

kann ab etwa der zwölften SSW (unter anderem abhängig von Lage der Plazenta, gegebenenfalls auch später) zu Hause mit dem Fetal-Doppler abgehört werden. Das ist manchmal hilfreich bei Sorgen werdender Eltern, ob das Kind noch lebt. Allerdings arbeitet dieses Gerät mit Ultraschall, was vom Ungeborenen wahrgenommen wird und möglicherweise bei sehr häufiger und ausdauernder Benutzung unangenehm, im schlimmsten Fall schädlich sein könnte. Außerdem besteht die Gefahr, dass die Herztöne von Kind und Schwangerer nicht unterschieden (wenn die Mutter sehr aufgeregt ist oder das Kind einen verlangsamten Herzschlag aufweist) oder an einem Tag nicht gefunden werden können (obwohl sie da sind) und die Betroffenen dann in ernsthafte Angst geraten. Daher raten auch viele Fachleute von diesen Geräten ab. Es sollte also genau erwogen werden, ob und wie oft es zum Einsatz kommt. Mit den meisten Geräten können auch die Herztöne zu Hause mittels Computer aufgezeichnet werden – oftmals eine schöne Erinnerung.

Das Embryonalstadium ist im dritten Monat (nach der 11. SSW) abgeschlossen, das Kind wird ab jetzt Fötus genannt. Am Ende dieses Monats sind alle Organe angelegt und übernehmen teilweise schon ihre Funktion, bei PND gibt es davon gegebenenfalls Abweichungen oder Auffälligkeiten. Der Körper muss jetzt in der Regel aber „nur noch" in die Größe wachsen und seine Organe weiterentwickeln.

Die motorische Entwicklung beginnt, je nach PND, in der 10. SSW. Das Kind trinkt in der Regel Fruchtwasser, Magen, Darm und Nieren, je nach PND, verarbeiten es und es wird als Urin wieder ausgeschieden. Verunreinigt wird das Fruchtwasser aber nicht, da es steril ist und von der Plazenta innerhalb eines halben Tages ausgetauscht wird. Zu wenig oder zu viel Fruchtwasser kann auf diverse Krankheitsbilder hinweisen. Auch der erste Schluckauf des Kindes kann jetzt auftreten. Ein paar Wochen später kommen in der Regel Atembewegungen dazu. In der elften Woche bildet sich der individuelle Fingerabdruck aus (Nilsson und Hamberger 2003, 108, 131, 143).

Was erfährt mein Kind im ersten Trimester?

Sabine Schlotz (Diplom-Psychologin, Autorin, Gründerin LEONA e.V.): *In meiner Praxis unterstütze ich Schwangere dabei, eine besonders tiefe Beziehung zu ihrem Ungeborenen im Bauch aufzubauen. Ich sehe die Schwangere dabei nicht nur als werdende Mutter ihres Kindes, sondern gleichzeitig auch als pränatale Tochter ihrer Mutter. Ihr Kind befindet sich in der Gebärmutter, die sich schon entwickelt hat, als sie noch im Bauch ihrer Mutter war. Somato-psychisch gesehen sind also mindestens drei Generationen am aktuellen Geschehen beteiligt. Als Vorläufer-Eizelle war die Schwangere, die bei mir liegt, sogar schon existent, als ihre Großmutter mit ihrer Mutter schwanger war. Das ist wie eine Kette. Dass pränatale Erfahrungen über Generationen prägen können, weiß man inzwischen aus wissenschaftlichen Befunden. Diese beziehen sich zwar meist auf biologische Aspekte, aber wir merken, dass sie auch in psychologischer Hinsicht gelten. Meiner persönlichen Einschätzung nach bekommen ungeborene Kinder durchaus einiges von den Gefühlen der Mutter mit. Schließlich sind sie in den mütterlichen Organismus eingebunden.*

Wenn es uns nicht gut geht, wir unter Stress und Sorgen leiden, dann spannt sich unser Körper an. Alles wird enger, zurückgenommener, reservierter. Diese Anspannung wirkt sich physiologisch auch auf die

Gebärmutter aus: Die Muskulatur ist angespannt, die Durchblutung der Plazenta verringert sich und das bringt auch das Ungeborene in Stress. Auch der Tonus der Gebärmutter verändert sich.

Frage ich Klienten in einer pränatal-therapeutischen Sitzung, was sie körperlich spüren, wenn sie sich vorstellen, im Bauch der Mutter zu sein, höre ich häufig: Es fühlt sich fest an, ich habe keinen Raum, mich zu bewegen; wenn ich gegen die Bauchwand drücke, ist da Widerstand. Ich kann mir gut vorstellen, dass Ungeborene wirklich so empfinden, wenn die Mutter voller Sorgen und Ängste ist.

Es gehört mittlerweile zum medizinischen Standardwissen, dass Kinder ihre pränatale Zeit wahrnehmen und, neben körperlichen, auch geistige und emotionale Entwicklungsprozesse stattfinden (Hidas 2006, 21ff., Janus 2013, 9ff.). Das Erleben von Kindern beginnt also nicht erst irgendwann nach ihrer Geburt, sondern schon während der Schwangerschaft. Zahlreiche Forschungen haben gezeigt, dass Ungeborene an ihrem Leben und ihrem Umfeld teilnehmen. Niemand kann den betroffenen Eltern dabei mit letzter Sicherheit sagen, was ihr ungeborenes Kind alles während der Schwangerschaft erfährt. Dennoch haben Untersuchungen gezeigt, dass die Wahrnehmungs- und Erinnerungsgabe von ungeborenen Kindern weitaus höher ist als früher angenommen.

Die Mutter-Kind-Bindungsanalyse

ist eine Form der Begleitung in der Schwangerschaft, bei der die Schwangere mit ihrem Kind in Kontakt treten und schon vorgeburtlich eine liebevolle Beziehung aufnehmen kann. Auf verschiedenen Ebenen findet Kommunikation statt: Mutter und Kind tauschen sich auf einer bildhaften Ebene oder durch Gedanken und Dialoge aus, aber natürlich auch durch Gefühle.

Unsere jahrelange Erfahrung mit werdenden Eltern und Kindern bestätigt das. Ungeborene Kinder nehmen teil, auch wenn sie scheinbar einen großen Teil

ihrer Zeit „verschlafen". Wir denken deshalb, jede Form von Zuwendung zu sich selbst und dem Kind wirkt und bereitet den Weg für ein gesundes Weiterleben der Familie. „Eine zeitgemäße Schwangerenvorsorge sollte daher nicht nur die rein medizinische Betreuung umfassen, sondern auch bereits pränatal die Kontaktaufnahme und Bindungsentwicklung von Mutter und Kind begleiten." (Herpertz-Dahlmann et al. 2008, 110).

Leben im Bauch: Hier ist was los

- **Fühlen** – dieses Vermögen, also Berührungsreize zu empfinden, breitet sich in der Regel ab der 8. bis zur 17. Woche vom Gesicht ausgehend im Körper aus. Die Haut nimmt als erstes Sinnesorgan seine Funktion auf (Hüther und Weser 2015, 88). Bald kann das Kind auch Temperaturunterschiede spüren und beginnt, je nach PND, seine Umgebung zu ertasten (Nilsson und Hamberger 2003, 97, 142).

- **Gefühle** – werden von der Mutter über einen hormonellen Austausch über die Plazenta auch an das Kind weitergegeben, das so auf Erregungszustände der Schwangeren, wie Angst und Stress, reagieren kann. Kurzfristig kann sich dadurch der Herzschlag des Kindes erhöhen, das macht ihm aber in der Regel nichts aus (Holzgreve 2003, 71f.).

- **Schmerzempfinden** – oder nicht? Die Fähigkeit, Schmerz zu empfinden, entwickelt sich im Laufe der Schwangerschaft. Da die Entstehung eines Kindes ein fortlaufender, stufenloser Prozess ist, kann angenommen werden, dass sich (genauso wie die Organe oder das Gehirn) das Bewusstsein und die Fähigkeit, Schmerz zu spüren und solchen auch wahrzunehmen, erst mit der Zeit entwickeln.
  Es gibt Entwicklungsstadien, in denen Schmerzempfindung rein physisch nicht möglich ist, solche, in denen sie wahrscheinlich, und jene, in denen sie als sicher anzusehen ist (Herpertz-Dahlmann et al. 2008, 94). Der Wissenschaft-

liche Beirat der Bundesärztekammer hat dazu bereits 1991 Stellung genommen und Empfehlungen ausgesprochen, wie im Falle von Eingriffen in die Schwangerschaft (Abbrüche, pränatale Therapien) mit einem potenziellen Schmerzempfinden umgegangen werden soll:

- **Bis zum Ende der 10. SSW** existiert mit an Sicherheit grenzender Wahrscheinlichkeit kein Schmerzempfinden.
- **Nach der 10. SSW** entwickelt sich die sogenannte Nozizeption bis zur 23. SSW kontinuierlich. Nozizeption bezeichnet das Erhalten von Reizen und Signalen im zentralen Nervensystem, wird aber noch nicht mit einem tatsächlichen Schmerzerlebnis gleichgesetzt.
- **Ab der 24. SSW** ist zunehmend mit einer Fähigkeit zur Schmerzempfindung zu rechnen.

Die Schwierigkeit der Thematik wird deutlich: Erstens ist Schmerz eine sehr individuelle, subjektive Empfindung, zweitens weiß niemand genau, wann das ungeborene Kind rein physisch Schmerz empfinden kann, und drittens ist nicht klar, ob es dann einen solchen Reiz als „schmerzvoll" wahrnimmt. Deshalb versteht es sich von selbst, dass hier sehr vorsichtig agiert werden muss.

Bezüglich Schmerz stellen sich werdende Eltern meist die Frage, wie sie ihr ungeborenes Kind davor schützen können. Nach Abklärung aller pränatalen und therapeutischen Möglichkeiten können sie in diesem Bereich aber leider nicht viel tun. Sie können ihr Kind nur auf vielen unterschiedlichen Ebenen auf seinem individuellen Weg begleiten, sich ihm liebevoll zuwenden und jeweils auf die aktuelle Situation reagieren.

Wie kann ich mein Kind unterstützen?

🔍 **Sabine Schlotz (Diplom-Psychologin, Autorin, Gründerin LEONA e.V.):** *Würde ich gefragt, wie man ein Kind in so einer besonderen Schwangerschaft unterstützen kann, würde ich eine bindungsorientierte Begleitung empfehlen. Ich wäre damals über eine solche Art der Begleitung froh gewesen.*

Bei der Arbeit mit der Bindungsanalyse mache ich regelmäßig die Erfahrung, dass die ungeborenen Kinder auf die Signale ihrer Mütter reagieren. Wer hierfür offen ist, kann schon vor der Geburt mit seinem Kind in einen erstaunlichen Kontakt kommen. Das ist allen Frauen möglich, und auch den Vätern, wenn nicht erst eigene Themen bearbeitet sein müssen, um sich für die Bedürfnisse des Kindes öffnen zu können. Diese können auch Aspekte umfassen, die der Schwangeren nicht bewusst sind. Ein nicht gesundes Kind im Bauch zu tragen, kann mit Schuldgefühlen oder einem verletzten Selbstwertgefühl einhergehen. Hier braucht es oft erst Heilung, bevor eine Frau sich richtig auf ihr Kind einlassen kann.

In einer besonderen Schwangerschaft können viele Aspekte und Emotionen parallel nebeneinander in Erscheinung treten. Gefühle sind meist nicht eindimensional. Gerade Betroffene fühlen sich nicht nur gut oder schlecht, sondern aus den und den Gründen schlecht und aus anderen glücklich. Die Schwangerschaft ist nicht nur für das Kind eine Zeit der Entwicklung, auch für die Mutter. Bindungsförderung hilft, hierfür die bestmöglichen Bedingungen zu schaffen.

Was für werdende Eltern und ihr Ungeborenes nach der Entscheidung auszutragen sehr unterstützend sein kann, ist die Kontaktaufnahme mit dem Bauch und dem Kind darin. Hier kann Fachpersonal positiv einwirken und werdende Eltern zurückführen zu ihrer Mitte, zum Bauch, zum ungeborenen Kind. Jede Kontaktaufnahme birgt das Potenzial, Nähe, Wohlbefinden (innen wie außen) und gemeinsame Erinnerungen für die Zukunft zu schaffen, und ist somit grundsätzlich empfehlenswert.

Die Wissenschaft geht davon aus, dass der so wichtige Prozess des „Bondings" zwischen Eltern und Kind nicht erst nach der Geburt stattfindet, sondern schon während der Schwangerschaft beginnt – dieser Prozess fängt aber nicht automatisch an, er braucht Zeit, Liebe, Geduld und Verständnis (Verny und Kelly 1983, 65ff.). Hilfreiche Werkzeuge können zunächst Gespräche über das Kind, über erste gemeinsam gemachte Erfahrungen, Wünsche, Ängste oder Sorgen zur Entwicklung des Kindes sein. Ein Name erleichtert außerdem die Annäherung.

Dr. Clarissa Schwarz (Hebamme, Bestatterin, Gesundheitswissenschaftlerin): *Es ist eine interessante Frage, was Kinder während der Schwangerschaft erleben. Ich glaube, dass sie ganz viel auf einer Gefühlsebene erfahren, worüber sie dann später kein bewusstes Wissen besitzen. Aber zum Beispiel das Gefühl des Willkommenseins oder eine entspannte, optimistische Mutter – solche Dinge werden sie mit Sicherheit beeinflussen.*

Es gibt ein passendes, schönes Bild hierzu, was mir gut gefällt: Die Mutter ist für das Kind wie das Wetter: Manchmal ist es besser und manchmal schlechter. Das ist in Ordnung und normal. Das sage ich auch zu den Frauen, wenn sie ein schlechtes Gewissen haben, wenn sie von Stress und Sorgen belastet sind und mich fragen, ob sie damit ihrem Kind schaden. Das Wichtigste ist, glaube ich, das Gefühl willkommen zu sein, und das nimmt ein Kind durchaus wahr.

Sabine Schlotz (Diplom-Psychologin, Autorin, Gründerin LEONA e.V.): *Schon während der Schwangerschaft die Bindung aufzubauen, ist sehr wertvoll. Alles ist in dieser Zeit viel durchlässiger. Nie wieder werden sich Mutter und Kind so nahe sein wie vor der Geburt, weil sie während dieser Zeit über die Physiologie miteinander verknüpft sind. Hier geht es nicht um Worte, sondern um die Sprache des Körpers, um bioelektrische Impulse, Transmitterstoffe, Hormone. Mutter und Kind begegnen sich auf derselben Ebene – sie brauchen keine Übersetzung in eine Gedanken-Wort-Sprache, beide sprechen bereits dieselbe organismische Sprache und können sich so leichter verständigen als nach der Geburt. Wir Erwachsene haben nur häufig Schwierigkeiten, die Signale „psychologisch" richtig zu verstehen, weil wir nicht auf der „gleichen Wellenlänge" sind oder nicht gelernt haben, sie richtig zu deuten. Das kann man aber lernen.*

Ich möchte Eltern, die ihr Kind austragen, gerne mit auf den Weg geben, dass sie die Ressourcen ihres Kindes durch positive, liebevolle Zuwendung stärken können. Zum Beispiel können Kinder, deren Mütter sehr gestresst sind, in ihrem Wachstum zurückbleiben.

Sie sind dann zu klein für ihr Alter. Wir konnten unter der bindungsanalytischen Begleitung immer wieder beobachten, dass Bindungsförderung diese verlangsamte Entwicklung wieder ankurbeln kann. Messbar. Ich habe mit Gynäkologen gesprochen, die bestätigen, dass sich zum Beispiel der Blutdurchfluss der Nabelschnur dadurch verbessert hat. Dies lässt sich gut auf Schwangerschaften mit einem kranken Kind übertragen. Hier spielen Angst, Sorge, Unsicherheit und negative Emotionen eine große Rolle. Mit der Bindungsförderung kann hier sehr viel Entspannung einkehren.

Auch Ehrlichkeit hilft: Wenn Frauen sich auch auf ihre negativen Gefühle – die sicherlich kommen werden und sich gedanklich auch kaum unterdrücken lassen – einlassen und sich diese zugestehen, können sie gleichzeitig mit ihrem Kind in einen guten, ehrlichen Kontakt kommen, ihm erklären, was gerade passiert und ihm so ein kongruentes Gefühl vermitteln.

Alles, was unser körperliches Wohlbefinden steigert und uns glücklich macht (Glückshormone), kommt dem Kind zugute, denn hier findet von Beginn an rege Kommunikation auf allen Ebenen statt. Hier ist das Thema „Selbstsorge" das Schlüsselwort für mütterliches und damit automatisch kindliches Wohlbefinden.

Die „Uterussprache" ist nach Janov (2011, 15f.) eine Sprache ohne Worte, die eine werdende Mutter mit ihrem Kind spricht: durch Körper und Gefühle äußert sie ihre Zuneigung zum Kind und vermittelt ihm ein Gefühl des „Willkommenseins", des „Geliebtseins". Diese Zuneigung der Mutter stärkt das kindliche Gehirn und fördert die Bildung von Rezeptoren für körpereigene Opiate (Endorphine), die dem Kind ermöglichen, zum Beispiel mit Schmerz besser zurecht zu kommen. Die Sprache des Körpers ist vielfältig, es stehen dem Kind, neben einer direkten Ansprache, mehrere Möglichkeiten zur Verfügung, etwas über seine Mutter zu erfahren. Diese Signale kommen biochemisch, akustisch, rhythmisch oder mechanisch beim Ungeborenen an (Schlotz 2015, 47):

- **biochemisch:** Nährstoffe, Sauerstoff, Botenstoffe (Hormone), aber auch Schadstoffe (Nikotin, Alkohol, Medikamente)

- **akustisch und rhythmisch:** Herzschlag, Blutfluss, Atmung, Stimme, Darmgeräusche
- **mechanisch:** Gebärmuttermuskel weich oder fest, Bauchpflege und Bauchkontakt, bequeme Kleidung, Bewegung der Mutter (Sport, Yoga)

An der emotionalen Verfassung der Mutter nimmt das Kind also teil: Emotionen werden durch Hormone über die Plazenta zum Kind transportiert und lösen dort Reaktionen aus. Ist die Mutter glücklich, aufgeregt oder traurig, erreichen diese Gefühle auch das Kind (Schlotz, 2015, 49). Im Überblick:

- **Serotonin** – wird im Gehirn gebildet, mitverantwortlich für das Wohlbefinden von Mutter und Kind, welches die Mutter über die Plazenta an ihr Kind weitergibt. Günstig sind vitalstoffreiche Ernährung, Sport und Bewegung. Es hat positive Auswirkungen auf Schmerzempfinden, Schlaf- und Sexualverhalten und den emotionalen Zustand.

- **Dopamin** – ist der entscheidende Botenstoff für unsere Glücksempfindungen. In Kombination mit frischer Luft, Sport und Bewegung führt es mit Serotonin und Adrenalin zum Gefühl des „Wohlbefindens".

- **Endorphine** – können durch körperliche Aktivität, Glücksmomente, Berührungen, soziale Kontakte oder Lachen ausgeschüttet werden. Oder aber auch in Stress- und Notfallsituationen, um das Schmerzempfinden herabzusetzen (Verletzungen). Sie sind zum Beispiel im Leistungssport gut bekannt (Läuferhoch): Trotz großer Erschöpfung können Langstreckenläufer weiterlaufen und ein Hochgefühl wird ausgelöst. Endorphine vermindern Schmerzen, wirken beruhigend und reduzieren Stress.

- **Phenetylamin** – ist für unsere Glücksempfindungen mitverantwortlich. Die Ausschüttung kann körperliche wie psychische Ursachen haben (zum Beispiel Ausdauertraining, Verliebtsein).

- **Oxytocin** – nimmt als Hormon eine wichtige Rolle beim Geburtsprozess ein, seine Hauptaufgabe aber ist, emotionale Bindungen herzustellen. Es fördert also die Mutter-Kind-Beziehung, das Auslösen der Wehen bei der Geburt und die Milchabgabe beim Stillen. Ein hoher Oxytocinspiegel gibt ein Gefühl von Entspannung, Erholung, Heilung und liebevoller, emotionaler Bindung. Es reduziert Angst und Stress und steigert die kognitive Empathie und soziale Kompetenz. Es wird beispielsweise durch Körperkontakt und Geschlechtsverkehr ausgeschüttet (Uvnäs-Moberg 2016, Pos.1891ff.): Also immer, wenn wir uns mit dem Partner liebevoll austauschen, uns umarmen, streicheln oder massieren, wird Oxytocin ausgeschüttet und erzeugt Gefühle von Nähe, Geborgenheit und Sicherheit. Auch liebevolle Gedanken und Gefühle für das Kind können das auslösen, das heißt alles kommt im Bauch an.

- **Adrenalin** – stellt schnell Energie für den Körper bereit, kurbelt den Kreislauf an, wirkt auch schmerzlindernd.

- **Cortisol** – schüttet der Körper bei Langzeitstress aus. In geringen Mengen geht es auch über die Plazenta auf das Kind über.

Positive Gefühle und die entsprechenden Hormonlagen sind beim Austragen nach PND nicht leicht zu erreichen. Stresshormone sollen das Überleben sichern, indem sie ein Übermaß an Energie zur Verfügung stellen. Stress wird subjektiv empfunden und lässt sich deshalb schwer abstufen, was ist zu viel Stress, was noch im Rahmen?

Ambivalente Gefühle oder schwierige Phasen fügen dem Ungeborenen vermutlich keinen unmittelbaren Schaden zu. Es ist relativ gut gegen Stresshormone aus dem mütterlichen Kreislauf geschützt, ein Enzym in der Plazenta deaktiviert zum Beispiel den Großteil des Stresshormons Cortisol.

Langanhaltender Dauerstress in der Schwangerschaft aber kann Auswirkungen auf die Gesundheit des Kindes im späteren Leben haben (Stressempfindlichkeit, Depressionen, Herzkreislauferkrankungen) (Stadter 2015, Rakers et al. 2017). Es ist also gut, wenn jede Schwangere sich Strategien sucht, um den (vermutlich vor allem durch die PND) entstehenden negativen Stress regelmäßig abzubauen – was möglich ist. Eine professionelle Begleitung (zum Beispiel Bindungsanalyse) kann hier hilfreich sein.

Das Kind kann und muss also zusammenfassend nicht vor den vielfältigen Emotionen der werdenden Mutter geschützt werden. Betroffene – und hier nicht nur die Mutter – können es aber „an die Hand nehmen", erklären, was gerade passiert. Was dieses Kind von seinen Eltern braucht, ist liebevolle Zuwendung. Unterstützung und Fürsorge (und damit die Bildung von Oxytocin) scheinen stressschützende Effekte zu haben (Heinrichs et al. 2003). Das trägt – auch Stress und Gefühle von Wut oder Angst. Diese Gefühle wollen und sollen auch gelebt werden.

Weitere Diagnostik und Prognosen

Dr. med. Lars Garten (Leiter Palliativteam Neonatologie, Oberarzt für Neonatologie): *Es hängt von ganz vielen Faktoren ab, welche medizinischen Verfahren und Werkzeuge für eine weitere PND sowie pränatale Therapien eingesetzt werden können und sollen. Dafür gibt es keine allgemeingültige Antwort. Das hängt davon ab, wie sicher sich das Team in der Prognoseeinschätzung ist. Davon, was die werdenden Eltern sich wünschen. Das sind häufig Situationen, in denen wir gemeinsam so oder so entscheiden könnten und wo mit den werdenden Eltern analysiert werden muss, was im Sinne des Kindes ist. Deshalb glaube ich, dass dies Fragestellungen sind, bei denen wir, je nach Konstellation, immer wieder zu unterschiedlichen Antworten kommen. Das Problem ist auch hier, dass es in diesen Bereichen – wie auch sonst im Leben – niemals 100-prozentige Sicherheit bis ins letzte Detail geben kann. Wir können dementsprechend immer nur von Wahrscheinlichkeiten und unserer fachlichen Einschätzung der jeweiligen individuellen Konstellation sprechen.*

Kristian (Vater von *Elena 4, Trisomie 18 und Spina Bifida): *Im Nachhinein betrachtet, waren die ganzen Untersuchungen reinster Horror. Wir wussten nie, woran wir sind, es ging auf und ab. Das war vor allen Dingen auch für meine Frau während der Schwangerschaft sehr anstrengend. Irgendwann wollten wir einfach nur noch sicher wissen, was ist. Manchmal denke ich, vielleicht wäre es besser gewesen, wir wären gar nicht zum Arzt gegangen, weil für uns nach der Geburt sowieso alles auf dasselbe hinausgelaufen wäre.*

Für viele Betroffene wird der dritte Monat oder die Zeit kurz darauf der Moment der Diagnoseeröffnung. Oftmals gibt es erste Verdachtsmomente zwischen der achten und zwölften Woche, also noch im ersten Trimester. Verlässliche Diagnosen, zum Beispiel nach einer Fruchtwasseruntersuchung (Entnahme frühestens ab der 14. SSW), sind dann meistens frühestens ab der 16. SSW (Endergebnis) verfügbar.

Natürlich gibt es auch Fälle, in denen eine PND früher oder später in der Schwangerschaft gestellt wird. Was unsere Erfahrungswerte diesbezüglich in Zukunft verändern könnte, sind die neuen Bluttests, die nichtinvasiv genetische Präpositionen des ungeborenen Kindes, wie Trisomie 21, 13, 18 und numerische Aberrationen der Geschlechtschromosomen, schon früher (ab der 8. SSW) im Blut der Mutter zu erkennen versprechen. Vielleicht sind auch bei einer Untersuchung beim Frauenarzt Auffälligkeiten im Ultraschall erkannt worden: eine Wasseransammlung, die da nicht sein sollte, eine Wachstumsverzögerung oder ein Bluttest ergab eine erhöhte Wahrscheinlichkeit für eine Trisomie oder Ähnliches.

Es kann also sein, dass Betroffene schon jetzt in den Diagnosemarathon eingetaucht sind, auf weitere Ergebnisse warten und vor allem erst einmal eines haben: Angst.

Mögliche Folgeuntersuchung nach PND im ersten Trimester

ist gegebenenfalls eine Chorionzottenbiopsie.

Die Punktion durch die Bauchdecke

bei einer Chorionzottenbiopsie oder etwas später in der Schwangerschaft, bei einer Fruchtwasseruntersuchung, wird unter Ultraschallbeobachtung vorgenommen. Die Stelle muss nicht (kann aber) lokal betäubt werden, da der Einstich in der Regel nicht mehr wehtut als eine Spritze für die Betäubung. Das Unangenehme bei der Entnahme sind vielmehr die Vorstellung, dass mit der langen Nadel in den Bauch gestochen wird, das auch noch mit anzusehen und die Angst vor einer Fehlgeburt. Nicht selten bewegen sich die Kinder reflexartig von der Nadel weg. Dass Kinder von der Nadel getroffen werden, ist selten. Es ist also vor allem die Situation belastend und weniger die Punktion selbst. Manch betroffene Mutter berichtet von dem Wunsch, dass durch die Untersuchung eine Fehlgeburt ausgelöst wird, um keine Entscheidung treffen zu müssen. Auch diese Gedanken sind keine Seltenheit und erlaubt.

Zweites Trimester

Das zweite Trimester hält viele Veränderungen für Betroffene und ihr Umfeld bereit, vor allen Dingen die offensichtlichen. Allmählich wird ein Bauch erkenn- und die ersten Bewegungen erfühlbar, das Umfeld, auch Fremde, beginnen auf die Schwangerschaft zu reagieren. Auffälligkeiten werden nun vermutlich zu handfesten Diagnosen. Manche Betroffene warten auf den Abschied ihres Kindes, manche beginnen sich auf eine Geburt mit ungewissem Ausgang vorzubereiten, andere auf ein Leben mit einem kranken oder behinderten Kind.

Nach und nach hat sich der erste Schock gegebenenfalls gelegt, Entscheidungen werden und wurden getroffen und trotz aller Ängste und Sorgen kann sich für manche in diesem Trimester eine gewisse Alltäglichkeit einstellen. Das heißt nicht zwangsläufig, dass Betroffene es jetzt leichter haben, der Schmerz nachlässt oder es nicht auch weiterhin Untersuchungen und Prognosen geben wird,

die auch in Zukunft Unsicherheit und Angst in die Familie tragen. Dennoch werden viele nach einer gewissen Zeit auf dem Weg, ihr Kind zu begleiten, etwas gefasster sein.

Mein Körper:
4. bis 6. Monat / 13. bis 24. Woche

Nach den ersten zwölf Wochen gelten Schwangerschaften allgemein als stabil. Das Fehlgeburtsrisiko ist auf einem niedrigen Niveau angekommen und die Wahrscheinlichkeit, dass die Schwangerschaft auch nach einer PND erst mal weitergeht, hat sich gesteigert – immer aber in Abhängigkeit von der Art der Diagnose.

Der Bauch wird nach und nach runder, auch weil die Fruchtwassermenge sich mit zunehmender Schwangerschaftswochen erhöht – in der 16. SSW sind etwa 200 Milliliter vorhanden. Die normalen Hosen dürften allmählich knapp und durch bequemere Schwangerschaftskleidung ersetzt werden. Die sich dehnende Haut kann jetzt zu jucken beginnen: Mit Cremes und Ölen kann sie geschmeidig gehalten und vor Austrocknung geschützt werden. Bei manchen Frauen entsteht eine dunkle Linie (Linea negra), die senkrecht und mittig über den Bauch verläuft: Diese durch Hormone bedingte Veränderung verschwindet nach der Schwangerschaft wieder.

Durch das Gewicht des Bauches ändert sich der Schwerpunkt des Körpers, die meisten Schwangeren machen dadurch ein Hohlkreuz – Rückenschmerzen sind häufig eine Folge dieser Körperhaltung.

Ebenso erhöhen sich jetzt immer mehr der Brustumfang sowie das Gewicht der Brüste: Ein gut sitzender BH hilft spätestens ab jetzt Rückenschmerzen vorzubeugen und den Busen „in Form" zu halten. Die Brust bereitet sich auf das Stillen vor und kann daher gelegentlich Flüssigkeit absondern. Auch diese körperlichen Erscheinungen können je nach PND Trauer hervorrufen, sind aber die ersten Schritte auf dem Trauerweg.

Schwangerschaftssymptome wie Übelkeit und Müdigkeit haben vermutlich nachgelassen oder sind ganz verschwunden. Auch das ist eine große Erleichterung in dieser sowieso schon schwierigen

Situation: Die Schwangere kann sich jetzt besser auf sich, ihr Kind und die Situation konzentrieren. Ab dem fünften Monat der Schwangerschaft fühlen sich die meisten Schwangeren körperlich wieder richtig wohl und haben mehr Energie: Auch Geburtsvorbereitungen, Reisen oder zum Beispiel ein Umzug können jetzt mit neuem Elan angegangen werden. Trotzdem gilt: Körper und Psyche der Schwangeren vollbringen im Moment Höchstleistungen, weshalb Erholungsphasen und Rückzugsmöglichkeiten auch weiter wichtig sind.

Die Gewichtszunahme beträgt

- bis zum 4. Monat insgesamt ca. 1–2 Kilogramm, jede Woche etwa 250 Gramm
- bis zum 5. Monat insgesamt ca. 2–5 Kilogramm, jede Woche etwa 300 Gramm
- bis zum 6. Monat insgesamt ca. 5–7 Kilogramm, jede Woche etwa 400 Gramm

---

Vorsorge im zweiten Trimester

- Vorsorgeuntersuchung zwischen 13. und 16. SSW
- Vorsorgeuntersuchung zwischen 17. und 19. SSW
- Vorsorgeuntersuchung zwischen 20. und 22. SSW
- 2. Ultraschall-Screening: Basis-Ultraschalluntersuchung oder erweiterte Basis-Ultraschalluntersuchung zwischen 19. und 22. SSW
- Geburtsvorbereitung: Geburtsort, Hebamme, Geburtsplan, Geburtsvorbereitungskurs

Reisen

Nadine (Mutter von *Esther 4, pränatale Fehldiagnose infaust): *Wir haben irgend-* *wann nach der Diagnose die Paten unserer Kinder an der Nordsee besucht und uns einfach eine Woche Auszeit genommen. Wir haben viel Zeit am Meer verbracht, geredet, draußen in der Natur gesessen, den Sommer erlebt. Vor allen Dingen auch dieses Zusammengehörigkeitsgefühl als Familie, das wir dort auch auf Fotos festhalten konnten, war sehr wichtig und schön. Daran erinnere ich mich heute noch ganz konkret.*

Der fünfte und sechste Monat können der ideale Zeitpunkt sein, um zu verreisen, zum Beispiel nach allen nervenaufreibenden Untersuchungen. Gerne aber auch mittendrin, wenn auf Testergebnisse gewartet wird und wenn es guttut, Abstand zu nehmen und sich neu zu sortieren. Und am besten noch, bevor im dritten Trimester dann die körperliche Schwere hinzukommt oder das Kind vielleicht sogar früher geboren wird. Vor allem wenn schwerwiegende Entscheidungen getroffen werden müssen, die oftmals im zweiten Trimester wichtig werden, weil hier in der Regel alle Untersuchungsergebnisse kommen, können Ortswechsel, Zeit und Raum die richtigen Rahmenbedingungen sein. Am Urlaubsort können außerdem die ersten schönen Familienerinnerungen gesammelt werden und die werdenden Eltern können sich bewusst dem Kind zuwenden und vom PND-Stress erholen.

Verreisen ist immer abhängig von den Diagnosen und Prognosen des ungeborenen Kindes, außerdem von der Stabilität der Schwangerschaft an sich. Gemeinsam mit dem Arzt können vorab alle Fragen oder Ängste in Bezug auf eine Reise besprochen werden, um sich damit sicher zu fühlen. Die wesentlichen Fragen, die vorab geklärt werden müssen, sind:

- Gibt es die Gefahr einer Frühgeburt, bleibt genug Zeit für eine Heimreise oder gibt es eine geeignete Klinik auch am/beim Urlaubsort?
- Besteht die Gefahr, dass das Kind unerwartet früh im Mutterleib verstirbt und fühlt die Schwangere sich dann überhaupt wohl im Urlaub?
- Und was passiert eigentlich (oder eben nicht), wenn das Kind im Bauch verstirbt?

Im Normalfall sind aber weder Schwangere noch Kind akut in Gefahr: Im Grunde kann unabhängig von der PND jederzeit verreist werden. Auch und besonders bei infausten Prognosen.

Ein anderer Fall sind akute Komplikationen, die in keiner Schwangerschaft ganz ausgeschlossen werden können. Bei manchen Schwangeren ist außerdem im Zusammenhang mit der Diagnose ein erhöhtes Präklampsierisiko bekannt. Hier sollte vorher mit den Ärzten jeder Reisewunsch abgesprochen werden. In manchen Fällen empfiehlt es sich, seinen Urlaub in der Nähe einer Klinik für Geburtshilfe zu verbringen oder sogar in der Nähe des Heimatorts.

Wenn das Kind im Bauch auf Reisen stirbt,

bemerken es werdende Mütter nicht immer sofort. In den ersten Stunden und Tagen wird nach dem Tod des Kindes wahrscheinlich nichts passieren. Erst langsam realisiert der Körper das Versterben des Kindes und leitet dann eine Geburt ein. Möchten Betroffene trotzdem auch am Urlaubsort die Sicherheit haben, rechtzeitig nach Hause zu kommen, macht es Sinn, innerhalb Deutschlands zu verreisen. Wenn die Schwangerschaft trotz Diagnose als stabil gilt, steht auch einer Reise ins Ausland nichts im Wege.

Dieser Urlaub könnte die einzig freie Zeit werden, die als Familie gemeinsam als solche erlebt wird, und ist deshalb besonders kostbar. Fernab aller Dinge kann sich in so einem Urlaub außerdem auch noch einmal deutlich herauskristallisieren, ob die getroffenen Entscheidungen tatsächlich die richtigen für die Familie sind. In der Ruhe und mit Entspannung entsteht hier meist mehr Klarheit. Dazu kommt, dass niemand am fremden Urlaubsort etwas über die besonderen Umstände der Schwangerschaft weiß und die Betroffenen gegebenenfalls auch das befreiende Gefühl erleben können, ganz normal schwanger zu sein.

Beim ersten Kind ist ein solcher Urlaub auch der letzte mögliche Zeitpunkt, um vor der Geburt noch einmal Zweisamkeit und Ruhe als Paar zu erleben. Nach der Geburt eines Kindes, ganz egal in welchem Zustand es geboren wird, ist es mit der

Ruhe erst einmal vorbei. Vor allem für die Partnerschaft können diese letzten Tage zu zweit vor der Geburt sehr wichtig sein, um Kraft für die bevorstehenden Ereignisse zu sammeln und ein starkes Band zwischen den Partnern zu schaffen.

Worauf unterwegs zu achten ist

- **Der ideale Zeitpunkt zum Verreisen** – liegt zwischen der 17. und 28. SSW.

- **Abklärung mit Fluggesellschaft** – ob und unter welchen Umständen/bis zu welcher Woche Schwangere mitgenommen werden. Gegebenenfalls ist sogar schon ab der 24. SSW ein Attest nötig für Hin- und Rückflug.

- **Anschnallpflicht** – gilt auch für dicke Bäuche. Der obere Teil des Gurtes im Auto wird über die Schulter und zwischen die Brüste geführt. Der untere Teil des Gurtes liegt unter dem Bauch, entlang der Hüften.

- **Airbag** – mindert den Aufprall bei einem Unfall, kann aber auch Verletzungen verursachen. Daher bitte Sitz so weit wie möglich zurückstellen.

- **Auslandskrankenversicherung** – sollte die Möglichkeit für Rücktransport abdecken. Eventuell ist es gut, eine Zusatzversicherung für die Reise abzuschließen. Das ist kurzfristig und einmalig kostengünstig möglich. Es kann hilfreich sein, sich eine Liste mit Ärzten und Krankenhäusern am Zielort schicken zu lassen oder selbst zu recherchieren.

- **Genügend und längere Ruhepausen** – müssen werdende Mütter einplanen, vor allem vor und nach Flügen und während langer Fahrten. Es ist wichtig, nicht zu lange zu sitzen. Auch der Urlaub selbst sollte Erholung sein, nicht Stress bedeuten.

- **Kompressionsstrümpfe** – sind gegebenenfalls hilfreich. Es kann mit dem Arzt abgeklärt werden, ob ein erhöhtes Thromboserisiko vorliegt und welche Maßnahmen (Venenpumpe = regelmäßige Bewegung der Füße, Erhöhung der Trinkmenge, Kompressionsstrümpfe, Medikamentengabe) angezeigt sind.

- **Länder mit speziellen Impfvorgaben** – sollten Schwangere besser vermeiden, auf jeden Fall aber mit dem Arzt absprechen.

- **Mutterpass und Befunde** – sollten werdende Mütter immer bei sich tragen.

Mein Kind:
4. bis 6. Monat / 13. bis 24. Woche

Durch Schluckauf wird das Zwerchfell trainiert, später in der Schwangerschaft können manche werdende Mütter diesen Schluckauf als Pochen unter der Bauchdecke wahrnehmen und sogar sehen.

Je nach PND können zwischen dem dritten und vierten Monat die Hände in der Regel greifen. Das Kind untersucht seinen Lebensraum und ertastet seine Umgebung: die Plazenta, die Gebärmutter, die Nabelschnur und sich selbst. Berührt ein Finger zufällig den Mund, wird in der Regel der Saugreflex ausgelöst. Oft können werdende Eltern ihr Kind nun über Ultraschall beim Daumenlutschen beobachten. Je nach PND entsteht das erste Haar auf dem Kopf, entwickeln sich die Zähne und durchlaufen die Beine einen enormen Wachstumsschub und sind jetzt länger als die Arme (Regan 2005, 167).

Am Ende des sechsten Monats ist der Körper des Kindes von einer weißen Schicht überzogen, aus Wasser und Fetten bestehenden Käseschmiere, die seine zarte Haut im Fruchtwasser schützt und das Kind später dabei unterstützt, leichter aus dem Geburtskanal zu gleiten (Nilsson und Hamberger 2003, 131). Das Ungeborene kann, je nach PND, nun hören, riechen und schmecken.

Geschlechtsbestimmung

Sonja (Mutter von †Leon, hypoplastisches Linksherzsyndrom): *Das Geschlecht haben wir noch vor der Diagnose erfahren, mein erstgeborener Sohn war dabei. Ich hatte mir, wenn ich ehrlich bin, ein Mädchen gewünscht, wollte aber nicht durch falsche Erwartungen enttäuscht werden und stellte mich darauf ein, dass es ein Junge wird. So kam es dann auch. Ich war, obwohl ich insgesamt so glücklich mit dieser Schwangerschaft war, vielleicht einen kurzen und sehr kleinen Moment enttäuscht. Auf mein Kind habe ich mich aber natürlich trotzdem unbändig gefreut. Als dann die Diagnose kam, spielte das alles sowieso keine Rolle mehr.*

Karin (Mutter von †Viola, Trisomie 21): *Wie bei meinen beiden ersten Kindern wollte ich das Geschlecht vor der Geburt nicht wissen. Nach der Fruchtwasserpunktion konnte ich dann aber auf der schriftlichen Diagnosemitteilung lesen, dass es ein Mädchen ist. Ich habe mich trotz allem gefreut! Auch weil ich schon zwei Mädchen hatte, war es schön, dass es wieder ein Mädchen war. Schwer war dann, dass mir gleichzeitig mitgeteilt wurde, dass mein Kind nicht gesund ist. Ob Mädchen oder Junge, spielte paradoxerweise dann auch wieder keine Rolle. Sehr ambivalent das Ganze.*

Ab der SSW 14+0 darf laut GenDG in einer Schwangerschaft das Geschlecht des Kindes den Eltern mitgeteilt werden. Mit der Regelung soll verhindert werden, dass Kinder aufgrund ihres Geschlechts abgetrieben werden. Per Ultraschall ist eine Feststellung früher auch kaum möglich (per Gentest schon). Fehleinschätzungen sind selten, aber nicht gänzlich ausgeschlossen. Manche werdende Eltern wollen das Geschlecht vielleicht auch nicht vorher wissen. Im Rahmen der pränataldiagnostischen Untersuchungen, vor allem wenn es genetische Untersuchungen gibt, wird das Geschlecht meistens aber eindeutig bestimmt. Manche Erkrankungen entwickeln sich auch nur bei Jungen oder nur bei Mädchen, weshalb allein die Diagnose Aufschluss über das Geschlecht geben kann. Wer es trotzdem nicht wissen will, sollte dies mit seinem Fachteam absprechen.

Die Mitteilung über das Geschlecht ist in der Regel für viele werdende Eltern, ob gesundes oder besonderes Kind, ein wichtiger Moment. Das Wesen im Bauch wird damit noch realer, viele Eltern wählen jetzt einen Namen. Die Verwendung eines Namens kann die Beziehung zum Kind stärken und auch im Gespräch mit dem Umfeld dazu beitragen, die Wertschätzung für das Kind zum Ausdruck zu bringen. Steht noch kein Geschlecht oder Name fest, kein Problem: Es wird sich einer finden, vielleicht kann sogar explizit nach einem neutralen Namen oder einem mit einer bestimmten Bedeutung gesucht werden.

Der Moment der Mitteilung kann emotional ambivalent für betroffene Eltern werden, da viele unterschiedliche Emotionen ineinander fallen können. Das Wissen um das Geschlecht beinhaltet diese Ambivalenzen, es öffnen sich automatisch Bilder für das/den heranwachsende/n Mädchen/Jungen sowie zu einer nun gegebenenfalls abgekürzten Zukunft oder eingeschränkten Möglichkeiten durch das jeweilige Krankheitsbild.

Erste Bewegungen

Sandra (Mutter von *Elena 4, Trisomie 18 und Spina Bifida): *Jeder Stupser von ihr war etwas Besonderes. Ich habe es total genossen und bin rückblickend sehr dankbar dafür, dass ich das auch so genießen konnte. Ich hatte außerdem oft Angst, dass sie im Bauch stirbt und ich das vielleicht nicht bemerke. Morgens bin ich immer aufgewacht und habe gedacht: Bitte, bitte beweg dich! Und ich bekam von ihr dann immer einen kurzen Stupser, als wollte sie mir sagen, dass alles gut ist. Das habe ich natürlich hineininterpretiert, trotzdem hat es mir sehr geholfen.*

Die meisten Schwangeren spüren um die 20. Woche die ersten Bewegungen und Tritte des Kindes, manchmal, gerade wenn es nicht die erste Schwangerschaft ist, auch schon deutlich früher. Viele sind am Anfang nicht sicher, ob es sich dabei nicht um Magenknurren oder Blähungen handelt, sie beschreiben die Bewegungen als Schlagen von Schmetterlingsflügeln, als ein Blubbern oder als ein winziges Etwas, das in ihrem Bauch hin- und herhuscht. Was ja der Fall ist. Für viele wandelt sich durch die ersten Bewegungen auch die Beziehung zum Kind.

Das Kind wird von einem Abstraktum zu etwas im wahrsten Sinne des Wortes Greifbarem, es wird real. Spätestens jetzt ist für die Schwangere klar, dass sie ein „echtes" Kind im Bauch hat. Je mehr die Bewegungen dann von außen fühlbar werden, desto realer wird dieses Kind auch für den Partner und das Umfeld.

Nach und nach kann nun konkret Kontakt aufgenommen, in Kommunikation über Berührung gegangen und so eine emotionale Bindung aufgebaut werden. Wer dort, wo das Kind sich bewegt hat, seine Hand auflegt oder streichelt, kann das Kind so wissen lassen, dass es wahrgenommen wird (Schlotz 2015, 73). Diese Momente sind kostbar, Betroffene können sie ganz bewusst sammeln. Wenn es neben dem Partner weitere Vertrauenspersonen gibt, die gern an diesen Momenten teilhaben möchten, und die Betroffenen selbst dies aushalten oder auch genießen, können Hände auf den Bauch gelegt und diese besonderen Augenblicke geteilt werden.

Auch die ersten Bewegungen des Kindes lösen häufig ein emotionales Erdbeben bei den Betroffenen aus, Trauer und Freude fallen hier wieder in eins. Besonders merkwürdig kann es sein, wenn gerade schwerkranke Kinder durch scheinbar quicklebendige Bewegungen im Bauch auf sich aufmerksam machen. Das kann sehr schmerzhaft für die Betroffenen sein, die wissen, dass diese Bewegungen vielleicht gezählt sind und eines Tages ihr Ende finden oder für das dann geborene Kind vielleicht nur noch eingeschränkt möglich sein werden. Gleichzeitig setzen ein ganz natürlicher elterlicher Stolz und eine – wenn vielleicht auch zwiespältige – Freude ein, denen unbedingt Raum eingeräumt werden sollte.

Für einige Eltern ist auch schwierig, wenn sie nicht wissen, wie sie die Bewegungen ihres Kindes deuten sollen: Geht es dem Kind gerade gut oder ist das rege Strampeln eher ein Zeichen von Unbehagen oder gar Schmerz? Oder: Geht es dem Kind jetzt gerade schlecht, wenn es sich ruhiger verhält?

Die Bewegungsmuster ungeborener Kinder sind sehr unterschiedlich und individuell, in jeder Schwangerschaft, auch mit gesunden Kindern: Die einen tanzen ununterbrochen, die anderen lassen die Schwangerschaft eher ruhiger angehen. Auch können sie sich über den Tag verteilt und innerhalb der Schwangerschaft immer wieder verändern.

Ist die Mutter selbst in Bewegung, schlafen die Kinder durch die rhythmischen Bewegungen gern ein. Kommt die Mutter dagegen zur Ruhe, wachen sie häufig auf und bewegen sich manchmal besonders viel, übrigens auch häufig nach dem Essen, da der Blutzuckerspiegel steigt. Auch Aufregung der Schwangeren kann das Kind aktiver machen, hier gelangt das Hormon Adrenalin in den kindlichen Blutkreislauf (anders als Cortisol, das von der Plazenta größtenteils aufgefangen wird).

Das Wahrnehmen der Kindsbewegungen ist außerdem abhängig von der Lage der Plazenta, von der Dicke der Bauchdecke und der Fruchtwassermenge (Holzgreve 2003, 159). Aus diesem Grund sollte nicht zu viel in die Bewegungsabläufe eines Kindes hineininterpretiert werden. Eventuelle Sorgen hierzu können mit dem Fachpersonal besprochen werden.

Und plötzlich ist es still

Sonja (Mutter von †Leon, hypoplastisches Linksherzsyndrom): *Dass die Bewegungen aufhörten, habe ich zunächst nicht bewusst wahrgenommen. Irgendwann aber fiel mir auf, dass mein Sohn sich wohl schon eine ganze Weile nicht mehr bewegt hatte. Erst da fing ich an, mich darauf zu konzentrieren. Als mir bewusst wurde, dass dies jetzt das Ende von diesem Leben ist. Ich weiß nicht, ob er zu diesem Zeitpunkt noch gelebt hat und einfach nur stillgehalten hat.*

Wer sein Kind länger nicht spürt, sollte sich an seine Hebamme oder seinen Arzt wenden. In der Regel heißt dies nicht automatisch, dass mit dem Kind etwas nicht stimmt, manche PND kann die Bewegungsfähigkeit des Kindes außerdem einschränken. Liegt aber eine schlechte Prognose vor, könnte dies ein Anzeichen für den Abschied des Kindes sein.

Sollte die Schwangere kein gutes Gefühl oder Angst haben, muss es ihr immer erlaubt sein, Fragen abzuklären und/oder eine Kontrolle vornehmen zu lassen, damit sie zügig aus Stresssituationen abgeholt werden kann. Wer den Fetal-Doppler zu Hause

hat, kann selbst kurz nachhören, ob das Herz noch schlägt. Allerdings sagt das noch schlagende Herz nichts über das Befinden des Kindes aus. Im Zweifel oder bei einem schlechten Gefühl also lieber einmal mehr zu Arzt oder Hebamme.

Was erfährt mein Kind im zweiten Trimester?

Sabine Schlotz (Diplom-Psychologin, Autorin, Gründerin LEONA e.V.): *In der Bindungsförderung lernt die werdende Mutter nach und nach die Persönlichkeit ihres Kindes kennen. Beide – die werdende Mutter und ihr Kind – spielen sich zunehmend aufeinander ein, sodass die werdende Mutter das Wesen ihres Kindes immer besser erkennen und seine Signale dadurch immer leichter deuten kann. So kann sie schon vor der Geburt mehr Zuversicht und Vertrauen in ihre eigenen Fähigkeiten entwickeln. Das erleichtert die Geburt und den Start in die Mutterschaft. Das gilt natürlich gleichermaßen für behinderte Kinder.*

Je weiter die Schwangerschaft fortschreitet, desto mehr entfaltet das Ungeborene im Mutterleib seine Sinne, „ganz allmählich und in der Stille" (Chamberlain 2010, 51 ff.) und damit seine Möglichkeiten zur Interaktion mit seiner Außenwelt. Annäherung und Zuwendung wird vom Kind wahrgenommen (Verny, 1983, 66f). Außerdem bilden sich jetzt gewisse Charakterzüge des Kindes aus und deuten auf so manche Vorliebe hin. Dieser Gedanke macht es vielleicht leichter, sich seinem Kind zu nähern – einem Individuum mit Neigungen: Manche Kinder reagieren stark auf die ein oder andere Musik, auf Aktivität oder Inaktivität der werdenden Mutter, jedes Kind folgt eigenen Bewegungsmustern und Tagesrhythmen. Die Geschmacksknospen bilden sich immer weiter aus.

Leben im Bauch: Hier ist was los

- **Denken & Lernen** – ob ein Ungeborenes ein „Ich-Bewusstsein" hat, bleibt ungeklärt. Jedoch kann ein Ungeborenes durchaus lernen und sich an Dinge erinnern, wie zum Beispiel die Geräuschkulisse im Mutterleib oder bestimmte Musik und Stimmen (Partanen et al. 2013).

- **Hören** – wird in der 23. Woche, je nach PND, so weit ausgebildet, dass das Kind Geräusche bewusst wahrnehmen kann. Es hört die Stimme der Mutter, ihren Herzschlag, die Geräusche ihres Magens, Darms, Blutkreislaufes und ihre Atmung (Chamberlain 2010, 59) – ein rhythmisches Konzert, das täglich für das Kind gespielt wird und an das es sich später erinnern wird, vor allen Dingen an den steten Herzschlag.

- **Schmecken** – kann das Kind in der Regel etwa ab der 15. SSW. Bitter, süß, sauer, salzig – es mag eindeutig Süßes. Etwa zu dieser Zeit beginnt das Kind auch, je nach PND, Fruchtwasser zu schlucken, das es ebenfalls schmecken kann (Nilsson und Hamberger 2003, 141).

- **Schmerzempfinden** – oder nicht? Es bleibt auch jetzt unklar, ab wann und in welcher Form Schmerz empfunden werden könnte. In aktuellen Studien wird zuweilen von einer Fähigkeit zur Schmerzempfindung erst ab dem dritten Trimester ausgegangen, nämlich etwa ab der 27. SSW, abhängig von diversen Nervenbildungen, die in dieser Zeit stattfinden (Lee et al. 2005). Dies erscheint reichlich spät, wenn wir an extreme Frühchen (ab der 24. SSW) denken, bei welchen außerhalb des Mutterleibes Schmerzempfinden offensichtlich ist – hier ist Unbehagen in der Regel aber durch äußere Reize oder Behandlungen bedingt, was im Mutterleib entfällt. So oder so sollte bei pränatalen Therapien das Kind ab jetzt generell sediert und mit Schmerzmitteln versorgt werden (Bellieni et al. 2017).

- **Sehen** – kann das Kind in der Regel etwa ab der 16. Woche, das Auge ist dann voll ausgebildet, aber noch geschlossen (Nilsson und Hamberger 2003, 148).

Wie kann ich mein Kind unterstützen?

Nadine (Mutter von *Esther 4, pränatale Fehldiagnose infaust): *Ich habe viel mit Esther in meinem Bauch gesprochen. Ich habe versucht ihr zu vermitteln, dass sie, so wie sie ist, in Ordnung ist. Und alles, was passieren wird, so richtig sein wird. Dass sie absolut gewünscht ist, aber dass sie auch gehen darf, wenn sie gehen möchte. Ich habe also versucht, ihr meinen Kampfgeist mitzugeben, aber sie gleichzeitig auch loszulassen, so widersprüchlich sich das anhören mag. Ich wollte ihr nicht das Gefühl geben, dass sie kämpfen muss, obwohl sie vielleicht nicht kann. Die Entscheidung, die sie treffen würde, sollte sie frei und unbeeinflusst treffen können. Sie sollte so sein dürfen, wie sie war und wollte.*

Wem es bislang schwerfiel, kann vielleicht durch das Wachsen des Bauches, die Bewegungen, das Wissen über das Geschlecht oder einen Namen nun leichter einen Kontakt zum Ungeborenen aufbauen und intensivieren.

Wir möchten werdende Eltern also dazu ermutigen, in einen direkten Dialog mit ihrem ungeborenen Kind zu gehen: mit ihm zu sprechen, es an Gedanken, an Ängsten teilhaben lassen, erklären, was passiert und warum. Wer kann, versichert seinem Kind, es auf seinem individuellen Weg zu begleiten, da zu sein, zu tragen, egal wohin die Reise gehen wird.

Die „Uterus"-Sprache schon seit Beginn der Schwangerschaft und nun das Hören des Kindes sowie seine Bewegungen eröffnen viele Kommunikationsebenen zwischen werdenden Eltern und Kind.

Weitere Werkzeuge auf körperlicher und kommunikativer Ebene

- **Berührungen** – sind eine weitere Form der Kontaktaufnahme mit dem Ungeborenen. Nicht nur die Mutter und der Partner spüren immer mehr und immer öfter nun das Kind im Bauch: Auch das Kind darin spürt, wenn werdende Eltern zurückstupsen. Diese Ebene ist vielleicht die direkteste oder am wenigsten abstrakte, vor allem für die Partner: Wir können unser Kind im Bauch fühlen und es kann uns fühlen. Wir können in Berührung gehen und kommunizieren. Also tun wir es! Ölmassagen, Streicheln des Bauches, Händeauflegen (Wärme) können die erste Annährungsversuche sein, die Hebamme kann dabei unterstützen. Die sogenannte **Haptonomie** ist die Lehre von der Berührung zur Förderung der Bindung zwischen Kind und Eltern, besonders auch zwischen Partner und Kind. Ziel ist, dass ein Kind ein grundlegendes Sicherheitsgefühl aufbauen kann, indem die Eltern durch Berührungen auch ohne Worte ein Gefühl von Geborgenheit vermitteln. So wie alle Menschen körperliche Nähe und Streicheleinheiten genießen und davon zehren, gilt dies auch für das Ungeborene, das die Berührung und Zuwendung von Mama und Papa genießen wird.

- **Musik** – bietet sich für gemeinsame Rituale an: Werdende Eltern können ihren Kindern immer wieder die gleichen Lieder vorsingen oder vorspielen (zum Beispiel Spieluhr), die so während der Schwangerschaft zu ihrem „Erkennungslied" werden können. Studien haben gezeigt, wie sich Neugeborene an Musik aus ihrer Schwangerschaft erinnern und darauf konkret reagieren, außerdem dass Wehen kürzer sind, die Geburt leichter und die Kinder insgesamt gesünder (Blott 2009, 319). Solche Lieder können dann auch nach der Geburt eine gemeinsame Erinnerung darstellen, wenn das Kind zum Beispiel verstorben ist. Eine weitere aktuelle Studie zeigt, dass regelmäßiges Vorsingen von Schlafliedern in der Schwangerschaft sich positiv auf die Bindung von Mutter und Kind auswirkt. Daneben wurde beobachtet, dass Kinder, denen in der Schwangerschaft und danach vorgesungen wurde, weniger Schreiphasen hatten, weniger Koliken, nachts besser schliefen und die Mütter entspannter waren (Persico et al. 2017).

- **Tagebücher, Briefe und gedankliche Zuwendung** – kann für alle das Mittel zur Wahl werden, denen es schwerfällt, laut mit dem Kind zu sprechen oder zu singen. Hier kann in einen indirekten, inneren Dialog gegangen werden. Emotionen zu Gedanken stellen sich automatisch ein und werden vom Kind wahrgenommen. Ein Schwangerschaftstagebuch oder an das Kind adressierte Briefe, möglicherweise auch als Web-Blog, sind Möglichkeiten, nicht nur mit dem Kind, sondern auch mit sich selbst und dem Umfeld in Kontakt zu kommen. Gerade im zweiten Trimester, wenn oftmals irgendwann die Schockphase nachlässt, kann der Moment gekommen sein, zu beginnen Dinge aufzuschreiben und Gedanken zu sortieren. Aufgeschriebene Worte können auch später immer wieder gelesen werden, worüber außerdem eine gewisse Verarbeitung und Einordnung der Ereignisse stattfinden kann. Und alles, was die Beziehung zum Kind stärkt, kann später als positive Erinnerung abgerufen und auch nach der Geburt fortgesetzt werden: Sollte dieses Kind zum Beispiel sterben, kann eine jetzt etablierte Korrespondenz einen Grundstein dafür legen, diese auch in Zukunft fortzuführen. Diese Aktivität kann zum kostbaren Geschenk für die verwaisten Eltern werden.

Weitere Diagnostik, Prognosen und pränatale Therapien

Kristian (Vater von *Elena 4, Trisomie 18 und Spina Bifida): In der 16. SSW erhielten wir die erste Diagnose: offener Rücken. Daraufhin wurde viel untersucht und alle Spezialisten kamen zu dem Schluss, dass nur ein offener Rücken, kein Herzfehler, keine Trisomie oder weitere Schäden vorliegen würden. Das war kurz vor Weihnachten. Wir hatten dann über die Feiertage Zeit, uns über die Diagnose im Internet, in Foren und bei anderen Eltern zu informieren. Die Aussichten für die Zukunft, die sich uns präsentierten, waren nicht zu schlecht. Im schlimmsten Fall sitzt das Kind nach einem offenen Rücken im Rollstuhl, geistig sind betroffene Kinder fit, manche können laufen.

Wir gingen in eine Spezialklinik, wo ein Arzt vorgeburtlich den Rücken verschließen kann. Dort wurde dann aber bei einer weiteren Ultraschalluntersuchung doch eine Auffälligkeit am Herzen entdeckt. Am selben Abend wurde eine Fruchtwasseruntersuchung gemacht. Beim FISH-Test wurden keine Auffälligkeiten ent-

deckt, also keine Trisomie. Das war in der 20. Woche. In der 23. Woche erhielten wir dann aber das Ergebnis der Langzeitkultur: Jetzt hieß es Trisomie 18.

In diesem Trimester werden nun vermutlich Verdachtsmomente zur handfesten Diagnose einer vermuteten Krankheit: Nach einer Fruchtwasseruntersuchung zum Beispiel erhalten die werdenden Eltern jetzt aussagekräftige Ergebnisse, der fünfte Monat kann deshalb oft eine Zeit vieler Untersuchungen, Tests, Ergebnisse, langer Wartezeiten und gegebenenfalls neuer Schockmomente sein. Dies kann für werdende Eltern noch einmal zu einem sehr schwierigen Moment werden, ähnlich wie im ersten Schock. Da bis zuletzt auch die irrationalste Hoffnung in den Betroffenen bleibt, es könnte vielleicht doch noch alles „gut" werden, ist diese Bestätigung aller Befürchtungen dann oftmals noch einmal – manchmal überraschender – Grund für große Trauer.

Welche diagnostischen Maßnahmen im zweiten Trimester angewandt werden sollen, ist abhängig vom jeweiligen Fall und der Familie. Die betroffenen Paare müssen darüber aufgeklärt werden, welche Möglichkeiten ihnen jetzt weiter zur Verfügung stehen, welche Ergebnisse diese leisten können, welche Entscheidungen darauf gegebenenfalls erwartet werden und dass sie ebenso auch ein Recht haben, alle weiteren Untersuchungen abzulehnen.

Es gibt Paare, die mit der Flut der Informationen nicht zurechtkommen und eine, soweit dies möglich ist, unbeschwerte(re) Schwangerschaft einer weiteren Diagnostik vorziehen. Sind weder Schwangere und Kind akut in Gefahr, müssen diese Wünsche respektiert werden. Auf der anderen Seite gibt es Familien, denen es besser damit geht, so viel wie möglich zu erfahren und den Dingen weiter auf den Grund zu gehen.

Die Frage also, die sich werdende Eltern in Absprache mit ihrem Fachpersonal stellen können, ist, welche weiteren Untersuchungen und pränataldiagnostischen Vorgänge nun tatsächlich noch notwendig und sinnvoll sind. Oder welche ein mögliches Trauma vergrößern und daher vermieden werden sollten. Die Leitfrage lautet weiterhin: Was braucht jetzt das Kind? Was brauchen die Betroffenen?

Mögliche Folgeuntersuchungen nach PND im zweiten Trimester

sind gegebenenfalls eine Fruchtwasseruntersuchung oder Feinultraschall.

Durch einen Feinultraschall, gegebenenfalls in einem spezialisiertem Zentrum, können in diesem Trimester detailliertere Aussagen über den Zustand des Kindes gemacht werden, um Verdachtsmomente oder Erkrankungen genauer einschätzen zu können, da der Gynäkologe sich hierbei vor allem ein genaueres Bild von den Organen machen kann. Gerade Fehlbildungen am Herzen und Fehlentwicklungen im Gehirn lassen sich meist erst jetzt und in den kommenden Wochen genauer beurteilen. Dies ist allerdings unter anderem abhängig von der Lage des Kindes und der Menge des Fruchtwassers. Bei wenig Fruchtwasser, was bei diversen Störungen auftreten kann, ist es schwieriger, aussagekräftige Informationen im Ultraschall zu bekommen. Hier kann in besonderen Fällen eine Fruchtwasserauffüllung helfen, wenn beispielsweise das Fruchtwasser völlig fehlt und ein Blasensprung ausgeschlossen wurde, um die Nieren und die Harnblasenfüllung zu beurteilen.

Insbesondere wenn es darum geht, das Gehirn oder Rückenmark darzustellen, kann es außerdem sein, dass eine MRT, optimal ab der 24. bis 26. SSW, in Erwägung gezogen wird. Mit der MRT können Schnittbilder erzeugt werden, die Organe und Organveränderungen des Kindes besonders gut darstellen. Auch zur Entscheidung für oder gegen eine pränatale Therapie ist die MRT ein hilfreiches diagnostisches Mittel. Sie gilt als ungefährliche Untersuchung in der Schwangerschaft (Kraus 2016). Eine geringe Größe des Kindes kann die Untersuchungsbedingungen der MRT erschweren, da sich das Kind noch viel bewegen kann. Manchmal ist eine leichte Sedierung notwendig. Denn: Bewegt sich das Kind während der Untersuchung intensiv, können die Bilder weniger aussagekräftig sein.

Aus diesen Untersuchungen heraus wird gegebenenfalls auch noch zu einem späteren Zeitpunkt in der Schwangerschaft als sonst üblich eine Fruchtwasseruntersuchung oder Nabelschnurpunktion angeboten zur Klärung der Frage, ob Chromosomenanomalien vorliegen. Besonders wenn es darum geht, ob in Frage kommende pränatale Therapien angewendet werden können und sollen, ist dies meist für das weitere Vorgehen ausschlaggebend.

Auch jetzt im zweiten Trimester, bei fortgeschrittener Schwangerschaft, können Diagnosen und Prognosen immer noch und immer wieder variieren. Die betroffenen Paare sind weiterhin gezwungen zu lernen, dass sich der Status ihres Kindes im Laufe der Schwangerschaft immer wieder verändern kann. Je mehr Untersuchungen dazu kommen, desto mehr unterschiedliche Informationen können Betroffene erhalten.

Pränatale Therapien: Kann meinem Kind geholfen werden?

Claudia Langanki (Trauerbegleitung und Leitung Kinderhospiz): *Die Fetalchirurgie ist ein schwieriges Thema. Ich kenne bislang zum Beispiel einige Spina-Bifida-Kinder, die nach einem solchen Eingriff dennoch die gleichen Operationen auch noch mal nach der Geburt brauchten wie Kinder, die ohne pränatalen Eingriff entbunden wurden.*

Prof. Dr. med. Thomas Kohl (Leiter des DZFT): *Es gibt natürlich auch vorgeburtliche Eingriffe, die zu schlechteren Ergebnissen führen als erhofft. Das gibt es aber auch bei allen anderen, etablierten nachgeburtlichen Operationen. Bei den meisten Kindern, die nach vorgeburtlichen Eingriffen dennoch sterben, war die Erkrankung so schwer, dass wir das Kind nicht retten konnten. Auch kann ein pränatal gut operiertes Kind postnatal hervorragend behandelt werden und trotzdem eine Sepsis entwickeln und daran sterben. Es kann also passieren, dass wir ein Kind behandeln, das es hinterher doch nicht schafft, weil im Schwangerschaftsverlauf, durch Frühgeburt, im Rahmen der Intensivmedizin oder notwendiger nachgeburtlicher Operationen zusätzliche Probleme oder Komplikationen auftreten.*

Die Frage ist, welche Perspektive wir einnehmen? Wenn Kinder mit lebensbedrohlichen Kreislaufproblemen pränatal nicht behandelt werden, sterben etwa 90 Prozent von ihnen. Wenn die Kinder pränatal behandelt werden, je nach Erkrankung, überleben 50 bis 80 Prozent. Auch über Erkrankungen wie die Spina Bifida (offener Rücken) wurde lange gestritten, ob Fetalchirurgen solche Kinder im Bauch operieren sollten, da nur wenige von ihnen nach der Geburt sterben. Die Fetalchirurgie habe sich doch nur um solche Fälle zu kümmern, bei denen eine hohe Sterblichkeit angenommen wird.

Ich kam mir hier jahrelang wie ein einsamer Rufer im Wald vor: Fakt ist, die meisten Fälle von Spina Bifida werden in Deutschland vor der Geburt erkannt. Nach pränataler Diagnose der Spina Bifida beträgt die Sterblichkeit durch Schwangerschaftsabbruch mindestens 80 Prozent. Es kann sein, dass pränatal an Spina Bifida operierte Kinder nach ihrer Geburt trotzdem sterben, hier befinden wir uns aber in einem Bereich von nur 5 Prozent. Einige Kinder starben zum Beispiel kurz nach der vorgeburtlichen Operation oder im Rahmen der nachgeburtlichen Therapie an Infektionen, begleitenden Gehirnfehlbildungen oder zusätzlichen pränatal nicht erkannten Problemen. Das ist in den letzten sechzehn Jahren bei knapp 200 Eingriffen etwa fünfzehnmal passiert.

Somit ist die pränatale Diagnosestellung für das Ungeborene mit Spina Bifida durch die dann meist vorgenommenen Abbrüche etwa 12-mal tödlicher, als es Fetalchirurgie und postnatale Therapie zusammen sind.

Sabrina (Mutter von *Sophia 4, Zwerchfellhernie): *In der 30. SSW wurde bei Sophia ein Loch im Zwerchfell festgestellt. Eine MRT bestätigte, dass Magen, Darm und ein Stück von der Leber im Brustkorb lagen und die linke Lunge am Ausweiten hinderten. Wenn dies früh festgestellt wird, gibt es die Möglichkeit, operativ einzugreifen. Dies ist immer auch mit einem gewissen Risiko einer Frühgeburt verbunden. Wir waren allerdings nicht für diese OP geeignet, weil es bei uns erst relativ spät entdeckt wurde und wir so nicht mehr für diesen Eingriff infrage kamen. Wir hätten die OP aber wahrscheinlich schon in Betracht gezogen, hätten wir die Möglichkeit dazu gehabt. In unserem Fall wurde Sophia geboren und zwei Tage danach, als sie stabil war, operiert. Sophia geht es heute gut, sie ist vier Jahre alt.*

Während der Schwangerschaft mit einem besonderen Kind wird es Betroffenen in den meisten Fällen nicht möglich sein, ihr Kind in irgendeiner Form behandeln zu lassen. Sie können in dieser Schwangerschaft also meistens nicht mehr tun, als schwanger zu sein und sich ihrem Kind liebevoll zuzuwenden.

Im zweiten Trimester könnte nun aber für einige wenige die Frage relevant werden, ob dem ungeborenen Kind intrauterin, also doch schon im Bauch geholfen werden kann. Um die Belastungen und Risiken (Infektion, Blasensprung, Frühgeburt) möglichst gering zu halten, werden alle Eingriffe ultraschallgesteuert und überwiegend fetoskopisch minimalinvasiv durchgeführt. Diese Möglichkeiten sind nur nach genauer Analyse des jeweiligen Falls und in enger Absprache mit den Betroffenen und dem behandelnden Team in Erwägung zu ziehen: Es muss geklärt werden, was möglich und was davon sinnvoll ist – und was die werdenden Eltern für ihr Kind wollen.

Bei manchen Therapien sind auch regelmäßige Termine in der jeweiligen Klinik üblich, zum einen zur Verlaufskontrolle, aber auch zu wiederkehrender Behandlung (zum Beispiel Fruchtwasserauffüllung). Ein längerer stationärer Aufenthalt ist gegebenenfalls erforderlich und muss, wenn es zum Beispiel ältere Geschwisterkinder gibt, organisiert werden.

Mögliche pränatale Therapien bei (vgl. DZFT)

- **Amnionbandsyndrom** – Hier können sich die Amnionbänder oder -stränge um Arme, Beine oder die Nabelschnur legen und die Blutzufuhr abschnüren. Amputierte oder unterentwickelte Extremitäten oder Probleme bei der Versorgung durch die Nabelschnur sind die Folge. Dies lässt sich mittels minimal-invasiver Fetalchirurgie positiv beeinflussen.

- **Megazystis, LUTO** – verhindert den Ablauf des Urins durch Verschluss der kindlichen Blase, so dass sich diese vergrößert (Megazystis) und die kindlichen Nieren schädigen kann. Die Lungenentwicklung des Ungeborenen kann beeinträch-

tigt werden (wenig Fruchtwasser). Die Blase kann geöffnet oder ein kleiner Schlauch eingelegt werden, der den Urin in das Fruchtwasser ableitet.

- **Nierenerkrankungen** – zum Beispiel im Falle von Nierenfehlbildungen und damit fehlender Nierenfunktion schon im Mutterleib kann durch Fruchtwasserauffüllungen und/oder einen Verschluss der Luftröhre (Fetoskopische Tracheal-Ballonokklusion) versucht werden, doch noch eine ausreichende Lungenreifung zu erreichen. Nachgeburtlich kann zunächst Bauchfelldialyse (mindestens das erste Jahr) und später eine Nierentransplantation durchgeführt werden.

- **Herzerkrankungen** – Hier kommen nur für wenige, schwere Herzerkrankungen vorgeburtliche Therapiemöglichkeiten in Frage. Dazu gehören medikamentöse Therapien (zum Beispiel bei Herzrhythmusstörungen Sauerstofftherapie und minimalinvasive, chirurgische Eingriffe, um die nachgeburtliche Prognose positiv zu beeinflussen.

- **Hydrothorax** – wird eine Flüssigkeitsansammlung (Erguss) in einer oder beiden Brusthöhlen eines ungeborenen Kindes genannt. Dies hindert die kindlichen Lungen an der Entfaltung, auch das Herz kann belastet sein. Große Ergüsse in beiden Brusthälften können über einen kleinen Zugang entfernt werden.

- **Lungenmalformation (CCAML)** – sind fehlangelegte Lungenlappen, die nach der Geburt keinen Anteil an der Atmung haben. Bei einigen wenigen Ungeborenen kann sich das fehlgebildete Lungengewebe stark ausdehnen, so dass Herz-Kreislauf-Probleme lebensbedrohlich werden können. Um diese Entwicklung aufzuhalten, stehen minimalinvasive Verfahren zur Verfügung.

- **Spina Bifida** – oder „offener Rücken": Hier kann durch eine minimalinvasive oder offene Fetalchirurgie im Mutterleib die nachgeburtliche Prognose für das Kind verbessert werden. Ob eine

Operation sinnvoll ist, hängt auch von der Lage der Spina Bifida ab. Vor- und Nachteile sind hier zu diskutieren, da auch nachgeburtlich behandelt werden kann. Die während der Schwangerschaft entstandenen Schäden am offenliegenden Rückenmark sind dabei aber nicht mehr zu beheben (zum Beispiel Beinfunktion). Der vorgeburtliche Operationszeitpunkt liegt in der Mitte der Schwangerschaft, so dass das Thema Frühgeburt hier eine Rolle spielt und der zu erwartenden Prognose sorgfältig gegenübergestellt werden muss.

- **Zwerchfellhernie** – ist ein Loch im Zwerchfell. Dies führt dazu, dass sich Organe in den Brustraum verlagern und dort die Lunge und das Herz beeinträchtigen. Hier kann das Lungenwachstum durch den Verschluss der kindlichen Luftröhre (Fetoskopische Tracheal-Ballonokklusion) das Lungenwachstum und damit die nachgeburtliche Prognose verbessern.

- **Zwillingserkrankungen** – Bei eineiigen Schwangerschaften können durch Gefäßverbindungen der gemeinsamen Plazenta lebensbedrohliche Situationen auftreten. Die betroffenen Mutterkuchengefäße können nach örtlicher Betäubung der mütterlichen Bauchwand mittels Lasertherapie verschlossen werden.

Pränatale Therapie, Ethik und Schmerz

Birgit Scharnowski-Huda (Elternbegleitung nach PND): *Die Frage, welcher medizinische Eingriff gegebenenfalls sogar noch pränatal vorgenommen wird, ist schwierig. Natürlich geht unsere Technik immer weiter und vielleicht kann einem Kind, das sonst sterben würde, so eine Chance gegeben werden. Andererseits ist hier die Frage: Was könnte diesem Kind unter Umständen auch damit angetan werden, wenn es überlebt, aber unklar ist, unter welchen Bedingungen. Das muss von Fall zu Fall entschieden werden. Bei den Betroffenen ist die Hoffnung immer am größten. Es muss ihnen aber klar sein, dass solche Eingriffe auch schiefgehen können. Das sollte in Gesprächen offen diskutiert werden.*

Prof. Dr. med. Thomas Kohl (Leiter des DZFT): *Es wird von manchen die Frage aufgeworfen, ob sich der ganze Aufwand für ungeborene oder neugeborene (kranke) Kinder lohnt. Meiner Meinung nach können Nichtbetroffene nur für ihr eigenes Leben oder allenfalls das ihrer eigenen Familie entscheiden. Was, wenn sie selbst erkranken? Wie viele von ihnen gehen dann nicht zum Arzt und leiden oder sterben lieber? Niemand sollte etablierte oder nichtetablierte Therapien für sich oder seine Familie in Anspruch nehmen, und sie anderen versagen. Diese Haltung ist für mich inakzeptabel.*

Über die letzten 20 Jahre wurden Tausende von Kindern pränatal behandelt, die meisten mit gutem oder deutlich besserem Ergebnis für ihr Überleben, für ihre nachgeburtliche Lebensqualität und ihre Langzeitprognose, als dies erst nachgeburtlich operiert möglich gewesen wäre. Die Frage, die sich mir stellt, ist, warum sich Kritiker so massiv gegen diese offensichtliche Tatsache positionieren.

Bei allen unseren Eingriffen an Ungeborenen kommen außerdem für Schwangere und Kind sehr sichere Protokolle für Schmerztherapien von mütterlicher, örtlicher Betäubung (Lokalanästhesie) bis hin zur Vollnarkose für Mutter und Kind zur Anwendung. Für die Schwangere soll der Eingriff kaum bis gar nicht schmerzhaft sein. So kann sie ruhig liegen, damit selbst diffizile Eingriffe präzise durchgeführt werden können. Auch wenn ein jünger als 22 Wochen operiertes Ungeborenes vermutlich noch nicht bewusst Schmerz empfinden kann, werden durch die Schmerztherapie störende Bewegungen, etwaige Schmerz- oder Stressreaktionen während des Eingriffs minimiert oder ausgeschaltet. Wenn durch den Eingriff mit mehrtägigen Schmerzen zu rechnen ist, bekommen die Feten auch nach dem Eingriff noch wiederholt über die Mutter stärkere Schmerzmittel.

Der Umgang mit pränatalen Therapien und den damit verbundenen, auch ethischen Fragen ist sehr individuell – hier kann es keine pauschalen Empfehlungen geben. Die Entscheidung für oder gegen eine vorgeburtliche Therapie ist aber auch immer abhängig davon, um welche Diagnosen es sich handelt, welche Aussichten die Behandlungen bieten und auch wie die Prognosen lauten, wenn die Behandlungen nicht durchgeführt werden.

Grundsätzlich gilt, dass pränatale Therapien und Operationen im Mutterleib, wie alle medizinischen Eingriffe, mit Risiken verbunden sind. Viele der Eingriffe sind noch keine etablierten Standardverfahren. Dennoch können heute manchmal Kinder gerettet werden, die ohne pränatalen Eingriff mit hoher Wahrscheinlichkeit sterben würden. Und es können Kinder durch die pränatale Therapie bessere Grundvoraussetzungen für die nachgeburtliche Entwicklung und Behandlung bekommen, dies gilt insbesondere für von einer Spina Bifida oder vom Zwillingstransfusionssyndrom betroffene Ungeborene. Bei diesen Erkrankungen gibt es inzwischen zahlreiche wissenschaftliche Erfahrungen für die vorgeburtliche Behandlung. Ob ein pränataler Eingriff eine sinnvolle Variante ist, muss also genauestens diskutiert werden, am besten in einem spezialisierten Fachzentrum.

Es kann außerdem ein zusätzliches Entscheidungsdilemma für Eltern nach PND entstehen: Soll eine vorgeburtliche Therapie oder Operation, weil sie heute verfügbar ist, tatsächlich auch durchgeführt werden? In die eine wie in die andere Richtung können Schuldgefühle bei den werdenden Eltern aufkommen: Entscheiden sie sich dafür und es geht nicht gut aus, wäre es in der Rückschau unter Umständen besser gewesen, das Kind „in Ruhe zu lassen". Entscheiden sie sich gegen vorgeburtliche Therapien, wird der Gedanke aufkommen, dem Kind eine Chance verwehrt zu haben. Was-Wäre-Wenn-Fragen können in der Folge auftreten. Wie bei allen Entscheidungen für oder gegen medizinische Behandlungen muss also umfassende Information und Kommunikation zwischen Eltern und Fachpersonal stattfinden, müssen Nutzen und Risiken genau analysiert und Verantwortung geteilt werden, um eine für die Zukunft tragfähige Entscheidung zu treffen. Werdende Eltern sollten von pränatalen Behandlungsmöglichkeiten wissen, um sich bewusst dafür oder dagegen aussprechen zu können, um nicht im Nachhinein zu betrauern, Chancen verpasst zu haben, weil ihnen vielleicht Informationen gefehlt haben. Gleichzeitig ist aber auch klar, dass werdende Eltern dazu neigen, sich an jede Hoffnung zu klammern, daher tragen Eltern wie Fachpersonal hier eine besonders große Verantwortung, im Sinne des Kindes zu handeln.

Die Gabe von Schmerzmitteln und Sedierung bei pränatalen Eingriffen ist Voraussetzung. Zwar schlafen die Ungeborenen einen Großteil ihrer Zeit (90 Prozent) und die Plazenta erzeugt beruhigende Stoffe. Jedoch ist erwiesen, dass Feten durch äußere Reize, und das wäre eine solche Operation, aufgeweckt werden und darauf reagieren (Bellieni et al. 2017) können. Kritisch diskutiert wird hierbei die Wirkung der Medikamente auf das unreife, kindliche Gehirn. Nutzen und Risiko müssen also auch hier sorgfältig einander gegenübergestellt werden.

Drittes Trimester

Sollte die Schwangerschaft bis hierhin gehalten haben, konzentriert sich das letzte Drittel nun auf die Ankunft des Kindes. Manche werdende Mutter beschreibt bisweilen genervt, wie sie als Frau und Person gar nicht mehr wahrgenommen wird, sondern sich alles nur noch um ihre Mitte dreht. Andere erzählen, wie sie sich immer mehr – manchmal auch unbewusst – und gerne in ihre eigene Welt zurückziehen, ihre Gedanken und Kräfte auf das, was kommen wird, konzentrieren. Die Welt drumherum verliert nach und nach an Bedeutung oder wird immer mehr als unnötiges und störendes Gewicht empfunden. Vor allen Dingen werdende Eltern von besonderen Kindern haben jetzt oft das starke Bedürfnis, diese letzten Tage, Wochen und Monate bewusst und ganz für sich und mit ihrem Kind zu erleben – manchmal auch deshalb, weil sie nicht wissen, wie viel Zeit ihnen noch mit ihrem Kind bleibt und was danach auf sie zukommen wird.

Theoretisch trifft diese Unsicherheit auf alle werdenden Eltern zu, sie wird aber nach einer PND, die eine unsichere Zukunft ins Bewusstsein rückt, oft ganz deutlich empfunden. Diese bewusste Einkehr nach innen, dieses achtsame Erleben der letzten Tage und Wochen und sich selbst als Familie zu erfahren, würden auch wir jetzt allen Betroffenen empfehlen.

Spätestens jetzt werden die meisten Schwangeren ihren Bauch nicht mehr verstecken können. Weder vor sich selbst noch vor dem Umfeld. Je mehr der Schwangeren der eigene Bauch im Weg sein wird, desto weniger Platz wird das Kind darin haben.

In der 28. SSW sind bis zu 1.000 Milliliter Fruchtwasser normal, später nimmt die Menge wieder ab. Wie viel Körpergewicht insgesamt kurz vor der Geburt bei jeder Frau noch hinzukommt, ist individuell, manche Frauen nehmen gegebenenfalls bis zum Schluss zu, andere verlieren am Ende vielleicht noch Gewicht. Großer Appetit, wenig Appetit – alles ist normal.

Die Gewichtszunahme beträgt

- bis zum 7. Monat insgesamt ca. 5–7 Kilogramm, jede Woche etwa 400 bis 500 Gramm

- bis zum 8. Monat insgesamt ca. 7–10 Kilogramm, jede Woche etwa 500 Gramm

- bis zum 9. Monat insgesamt ca. 10–13 Kilogramm, jede Woche etwa 600 Gramm

- bis zum 10. Monat insgesamt ca. 13–15 Kilogramm, jede Woche individuell

Durchschnittliche Gewichtsverteilung kurz vor der Geburt

- ungeborenes Kind: 3,0–4,0 kg
- Plazenta: 0,7 kg
- Fruchtwasser: 1,0 kg
- mütterliches Fett: 2,5 kg
- Blut- und Flüssigkeitszunahme: 1,5 kg
- Wassereinlagerungen: 2,5 kg
- Brüste: 0,5 kg
- Gebärmutter: 1,0 kg

Vorsorge im dritten Trimester

- Vorsorgeuntersuchung zwischen 23. und 25. SSW

- Antikörpersuchtest zwischen 24. und 27. SSW

- Screening auf Schwangerschaftsdiabetes zwischen 25. und 28. SSW

- Vorsorgeuntersuchung zwischen 26. und 28. SSW

- Vorsorgeuntersuchung zwischen 29. und 30. SSW

- 3. Ultraschallscreening zwischen 29. und 32. SSW

- erstes CTG (Kardiotokographie) ab 32. SSW – nicht zwingend erforderlich

- Hepatitis-Test 32. SSW

- Vorsorgeuntersuchung ab jetzt alle zwei Wochen, nämlich 34. SSW, 36. SSW, 38. SSW

- zwischen der 34. und 37. Woche gegebenenfalls B-Streptokokken Test

- Bescheinigung für Krankenkasse bezüglich des Entbindungstermines (von Arzt oder Hebamme ausgestellt, nicht älter als eine Woche bei Antrag auf Mutterschaftsgeld)

- Vorsorgeuntersuchung 40. SSW – ab jetzt alle 2 Tage CTG

Zwischen der 34. und 37. Woche kann sich die Schwangere auf B-Streptokokken testen lassen. Manche Frauen haben in der Scheide B-Streptokokken, die bei Neugeborenen Infektionen auslösen können. Wenn das Ergebnis positiv ist, kann zu Beginn der Wehen, so gewünscht, ein Antibiotikum gegeben werden, so besteht für das Kind kaum Ansteckgefahr.

Da diese besondere Schwangerschaft schon viel Energie gekostet hat, die Geburt anstrengend sein und die Zeit nach der Geburt mit Sicherheit ebenfalls viel abverlangen wird, empfiehlt es sich in den letzten Wochen viel zu ruhen und schlafen. Auch Entspannungstechniken und Hypnose können jetzt nochmals geübt werden, um dann mit der nötigen Gelassenheit in die Geburt zu gehen. Gesunde Ernährung und Bewegung helfen letzte Kräfte zu mobilisieren. Die werden jetzt auch gebraucht, für mögliche **physische und psychische Herausforderungen im letzten Drittel**:

- **Bänder** – im Beckenbereich können locker werden und Schmerzen beim Niesen, Umdrehen im Bett und/oder Aussteigen aus Fahrzeugen verursachen. Hier helfen bequeme Schuhe und Seitenschlaf mit Kniekissen. Eine Plastiktüte auf Stühlen und Sitzen hilft beim Drehen. Warme Bäder, ein orthopädischer Stützgürtel, Akupunktur, Physiotherapie und Yoga können vorbeugen und lindern. Wenn eine Bewegung des Kindes unangenehm ist oder schmerzt, können Schwangere die eigene Position ändern.

- **Herzschmerz** – Durch die erhöhte Blutmenge kommt es in der Schwangerschaft auch zu einer höheren Herzfrequenz als davor. Gerade in den letzten beschwerlichen Wochen kann es vorkommen, dass das Herz einer Schwangeren schneller schlägt oder sogar mal „stolpert". Ängste und Sorgen haben ebenfalls einen Einfluss auf die Herzfrequenz.

- **Hormone und Emotionen** – reichen sich gerne die Hand. Wer plötzlich nah am Wasser gebaut ist, Wutausbrüche bekommt oder irrational eifersüchtig wird, hat nicht nur mit der PND, der Erschöpfung nach Monaten dieser Schwangerschaft und der nahenden, gegebenenfalls furchteinflößenden Geburt zu kämpfen, sondern könnte gerade auch seinem hochdosierten Hormoncocktail zum Opfer fallen, der während der Schwangerschaft durch den Körper jeder werdenden Mutter wabert.

Die Mischung aller Ursachen plus Hormone könnte gerade am Ende der Schwangerschaft anstrengend werden. Die letzten Tage und Wochen vor der Geburt können werdende Eltern einer besonderen Schwangerschaft vor eine emotionale Zerreißprobe stellen. Die Angst vor der Geburt und dem, was danach kommen mag, wechselt womöglich mit der Sehnsucht nach dem Kind. Der Wunsch, es noch eine Weile sicher in sich weiterzutragen zu wollen, kann mit dem Gefühl abwechseln, körperlich und emotional vielleicht nicht weiter zu können. Manchmal existieren diese Emotionen sogar gleichzeitig. Und viele Betroffene beschreiben, wie sie sich in diesen letzten Tagen und Wochen in einem ständigen Wechselbad der Gefühle befinden und irgendwann selbst nicht mehr wissen, was sie sich jetzt eigentlich am meisten wünschen.

Manche dieser Gefühle sind auch Schwangeren mit gesunden Kindern bekannt, sie können sich aber in besonderen Schwangerschaften aufgrund aller Ungewissheiten verstärken. Wichtig ist hierbei diese Gefühle wahrzunehmen und sie sich zu erlauben. Allerdings sollten Schwangere sich nicht zu sehr von ihnen verunsichern und hin- und herwerfen lassen. Achtsam beobachten und die Stürme vorbeiziehen lassen, ist das heilsamste Rezept.

- **Platz** – im Bauch gibt es nun immer weniger. Je mehr die Gebärmutter wächst und sich ausbreitet, umso mehr werden auch andere Organe im mütterlichen Körper aus ihrer ursprünglichen Position verdrängt: Die Folge sind Kurzatmigkeit oder Rippenschmerzen durch die Ausdehnung nach oben. Vermehrt Pausen einlegen hilft, tiefes Einatmen in den Bauch unterstützt die Sauerstoffversorgung von Mutter und Kind. Durch die Ausdehnung nach unten und damit den Druck auf die Blase müssen Schwangere häufig zur Toilette, leider auch nachts. Wenn das Kind ins kleine Becken rutscht, senkt sich der Bauch nach unten, wodurch er etwas kleiner wirken und die Schwangere meist wieder etwas besser durchatmen kann. Allerdings nimmt so der Druck nach unten zu und der Harndrang kann nochmal schlimmer werden. Becken- und Dammschmerzen können auftreten, langes Stehen sollte vermieden werden.

- **Schlaf und Träume** – Das eine nimmt ab, das andere zu. Schlafen wird nicht nur wegen der Toilettengänge schwieriger: Der Bauch wird immer größer und damit auch die Bewegungsfreiheit eingeschränkt. Bequeme Liegepostionen sind immer schwerer zu finden, der Rücken kann schmerzen und dazu kommt, dass viele Kinder am liebsten nachts im Bauch tanzen. Die günstigste Liegeposition für Schwangere im letzten Drittel ist gemäß einer neueren Studie übrigens auf der linken Seite, das Gewicht des Kindes behindert so keine Blutflüsse (in Rücklage besteht hierfür die Gefahr) und das Risiko für ein Versterben des Kindes (plötzlicher Kindstod im Mutterleib) kann damit offenbar gesenkt werden. Am besten legt frau sich schon zum Einschlafen auf diese Seite, weil in der Einschlafposition die meiste Zeit des Schlafes verbracht wird (Heazell et al. 2017).

  Viele Schwangere berichten außerdem, dass sie vor allem gegen Ende ihrer Schwangerschaft von intensiven Träumen begleitet werden. Dies ist ein Phänomen, das die meisten Schwangeren betrifft und das werdende Mütter besonderer Kinder oftmals sehr ausgeprägt erleben. Viele berichten von Albträumen und Schreckensbildern, in denen all ihre Ängste und Sorgen verarbeitet werden. Andere erzählen, dass ihr Kind im Traum wiederholt gesund zur Welt kommt, oder auch von einem friedlichen Abschied. Die Bindungsanalyse kann für die Frauen, die hier genauer hinschauen wollen, ein Weg sein, diesen Träumen und den dahinterliegenden Gefühlen und Bedürfnissen mit guter psychosozialer Begleitung auf die Spur zu kommen. Der Spiegel der Träume kann dafür genutzt werden, gegebenenfalls auch Spannungen und Probleme im Alltag, die teilweise im Unbewussten liegen, zu erkennen und zu lösen.

- **Wassereinlagerungen** – in den Beinen können jetzt auftreten, ein Zeichen dafür ist der Abdruck der Strümpfe am Bein. Das bedeutet, dass es spätestens ab jetzt gilt sich zu schonen. Beine hochlegen, Füße kreisen, viel Wasser trinken, langes Stehen und Sitzen vermeiden, Kraftreserven sparen und Grenzen des eigenen Körpers respektieren. Ein Tee aus Johanniskraut, Brennnesseln, Frauenmantel, Himbeer- und Melissenblättern, Schafgarbe und Zinnkraut kann helfen. Bei der konkreten Mischung sollten sich werdende Mütter immer von der Hebamme beraten lassen.

  Aber Achtung: Bei wem Schwellungen innerhalb von einem Tag nicht zurückgehen (Gesicht, Hände, Füße) und dazu Symptome wie Kopfschmerzen, Augenflimmern, Sehstörungen, Schmerzen im rechten Oberbauch oder erhöhter Blutdruck kommen, der sollte sofort seine Hebamme oder Arzt anrufen oder besser umgehend die Geburtsklinik aufsuchen, da es sich hier um Anzeichen einer beginnenden Präeklampsie oder eines lebensbedrohlichen HELLP-Syndroms, der gesteigerten Form der Präeklampsie (Schwangerschaftsvergiftung, Gestose) handeln könnte.

- **Warten** – kann um den errechneten Geburtstermin, besonders nach einer PND, sehr mühsam werden. Nicht nur werdende Mütter von besonderen Kindern sind in diesen Tagen angespannt und wissen nicht viel mit sich anzufangen. Jede Minute kann es losgehen. Aber wann wird es losgehen, wie wird es losgehen? Oft kreisen die Gedanken einzig allein nur noch um diesen Moment. Ein verzögerter Geburtsvorgang kann zum Beispiel auch abhängig von der psychischen Verfassung der werdenden Mutter sein, wie sehr sie sich die Geburt wünscht oder aber sie auch fürchtet. Gerade in diesen letzten Tagen und Wochen ist also eine intensive Betreuung wichtig. Werdende Mütter können mit wachsamen Augen sich selbst und die Situation der Familie hinterfragen und gegebenenfalls emotionale, psychische Hindernisse durch Gespräche auflösen.

  Wer das Warten nicht mehr aushält, oder wenn medizinische Gründe dafür sprechen, kann und darf über eine Einleitung der Geburt nachdenken. Ist ein Kind über die 41. Woche hinaus übertragen, werden üblicherweise engmaschige Kontrollen durchgeführt, um sicherzugehen, dass es Kind und Mutter gut geht.

- **Wehen** – zum jetzigen Zeitpunkt werden Vor- und Übungswehen (Braxton-Hicks-Kontraktionen) genannt und bereiten die Gebärmutter verstärkt auf die Geburt vor. Auch bei zu viel Stress wird der Bauch häufiger hart und der Körper signalisiert so, dass er mehr Ruhe braucht. Wer sich unsicher ist, ob es sich vielleicht doch schon um Geburtswehen handelt, nimmt ein heißes Bad oder eine heiße Dusche, warmes Wasser ist gleichzeitig entspannend gegen Stress: Geburtswehen nehmen bei warmem Wasser zu, Vorwehen hingegen hören auf. Sollten Geburtswehen zu früh auftreten, werden Ärzte je nach PND und Absprache mit den Eltern alles versuchen, diese Wehen zu unterdrücken, um dem Kind bessere Startbedingungen nach einer längeren Schwangerschaft zu ermöglichen.

Hausmittelchen zur Geburtsvorbereitung

In den letzten Schwangerschaftswochen, wenn das Kind reif ist und jederzeit zur Welt kommen darf, helfen einige natürliche Mittel, um konkret auf die Geburt vorzubereiten:

- **Damm-Massage** – reduziert das Risiko für Dammriss oder -schnitt. Auch spätere Schmerzen können vermindert werden, wenn während der Schwangerschaft der Bereich zwischen Scheide und After (mit dem Daumen) regelmäßig massiert wird. Am besten kann die Hebamme diese Massage erklären. Sie kann ab der 36. Schwangerschaftswoche für zehn Minuten täglich durchgeführt werden.

- **Heublumensitzbad oder Heublumendampfbad** – kann ab der 38. Schwangerschaftswoche regelmäßig angewandt werden. So wird die Beckenbodenmuskulatur bis zur Geburt weich und geschmeidig. Die dabei entstehenden Dämpfe tragen außerdem zur Entspannung bei.

- **Himbeerblättertee** – hat den Ruf, die Elastizität von Beckenboden, Gebärmutter und Dammbereich zu steigern und die Muskulatur im Unter-

leib aufzulockern. Somit kann er also die Wehen erleichtern, da er zu wirksameren Muskelkontraktionen führen soll. Auch Risiken für Notkaiserschnitt oder Saugglocke sollen reduziert werden. Nach der Geburt soll der Tee den Milchfluss anregen und die Gebärmutter bei der Rückbildung unterstützen. Ab der 36. Schwangerschaftswoche können täglich zwei bis drei Tassen Tee getrunken werden, allerdings nicht bei vorzeitigen Wehen oder zu weichem oder geöffnetem Muttermund (Blott 2009, 391).

Mein Kind:
7. bis 10. Monat/25. bis 40. Woche

Ab dem 7. Monat sind in der Regel an den Fingern der individuelle Fingerabdruck und die Fingernägel fertig. Das Lanugohaar bedeckt nur noch Rücken und Schultern. Das Kind wird je nach PND immer größer, das heißt, im Bauch ist immer weniger Platz, um sich noch frei zu bewegen. Dafür werden die Bewegungen, so es die PND zulässt, kräftiger, aus Platzgründen aber vielleicht weniger. Sollte die Mutter ihr Kind aber eine Weile nicht gespürt haben, ist in einer so besonderen Schwangerschaft der (vielleicht auch wiederholte) Anruf bei der Hebamme oder dem Arzt mehr als verständlich. Gerne haben die Kinder jetzt auch Schluckauf, wahrnehmbar als ein rhythmisches Klopfen unter der Bauchdecke.

Jeder weitere Tag im Bauch der werdenden Mutter ist in der Regel kostbar für das ungeborene Kind. Vor allen Dingen in den letzten Wochen erhält es wichtige Antikörper der werdenden Mutter, die vor verschiedenen Krankheiten schützen können („Nestschutz").

Ab der 34. Woche/9. Monat bräuchte jedes Kind (unabhängig von einer PND), würde es jetzt zur Welt kommen, voraussichtlich nur noch wenig Unterstützung bei der Atmung und Nahrungsaufnahme. In der 35. Woche ist in der Regel die Lungenreifung abgeschlossen, das heißt, jetzt geborene Kinder können, je nach PND, selbstständig atmen. Kommt eine Frau in dieser Schwangerschaftswoche mit Wehen in eine Klinik, so würde die Geburt nicht mehr aufgehalten werden. Es sei denn, besondere Gründe sprechen für eine – vielleicht auch nur kurzfristige – Verlängerung der Schwangerschaft.

Bei einer natürlich geplanten Geburt wäre es optimal, wenn das Kind im neunten Monat schon in Schädellage, also mit dem Kopf nach unten und den (gekreuzten) Beinen nach oben, liegen würde. Doch auch eine Beckenendlage ist nicht automatisch ein Grund für eine geplante Kaiserschnittgeburt, sondern eine regelrechte Lage. Manche Kinder haben vor der 36./37. Woche noch nicht ihre endgültige Position eingenommen. Es ist also noch etwas Zeit und es gibt Tricks, wie das Kind zum Drehen bewegt werden kann:

- **Glöckchenmethode**: Das Kind soll über Klang geleitet werden.
- **Moxibustion**: Akupunktur mit Wärme am kleinen Zeh
- **Taschenlampentrick**: Das Kind soll von außen durch die Bauchdecke mit dem Strahl der Taschenlampe geleitet werden.
- **Yoga, Gymnastik**: Indische Brücke, Tönnchen-Stellung
- **Wendung**: Nur vom Arzt unter Ultraschall vorgenommen. Die äußere Wendung hat 55 Prozent Erfolgschancen, allerdings auch das Risiko der unfreiwilligen Geburtseinleitung: Mittels Druck auf dem Bauch der Mutter wird versucht, das Kind zu drehen. Dies ist allerdings abhängig von vielen Faktoren: der Lage der Plazenta, dem Körperbau der Mutter, der Menge des Fruchtwassers, dem Zustand der Mutter. Eine Gefahr stellt hierbei außerdem die Nabelschnur dar, die sich bei einer äußeren Wendung zusammenschnüren und somit die Sauerstoffzufuhr für das Kind behindern könnte. Nicht bei Mehrlingen, Blutungen, geplatzter Fruchtblase, tiefer Plazenta. Weitere Gefahren: Plazentaablösung, vorzeitiger Blasensprung (Schüngel 2007).

Sollte kein Kaiserschnitt geplant sein, wird sich nun viel um den errechneten Entbindungstermin (ET) drehen. Dieser Tag wird auch später noch als Datum für viele Eltern Bedeutung haben. Dementsprechend können später nach der Geburt zwei Termine für die Familie wichtig werden: der errechnete ET sowie der eigentliche Geburtstag des Kindes. Viele Betroffene erleben diese Daten oftmals als emotionale, manchmal auch aufreibende Tage, besonders, wenn es in der Schwangerschaft wichtig war, dem ET so nah wie möglich zu kommen, wenn es eine Frühgeburt gab oder das Kind vor ET verstorben ist.

Die meisten Kinder kommen innerhalb von zehn Tagen vor oder nach dem ET zu Welt. Nur vier Prozent schaffen eine Punktlandung. Viele Kinder nach PND kommen aber nicht im üblichen Zeitfenster zur Welt, bei bestimmten Diagnosen ist ein früherer, aber auch ein späterer Geburtsbeginn möglich. Von einer Übertragung wird erst ab 42+0 SSW gesprochen. Ungefähr ab der 41. SSW kann die Leistungsfähigkeit der Plazenta abnehmen, weshalb das Kind nun engmaschiger kontrolliert (US, Fruchtwassermenge, CTG) wird. Die meisten Kliniken leiten Geburten zwischen der 41. und 42. Woche ein (Leitlinie DGGG 015/065).

Solange das Kind gut versorgt ist und die Mutter sich wohlfühlt, gibt es aber zunächst keinen Grund zur Beunruhigung und dem Kind kann – in Absprache mit dem Fachteam – Zeit gelassen werden. Jedes Kind hat seinen eigenen Rhythmus. Die werdende Mutter und ihr Kind sind aufeinander abgestimmt und finden in der Regel gemeinsam „ihren richtigen Moment". Vertrauen ist hier das Schlüsselwort.

Was erfährt mein Kind im dritten Trimester?

Sabine Schlotz (Diplom-Psychologin, Autorin, Gründerin LEONA e.V.): *Manche Frauen sind erschreckt darüber, wie intensiv durch Bindungsförderung der Kontakt zu ihrem kranken Kind werden kann. Eine meiner Schwangeren konnte zum Beispiel mit ihrem Kind vor der Geburt den Geburtstermin vereinbaren, weil ihre Hebamme nur zu einem bestimmten Zeitpunkt konnte. Das hat funktioniert. Eine solche Kommunikation ist möglich, ist aber nichts, was schnell verwirklicht werden kann. Es ist ein Prozess, der Übung braucht. Während der Begleitung einer betroffenen Mutter hörte ich von ihrer Sorge, sich von ihrem Kind vielleicht nicht mehr trennen zu können, wenn es ihr durch die Bindungsförderung zu sehr* *ans Herz gewachsen sei. Danach war sie froh um die Nähe, die sie noch mit ihrem Sohn leben konnte. Sie hat in innerem Frieden mit großer Ruhe Abschied genommen. In ihrer Trauer schwang Freude mit über den besonderen Weg.*

Im dritten und letzten Trimester geht es auf die Geburt zu und das Ungeborene ist in der Entwicklung schon sehr weit fortgeschritten, die Sinne im Rahmen der PND gut oder fertig ausgereift. Wird das Ungeborene beobachtet, so lassen sich verschiedene Verhaltensmuster und Zustände beschreiben: Ruhezustände (schlafend, mit und ohne Bewegungen) und Wachzustände (wach, mit und ohne Bewegungen) wechseln sich ab, wobei die Wachphasen nur bei etwa 13 Prozent liegen.

Die Herzfrequenz des Ungeborenen ändert sich auch über den Tagesverlauf und ist im letzten Drittel der Schwangerschaft der Herzfrequenz der Mutter angepasst. Auch die Entwicklung einer „inneren Uhr" kann schon im Mutterleib beobachtet werden, das Kind hat einen individuellen Tagesablauf, der sich zum Ende der Schwangerschaft immer mehr dem der Mutter angleicht (Herpertz-Dahlmann et al. 2008, 92f.).

Leben im Bauch: Hier ist was los

- **Hören** – wird in der Regel nun immer differenzierter: Stimmen und Wörter werden jetzt immer genauer wahrgenommen, das Kind erkennt unter verschiedenen Stimmen immer die der Mutter, was sie sagt, gelangt genauso laut nach außen wie nach innen zum Kind. Schon jetzt lernt das Kind Ton- und Sprechart, damit also Sprachmelodie und auch die Landessprache der werdenden Mutter. In Studien konnte nachgewiesen werden, dass Neugeborene ihre Muttersprache erkennen können (Gebauer-Sesterhenn 2001, 62).

- **Schmecken** – ist ab dem letzten Trimester bereits so differenziert und sensibel, dass Ungeborene auf Geschmacksveränderungen reagieren (Chamberlain 2010, 54).

- **Schmerzempfinden** – oder nicht? Es scheint auf jeden Fall Unterschiede zwischen dem Leben im Bauch und dem Leben nach der Geburt zu geben, zum Beispiel durch hormonell bedingte Zusammenspiele im Körper des Kindes oder durch den niedrigen Sauerstoffgehalt im Blut und von der Plazenta erzeugten, sedierenden Stoffen. Bekannt ist auch, dass hormonelle Prozesse im Gehirn des Kindes bei und direkt nach der Geburt eine natürliche Sedierung erzeugen (Garten und von der Hude 2016).

- **Sehen** – und wahrnehmen kann das Ungeborene auch schon vor der 26. Woche, jetzt werden die Augen aber in der Regel erstmalig geöffnet. Das Ungeborene nimmt dadurch nun noch mehr von seiner Umgebung wahr. Es kann Lichtunterschiede erkennen und bis zu einem gewissen Grad intrauterin sehen. Scheint zum Beispiel die Sonne auf den Bauch, wird der Uterus von einem rötlichen Licht erfüllt (Nilsson und Hamberger 2003, 148).

- **Riechen** – glauben Wissenschaftler, ist zwar nun möglich, ein ungeborenes Kind kann dies im Fruchtwasser aber vermutlich noch nicht vom Schmecken unterscheiden. Unmittelbar nach der Geburt ist der Geruchssinn aber bereits sehr wichtig für Neugeborene – unter anderem damit es schnell die Brustwarzen zum Stillen findet und die Mutter von anderen unterscheiden kann (Nilsson und Hamberger 2003, 141).

Wie kann ich mein Kind unterstützen?

Sabine Schlotz (Diplom-Psychologin, Autorin, Gründerin LEONA e.V.): *Ich lade die Mutter ein, ihrem Kind immer wieder zu erzählen, wie es ihr geht und warum. „Es macht mir Angst, dass du nicht gesund bist, weil ich nicht weiß, was jetzt auf mich zukommt und weil ich nicht weiß, ob ich fähig dazu bin, die Anforderungen, die du nach der Geburt an mich stellen wirst, zu erfüllen. Aber ein anderer Teil von mir heißt dich von Herzen willkommen. Ich freue mich, dass du da bist." Für die Verarbeitung einer infausten Prognose kann die Sicht hilfreich sein, dass jedes Kind* *seinen eigenen Weg hat. In der Bindungsförderung nehmen wir jedes Kind als Person mit seiner ganz eigenen Geschichte wahr. Diese kann ganz anders sein, als wir es gewohnt sind, vielleicht auch gar nicht für diese Welt.*

Im dritten Trimester dreht sich nun alles um die Geburt, auch auf dieser letzten Wegstrecke kann das Kind unterstützt und vorbereitet werden.

Werkzeuge auf körperlicher und kommunikativer Ebene:

- **Berührungen** – Mit jedem Tag mehr sind nun in der Regel auch auf der Bauchoberfläche Ausbeulungen der Tritte und Knüffe zu sehen. Dies gibt nun immer besser die Möglichkeit, mit dem Kind ganz bewusst in Kontakt zu treten, diesen Stößen mit den Fingern nachzufühlen, zurückzustupsen und auf Antwort zu warten. Hier kann sich regelrecht ein Schlagabtausch entwickeln, den werdende Eltern, vor allem die Partner, wie Kind genießen können.

- **Gute-Nacht-Geschichten** – können jetzt, da sich das Hören des Kindes immer weiter entwickelt und Wörter immer differenzierter wahrgenommen werden, ein schönes wiederkehrendes Ritual werden. Selbst wenn das Kind am Ende nicht überlebt, können auch hier beim Vorlesen bewusst Erinnerungen geschaffen werden, die Eltern mit dem Kind auch in Zukunft verbinden werden, ganz gleich, ob es bleibt oder geht. Die Geschichten können dann in der Zukunft zu bleibenden Ritualen für Erden- oder Sternenkinder werden. Beim Vorlesen haben vor allen Dingen auch die Partner die Chance, sich mit ihrer Stimme einzubringen und Kontakt zu knüpfen.

- **Vorbereitungen** – auf die Geburt gelten für alle, auch für das Ungeborene. So kann zum Beispiel das geplante Vorgehen nach der Geburt gedanklich durchgespielt und auch dem Kind erklärt werden. Je öfter Eltern und Kind sich darüber austauschen, um so mehr Sicherheit bekommen alle. Dem Kind kann dabei erklärt werden, dass

es keine Angst haben muss, alles dafür getan wird, dass es ihm gut geht und seine Mutter und/oder Partner es bei allem begleiten werden.

Weitere Diagnostik und Prognosen

Im dritten Trimester sind die Prognosen und Diagnosen meist gefestigt, weitere Untersuchungen sind, je nach PND, oft nicht mehr nötig. Falls noch nicht im zweiten Trimester geschehen, kann aber auch jetzt noch im dritten Trimester und je nach Erkrankung gegebenenfalls noch eine MRT, eine Nabelschnurpunktion oder Fruchtwasseruntersuchung gemacht werden. Auch manche pränatale Therapien könnten jetzt oder wieder oder immer noch relevant sein/werden.

Das früher im Buch beschriebene Warten bezieht sich natürlich auch auf Diagnosen und Prognosen: auf die Entwicklung des Kindes in den letzten Schwangerschaftswochen, auf die Geburt, auf den Gesundheitszustand des Kindes in den ersten Lebenstagen. Es kann durchaus auch sein, dass manche Prognosen für die Schwangerschaft aus den vorangegangenen Trimestern sich auch im dritten Trimester noch nicht eingelöst haben und der Warteprozess (manchmal unerträglich) in die Länge gezogen wird.

Infaust löst sich nicht ein, mein Kind lebt (immer) noch

Kristian (Vater von *Elena 4, Trisomie 18 und Spina Bifida): *Bis zum Schluss blieb trotz allem die Hoffnung, dass Elena vielleicht eine Kämperin ist, sich durchbeißen könnte, dass noch alles möglich sei. Und so kam es dann auch – anders, als die Ärzte prognostiziert hatten. Vielleicht lohnt es sich manchmal, die Hoffnung nicht aufzugeben, egal, was am Ende dabei herauskommt.*

Nach einer infausten Prognose warten Betroffene auf den Tod ihres Kindes. Diese Situation geht mit viel Ambivalenz und Komplexität der Emotionen einher, denen sich die Betroffenen gegenübersehen: Die Spannung, die entsteht, wenn sich die Prognose innerhalb von Tagen, Wochen und manchmal Monaten nicht einlöst, ist für manche Betroffene schwer zu tragen. Dies kann die Entscheidung weiterzutragen, vor allem gegen Ende der Schwangerschaft, wenn das Kind sich besser beziehungsweise länger entwickelt hat, als vermutet und nun vielleicht auch lebend geboren wird, immer wieder auf die Probe stellen.

Ebenso wie die parallel verlaufenden Hoffnungen und Ängste sowie zeitgleich ambivalente Gefühle, wie Freude, Stolz und Trauer. Hoffnung, das Kind könnte am Ende vielleicht doch überleben. Stolz, dass es bis hierhin gekommen und stark ist. Freude über Entwicklungsfortschritte und gemeinsame Erlebnisse.

Wir halten es für wichtig, gerade auch diesen Gefühlen Raum zu geben und sie als natürlich gegebene elterliche Gefühle zu erlauben und bewusst zu leben. Hoffnung sollte nicht unterdrückt, belächelt oder weggeschoben werden, sie ist meist der Motor dafür, alles für sein Kind tun zu wollen und deshalb auch für die spätere Heilung bei einem Verlust wichtig: Nur wer im Nachhinein das Gefühl hat, alles für sein Kind getan zu haben, wird Frieden mit der Situation schließen können.

Allerdings sollte trotz alledem die realistische Einschätzung der Situation die Oberhand behalten. Und dementsprechend auch besonnen gehandelt und Entscheidungen zum Wohle des Kindes getroffen werden. Dies sollte die oberste Maxime für alle Beteiligten sein. Trotz aller Hoffnung müssen die Bedürfnisse des Kindes im Fokus stehen – das kann bedeuten, es in aussichtslosen Situationen trotzdem gehen zu lassen.

In den meisten Fällen löst sich eine infauste Prognose eben doch ein. Diese Situation müssen Betroffene aber nicht alleine einschätzen und bewerten, dafür steht ihnen ihr Fachteam zur Seite. Im Zweifel können, sollte sich das Kind anders als erwartet entwickeln, auch Zweit- und Drittmeinungen eingeholt und Kursänderungen vorgenommen werden.

Bis zum Ende, so unsere Erfahrung, wird dieser kleine Funke Hoffnung in den meisten werdenden Eltern aber zurückbleiben, dass vielleicht doch noch alles gut wird. Dies sollte vom Fachpersonal angenommen und respektiert werden. Dazu gehört, die Betroffenen darin zu unterstützen, ein gesundes Gleichgewicht zu finden.

Was außerdem, wenn die infauste Prognose sich über längeren Zeitraum und bis in das dritte Trimester nicht einlöst, in vielen werdenden Eltern aufkeimt, ist Angst. Manchmal parallel zu den oben beschriebenen Gefühlen von Freude, Stolz und Hoffnung. Die Angst davor, was ist, wenn das Kind nicht stirbt, wenn es – vielleicht schwerstbehindert – überlebt.

Vielen erscheint der Gedanke leichter, dass ihr krankes Kind stirbt, als dass es gegebenenfalls schwer beeinträchtigt und leidend überlebt. Damit ist auch die Sorge verbunden, dass es sich vielleicht mit Schmerzen quälen muss oder auch wie die Eltern dann selbst mit dieser Situation umgehen werden und ob sie in der Lage sein werden, ein solches Kind zu begleiten.

Auch solche Gedanken und Ängste sind normal. Es ist erlaubt, Angst vor einem Leben mit einem schwerkranken Kind zu haben. Es wäre umgekehrt merkwürdig und blauäugig, keinen gesunden Respekt vor dieser Möglichkeit zu haben.

Komplikationen in der Schwangerschaft

Neben einer PND kann es zusätzlich zu Schwangerschaftskomplikationen kommen, die im Zusammenhang mit der PND stehen oder auch nichts mit dieser zu tun haben. Unsere Liste beschränkt sich auf die häufigsten und ist keineswegs vollständig, da sie an dieser Stelle den Rahmen sprengen würde. Im Zweifel ist es ratsam, immer bei der Hebamme oder dem behandelnden Arzt nachzufragen.

Grunderkrankungen der Mutter (nach Regan, 2005)

- **Bluthochdruck** – erhöht das Risiko einer Präeklampsie und anderer Erkrankungen, wenn dieser schon am Anfang der Schwangerschaft zu hoch ist. Leider gibt es nach wie vor keine einheitliche Vorgehensweise für die Behandlung schwangerer Frauen mit Bluthochdruck. Sowohl bei der Frage, ab welchem Blutdruckwert medikamentös eingegriffen werden soll, als auch in Hinblick auf die Wahl des Medikaments selbst. Insbesondere gibt es auch keine einheitliche Empfehlung für Schwangere, die bereits vor der Schwangerschaft Bluthochdruck hatten. Eine individuelle Abstimmung mit den behandelnden Ärzten und eine Entscheidung unter Berücksichtigung des Nutzen-Risiko-Verhältnisses ist hier also angezeigt. Die Bluthochdruckbehandlung sollte individuell anhand der Leitlinien nur von der Geburtsklinik eingeleitet werden (AWMF-Leitlinie 015-018).

Laut Embroytox kann eine niedrigdosierte Behandlung bei entsprechender Indikation während der ganzen Schwangerschaft durchgeführt werden (vgl. www.embryotox.de).

- **Diabetes** – lässt sich in zwei Formen unterscheiden: ein bereits bestehender Diabetes (Typ 1 oder 2) oder ein Schwangerschaftsdiabetes, der nur in der Schwangerschaft auftritt und dem Typ 2-Diabetes ähnlich ist.
  - Im ersten Fall wird von Anfang an eine spezielle Betreuung erforderlich sein, da eine Schwangerschaft die Erkrankung verstärkt. Es gilt den Blutzuckerspiegel optimal einzustellen, regelmäßige genaue Kontrollen durchzuführen und die Risiken für Mutter und Kind minimal zu halten, da bei einem **Diabetes mellitus** das Risiko von Fehlbildungen beim Kind leicht erhöht ist. Es kann passieren, dass diese Kinder sehr schwer (Makrosomie) werden, was wiederum zu Schwierigkeiten bei der Geburt führen kann. Ein Diabetologe gehört in diesem Fall zum ärztlichen Team zwingend dazu.
  - Ein **Gestationsdiabetes** wird erstmals während einer Schwangerschaft diagnostiziert und verschwindet danach meist wieder. Zwischen der 24. und 28. SSW wird über einen Suchtest (OGTT, oraler Glukosetoleranztest) die Erkrankung festgestellt. Die Einstellung des Blutzuckers erfolgt über die Ernährung, gegebenenfalls auch durch Insulin, um negative

Auswirkungen auf das Kind zu vermeiden. Die Mutter hat ein erhöhtes Risiko, später an Typ 2-Diabetes zu erkranken.

- **Psychische Erkrankungen** – verschlechtern sich manchmal durch Schwangerschaft und Wochenbett. Es sollten daher die Medikamente bei einer Patientin nicht geändert oder gar abgesetzt werden. Keines der gängigen Psychopharmaka hat sich beim Menschen als stark schädigend auf die Embryonalentwicklung gezeigt, jedoch kann es zu Anpassungsstörungen beim Kind nach der Geburt kommen (vgl. www.embryotox.de).

- **Schilddrüsenerkrankung** – erfordert eine enge Zusammenarbeit mit dem behandelnden Team, gegebenenfalls müssen Medikamente im Verlauf der Schwangerschaft umgestellt und angepasst werden.

Komplikationen während Schwangerschaft und Geburt

- **Blutgruppenunverträglichkeit** – auch Rhesus-Unverträglichkeit (ein Faktor im Blut) genannt, bezeichnet eine Unverträglichkeit des Blutes von Mutter und Kind, die eine für das Kind bedrohliche Abwehrreaktion zur Folge haben kann. Die Gegenmaßnahme ist eine Anti-D-Prophylaxe, die während der Schwangerschaft und nach der Geburt durchgeführt wird. Liegt eine gesicherte Rhesusinkompatibilität vor, müssen engmaschige Dopplerkontrollen durchgeführt werden, um eine Gefährdung des Kindes durch eine Blutarmut rechtzeitig zu erkennen und gegebenenfalls durch intrauterine Bluttransfusionen zu behandeln.

- **Blutungen** – in der Schwangerschaft können aus den verschiedensten Gründen zu unterschiedlichen Zeitpunkten auftreten. Häufig gibt es harmlose Ursachen, ernstgenommen sollten sie jedoch immer werden. Bei plötzlich auftretenden, starken Blutungen versteht sich von selbst, sofort die Klinik aufzusuchen, am besten liegend im Krankenwagen. Das Gleiche gilt für starke Unterleibsschmerzen.

- **Fruchtwasser** – zu wenig oder zu viel? Das kann auf diverse Krankheitsbilder hinweisen: unterschiedliche Erkrankungen der Mutter oder des Kindes und/oder Funktionsstörungen der Plazenta können sich negativ auf die Menge des Fruchtwassers auswirken.

  - **Polyhydramnion**: Zu viel Fruchtwasser tritt zum Beispiel häufig bei Verengung oder Verschluss des Magen-Darm-Traktes, neurologischen Erkrankungen (Schluckstörungen), Anenzephalie oder Trisomien auf, aber auch bei Schwangerschaftsdiabetes ist die Wahrscheinlichkeit erhöht. In einer Schwangerschaft mit zu viel Fruchtwasser kann es vorkommen, dass die werdenden Mütter ihr Kind weniger spüren, da schlicht mehr Platz in alle Richtungen ist. Gegebenenfalls **Entlastungspunktion**. Zu viel Fruchtwasser kann einen vorzeitigen Blasensprung und damit eine frühere Geburt auslösen.

  - **Oligohydramnion**: Zu wenig Fruchtwasser, zum Beispiel bei Fehlbildungen des Urogenitaltrakts. Hier kann eine Fruchtwasserauffüllung helfen, zum Beispiel auch, um die Sichtverhältnisse beim Ultraschall zu verbessern. Bei der sogenannten **Amnioninfusion** wird die Fruchtblase mit einer Hohlnadel punktiert und durch einen Katheter wird die Fruchthöhle mit einer sterilen Flüssigkeit aufgefüllt.

    Bei zu geringer Fruchtwassermenge hat das Kind im Laufe der Schwangerschaft weniger Bewegungsmöglichkeiten, weil die Schwerelosigkeit fehlt, die Fruchtblase ist nicht so prall gefüllt. Meist „sitzen" die Kinder dann im unteren Bereich der Gebärmutter. Das Kind kann auch weniger bis keine Atemübungen machen, bei denen Fruchtwasser in die Lunge gesaugt wird. Fruchtwasser hat also eine elementare Bedeutung für die Lebensfähigkeit des Kindes nach der Geburt: Ist keines vorhanden, kann sich die Lunge nicht richtig entwickeln, was zur Folge hat, dass Neugeborene ohne voll funktionsfähige Lunge geboren werden und nicht richtig atmen können. Je nach

Ursache für das fehlende Fruchtwasser kann eine pränatale Therapie in Erwägung gezogen werden. Kommt dies für die Eltern nicht in Frage, ist eine „palliative Entbindung" ein Weg.

Viele Eltern stellen sich die Frage, ob ihr Kind mit wenig Fruchtwasser im Bauch leidet oder vielleicht sogar erstickt. Die Sauerstoffversorgung erfolgt während der Schwangerschaft über die Nabelschnur, die häufige Angst vor dem Ersticken des Kindes im Mutterleib ist also unbegründet. Relevant wird diese Frage erst für die Zeit nach der Geburt und Abnabelung. Einen qualvollen Erstickungstod nach der Geburt müssen Eltern auch dann nicht fürchten, darauf gehen wir im Weiteren explizit ein.

Ob das Kind wenig oder kein Fruchtwasser im Bauch als unangenehm empfindet, lässt sich insgesamt schwer beurteilen. Viele Betroffene berichten, dass ihre Kinder sich auch während dieser Schwangerschaft normal bewegt haben und sie das Gefühl hatten, dass es ihnen trotz allem gutging.

In Schwangerschaften mit wenig Fruchtwasser kann es zu vorzeitigen Wehen kommen: Der Grund ist häufig eine Versorgungsstörung der Plazenta, manche Schwangere hatte auch das Gefühl, dass der Druck auf den Muttermund stärker war und dies zur früheren Geburt (um die 35. Woche) führte.

- **Infektionskrankheiten** – wie Röteln, Ringelröteln, Mumps, Masern, Windpocken, Toxoplasmose, Zytomegalie und andere können bei einer Infektion in der Schwangerschaft zum Teil große Gefahren für das Kind bergen. Hierzu empfehlen wir weiterführende Informationen (Bundesverband für Frauenärzte e.V., www.frauenaerzte-im-netz.de) beziehungsweise zur Toxoplasmose die Erklärung weiter unten.

- **Lageanomalien** – können aufgrund verschiedener Ursachen auftreten, also dass sich Kinder nicht in „Startposition" (Schädellage) drehen, sondern im Bauch „sitzen bleiben" (Steißlage, BEL) oder sogar quer (Quer- oder Schräglage) liegen. Zum errechneten Termin liegen etwa noch drei bis fünf Prozent der Ungeborenen in Steißlage, sehr selten (etwa 0,4 Prozent) auch quer.

- Eine **Querlage** macht eine vaginale Geburt unmöglich: Die Kinder müssen zumindest mit ihrer Längsachse parallel zum Geburtskanal liegen, können gegebenenfalls aber noch gewendet werden.

- Bei einer **Steißgeburt** wird ein größeres Team an Fachpersonal bereitstehen und ein gutes Zusammenspiel von Mutter und Geburtshelfern ist wichtig. Es können sich Komplikationen ergeben, die einen Dammschnitt oder Kaiserschnitt erfordern.

- Eine **hintere Kopflage**, auch **hintere Hinterhauptslage ("Sternengucker")**, kann die Wehen verlängern und dadurch stärkere Rückenschmerzen auslösen. Auch hier kann versucht werden, das Kind zu wenden. Es kann vorkommen, dass sich das Kind durch die Wehen unter der Geburt noch selbst dreht. Etwa 0,5 bis 1 Prozent aller Geburten sind Sternengucker.

- **Mirror-Syndrom** – auch Ballantyne-Syndrom genannt, bezeichnet eine sehr seltene Komplikation, die in der Schwangerschaft mit einem Kind, das einen generalisierten Hydrops fetalis (Wasseransammlung im ganzen Körper) aufweist, auftreten kann. Es ist dadurch gekennzeichnet, dass die kindlichen Wassereinlagerungen von der Mutter durch Ödeme „widergespiegelt" werden und die Schwangere Symptome einer Präeklampsie entwickelt. Beobachtet wurde es bei Blutgruppenunverträglichkeit, Fetofetalem Transfusionssyndrom, Virusinfektionen, kindlichen Fehlbildungen (Braun et al. 2010). Es sollte daher ein besonderes Augenmerk auf frühe Symptome gelegt werden (Burwick et al. 2017). Liegt ein Mirror-Syndrom vor, ist das Vorgehen wie bei einer Präeklampsie oder HELLP-Syndrom notwendig.

- **Muttermundschwäche** – bedeutet, dass der äußere Muttermund sich bereits zu einem frühen Zeitpunkt der Schwangerschaft öffnet. Ein leicht geöffneter Muttermund bedeutet dabei aber nicht zwingend, dass die Geburt kurz bevorsteht. Insbesondere wenn der Gebärmutterhals nicht verkürzt ist und es keine Wehentätigkeit gibt, kann die Schwangere in der Regel ganz normal weitertragen. Allerdings sollten Ruhe und Schonung selbstverständlich sein, besonders wenn der Geburtstermin noch weiter entfernt ist. Der Muttermund kann notfalls künstlich mit einem Faden verschlossen werden (Cerclage), sollte er sich frühzeitig öffnen oder grundsätzlich nicht richtig schließen. Nach einem solchen Eingriff sollten noch mehr Ruhepausen eingebaut und körperlicher Stress vermieden werden. In späteren Wochen ist bei Muttermundsöffnung Schonung (Bettruhe) und Vermeidung einer Infektion, die eine Frühgeburt auslösen könnte (ph-Wert Messung), ratsam.

- **Placenta praevia** – Hier liegt die Plazenta vor dem Gebärmutterhals/Geburtskanal und stellt damit ein Hindernis dar, Blutungen in der Frühschwangerschaft sind hierbei recht häufig. Je nach genauer Lage muss also die Geburtsplanung frühzeitig mit der Entbindungsklinik hierauf abgestimmt werden. Bei lebensfähigem Kind sollten Blutungen umgehend abgeklärt werden und gegebenenfalls eine stationäre Betreuung erfolgen.

- **Plazentaablösung (vorzeitig)** – kann zu einer lebensgefährlichen Notfallsituation für Mutter und Kind werden. Verschiedene Ursachen kommen hierfür in Frage (zum Beispiel Sturz, Plazentainsuffizienz, Präeklampsie). Symptome sind Schmerzen und Blutungen: Auch deshalb müssen Blutungen immer abgeklärt werden. Stellt sich dieser Verdacht ein, sollten Schwangere umgehend in der nächstgelegenen Geburtsklinik aufgenommen werden.

- **Präeklampsie** – bezeichnet eine Form der hypertensiven Schwangerschaftserkrankung (Fehlregulation des Blutdrucks). In manchen Schwangerschaften kann diagnosebedingt eine etwas höhere Wahrscheinlichkeit für eine Präeklampsie vorliegen (Trisomie 13, Trisomie 18, Triploidie). Obwohl wir hierzu Zahlen zwischen 12 und 17 Prozent gefunden haben (Rosa et al. 2011, Dotters-Katz et al. 2017), ist uns das in unserer mehrjährigen Begleitung von Eltern so gut wie nicht begegnet.

Nicht alle Symptome müssen gleichzeitig auftreten, aber typisch sind: Wassereinlagerungen, erhöhter Blutdruck und Eiweißausscheidungen im Urin. Durch Nieren- und Leberbeeinträchtigungen entstehen Schmerzen im Oberbauch, Übelkeit und Erbrechen. Außerdem sind Schwindel, Kopfschmerzen, Sehstörungen und Nervosität möglich (meist nach der 20. Schwangerschaftswoche).

- Kommt es darüber hinaus noch zu einem epileptischen Anfall und die Mutter krampft und wird bewusstlos, wird von einer **Eklampsie** gesprochen, die lebensbedrohlich für Mutter und Kind werden kann. Wer in einer vorangegangenen Schwangerschaft eine **Gestose** hatte, hat ein erhöhtes Risiko.

- Das **HELLP-Syndrom** ist eine kompliziertere Variante der Präeklampsie. Schlimmstenfalls treten die Entwicklung eines Schocksyndroms, akutes Nierenversagen, Lungenödem, Hirnblutung oder die Ruptur eines Leberhämatoms mit innerer Blutung durch die Verminderung der Thrombozyten ein. Eine weitere schwere Komplikation ist die **vorzeitige Ablösung der Plazenta**. Es besteht Lebensgefahr für Mutter und Kind, weshalb ein sofortiger Kaiserschnitt nötig ist.

- **Toxoplasmose** – ist eine Infektionskrankheit, die häufig bei Katzen auftritt und bei Ansteckung zu geistigen Entwicklungsstörungen, Blindheit und Taubheit beim ungeborenen Kind führen kann. Vorsicht ist bei rohem und nicht vollständig gegartem Fleisch (unter anderem Mett, Tatar, Mett- und Teewurst) und bei Kontakt mit Katzen und Blumenerde geboten. Schützen können sich Schwangere durch Verzicht auf diese Nahrungsmittel, Händewaschen, Handschuhe tragen. Eine Toxoplasmose-Immunität kann zu Beginn, noch besser vor einer geplanten Schwangerschaft, getestet werden. Im Falle einer Ansteckung in der Schwangerschaft kann durch Medikamentengabe das Risiko für das Kind, Schäden davonzutragen, reduziert werden.

- **Vorzeitige Wehen** – können statt den Übungswehen auftreten und den Geburtsvorgang „zu früh" einleiten. Hier werden Ärzte unter normalen Umständen alles versuchen, dies zu vermeiden (bis zur 34. SSW). Da es sich aber bei dieser Schwangerschaft um ein besonderes Kind handelt, rechnen manche Eltern und Ärzte, je nach PND, gegebenenfalls auch mit einer verfrühten Geburt und begleiten diese dann vielmehr, als sie zu verhindern. Dies ist abhängig vom Fahrplan, den die werdenden Eltern und das Fachpersonal für diese Schwangerschaft gemeinsam erarbeitet haben.

Aktiv gegen verfrühte Wehen

- Ruhepausen, Beine hochlegen

- Gewicht vermeiden: Was schwerer als fünf Kilogramm ist, bleibt stehen und soll von jemand anderem getragen werden.

- Stress vermeiden: mehrmals tief in den Bauch ein- und langsam wieder ausatmen

- Teemischungen

- Lavendel als Raumduft (Aromatherapie) oder Körperöl (nicht in den ersten 14 SSW), Ölmischung aus Majoran, Lavendel und Rosenholz

- wehenfördernd und deshalb bei einer Veranlagung zu frühzeitigen Wehen zu vermeiden: Ingwer, Zimt, kampferhaltige Nasensprays, viel Bewegung, Kakao, scharfes Essen, Geschlechtsverkehr, Akupunktur, Himbeerblättertee

Stress kann Einfluss haben und vorzeitige Wehen begünstigen. In einer emotional so schwierigen Schwangerschaft ist also auch eine ausreichende

Psychohygiene wichtig, bei der beispielsweise durch gut begleitete Gespräche Stress und Anspannung abgebaut werden können. Pflanzliche Medikamente wie Melisse, Baldrian, Hopfen oder Johanniskraut können darüber hinaus beruhigen. Alles, was eingenommen wird, sollte immer mit der Hebamme abgesprochen werden.

Ab etwa der 35. Schwangerschaftswoche ist in der Regel die Lungenreifung abgeschlossen. Jeder Tag im Bauch der Mutter bis dahin ist für das Kind kostbar, was sein Atmungsvermögen betrifft. Frauen, die schon früher Wehen haben, fördern durch körpereigene Kortisonproduktion den Reifungsprozess der Lunge. Dennoch wird bei einer drohenden Geburt vor diesem Zeitpunkt normalerweise die Lungenreife durch Kortisongabe beschleunigt. Ob eine Behandlung zur Lungenreife sinnvoll ist, hängt von der PND des Kindes, seinem Gesundheitszustand, der Menge des Fruchtwassers und dem Fahrplan der werdenden Eltern ab.

- **Fehl-, Früh- und Totgeburten** – Bei Kindern mit einer PND kann es häufiger zu einer Fehl- (Kind wiegt unter 500 Gramm) oder Totgeburt (Kind wiegt über 500 Gramm) kommen. Kranke Kinder werden oftmals selbst von der Natur als nicht mit dem Leben vereinbar erkannt und es kommt dann zum Versterben. Dies passiert zumeist in den ersten zwölf Wochen, kann aber auch zu einem späteren Zeitpunkt der Schwangerschaft noch eintreten. Eine Frühgeburt findet vor der 37+0 SSW statt oder wird bescheinigt, wenn das Kind bei seiner Geburt unter 2.500 Gramm Geburtsgewicht hat. Es kann sein, dass aus medizinischen Gründen eine Geburt früher eingeleitet werden muss, zum Beispiel bei Präeklampsie, Herzerkrankung der Mutter, Plazentainsuffizienz.

- Durch die technischen Errungenschaften können manche Kinder heute schon **ab der 22. Schwangerschaftswoche** überleben. Vorher gelten die Kinder als nicht lebensfähig. Sie sterben entweder während der Geburt oder werden danach beim Sterben begleitet. Ärzte sind dazu angehalten, das vorgeburt-

lich eingeschätzte Schwangerschaftsalter mit dem tatsächlichen Entwicklungszustand des Kindes zu vergleichen. Bei einer eindeutigen Abweichung können nach entsprechender Aufklärung und nur nachdem die Eltern den Einsatz lebenserhaltender Maßnahmen auch vor 24. Schwangerschaftswoche explizit wünschen, solche gegebenenfalls doch eingeleitet werden.

- Die Überlebenschance der Kinder **zwischen der 23. und der 24. Schwangerschaftswoche** steigt von etwa 10 auf 50 Prozent an. 20 bis 30 Prozent der überlebenden Kinder tragen jedoch körperliche und geistige Behinderungen davon. Bei den Entscheidungen zu Versorgung und Maßnahmen spielt das Körpergewicht des Kindes ebenso eine Rolle wie die Wünsche der Eltern. Nach aktueller deutscher Leitlinie (AWMF-Leitlinie 024-019) zum Vorgehen an der Grenze der Lebensfähigkeit (22 0/7 – 23 6/7 SSW) liegt die Entscheidung über den Einsatz lebenserhaltender Maßnahmen nach der Geburt primär bei den Eltern. Lehnen diese jegliche Reanimationsmaßnahmen beim Kind in diesem Schwangerschaftsalter ab, macht sich der Kinderarzt, der gegen den Willen der Eltern handelt, der Körperverletzung strafbar (auch wenn er im vermeintlichen Interesse/Wunsch des Kindes handelt). Die Leitlinie der medizinischen Fachgesellschaften stellt für Kinderärzte den verbindlichen Rahmen für alle drei oben genannte Fälle: für den deutschsprachigen Raum existieren jeweils eigene ausführliche Empfehlungen für Deutschland, Österreich und die Schweiz.

- Bei einer **Frühgeburt nach 24 Schwangerschaftswochen und später** liegen die Überlebenschancen von Frühgeborenen in Deutschland bei mehr als 60 bis nahezu 100 Prozent (es gibt einen kontinuierlichen Anstieg bis zur 37. SSW). Je später und je höher das Geburtsgewicht, desto besser ist die individuelle Entwicklungsperspektive. Bei Kindern ohne lebensbedrohliche Gesundheitsstörungen wird grundsätzlich versucht, das Kind am Leben zu erhalten: Das Lebensrecht dieser Kinder ist dem aller Kinder gleichzusetzen. Ärzte sind dazu verpflichtet, alle notwenigen Maßnahmen zu ergreifen und gegebenenfalls auch gegen die Wünsche der Eltern zu handeln (Maier und Obladen 2011, 519).

Anders als früher angenommen bietet die Kaiserschnittgeburt bei Frühgeborenen in der Regel keine Vorteile, weshalb eine vaginale Geburt auch hier vorzuziehen ist (Werner et al. 2013).

Je nach Gesundheitszustand hinsichtlich der PND, Atmung, Gewicht und Lungenreife muss das Kind nach einer zu frühen Geburt in den Inkubator (Brutkasten) und gegebenenfalls auch künstlich beatmet (intubiert) oder anderweitig versorgt werden.

Familie und Umfeld rund um Schwangerschaft

Sabine Schlotz (Diplom-Psychologin, Autorin, Gründerin LEONA e.V.): *Um das Kind im Bauch zu unterstützen, ist es meiner Meinung nach nicht notwendig, dass Familienmitglieder, Freunde, das Umfeld direkt beteiligt sind. Für das Kind sind Mutter und Vater relevant. Der werdende Vater ist Schutzraum für die werdende Mutter, und die Familie und der Freundeskreis sollten der Schutzraum des Paares sein. Das Kind im Bauch kann also am besten unterstützt werden, wenn die umgebenden Erwachsenen der betroffenen Familie zugestehen, einfach nur schwanger zu sein, und diese Schwangerschaft so weit wie möglich auch zu genießen. Zum Beispiel, indem sie dieses Kind genauso willkommen heißen wie ein gesundes Kind, es anerkennen, egal was es hat. Das ist die größte Stütze, die man einer Familie in dieser Situation zuteilwerden lassen kann. Der Gegenpol hierzu ist die Belastung, die entsteht, wenn alle im Umfeld denken: „Mein Gott, beende diese Schwangerschaft doch, du quälst dich doch nur.“*

Biggy (Oma der Zwillinge *Ben 5 und †Finn, Anenzephalie): *Es war wichtig, nachdem meine Tochter und ihr Mann eine Richtung einge-* schlagen hatten, sie als Familie darin zu unterstützen. Zunächst waren alle von der Diagnose entsetzt, konnten die Entscheidung der beiden, dass die Schwangerschaft ausgetragen wird, dann aber gut mittragen. Immer auch in der Hoffnung, dass eines der Kinder gesund sein wird und gute Chancen hat zu überleben, wenn die Schwangerschaft fortgesetzt wird. Ich konnte ihre Entscheidung nur unterstützen.

Sabine (Mutter von †Leona, Trisomie 18): *Ich bin sehr offensiv mit meiner Geschichte umgegangen. Ich habe den Leuten meist ehrlich gesagt, was los ist und was ich mir von ihnen wünsche. Ich habe gute Erfahrungen damit gemacht. Die Menschen im Umfeld wissen ja nicht, was Betroffene brauchen. Es ist daher eine der Aufgaben für betroffene Eltern, in sich hineinzuhorchen, was ihnen guttut und was nicht – und das dann zu kommunizieren. Natürlich trennt sich dann auch die Spreu vom Weizen. Es wird immer Leute geben, die damit nicht umgehen können.*

Petra (Mutter von †Malte und †Harriet, Nierenfehlbildung): *Bei Harriets Schwangerschaft gab es Unverständnis aus der Verwandtschaft: „Ihr wollt doch nicht etwa wieder ein sterbendes Kind austragen?“ oder „Ihr solltet diese Schwangerschaft jetzt bald beenden, um keine allzu große Bindung aufzubauen!“ Es war wie eine Art Schockstarre um uns herum.*

Nadine (Mutter von *Esther 4, pränatale Fehldiagnose infaust): *Denen, die genauer nachgefragt haben oder die sich interessierten, habe ich erzählt, was mit der Schwangerschaft los ist. Auch wenn sie dann geschockt reagiert haben, wollte ich nicht drumherumreden. Das war uns ganz wichtig. Zu manchen Menschen aus unserem Umfeld besteht mittlerweile kein Kontakt mehr. Von manchen hätte ich mir manchmal mehr Verständnis und Respekt für meine Situation gewünscht, mehr Feingefühl. Aber ich glaube, dass manche völlig hilflos waren. Sie haben mitgefühlt und hatten teilweise auch große Angst, haben aber versucht, uns das nicht zu zeigen.*

Selbst werdende Eltern von Kindern mit Normal-Syndrom werden gerne von Tipps erschlagen. Dies ist schon bei unauffälligen Schwangerschaften anstrengend und kann verunsichern. Wer eine Schwangerschaft nach PND austrägt, wird nun auch immer wieder Reaktionen dazu aus dem Umfeld bekommen. Hilfreiche und weniger hilfreiche.

Was für viele Betroffene sehr schwierig ist, ist die offensichtliche Einstellung der Gesellschaft, dass ein krankes Kind kein Grund zur Freude ist, dass eine Schwangerschaft mit einem kranken Kind nicht wie sonst mit einem Glas Sekt verkündet und ein krankes Kind nicht willkommen geheißen wird wie alle anderen. Es scheint, als hätten die werdenden Eltern mit der PND das Recht verwirkt, sich auch auf dieses Kind zu freuen und es im Umfeld anzukündigen.

Mittlerweile geht es so weit, dass manche werdende Eltern ihre Schwangerschaft erst offiziell machen, wenn die Ergebnisse der PND vorliegen und diese ihnen (angeblich) versichern, dass sie ein gesundes Kind zur Welt bringen werden. Vorher scheint ihr Kind noch nicht zu existieren und vor allen Dingen scheint diese Schwangerschaft vorher auch noch kein Grund zur Freude, sondern viel mehr zur „(vor) Sorge" zu sein.

Betroffene können sich dann darauf einstellen, dass nach Verkünden einer PND aus ihrem Umfeld Reaktionen zu ihrem Kind kommen werden, mit denen sie nicht gerechnet haben (negativ wie positiv). Und sie wären die ersten Betroffenen, denen keine der folgenden Punkte schmerzlich begegnen:

- **Distanz** – und wenn Kontakte ausbleiben: Manche Menschen werden nicht wissen, wie sie mit Betroffenen umgehen sollen. Aus Angst, etwas Falsches zu sagen oder zu tun, ziehen sie sich zurück. Andere mögen eine andere Auffassung von einem behinderten/kranken/sterbenden Kind haben und deswegen auf Distanz gehen. Vielleicht können Betroffene, falls noch Kontakt besteht, von ihrem ungeborenen Kind erzählen und auch, warum ihnen die Entscheidung auszutragen guttut. Vielleicht werden sie in diesem Gespräch aber auch merken, dass sie unterschiedliche Meinungen nicht überwinden können. An dieser Stelle können Betroffene dann nur loslassen. Denn so

wenig andere Menschen sie von ihren Einstellungen abbringen sollten, genauso wenig sollten sie andere von ihren überzeugen wollen.

- **Rat** – wird nicht ausbleiben: Mit Sicherheit wird es viele Menschen im Umfeld der Betroffenen geben, die ihnen helfen wollen. Meist äußert sich dieser Wunsch dadurch, Ratschläge zu geben. Diese Ratschläge können bisweilen emotionale Tretminen sein. Es wird Fachpersonal, Familienmitglieder und Freunde geben, die in ihrer Hilflosigkeit nach Worten suchen, die den werdenden Eltern Rat und Trost in dieser besonderen Schwangerschaft spenden sollen. Es werden ihnen Sätze begegnen wie: „Wieso tut ihr Euch das an, das kann heutzutage doch auch anders gelöst werden.", „Vielleicht wäre es besser, wenn Euer Kind jetzt schon geht, dann wäre das Problem aus der Welt."

Und natürlich wird es auch Menschen geben, die kein Verständnis für die Entscheidung der werdenden Eltern auszutragen haben, und die versuchen werden, sie von ihren eigenen Vorstellungen zu überzeugen. Manchmal kommt es im Laufe der Schwangerschaft aber auch danach zu dem Vorwurf, (werdende) Eltern seien egoistisch und würden ihr Kind krampfhaft und zu dessen Nachteil am Leben halten. Hier sind wir wieder bei den unterschiedlichen Erlebniswelten (Inseln): Im Umgang miteinander wären hier mehr Verständnis und Toleranz wünschenswert, um Brücken zu schlagen. Betroffene dürfen sich insgesamt aber nicht aus dem Konzept bringen lassen: Es bleibt ihr Weg und sie müssen sich dafür nicht rechtfertigen.

Wie solchen Ratschlägen und Übergriffen konkret begegnet werden kann, ist hauptsächlich davon abhängig, was die Betroffenen selbst für ein Typ sind.

Erstens können sie versuchen, diese Sätze, die meist tatsächlich gut gemeint sind, einfach zu ignorieren.

Zweitens können werdende Eltern – wenn sie spüren, dass sie es nicht ignorieren können, oder vielleicht, weil ihnen das Gegenüber wichtig ist und sie es nicht verlieren wollen, darauf hinweisen, was sie verletzt hat und warum.

Drittens können sie den Wunsch äußern, auf Ratschläge in Zukunft zu verzichten und lieber nachzufragen, was sie jetzt als werdende Eltern brauchen. Sie können, noch bevor sie von ihrem Weitertragen erzählen, noch bevor die Ratschläge kommen, darauf hinweisen, dass ihre Entscheidung steht und Ratschläge nicht nötig sind, sondern oftmals eher verletzen und sie jetzt andere Dinge (welche?) brauchen, um bis zur Geburt gut unterstützt zu werden.

Viertens können sie auch, um im Vorhinein dem Ganzen entgegenzuwirken, einen Brief an Familie und Freunde schicken.

Es wird Menschen geben, die trotzdem versuchen werden, Betroffene unter Druck zu setzen, und ihren Blick auf die Situation für den einzig richtigen halten. In diesen Fällen raten wir, ganz aus der Situation zu gehen. Oftmals bringt es nichts, dem etwas entgegensetzen zu wollen. Das kostet nur Kraft, ändert aber nicht die Haltung der anderen. Betroffene können hier getrost auf Durchzug schalten. In sich hineinfühlen, welche Worte und Haltungen für sie die richtigen sind. Und sich an diesen orientieren.

Der Bauch wächst, das Interesse mit

Sonja (Mutter von †Leon, hypoplastisches Linksherzsyndrom): *Mein Bauch war zu diesem Zeitpunkt schon sichtbar, 25. Woche. Es hat mich tief getroffen, dass später niemand mehr gefragt hat.*

Sabine (Mutter von †Leona, Trisomie 18): *Mein Bauch war schon sichtbar. Eine Verkäuferin fragte mich über den Ladentisch: „Sind Sie wieder schwanger? Wie schön.“ Ich antwortete ihr: „Ich weiß nicht, ob ich mich über diese Schwangerschaft freuen darf, es ist möglich, dass ich mein Kind zu Tode austrage. Ich wünsche mir von Ihnen, dass Sie mit mir so umgehen wie mit einer normalen Schwangeren. Sie dürfen mir jede Frage stellen, ich werde antworten, so gut ich kann. Aber ich möchte hier hereinkommen und einkaufen können und eine fröhliche Mama sein wie bisher auch. Es kann ebenso gut sein, dass ich hier her-*

einkomme und traurig bin, weil ich gerade keinen guten Moment habe. Das würde mir helfen.“ Der Laden war zu dem Zeitpunkt voll, es war Totenstille. Die Verkäuferin hat es sehr gut aufgenommen und ist mir tatsächlich so begegnet. Ich fand das sehr erleichternd.

Nadine (Mutter von *Esther 4, pränatale Fehldiagnose infaust): *Für mich war das Schwierigste, vom Umfeld angesprochen zu werden: „Sie sind ja schwanger.“ „Das ist ja wunderschön.“ „Wann ist es denn so weit?“ „Wird es ein Junge oder ein Mädchen?“ Alle Menschen empfinden Schwangerschaft als etwas Schönes. Es kommt ein gesundes Kind und alles ist toll. Diese Begegnungen empfand ich als sehr schwierig, weil eben nicht alles toll war.*

Kristian (Vater von *Elena 4, Trisomie 18 und Spina Bifida): *Die Menschen haben eigentlich ganz normal auf den wachsenden Bauch reagiert. Wir haben nicht jedem gleich erzählt, dass unser Kind vielleicht nicht lange leben wird, sondern oft einfach auch nur „Danke“ gesagt, wenn wir freundlich auf die Schwangerschaft angesprochen wurden. Es war nicht traurig, wenn der Bauch wahrgenommen wurde, aber es machte uns nachdenklich. Wie hätte es sein können, wenn es eine ganz normale Schwangerschaft gewesen wäre? Hätte ich vielleicht mehr Freude empfunden?*

Zu Beginn der Schwangerschaft ist noch kein Bauch zu sehen und die Schwangerschaft ist vom Umfeld unbemerkt, sofern sie nicht kommuniziert wird. Ersteres hat zunächst den Vorteil, dass Konfrontationen aus dem Weg gegangenen werden kann. Letzteres ermöglicht Unterstützung, aber befördert auch Einmischung.

Wir wissen, dass der wachsende Bauch, also die Aufmerksamkeit vom Umfeld auf diesen, für die Betroffenen sehr schwierig sein kann. Von außen betrachtet sind sie normale Schwangere, also „guter Hoffnung“. Für die meisten ist das ein Grund zur Freude. Nur die Betroffenen und Eingeweihten wissen, was eigentlich los ist. Dieser Spagat zwischen Trauer und sichtbarem Schwangersein ist in manchen Situationen schwer zu tragen. Je größer der Bauch wird, desto öfter kann es nun also passieren, dass Uneingeweihte Betroffene auf diesen Bauch ansprechen werden oder Hände auflegen wollen, manchmal auch ungefragt. Eine Schwangerschaft ist immer Grund zur Freude und Nachfrage, die Menschen reagieren gerne darauf. Sie können nicht wissen, in welcher Situation die werdenden Eltern sich gerade befinden, und das Letzte, was sie wollen, ist diese mit ihren Fragen zu verletzen.

Da jeder Betroffene und auch jedes Gegenüber emotional anders darauf reagiert, ist es schwierig hier ein allgemeines Vorgehen zu raten. Auch hier kommt es wieder darauf an, was für ein Typ der/die Betroffene ist und in welcher Stimmung sie sich jeweils befinden:

Erstens kann es manchmal helfen, nichts über die PND zu sagen und einfach nur die Freude der anderen anzunehmen, den Moment „zu genießen, einfach nur schwanger zu sein" und zu teilen, für einen Augenblick die eigene Realität abzustreifen. Auf allgemeine Schwangerschaftsfragen allgemein zu antworten und Berührungen zuzulassen.

Zweitens wird es Momente geben, in denen sich Betroffene stark genug fühlen, dem Gegenüber zu erklären, was mit dieser Schwangerschaft los ist. Solche Momente des Öffnens können zu wunderbaren Gesprächen und Stärkungen führen. Werdende Eltern können sich aber darauf einstellen, dass oftmals auch sie es sein werden, die dann Trost spenden müssen.

Wenn Betroffene sich dann immer noch stark fühlen, können sie **drittens** das Gegenüber darum bitten (und so gegebenenfalls einen Lerneffekt bewirken), sie trotz allem wie eine Schwangere und eine werdende Mutter und das Wesen in ihrem Bauch wie ihr Kind zu behandeln.

Wer **viertens** nicht über diese Schwangerschaft sprechen und ebensowenig Berührungen erlauben kann oder möchte, kann dies entweder klar aussprechen oder es bleibt der Rückzug, soweit dies im Alltag möglich ist.

Selektive Wahrnehmung

Sonja (Mutter von †Leon, hypoplastisches Linksherzsyndrom): *Mittlerweile habe ich längst Heilung für die anfänglich heftigen Gefühle er-*

fahren, die Schwangere oder Kleinkinder in seinem Alter in meiner Nähe auslösten.

Nadine (Mutter von *Esther 4, pränatale Fehldiagnose infaust): *Neben den Reaktionen auf meinen schwangeren Bauch war es auch sehr hart für mich, gesunde Neugeborene zu sehen.*

Dazu kommt, dass die eigene Wahrnehmung selektiv wird und Betroffene oftmals das Gefühl haben, nur noch Schwangere und glückliche Frauen mit Kinderwägen zu sehen. Auch das können manche nur schwer aushalten. Wir können allen Betroffenen nur wünschen, dass es ihnen gelingt, ihre eigene Geschichte von denen anderer Schwangerschaften, Familien und Kinder zu trennen. Es wird unmöglich sein, auch in Zukunft allen Schwangeren und Kindern im Alltag aus dem Weg zu gehen. Diese Konfrontation bleibt auch größten Stubenhockern nicht ganz erspart. Nach und nach können Betroffene versuchen, diese Momente zu überstehen, sie zu trainieren, statt ihnen immer wieder aus dem Weg gehen zu wollen (Garten und von der Hude 2014, 125).

Sollten sich Schwangere und Kleinkinder im Familien- oder Freundeskreis befinden, ist es wichtig, die eigene Trauer und Schmerzen zumindest einmal zu kommunizieren. Nur so kann das Gegenüber verstehen, was schwierig ist, und angemessen reagieren.

Nach und nach lernen die Betroffenen, mit diesen Begegnungen umzugehen oder sie zumindest auszuhalten. Es ist gleichwohl völlig verständlich, dass ein Funken der Trauer in den meisten dennoch zurückbleibt. Selbst wenn sie Jahre später weitere Kinder bekommen haben und ihr Erlebnis lange Zeit zurückliegt, kann es Betroffenen immer noch passieren, dass sie bei der Nachricht einer neuen Schwangerschaft im Bekanntenkreis oder dem Bild einer glücklichen Schwangeren oder eines gesunden Neugeborenen zusammenzucken, obwohl sie vielleicht glückliche Folgeschwangerschaften erlebt, gesunde Kinder bekommen und einen positiven Heilungsprozess hinter sich haben.

Denn Heilung ist ein fortwährender Prozess und Erinnerungen – an Freude und Trauer – bleiben für immer.

Unterstützung und Kraftquellen in dieser Schwangerschaft

Letztlich hängt die Reaktion der Betroffenen auf ihr Umfeld und die Situationen, in die sie geraten, immer von der aktuellen Tagesform der Betroffenen ab. Sie müssen sich zu nichts zwingen, aber können sich darauf vorbereiten, dass es schwierige Momente im Außen geben wird. Sie können sich aber klarmachen, dass jede Öffnung im Außen auch eine Chance für andere Menschen bedeuten kann. Das heißt, je offener sie mit ihrer Geschichte umgehen, desto öfter bieten sich Möglichkeiten, auf die werdenden Eltern achtsam, hilfsbereit und liebevoll zu reagieren.

Betroffene werden nicht nur von den negativen Erfahrungen überrascht werden, die sie mit ihrem Umfeld machen. Sie werden auch positive Reaktionen auf ihre Geschichte bekommen, mit denen sie nicht gerechnet hätten. Plötzlich kommt Unterstützung aus Richtungen, an die sie selbst nicht gedacht haben. Diese können sehr wohltuend sein und wir ermutigen dazu, für diese offen zu bleiben.

Viele Schwangere haben verstärkt den Instinkt sich zurückzuziehen, da die Schwangerschaft selbst und der emotionale Stress der PND sehr ermüdend sind. Es hilft aber auch weiterhin, seine engsten Kontakte zu pflegen, zusammenzukommen, zu reden, essen zu gehen: Kraftquellen.

Nur im Austausch können Betroffene dann auch Verständnis und Unterstützung erfahren, auch weil nach der Geburt gegebenenfalls keine Zeit dafür sein wird und dann auch helfende Hände benötigt werden. Wer sich gänzlich kraftlos fühlt, kann zu sich nach Hause einladen und darum bitten, Verpflegung mitzubringen. Oder viel telefonieren.

Im weiteren Verlauf der Schwangerschaft haben sich meist alle im Umfeld auf die Situation eingestellt, Missverständnisse und Fettnäpfchen sind hoffentlich auf ein Minimum reduziert. Grundsätzlich gilt: Freundschaften verändern sich gerne bei großen Lebensereignissen, dass geht Schwangeren mit gesunden Kindern nicht anders. Es ist sehr wahrscheinlich, dass sich auch im Laufe dieser Schwangerschaft und Geburt manche Beziehungen drehen, auflösen oder enger werden. Und andere werden neu hinzukommen. Schon jetzt trennt sich die Spreu vom Weizen, häufig sortiert sich der Freundeskreis neu.

Es ist sinnvoll, ein paar Vorkehrungen zu treffen, vor allen Dingen, weil unklar sein könnte, wie lang diese Schwangerschaft halten wird: Wer kümmert sich um die Geschwisterkinder und Haustiere während der Zeit der Geburt und des Klinikaufenthaltes? Wer kann vielleicht auch schon jetzt im Haushalt unterstützen?

Auch nach einem Kaiserschnitt wird die Familie Unterstützung zu Hause brauchen, bis die Mutter sich von der Operation erholt hat. Wenn ein Familienmitglied oder ein Freund/eine Freundin sich bereit erklärt, helfende Hand schon jetzt und dann um die Geburt herum und die Zeit danach zu sein, kann es sehr hilfreich sein, diese Person schon in den Wochen vor der Geburt mehr in den Alltag einzubeziehen und so eine Vertrauensebene zu allen Familienmitgliedern aufzubauen.

Arbeitgeber und Arbeitsplatz

Was und in welchem Umfang Betroffene dem Arbeitgeber anvertrauen, ist ebenfalls eine sehr persönliche und individuelle Entscheidung, die von vielen Faktoren abhängt:

Wie persönlich ist das Verhältnis? Wie gut ist das Arbeitsklima? Sind Betroffene in diesem Beruf glücklich? Wie kommen Betroffene im Alltag mit der eigenen Situation klar? Fühlen sie sich in der Lage, auch weiterhin dem Beruf gewissenhaft und verantwortungsvoll nachzukommen, zum Beispiel auch im Hinblick auf Kundenkontakt und zudem damit verbundenen Reaktionen auf die Schwangerschaft?

Bei jedem wird der Umgang damit anders aussehen: Die einen gehen ihrem Beruf gerne nach und fühlen sich dort auch menschlich wohl – also werden sie auch in dieser Schwangerschaft weiterarbeiten wollen und das vielleicht sogar als willkommene Ablenkung sehen. Andere fühlen sich am Arbeitsplatz möglicherweise nicht wohl und empfinden den Berufsalltag als zusätzliche Belastung. In diesem Fall kann ein Beschäftigungsverbot mit dem Frauenarzt in Erwägung gezogen werden. Das alles im

Hinblick darauf, wie Betroffene sich die künftige Beziehung zum Arbeitgeber und Arbeitsplatz vorstellen. Wir haben in vielen Gesprächen sowohl von sehr einfühlsamen Arbeitgebern gehört, aber leider auch das Gegenteil erfahren. Genau wie im Umfeld allgemein gibt es hier sehr unterschiedliche Reaktionen. Gleiches gilt für den Umgang mit den Arbeitskollegen: Wie ist das derzeitige, und wie stellen sich Betroffene das künftige Verhältnis zu den Kollegen vor? Auch das ist alles sehr individuell und daher nicht pauschal zu beantworten. Was jedoch immer hilft, ist, auf das eigene Gefühl zu hören und für sich selbst Grenzen abzustecken.

Mütter und Partner

Kristian (Vater von *Elena 4, Trisomie 18 und Spina Bifida): *Wir haben beide fest daran geglaubt, dass sie zu uns kommen sollte und wir damit umgehen und dafür kämpfen könnten. In der Partnerschaft entstand eine ganz neue Nähe und auf meiner Arbeit hatte ich einen sehr verständnisvollen Chef, der mir Freiraum gelassen hat.*

Nadine (Mutter von *Esther 4, pränatale Fehldiagnose infaust): *Die Situation, die wir durchgemacht haben, ist, glaube ich, das Schlimmste, was ein Paar erleben kann. Uns als Familie hat diese Erfahrung aber unheimlich stark gemacht. Mein Mann und ich wissen jetzt: Uns bringt nichts auseinander.*

Auch nach der Entscheidung, die Schwangerschaft fortzusetzen, wird es immer wieder schwierige Momente zwischen den Partnern geben können. Sie werden unterschiedlich fühlen und handeln und vermutlich auch unterschiedlich trauern. Es ist wichtig, diese Unterschiede wahrzunehmen und zu versuchen, sie zu akzeptieren. Vom anderen bestimmte Verhaltensweisen oder Emotionen zu erwarten, fördert nur Druck und Irritation. Am besten ist also, bei sich und den eigenen Gefühlen und im Austausch darüber zu bleiben. Aber nicht zu erwarten, dass der andere genauso fühlt oder alles versteht.

Vielen werdenden Eltern fällt es außerdem im Verlauf der weiteren Schwangerschaft nach einer PND zunächst oft noch schwer, sich wieder ihrem ungeborenen Kind zu nähern. Eine solche Distanz, die bei manchen auch in Ablehnung umschlagen kann, führt regelmäßig zu Irritationen innerhalb der Partnerschaft, insbesondere wenn einer der beiden andere Gefühle für das Kind entwickelt als der andere.

Eine tiefere emotionale Bindung zwischen Partner und Kind zum Beispiel entsteht sehr häufig erst im späteren Verlauf der Schwangerschaft, oft sogar erst nach der Geburt, wenn der Partner direkten Kontakt zum Kind aufnehmen kann. Eine Annäherung kann aber vorsichtig und im Rhythmus der werdenden Eltern angeleitet werden. Gegebenenfalls können auch Streitthemen, zu denen es keine Lösung zu geben scheint, verschoben oder Kompromisse gefunden werden.

Auch die Überlegung, ob manche Diskussionen und Gefechte angesichts der Situation tatsächlich nötig und für die Zukunft wichtig sind, kann helfen, etwas Ruhe in Auseinandersetzungen zu bringen. Hilfreich für Paare ist auch, einmal gemeinsam zu durchdenken, welche Einflüsse von außen beim Kind ankommen. Dies betrifft auch Streitmomente innerhalb der Partnerschaft und eigene emotionale Ausbrüche. Es geht dabei nicht darum, Situationen und wichtige Emotionen zu vermeiden. Es geht um das Kommunizieren mit dem Kind. Wer sich also zum Beispiel im Streit mit dem Partner befindet, kann seinem Kind erklären, was gerade passiert ist und warum. Auch das ist bewusste Zuwendung.

Wer innerhalb der Partnerschaft an seine Grenzen stößt, sollte nicht zögern, sich Hilfe zu suchen. Positiv für die Partnerschaft sowie jeden einzelnen Elternteil können in dieser Schwangerschaft neben den Beratungsgesprächen und der psychosozialen Begleitung nun auch Vorbereitungskurse oder Austausch mit der Hebamme sein.

Es ist außerdem normal – auch in jeder anderen Schwangerschaft –, nervös zu sein vor dem, was kommen wird. Und auch werdende Eltern eines gesunden Kindes vermissen manchmal in den ersten Wochen und Monaten noch Gefühle von Glück und Freude, schlicht weil die Schwangerschaft neu und noch abstrakt ist. Auch für diese Paare spielen

Ängste und Sorgen um das Kind, um sich selbst und die Partnerschaft eine Rolle. Kommt nun eine PND hinzu, werden diese Ängste verstärkt und die gegebenenfalls sowieso noch kleine Freude in den Hintergrund gedrängt.

Es hilft zunächst einmal, seine eigenen Gefühle wahrzunehmen und anzuerkennen und sich in dieser schwierigen Situation zu erlauben, schwierige Gefühle zu empfinden. Es ist außerdem gut zu wissen, dass die Hormone mit der werdenden Mutter während einer Schwangerschaft Karussell fahren. Sie können emotionale Zustände verstärken und irritieren.

Wichtig ist, keines von diesen Gefühlen zu unterdrücken, sondern sich mit dem Partner darüber auszutauschen, der vermutlich ähnliche Gedanken und Sorgen bezüglich der Zukunft in sich trägt. Oftmals sind werdende Eltern überrascht darüber, wenn sie beginnen zu reden, dass im anderen ähnliche Stürme ablaufen, und es findet bei beiden eine regelrechte Erleichterung darüber statt, sobald dies erkannt wird.

Hilfreich ist, sich neben dieser Schwangerschaft als Paar auch mit anderen Themen zu beschäftigen und nicht nur endlos um die Schwangerschaft und ihre Sorgen zu kreisen. Diese Monate sowie die Geburt und die Zeit danach werden viel Kraft und Energie kosten, es ist also essenziell, gegenseitig auf sich zu achten, gemeinsam Kraftquellen zu finden, sich zu stärken und sich stärken zu lassen. Die wichtigsten Harmonielieferanten, um hier nötigen Ausgleich zu schaffen, sind: gemeinsame freie Zeit und schöne Unternehmungen.

Ein gemeinsames Schaumbad

---

hilft, sich zu entspannen und nah zu sein und ist außerdem eine gute Möglichkeit, schöne Erinnerungen als Elternpaar zu sammeln: Der Bauch kann beobachtet und berührt werden, das Ausbeulen bei einem Tritt oder das Zurückstupsen, wenn der Partner mit den Händen das Kind berührt, sind unvergessliche, gute Momente.

Gemeinsames Erleben

Wir halten es für sehr wichtig, dass alle Untersuchungen vom Paar, soweit dies möglich ist, gemeinsam wahrgenommen werden. Es passiert schnell, dass werdende Eltern sich auf dem Weg einer solchen Schwangerschaft verlieren, wenn sie sich in unterschiedlichen Erlebniswelten (Inseln) aufhalten und einander nicht mehr folgen können. Außerdem sind die Momente der Untersuchungen, Diagnoseeröffnungen und die in den nächsten Wochen folgenden Besprechungen zum weiteren Vorgehen sehr emotionale Schlüsselmomente. Auch deshalb wird es wichtig sein, sich in diesen Situationen zu erleben, aufzufangen und zu stützen (Wassermann und Rohde 2009, 120f.).

Manchen Partnern fällt es schwer, zu diesen Untersuchungen zu gehen. Sie fühlen sich dort oft unnütz, manchmal peinlich berührt, manchmal emotional überfordert. Dazu kommt, dass viele Fachleute immer noch dazu neigen, in erster Linie die werdende Mutter anzusprechen und dabei den Partner vergessen. Dies verstärkt das Gefühl, in diesen Momenten nicht gebraucht zu werden und gleichzeitig damit allein zu sein oder für die Frau stark sein zu müssen.

Auch um immer auf dem gleichen Informationsstand zu sein, aber auch weil jeder in so einer Beratung „etwas anderes" hört, halten wir es für den Austausch zwischen den Partnern für sehr hilfreich, Termine gemeinsam wahrzunehmen. Es ist also wichtig für alle Beteiligten, auch immer den Partner mitzudenken. Dieses Kind betrifft sie/ihn genauso wie die werdende Mutter – ihr/sein Erleben ist nicht weniger wichtig.

Das gilt unserer Meinung nach auch für (gegebenenfalls besondere) Geburtsvorbereitungskurse und/oder -gespräche. Da später die Geburt nach einer PND mit großer Sicherheit emotionale Höchstleistungen von beiden werdenden Eltern abverlangen wird, empfehlen wir, dass auch beide Partner während der Schwangerschaft an einem solchen Kurs oder aber einer individuellen Vorbereitung teilnehmen und sich gemeinsam und wiederholt wappnen. Wir empfehlen den Partnern dringend, die Schwangere hier nicht nur zu begleiten, sondern dort auch eine aktive Rolle zu übernehmen: Hier wird im Vorfeld Raum für Ängste und Sorgen gefunden sowie Erfahrungen und gute Tipps gesammelt. Je mehr gemeinsam über die kommenden Ereignisse gesprochen und gewisse Abläufe geübt werden, desto sicherer fühlt sich auch der Partner, Ängste werden abgebaut.

Sexualität

Für viele Paare ist das Thema Sexualität und Nähe während einer Schwangerschaft neu. Die Frau verändert sich, ein Kind wächst heran, auf beiden Seiten entstehen Fragen, Ängste und Sorgen. Viele Schwangere erleben diese Zeit als besonders lustvoll, was mit dem veränderten Hormonhaushalt und der verstärkten Durchblutung des mütterlichen Körpers zusammenhängt.

Andere wiederum empfinden genau das Gegenteil. Sexuelle Lust ist von Schwangerer zu Schwangerer und Partner zu Partner verschieden. Gerade in den ersten Wochen ist allerdings aufgrund der typischen Schwangerschaftssymptome die Lust meist verringert.

Was in dieser besonderen Schwangerschaft nun erschwerend hinzu kommt, ist die PND und die große Sorge um das ungeborene Kind. Diese Last kann dazu führen, dass beide Partner mit Herz und Kopf um andere Dinge kreisen und körperliche Nähe in dieser Zeit einen geringeren Stellenwert einnimmt. Auch das ist erlaubt. Manchmal erleben diese Paare aber genau das Gegenteil: Ihre geteilte Sorge bringt sie besonders nah zusammen und sie genießen es, sich in dieser schweren Zeit aneinander festhalten zu können.

Am besten ist, alles offen zu besprechen und immer wieder auch mit Humor an dieses Thema heranzugehen und alle möglichen Zweifel zu benennen. Oft haben Männer Angst, ihr Kind beim Geschlechtsverkehr zu verletzen (was nicht der Fall ist). Erlaubt ist, was Spaß macht und keine Schmerzen verursacht. Das Ungeborene ist in der Gebärmutter durch Fruchtwasser und Schleimpfropfen vor dem Muttermund gut geschützt (Blott 2009, 222).

Während des Geschlechtsverkehrs spürt das Kind gegebenenfalls Bewegungen und den schnelleren Herzschlag der werdenden Mutter, vielleicht bewegt es sich dann ebenfalls mehr. Es weiß aber nicht, was die werdenden Eltern tun, und befindet sich auch nicht in Gefahr.

Bei einem Orgasmus kann sich die Gebärmutter verhärten und es können Kontraktionen auftreten, auch das schadet dem Kind nicht. Beim Geschlechtsverkehr wird außerdem das Hormon Oxytocin vom Körper ausgeschüttet, was den emotionalen Gemütszustand der Mutter verbessert und so auch dem Kind zugutekommt.

In seltenen Fällen, wenn es bei der Mutter bereits zu frühen Wehen oder Blutungen gekommen ist, bei einer Plazenta oder Nabelschnurgefäßen vor dem Muttermund oder Cerclage, kann es sein, dass von Geschlechtsverkehr von ärztlicher Seite abgeraten wird. Vorsicht ist geboten, wenn eine Fehl- oder Frühgeburt droht, da Geschlechtsverkehr, Sperma und Hormone einen drohenden Geburtsprozess beschleunigen können. Betroffene, die hier unsicher sind, sollten dies mit ihrer Hebamme oder ihrem Frauenarzt abklären.

Im Laufe der Wochen

Kristian (Vater von *Elena 4, Trisomie 18 und Spina Bifida): *Wir haben uns gesagt, solange sie da ist, versuchen wir jeden Moment auszukosten. Wir haben uns dem Bauch zugewendet, ihn gestreichelt, das Ohr aufgelegt, mit Elena gesprochen.*

Vielen Paaren wird es mit dem Wachsen des Bauches und den ersten Bewegungen leichter fallen, in Beziehung mit ihrem ungeborenen Kind zu treten, vor allen Dingen den Partnern. Das kann auch die Beziehung zwischen den werdenden Eltern stärken, da es jetzt konkrete, reale und gemeinsame Erlebnisse mit ihrem Kind gibt, die sie teilen können.

Gleichzeitig kann das monatelange Weiterwarten darauf, wie die Schwangerschaft ausgehen wird, eine große Belastung darstellen und zu Konflikten innerhalb der Beziehung führen. Manche Paare aber lernen gemeinsam mit jedem weiteren Tag eine größere Gelassenheit und loszulassen. Oft kann hier ein Partner den anderen unterstützen und oft passiert dies dann im Wechsel: Klappt der eine zusammen, ist der andere stark und andersherum.

Wir können werdenden Müttern und ihren Partnern nur empfehlen, vor allem die letzten Wochen intensiv zur Zweisamkeit zu nutzen. Nach der Geburt, ganz egal wie sie ausgeht, wird für diese Zweisamkeit wenig Zeit sein. Entweder gilt es ein besonderes Kind zu betreuen, ein sterbendes Kind auf seinem letzten Weg zu begleiten oder aber ein Sternenkind zu Grabe zu tragen und zu betrauern. All diese Situationen werden die Partnerschaft in den Hintergrund drängen. Die Bedürfnisse und Notwendigkeiten eines Kindes haben grundsätzlich Priorität.

Vor der Geburt – und diese könnte früher als errechnet eintreten – ist noch Zeit, die Partnerschaft zu stabilisieren, sich nah zu sein, Dinge zu besprechen, Kräfte zu sammeln. Auch der Partner sollte nun auf sich innen wie außen achtgeben, viel ruhen und seine Grenzen respektieren. Gespräche mit Vertrauenspersonen helfen, auf die bevorstehenden Ereignisse vorzubereiten. Sport und gute Ernährung tragen dazu bei, sich fit zu halten.

Geschwister

Birgit Scharnowski-Huda (Elternbegleitung nach PND): *Das Alter der Geschwisterkinder ist entscheidend. Zwischen einem und zehn Jahren gibt es immense Entwicklungsschritte und -unterschiede. Ich würde aber grundsätzlich immer versuchen die Kinder mit einzubeziehen. Vielleicht noch nicht, solange bei Mamas Bauch noch nichts zu sehen ist, oder bei ganz Kleinen, die gegebenenfalls überfordert werden könnten. Aber sobald die Geschwister merken, dass die Mutter schwanger ist, würde ich sie immer mitbedenken.*

Sabine (Mutter von †Leona, Trisomie 18): *Mein Sohn war damals sieben, meine Tochter zwei. Ich glaube, es war gut, mit ihnen während der Schwangerschaft über vieles gesprochen zu haben. Vor allen Dingen der Große merkte früh, dass wir ein Ge-schwisterkind erwarten. Ich habe ihm von Anfang an, als es sich abzeichnete, gesagt, dass dieses Kind vermutlich krank ist. Später, dass wir es vielleicht nicht bei uns haben werden oder es aber sehr viel Hilfe benötigen wird. Und dass sie, wenn es bei uns bleiben sollte, nicht mit ihm spielen können, wie sie es kennen. Ich habe versucht, meine Kinder sowohl auf den Tod vorzubereiten als auch auf die Begegnung mit Leona.*

Ich glaube, die größte Schwierigkeit für meine Kinder war, vor allen Dingen für den Großen, dass mich diese Geschichte sehr absorbiert hat. Auch später noch, als ich LEONA e.V. gegründet habe. Ich habe dieses Erlebnis ausagiert und stand meinen lebenden Kindern aus heutiger Sicht nicht in ausreichendem Maße zur Verfügung. Heute denke ich, dass es sehr wichtig ist, die Geschwisterkinder nicht aus dem Blick zu verlieren und ihnen viel Zuwendung und Aufmerksamkeit zukommen zu lassen. Angehörige können hier wertvolle Hilfe leisten, indem sie Eltern Dinge abnehmen, damit diese mehr Ressourcen für die Kinder frei haben oder indem sie sich selbst den Kindern als liebevoller, sicherer Hafen anbieten.

Theresa (Schwester von †Malte und †Harriet, Nierenfehlbildung): *Ob ich damals verstanden habe, was passiert ist, weiß ich heute nicht. Ich kann mich auch nicht mehr daran erinnern, ob meine Eltern damals während der Schwangerschaft mit mir über Malte und Harriet gesprochen haben. Irgendwann wusste ich, dass ihre Nieren nicht funktionierten und sie deswegen gestorben sind, aber wann das war, weiß ich nicht mehr. Meine Mutter hat oft geweint und ich erinnere mich, dass ich das komisch fand und selbst traurig wurde. Wie es meinem Vater ging, kann ich nicht sagen, ich kann mich nicht erinnern, bei ihm irgendetwas beobachtet zu haben. Aber insgesamt haben sich meine Eltern für mich durch Malte und Harriet nicht verändert. Es ist schwer zu erklären, aber irgendwie war und ist es für mich normal, dass die beiden da waren, aber nicht bei uns geblieben sind. Es gehört für mich dazu, dass es so war und nicht anders.*

Petra (Mutter von †Malte und †Harriet, Nierenfehlbildung): *Während der Schwangerschaft mit Malte hatte ich das Buch „Bald kommt* das Geschwisterchen" gekauft. Nach der Diagnose habe ich es entfernt. Wir haben Theresa dann erklärt, das Geschwisterchen sei krank, aber nicht gesagt, dass es sterben wird. Wir haben außerdem immer gehofft, dass Malte vielleicht doch leben wird. Wir haben uns aber zurückgenommen und nicht mehr ständig über das neue Geschwisterchen gesprochen. Wir haben schon ehrlich kommuniziert, dass mit dem Kind etwas nicht stimmt, auch später bei Harriet. Dementsprechend dachte und fragte Theresa dann auch: „Wird dieses Kind auch wieder sterben?"

Ganz zu Beginn der Schwangerschaft ist es vielleicht noch zu früh, dem Geschwisterkind zu sagen, dass es da ein Kind in Mamas Bauch gibt. Oft steht diagnostisch zu diesem Zeitpunkt auch noch nichts Endgültiges fest.

Falls das Kind von sich aus etwas erfragt, kann behutsam darauf eingegangen werden, aber gerade kleinere Kinder werden eine frühe Schwangerschaft eher nicht bemerken. Spätestens aber wenn der Bauch zu sehen ist, kann dem Kind auch konkreter – natürlich altersgerecht – erklärt werden, was auf die Familie zukommt: das vielleicht zukünftige Familienleben mit einem besonderen Kind (Grünzinger 2006) oder aber das Sterben des Geschwisterkindes (Avelin et al. 2012). Auch ihnen wird guttun, schon frühzeitig, aber nicht forciert, eine Bindung zum Geschwisterkind einzugehen und positive Erinnerungen an diese Schwangerschaft zu sammeln.

Ritual: Das Sorgenbuch

ist für Schulkinder hilfreich, um wie in einem Tagebuch Kummer und Sorgen loszuwerden. Ein schönes Büchlein oder Heft wird ausgewählt, in dem das Kind seine Gedanken eintragen kann. Auch Zeichnungen eignen sich, um Gefühle zum Ausdruck zu bringen. Das Kind entscheidet selbst, ob das Buch privat ist oder mit Bezugspersonen geteilt wird. (Bücken-Schaal 2014)

Es ist wichtig, regelmäßig zu signalisieren, dass die Eltern offen für alle Fragen und Zweifel ihrer Kinder

während der nächsten Wochen und Monate sind. Der Einsatz von weiteren Ansprechpartnern und Betreuern (Familienmitglieder, Freunde, psychosozial) ist in dieser Schwangerschaft außerdem empfehlenswert. In diesem Fall wird für viele Kinder eine Begleitung und Betreuung zu Hause, zum Beispiel wenn die Eltern unterwegs zu Untersuchungen sind oder die Geburt ansteht, angenehmer sein und sich sicherer anfühlen, als wenn sie dafür jeweils an einen fremden Ort gebracht werden müssen.

„Mein Bruder/Meine Schwester ist anders"

Erwartet die Familie ein besonderes Kind, sollten die Geschwister von Beginn an eingebunden werden. Bei jüngeren können Bilderbücher, die in einfachen Sätzen und Bildern das Thema erklären, bei der Vorbereitung auf die kommenden Situationen mit einem behinderten, kranken oder sterbenden Geschwisterchen helfen.

Mit älteren Kindern sollten Gespräche geführt werden. Sinnvoll kann auch sein, sie zu einem Besprechungstermin mit (den vorher darüber informierten) Ärzten mitzunehmen, damit sie sich einbezogen fühlen. Hier ist aber Vorsicht angezeigt: Die Kinder sollten nicht überfordert werden. Sie könnten beispielsweise zu Beginn dabeisitzen und danach mit einer Begleitperson ihres Vertrauens den Raum verlassen oder umgekehrt.

Ratsam ist, dass Eltern eine positive Einstellung zum ungeborenen Kind und seinen Einschränkungen vorleben. Diese überträgt sich automatisch auf die Geschwisterkinder. Die Krankheit wird als gegeben akzeptiert und nicht als Belastung oder Ungerechtigkeit.

Grundsätzlich dabei wichtig ist: Im Gespräch mit dem Kind lassen sich seine Vorstellungen zu der Behinderung oder aber auch zu Tod und Sterben gemeinsam erarbeiten. Eltern erfahren, welche Bilder dazu im Kopf sind: „Wie stellst Du Dir das neue Kind vor?"

So können sie auf Ängste und gegebenenfalls auch falsche Sorgen adäquat reagieren. Hierbei darf auch gerne professionelle Unterstützung in Anspruch genommen werden.

„Und ich???"

Geschwister können eifersüchtig reagieren, wenn sie nicht (mehr) im Mittelpunkt stehen und die Aufmerksamkeit der Eltern neu verteilt wird. Hebammen, psychosoziale Begleiter und Bücher können hier gute Berater sein. Besonders Kinder im Alter zwischen zwei und vier Jahren reagieren oft eifersüchtig auf die vermeintliche Konkurrenz im Bauch (und später nach der Geburt), um die sich vor allem nach einer PND so viel dreht, und müssen sich erst in der neuen Situation zurechtfinden.

Geschwisterkinder sollten auf das erwartete Kind im Gespräch vorbereitet werden. Ihnen sollte schon während der Schwangerschaft regelmäßig erklärt werden, dass dieses neugeborene Kind Zeit und Aufmerksamkeit brauchen wird. Es muss gegebenenfalls medizinisch versorgt, gefüttert, gewickelt oder eine Beerdigung vorbereitet werden (hierbei ist es wieder wichtig, nur Dinge zu erklären, die gewiss sind).

Die Eltern haben eine anstrengende Zeit vor sich, die Tage und Wochen vor und nach der Geburt können stressig werden, Geschwisterkindern kann auch erklärt werden, dass die Eltern vermutlich nicht so viel Zeit und Geduld haben werden wie sonst. Es kann aber außerdem immer wieder ausgesprochen und versichert werden, dass ganz gleich, was passiert, ganz gleich, wie viel Aufmerksamkeit das neue Kind brauchen wird, immer noch genug Liebe für alle Geschwisterkinder da sein wird.

Hilfreich ist zum Beispiel auch, gemeinsam mit den älteren Kindern ein Fotoalbum anzusehen und zu zeigen, wie auch sie als Säugling herzlich umsorgt wurden. Gemeinsam einen Namen suchen, über den Bauch streicheln oder diesen sogar bemalen lassen, sind außerdem gute Ideen, um Geschwister in der Schwangerschaft einzubeziehen.

Schön ist zum Beispiel, gemeinsam mit Creme auf den Bauch der Mutter ein Gesicht zu malen. So bekommt das abstrakte Kind darin tatsächlich ein „Gesicht" und kann besser verstanden und dadurch eine Beziehung aufgebaut werden. Unterstützend kann auch sein, Geschwisterkindern Verantwortung und Aufgaben (ihrem Alter entsprechend) zu übertragen, ihnen zu sagen, was für eine große Hilfe sie bislang waren und auch in Zukunft sein werden, ihnen also zu versichern, dass sie gebraucht sind. Das stärkt Selbstbewusstsein und Motivation, sowie sie konkret nach ihrer Meinung, ihren Gedanken und Gefühlen zu fragen. Das zeigt ihnen, dass sie wichtig sind und gehört werden.

Fragen könnten sein: „Was hat sich für dich seit der Schwangerschaft verändert oder was glaubst du, wird sich verändern?" „Machst du dir über irgendetwas Sorgen?"

Ritual: Das Herzbild

kann ein schönes Ritual sein, bei dem gemeinsam mit den Geschwisterkindern ein Herz (zum Beispiel das der Mama) auf Papier gemalt wird. Ein kleines Herz kann nun außen dazu gemalt werden, das für die Geschwisterkinder reserviert ist. Mit jedem Familienmitglied bekommt das Herz nun Zuwachs, indem ein neues kleines Herz außen an den Rand des Ursprungherzes gemalt wird. Das Herz wächst also. Die Erkenntnis: Das Herz der Geschwisterkinder bleibt immer gleich groß und an der gleichen Stelle. Es steht für die unerschütterliche Liebe, die für sie reserviert ist.

Großeltern

Biggy (Oma der Zwillinge *Ben 5 und †Finn, Anenzephalie): *Ich fand es sehr mutig von meiner Tochter, diese Schwangerschaft auszutragen. Ich weiß nicht, ob ich es gekonnt hätte. Ich habe mich immer wieder gefragt: „Mein Gott, wie wäre es mir mit so einer Nachricht ergangen?" Das hat mich sehr beschäftigt. Es gab aber keinen Moment, in dem ich persönlich das Gefühl hatte, mit der Situation überfordert zu sein oder nicht mehr zu können. Ich habe mir natürlich Sorgen um meine Tochter gemacht, wie sie das bewältigen würde.*

Mein Mann war weniger in der Lage darüber zu reden. Ihn hat vor allen Dingen die Hilflosigkeit gepackt. Das zeigt, dass wir alle unterschiedlich mit so einer Situation umgehen. Es hätte gutgetan, jemanden zu kennen, dem Ähnliches widerfahren ist. Von jemandem direkt zu hören, wie es war und heute ist, und nicht nur darüber zu lesen oder in den Medien davon zu erfahren. Ich habe leider niemanden kennengelernt, der selbst betroffen war. Das hätte mir mit Sicherheit geholfen. Damals habe ich aber nicht über solche Dinge nachgedacht, da wir genug mit dem Alltag beschäftigt waren.

Petra (Mutter von †Malte und †Harriet, Nierenfehlbildung): *Meine Mutter hat sich damals in den Schwangerschaften vermehrt um unsere erstgeborene Tochter Theresa gekümmert, sie hat uns versorgt, für uns gekocht, uns im Alltag auf praktischer Ebene unterstützt.*

Grundsätzlich kann es in jeder Schwangerschaft passieren, dass Schwangere ihren eigenen Müttern neu begegnen und sich ein engeres Verhältnis entwickelt. Die Schwangere wird nun selbst Mutter und erhält damit eine neue Perspektive auf ihre eigene Kindheit und Mutter. Ähnlich kann es Partnern mit ihren Eltern gehen.

Sollten Großeltern die Entscheidung die Schwangerschaft fortzusetzen dann auch noch mittragen, kann dies eine wichtige Quelle von Unterstützung, zum Beispiel im Alltag und auch mit Geschwisterkindern, sein. Das Beste, was Großeltern tun können, ist das Gefühl zu vermitteln, da zu sein. Post, kleine Päckchen und Aufmerksamkeiten können kleine Wunder wirken.

Werdende Eltern können dabei immer gefragt werden, was sie sich jetzt wünschen. Wollen werdende Eltern Geschenke für ihr Kind oder macht sie das traurig? Wollen werdende Eltern über das ungeborene Kind sprechen oder bereitet das zu viele Schmerzen? Wollen werdende Eltern auf Untersuchungsergebnisse angesprochen werden oder diese lieber für sich behalten? Wollen sie vielleicht zu Terminen begleitet werden? Diese Fragen werden als Zuwendung und Beweis der Fürsorge empfunden (solange sie nicht obsessiv und übergriffig daherkommen). Gerade am Anfang der Schwangerschaft, wenn gegebenenfalls weitere Untersuchungen anste-

hen, brauchen die Betroffenen ein offenes Ohr, viel Geduld und Verständnis.

Sollten Großeltern aber ihre eigene Einschätzung der Situation über die Auffassung der werdenden Eltern stellen und das Austragen nicht respektieren wollen, ist ein Konflikt in dem Moment schwer lösbar. Für werdende Eltern, die sich für ein Kind entscheiden und hierbei auf Widerstand bei den Großeltern stoßen, ist dies manchmal schwer zu ertragen, da sie dies als Angriff auf ihr noch ungeborenes Kind empfinden – das Kind, das sie wiederum als Eltern beschützen möchten und für dessen Geburt und Lebenszeit sie sich auch ein Willkommen der Großeltern wünschen. So bleibt die Angst, ihr Kind werde in der Familie nicht akzeptiert. Wahrscheinlich ist es dann besser, den Kontakt vorübergehend etwas zu reduzieren, um nicht unnötig Kraftreserven zu verlieren, die an anderer Stelle benötigt werden.

Möglicherweise ändern sich Ansichten auch durch die neuen Erfahrungen (wie die Geburt) und die Parteien finden später wieder eine gemeinsame Basis. Auch Großeltern haben Angst, erleben Trauer und werden vor den bevorstehenden Ereignissen nervös sein. Selbstsorge und eine psychosoziale Begleitung für die Großeltern sollte in der auch für sie schwierigen Zeit der Schwangerschaft in Erwägung gezogen werden sowie Kontakt mit anderen betroffenen Familien/Großeltern. Wie die Geschwisterkinder sollten auch die anderen Familienmitglieder während dieser nun weiterzutragenden Schwangerschaft auf dem Radar des Fachpersonals und Umfeldes sein.

Auch eine rechtzeitige Vorbereitung auf Geburt und erste Lebenszeit sollte für Großeltern gelten (sofern sie in das Geschehen eingebunden sind und sein wollen): Welches Enkelkind erwartet sie und mit was ist zu rechnen? Oft sind es auch die (involvierten) Großeltern, die sich für die Geburt, wann immer sie stattfinden wird, bereithalten, um dann, wenn es losgeht, die Eltern zu unterstützen oder Geschwisterkinder zu übernehmen.

Gerade bei Letzterem leisten sie einen wertvollen Beitrag, weil sich die werdenden Eltern so voll und ganz auf die Geburt und die Tage danach einstellen können, in dem Wissen, dass ihre anderen Kinder liebevoll versorgt sind. Wichtig bleibt auch hier, dass sich die Großeltern bei aller Unterstützung für die werdenden Eltern nicht selbst vergessen und auf ihre Ressourcen achtgeben und zur Not gegebenenfalls auch weitere Helfer mit einbeziehen.

Alleinstehende Mütter

Ildikó (Mutter von *Béla 10, Trisomie 21; †Valentina, Anenzephalie): *Die Möglichkeiten des Internets sind eine große Bereicherung, vor allem auch für austragende Schwangere, die in ihrem Umfeld vielleicht nicht so viel Rückhalt finden. Betroffene können sich hier ganz schnell und leicht mit anderen zusammentun. Es gibt Internetforen, Elterngruppen auf Facebook, ein richtiges gesellschaftliches Leben.*

Eine Schwangerschaft ist grundsätzlich körperliche, geistige und emotionale Höchstleistung, die nach einer PND und der Entscheidung auszutragen potenziert wird. Gerade der Beginn der Schwangerschaft kann für alle werdenden Mütter ein Feuerwerk der Emotionen werden. Sie erfahren von ihrer Schwangerschaft, ihr Körper stellt sich um und schüttet zahlreiche Hormone aus und dann kommt ein besonderes Kind oben drauf. Die Vorstellung, vielleicht alleinerziehende Mutter zu werden, kann bei der ein oder anderen zusätzliche Ängste und Sorgen auslösen. Gerade am Anfang, wenn alles noch neu ist, kaum jemand von der Schwangerschaft weiß und der Schwangeren nicht klar ist, was nach der Geburt auf sie zukommen wird, können also viele Unsicherheiten aufkommen.

Es ist sinnvoll, sich gleich zu Beginn ganz bewusst ein stabiles Umfeld und Fachpersonal für diese Schwangerschaft und Geburt zu suchen. Ein Alleingang ist unserer Meinung nach nicht nur schwierig, sondern außerdem unnötig – niemand muss diese Schwangerschaft, vielleicht aus Angst einen anderen Menschen damit zu belasten oder aus Scham, Stolz oder Selbstüberschätzung, alleine gehen. Vielleicht finden Betroffene jetzt Unterstützung bei den eigenen Eltern oder im Freundeskreis. Der Austausch

mit dem privaten und fachlichen Umfeld sowie besondere Unterstützungsangebote, beispielsweise von Familienberatungsstellen, gewinnen für viele alleinstehende Mütter eine besondere Bedeutung. Sie haben hier die Möglichkeit, Fragen zu klären, Ängste und Zweifel zu besprechen und Unterstützung zu erfahren. Auch hier ist wieder eine wichtige Gedankenstütze: je besser es der Mutter geht, desto besser dem Kind.

Alleinstehende Mütter müssen auch nicht auf Geburtsvorbereitungskurse für Paare verzichten. Sie können sich eine gute Freundin oder ein Familienmitglied mitnehmen. Außerdem sind solche Kurse eine gute Möglichkeit, andere (alleinstehende) Mütter kennenzulernen und sich ein wichtiges Netzwerk für die Zeit nach der Geburt aufzubauen. Alle Schwangerschaftsangebote wie Yoga, Meditation und Ähnliches können also gute Kontaktbörsen sein. In manchen Regionen gibt es für besondere Schwangerschaften hier auch besondere Angebote.

Solange die Schwangerschaft noch nicht so weit fortgeschritten ist, dass alles beschwerlich wird, können vor allem alleinstehende Mütter die Zeit und die Kraft nutzen, die Geburt, die vielleicht und je nach PND und Prognose früher als errechnet stattfinden wird, vorzubereiten.

Wichtig ist hierbei, mindestens eine Vertrauensperson zu haben, die einen bei allen wichtigen Entscheidungen und gegebenenfalls auch zu Terminen und dann später zur Geburt begleitet. Je früher die Geburtsvorbereitungen abgeschlossen sind (ohne Stress!), desto früher können werdende Mütter sich voll und ganz auf die Schwangerschaft, ihr Kind, die Geburt und die Zeit danach konzentrieren.

Sozialleistungen,

zum Beispiel Unterhaltsvorschuss, können Alleinstehende in finanziellen Notlagen über Beihilfen beantragen. Am besten lassen sie sich von einer Familienberatungsstelle über alle Leistungen beraten.

Biggy (Oma der Zwillinge *Ben 5 und †Finn, Anenzephalie): *Meine Tochter und ihr Mann stellten sich auf die Beerdigung von Finn ein, weil sie davon ausgingen, dass er nicht lange leben würde. Sie mussten also auch das bewältigen, nicht nur ihren gesunden Sohn Ben zu erwarten, sondern auch Finns Tod. Ihr gesunder Sohn hat wiederum vielleicht dabei geholfen, die ganze Situation zu verkraften, indem wir immer wieder auch nach vorne schauen durften.*

Wer erfährt, Mehrlinge zu erwarten, stellt sich meist die Frage, ob er dieser Aufgabe gewachsen sein wird. Nach PND für eines oder alle Kinder werden diese Fragen größer, vielmehr multiplizieren sich.

Im Fall einer Mehrlingsschwangerschaft werden die Schwangeren ohnehin engmaschiger und intensiver betreut, umso mehr nach einer PND. Vor allem wenn nur eines der Kinder betroffen ist und gegebenenfalls mit seinem Versterben schon in der Schwangerschaft gerechnet werden muss, ist es wichtig, den Zustand der Kinder immer wieder und regelmäßig zu beurteilen, um eine Gefährdung für das gesunde Kind so minimal wie möglich zu halten. Monochoriale Schwangerschaften werden grundsätzlich strenger überwacht.

Der Kontakt zu anderen (Mehrlings-)Betroffenen kann in dieser Schwangerschaft sehr hilfreich sein, außerdem ist es grundsätzlich von Vorteil, sich gleich zu Beginn Hilfe bei Mitmenschen zu suchen. Spätestens nach der Geburt werden Eltern für jede Hand dankbar sein. Aus Betroffenenberichten wissen wir, dass es den Eltern sehr wichtig ist, dass in einer Mehrlingsschwangerschaft ein erkranktes Kind genauso wertvoll und gleichberechtigt wahrgenommen wird wie ein gesundes Kind. Sätze wie: „Aber Sie haben ja noch ein gesundes Kind, das bleibt." oder „Aber Sie müssen doch unbedingt an Ihr gesundes Kind denken." sollten vermieden werden. Wenn die Kraft reicht, können Eltern genau diese Haltung auch kommunizieren, denn solche Sätze entstehen oft aus Unkenntnis, nicht aus bösem Willen.

In jedem Fall ist es für die Eltern, die ein besonderes Kind oder dessen Verlust einerseits und die Ankunft des gesunden Kindes andererseits erwarten, eine emotionale Zerreißprobe. Während sie um das Überleben des gesunden Kindes kämpfen und hoffen, haben sie gleichzeitig ein schlechtes Gewissen gegenüber dem kranken oder sterbenden Kind und haben Angst davor, was auf sie zukommen wird.

Dies kann auch genau umgekehrt auftreten: Während die Eltern um das kranke Kind kämpfen, entsteht ein schlechtes Gewissen dem gesunden gegenüber. Sie können weder die Freude über das gesunde Kind noch die Trauer über das kranke oder sterbende Kind richtig leben, da sie beides gleichzeitig leisten müssen.

Vielleicht kann der Gedanke helfen, dass jedes Kind für sich auf seinem individuellen Weg begleitet wird, dass es vielleicht sogar normal ist, für unterschiedliche Kinder auch unterschiedliche Hoffnungen, Träume und Pläne zu haben. Eltern dürfen sich auf ihr gesundes Kind freuen und „planen", wie alles sein könnte. Und genauso dürfen sie sich auch gestatten, traurig zu sein, weil ihr erkranktes oder behindertes Kind einen anderen Weg gehen oder vielleicht sogar sterben wird. Gerade wenn es eine infauste Prognose gibt, könnte ein Druck aufkommen, die kurze Zeit möglichst gut nutzen zu müssen – und gleichzeitig soll auch das gesunde Kind dabei nicht zu kurz kommen. Jetzt im Bauch haben die Geschwister eine ungestörte gemeinsame Zeit, manchmal die einzige. Vielleicht gelingt es, sich dies immer wieder zu verdeutlichen und im Hier und Jetzt dieses Zusammensein zu leben.

Etwa ab der 21. SSW entwickelt sich eine Bindung zwischen Mehrlingskindern, da nun das Gedächtnis entsteht. Per Videoanalyse wurden Zwillinge in der Gebärmutter aufgenommen, wie sie sich an den Händen fassen und miteinander kommunizieren. Sie berühren, treten, greifen sich schon jetzt. Dabei sind Mehrlingskinder schon im Bauch individuell verschieden, folgen anderen Bewegungsmustern und Abläufen (Blott 2009, 177, 222). Manche Menschen sind sich auch sicher, dass sie sich unbewusst aus sehr frühen Zeitpunkten der Schwangerschaft an ein Mehrlingsgeschwister erinnern (Austermann und Austermann 2013). Egal, welcher Auffassung Betroffene folgen, sicher ist, dass die Geschwisterbeziehung – auch eine kurze – wichtig im weiteren Leben ist.

Häufig treten in einer Mehrlingsschwangerschaft vorzeitige Wehen auf. Die Kinder sind dann meist auch kleiner und zarter. Da Mehrlinge also oft vor dem Termin geboren werden und nun eine PND hinzukommt, die eine frühere Geburt zusätzlich wahrscheinlich machen könnte, ist es wichtig, sich rechtzeitig um Geburtsvorbereitungskurse, Hebamme, Klinik zu kümmern. Es macht Sinn, sich nach dem Krankenhaus in der Umgebung mit der meisten Erfahrung bei Mehrlingsschwangerschaften zu erkundigen und auch die Neugeborenen-Intensivstation und gegebenenfalls die Kinderärzte dort kennenzulernen.

Für manche Mehrlingsschwangerschaft hat sich im zweiten Trimester gegebenenfalls schon alles entschieden. Vielleicht ist der kranke Zwilling gestorben, vielleicht haben sich die werdenden Eltern dafür entschieden, das Leben des kranken Zwillings zu beenden. Es kann auch sein, dass die Mehrlingsschwangerschaft weiterhin intakt ist und sich die werdenden Eltern dazu entschlossen haben, alle Kinder auszutragen. Jeder Moment dieser intakten Schwangerschaft ist jetzt kostbar, niemand weiß, wie lange dieser Zustand anhält.

Bei Mehrlingskindern bleibt bereits ab der 32./33. Woche nur noch wenig Platz, daher nehmen diese Kinder schon eher ihre Geburtsposition ein und können etwas ruhiger werden. Zur Vorbereitung der Geburt von Mehrlingen sollten Betroffene sich frühzeitig und in Absprache mit dem Fachpersonal über den Geburtsmodus Gedanken machen.

Bei Zwillingen ist die „normale" Schwangerschaftsdauer mit 37 Wochen angegeben, bei Drillingen mit 34 und bei Vierlingen 32 Wochen. Der Bauch ist gegen Ende der Schwangerschaft vermutlich sehr groß und alles beschwerlich. Mehrlingsmütter sollten viel ruhen und Kräfte sammeln. Ganz gleich, welche PND gestellt wurde und welche Prognosen für die Kinder zu erwarten sind, werden es am Ende zwei oder mehr sein, die in irgendeiner Form betreut werden müssen, ob lebend oder gestorben. Dies ist ein Kraftakt, bei dem sich Betroffene auf allen Ebenen stützen und begleiten lassen sollten.

Durch die Mehrfachbelastung

des Körpers der Schwangeren in einer Mehrlingsschwangerschaft

- sind Vorsorgetermine noch wichtiger, unabhängig von der PND, um auf Beschwerden oder Mangelerscheinungen der Mutter rechtzeitig reagieren zu können.

- gilt auch hier: Nicht für mehrere essen: jedes „Mehr" an Gewicht wird sich im Rücken schmerzhaft bemerkbar machen, der bei einer Mehrlingsschwangerschaft sowieso schon viel zu tragen hat. Yoga und Gymnastik können gute Begleiter sein.

- erhöht sich das Risiko für Diabetes.

- sollte sich die werdende Mutter noch öfter eine Ruhepause gönnen.

Wir sind trotz allem schwanger

Sabine Schlotz (Diplom-Psychologin, Autorin, Gründerin LEONA e.V.): *Ich finde wichtig, dass Betroffene sich erlauben auch zu lachen. Wenn ein krankes Kind ausgetragen wird, meinen Leute gerne, die werdenden Eltern müssten konstant traurig sein. Trotz allem gibt es aber auch im Leben von Betroffenen schöne Momente, die erlebt und gelebt werden wollen. Gerade in einer solchen Schwangerschaft gilt es doch, gute Erinnerungen einzusammeln. Freunde und Angehörige können hier unterstützen, indem sie solche Momente fördern und mit den Eltern teilen.*

Biggy (Oma der Zwillinge *Ben 5 und †Finn, Anenzephalie): *Trotz aller Schwere und aller Ängste gab es auch in dieser Schwangerschaft schöne Momente, an die ich mich als Großmutter immer erinnern werde. Wir sind nicht ausnahmslos in Traurigkeit verfallen. In allem war ganz natürlich auch Freude und wir haben uns auch auf beide Kinder sehr gefreut. Nachdem bekannt war, was los ist, wurde* es für uns gewissermaßen Alltag. Wir konnten die Traurigkeit untereinander ein Stück weit mehr zum Ausdruck bringen, als wir das gegenüber meiner Tochter getan haben. Es flossen also auch Tränen. Aber es wurde auch viel gelacht.

Kristian (Vater von *Elena 4, Trisomie 18 und Spina Bifida): *Obwohl wir wussten, dass unser Kind schwer krank ist und wahrscheinlich nicht überleben wird, waren wir trotz allem immer noch schwanger. Während der Untersuchungen wurde der Weg sehr steinig, sehr schwierig. Aber als wir entschieden hatten, die Schwangerschaft auszutragen und mit Elena im Bauch noch so viel wie möglich zu erleben, konnten wir unsere Schwangerschaft wieder genießen. Einen Tag vor der Geburt zum Beispiel waren wir noch Eis essen. Es tat uns gut, ganz bewusst schöne Dinge zu erleben.*

Nadine (Mutter von *Esther 4, pränatale Fehldiagnose infaust): *Da wir davon ausgingen, dass Esther sterben wird, haben wir versucht, die Zeit, die wir noch mit ihr hatten, so schön wie möglich zu gestalten. Wir haben Fotos vom Bauch gemacht, ihr geschrieben, mit ihr geredet, die Zeit als Familie verbracht. Wir haben auch unsere beiden älteren Mädchen darauf vorbereitet, dass Esther wahrscheinlich „zu den Engeln" gehen wird, weil sie nicht gesund ist. Wir versuchten, die Zeit trotzdem irgendwie zu genießen, und haben dies als wertvoll und nicht als Stressfaktor empfunden. Ich war jeden Tag froh, den ich sie noch in mir hatte. Für mich war sie dort sicher.*

Alle unsere drei Kinder waren Wunschkinder. Die anderen beiden Schwangerschaften waren problemlos und ich wollte zum Abschluss noch einmal eine schöne Schwangerschaft erleben. Sie war dann alles andere als schön, aber in dem Moment, als wir beschlossen, Esther palliativ auf ihrem Weg zu begleiten, fiel uns ein Stein vom Herzen und ich wollte zumindest die letzten Wochen, in denen ich sie noch bei mir hatte, bewusst auch positiv erleben. Das ist uns gelungen: Wir konnten die Schwangerschaft in Ruhe zu Ende gehen, weil wir jetzt keine Angst mehr hatten.

Bis zum ersten Verdachtsmoment, der vermutlich irgendwann im ersten Trimester auf die werdenden Eltern zukam, war diese Schwangerschaft eine wie jede andere. Betroffene können an dieser Stelle nun zunächst einmal den Versuch unternehmen, sich an die Zeit vor der Diagnose zu erinnern, an den Beginn dieser Schwangerschaft. Viele unterschiedliche Gefühle waren in dieser Zeit möglich – eine konkrete Angst, das Kind könne schwer krank sein oder nicht lebensfähig, gehört in vielen Fällen glücklicherweise nicht dazu. Allenfalls eine diffuse Ahnung, dass nicht alle Schwangerschaften unkompliziert sind. Die meisten werdenden Eltern hatten zu Beginn ihrer Schwangerschaft also Vorstellungen, Träume und Ideen für ein Leben mit ihrem Kind.

Dieses Kind gibt es noch – auch nach PND. Jene Vorstellungen, Träume und Ideen mögen nun ganz andere sein. Aber das Kind ist es nicht. Es ist das gleiche Wesen, dem all diese Wünsche galten und dessen Ankunft die Paare vorbereiteten. Bis auf die veränderten Emotionen und Bedingungen nach einer PND ändert sich an dieser Tatsache nichts. Auch dieses Kind wird auf diese Welt kommen und auch dieses Paar wird Eltern werden. Das dürfen sich Betroffene immer wieder sagen, wenn all die komplizierten Entscheidungen, Empfindungen und Herausforderungen sie zu überwältigen drohen.

Das beinhaltet, dass auch dieses Kind geliebt und auf seinem Lebensweg begleitet werden darf. Dieser hat längst begonnen und ein Teil davon können auch die möglichen schönen und alltäglichen Schwangerschaftserlebnisse sein. Wir können den Betroffenen und ihrem Umfeld diese Perspektive nur ans Herz legen. Sie hat eine unterstützende, heilsame Kraft.

Wir empfehlen dabei, immer nur in diesem Moment zu bleiben, jeden Tag Schritt für Schritt zu gehen und nicht in allzu ferne Zukunft planen zu wollen, denn dass es dann anders kommt als gedacht, ist möglich.

Eine normale Schwangerschaft dauert 40 Wochen – viel Zeit für werdende Eltern, sich auf ihr Kind vorzubereiten und sich mit den eigenen Gefühlen auseinanderzusetzen. Den Betroffenen nach einer PND kann es, je nach Diagnose und Prognose, passieren, dass ihre Schwangerschaft ein früheres oder vielleicht auch viel früheres Ende findet. Gegebenenfalls haben sie also weniger Zeit, wissen aber nicht wie lange. Ein Grund mehr, sich ihrem Kind, wo es möglich ist, positiv zuzuwenden. Wir möchten dabei niemandem vormachen, dass diese Schwangerschaft ein Spaziergang wird. Sie wird ein einschneidendes Erlebnis für das Leben der Betroffenen und ihr Umfeld. Sie haben aber eine Wahl, wie sie diese Schwangerschaft aktiv mitgestalten möchten.

Was Schwangere sonst so tun

Kristian (Vater von *Elena 4, Trisomie 18 und Spina Bifida): *Meine Frau hat sich nach der Entscheidung wieder wie eine normale Schwangere gefühlt, es stellte sich eine überraschende Erleichterung bei uns ein. Wir ließen Bauchfotos machen, sammelten Ultraschallbilder und bereiteten uns auf die Geburt vor.*

Auch Betroffene dürfen die besonderen Momente ihrer Schwangerschaft wahrnehmen und annehmen. Wir wissen, dass bei den ersten Bewegungen oder Schluckauf, der von innen an die Bauchdecke pocht, Trauer und Glück Hand in Hand gehen. Die werdenden Eltern bleiben dann oft ratlos zurück. Sollen sie sich nun freuen, dürfen sie das überhaupt? Sollen sie weinen, dürfen sie das überhaupt, um ihr Kind nicht noch zusätzlich zu belasten? Alles ist erlaubt, Betroffene sollten dabei in Kontakt mit ihrem ungeborenen Kind gehen und ihre Gefühle erklären. Aber sich vor allen Dingen trotz allem erlauben, auch Freude zu empfinden. Das ist ihr Kind, das gerade mit ihnen vielleicht über Bewegungen kommuniziert. Darüber dürfen sie sich, bei allem Kummer, auch freuen. Diese Momente sind später positive Erinnerungen, auch an diese Schwangerschaft.

Wir möchten die Betroffenen, aber auch das begleitende Fachpersonal an dieser Stelle dazu ermutigen, sich trotz allem auch diesen positiven Gefühlen besonders zuzuwenden. Jede Frau, die ein Kind erwartet, bekommt automatisch auch diese Gefühle mitgeliefert, ganz egal, in welchem Zustand dieses Kind ist. Wichtig dabei ist: Für die werdenden Eltern können dies unvergesslich schöne Erinnerungen bleiben, auf die sie später zurückgreifen können.

Die normalen Fragen, die sich werdende Eltern vor einer Geburt stellen: „Wie wird unser Kind aussehen?", „Wird es gut schlafen oder viel weinen?", „Welche Augenfarbe wird es haben?", werden in dieser besonderen Schwangerschaft oftmals durch dringlichere Fragen in den Hintergrund gedrängt: „Wie stark wird die Behinderung ausgeprägt sein?", „Muss unser Kind nach der Geburt operiert werden?", „Wie wird es sich entwickeln?", „Wird unser Kind die Geburt überleben?"

Dennoch wäre es falsch anzunehmen, dass die allgemeinen Fragen gar keine Rolle mehr für diese werdenden Eltern spielen, auch sie erwarten weiterhin und trotz allem ein Kind. Auch sie werden nach der Geburt auf die Haarfarbe ihres Kindes achten, darauf, wie groß es ist, oder wem es vielleicht ähnlich sieht. Es darf also sein, dass neben allen Sorgen auch solche Gedanken ihren Raum bekommen. Und nur weil Paare eine PND erhalten haben, unter Umständen auch mit infauster Prognose, heißt das nicht, dass sie nicht trotzdem Eltern werden und gegebenenfalls aufkommenden Bedürfnissen wie dem Dokumentieren, Sammeln und Vorbereiten nicht nachgehen können. Ganz im Gegenteil haben wir die Erfahrung im Austausch mit Betroffenen gemacht, dass aktives und bewusstes Handeln gegenwärtig und zukünftig den Heilungsprozess sehr gut unterstützen kann. Vor allen Dingen bei kurzer Lebenserwartung des Kindes können diese Erinnerungen einen wertvollen Schatz darstellen. Wer also folgend aufgeführte Dinge tun will, ja, unbedingt! Sich erlauben, trotz allem schwanger zu sein und diese Schwangerschaft als das zu erleben, was sie immer noch ist: ein Kind erwarten. Auch hier gilt: Alles geht, nichts muss.

Rituale

- **Bauchbilder** – können, vor allen Dingen wenn das Kind schlechte Prognosen bekommen hat und vermutlich noch während oder kurz nach der Schwangerschaft sterben wird, später die einzigen Fotos sein, die Eltern an die kurze gemeinsame Zeit mit ihrem lebenden Kind erinnern werden. Also regelmäßig selbst welche schießen. Wer möchte, kann auch über professionelle Bauchbilder nachdenken: **Ehrenamtliche Fotografen** – für Fotos vor, bei und nach der Geburt – sind lieber frühzeitig zu kontaktieren, um sich gegebenenfalls kennenzulernen und abzusprechen. Gegebenenfalls sind diese auch bereit, professionelle Bauchbilder zu schießen.

- **Erinnerungsbücher** – beginnen viele Schwangere schon im ersten Trimester. Sie schreiben täglich Notizen, kleben Ultraschallbilder ein und sammeln darin jeden Schnipsel Erinnerung an diese Zeit. Wir finden, eine wunderbare Idee, auch für Betroffene. Sie können darin die ersten Bewegungen notieren, Bauchbilder einkleben und Begegnungen beschreiben. Darin kann auch Jahre später noch geblättert und somit nichts vergessen werden: Nach traumatischen Erlebnissen können einen verlässliche Erinnerungen später gerne mal im Stich lassen.

- **Gedenkecken** – sind ein hervorragender Ort zur Besinnung, wo Platz ist für Kerzen, Erinnerungsstücke, Tränen, Gedanken, Entspannung, innere Einkehr, Yoga, Achtsamkeitsübungen, Meditation und „unseren Moment". Diese Gedenkecke kann auch für die Wochen, Monate, Jahre nach der Geburt ein wichtiger Ort bleiben, vor allem, wenn das Kind gestorben ist.

- **Gipsabdrucke** – vom schwangeren Bauch können eine schöne Erinnerung für später sein. Entweder wird dieser selbst zu Hause gefertigt (für Inspiration am besten im Internet stöbern). Es gibt aber auch in vielen Regionen Künstler, die das professionell anbieten.

- **„Unseren Moment"** – können werdende Mütter zu einer bestimmten Zeit am Tag einrichten, der nur für sie und ihr Kind reserviert ist und Ausgleich zu Stress und Sorgen für Mutter und damit Kind schaffen kann. Zehn Minuten nach dem Aufstehen, vor dem Schlafengehen oder in der Mittagspause. Sie können sich dazu im Schneidersitz, Fußsohlen aneinander – gegebenenfalls vor ihre Gedenkecke –, auf ein Kissen setzen, die

Augen schließen, tief und entspannt in den Bauch atmen, die Hände auf den Bauch legen und das Kind darin sanft massieren und an es denken. Sie können sich vorstellen, wie es im Bauch lebt, wie es sich bewegt, wie es diese liebevolle Zuwendung der Mutter spürt. Wer Zeit und Lust hat, macht dazu eine Kerze oder eine Duftlampe an, singt, hört Lieblingsmusik, lauscht den Herztönen des Kindes, trinkt einen bauchwärmenden Tee oder betrachtet ein Ultraschallbild (das hilft, sich sein Kind besser vorstellen zu können). Dieser „Moment" kann auch nach der Geburt, mit oder ohne Kind, fortgesetzt werden.

Ambivalenzen

Ildikó (Mutter von *Béla 10, Trisomie 21; †Valentina, Anenzephalie): *Das Wort, eine Schwangerschaft auch nach einer PND noch zu „genießen", würde ich für mich nicht verwenden. Wenn ich ehrlich bin, empfand ich keine meiner Schwangerschaften als wahnsinnigen Genuss. Es gibt schöne und tiefgreifende Momente, aber ich genieße andere Sachen. Eine solche besondere Schwangerschaft dauert sehr lange und das Schwierigste, der Abschied, kommt ja erst zum Schluss. Diese Zeit war sehr anstrengend, hat aber auch für ganz viel Nähe gesorgt. Zwischen meinem Mann und mir, mit Menschen, die ich neu kennengelernt habe. Und zu unglaublicher Nähe mit mir selbst. Valentina war eine solche Zäsur im normalen Lebensgerenne, dass ich plötzlich erkannte, hier geht es jetzt so richtig um die Wurst.*

Trotz all der Sorgen und Ängste, die Schwangerschaft positiv mitzugestalten, ist nicht immer und an allen Tagen möglich und großen Schwankungen unterlegen. Das darf so sein! Auch diese „dunklen" Tage, Durchhänger, Verschnaufpausen und Abstürze gehören dazu und sind wichtig.

Das positive Mitgestalten soll hier nicht zum Stressfaktor ausarten und unter Druck setzen, sondern vielmehr nur Impulse geben. Falls es aber gar keine „helleren" Tage geben sollte, an denen auch positivere Gefühle oder aktives Gestalten möglich sind, hier bitte besonders gut auf sich achtgeben, um möglichen depressiven Verstimmungen früh zu begegnen. Und wer gedanklich gar nicht „abschalten" und anderen Dingen, zum Beispiel den Schwangerschaftsritualen, nachgehen kann, für den ist gegebenenfalls manches noch ungeklärt: Ist der Fahrplan für die nächsten Tage und Wochen klar? Sowie das Vorgehen vor, bei und nach der Geburt? Sind alle Unklarheiten und Ängste besprochen und gegebenenfalls ausgeräumt? Falls nicht, steht hier vielleicht noch „Arbeit" an. Es lassen sich niemals alle Zweifel und Ängste beseitigen, es ist jedoch fast immer möglich, sie auf ein erträgliches Maß zu reduzieren. Und es wird immer auch Tage geben, an denen werdende Eltern niedergeschlagen und verzweifelt sind – trotz guter „Planung".

Rechtliches und Unterstützung während der Schwangerschaft

- **Mutterpass** – erhält jede Schwangere zu Beginn ihrer Schwangerschaft. Er wird vom Frauenarzt ausgestellt und dokumentiert alle Ergebnisse der Untersuchungen, die in der Schwangerschaft durchgeführt werden, zum Beispiel das Gewicht oder die Größe des Kindes, aber auch die Diagnosen und zum Beispiel den geplanten Ablauf für Schwangerschaft und Geburt. Auch alle Informationen über die Gesundheit der Schwangeren werden darin festgehalten. Gute Erklärungen der Begriffe und Inhalte finden sich auf zahlreichen Seiten im Internet. Der Mutterpass sollte während der gesamten Schwangerschaft mitgeführt werden, damit im Notfall schnell adäquat reagiert werden kann. Für Sternenkindereltern kann der Mutterpass ein wichtiges Erinnerungsstück an ihr verlorenes Kind werden. Außerdem bezeugt er die Schwangerschaft und ist ein Nachweis für die Ausstellung einer Bescheinigung zur Anzeige eines Sternenkindes (totgeboren unter 500 Gramm) vom Standesamt.

- **Mutterschutz** – beginnt in Deutschland sechs Wochen vor dem errechneten Termin (34+0 SSW), nach der Geburt dauert er in der Regel acht Wo-

chen, bei Frühgeburten (Kind leichter als 2.500 Gramm und/oder vor 37+0 SSW geboren) und Mehrlingsschwangerschaften jedoch zwölf Wochen. Mütter von Kindern mit Behinderung erhalten ebenfalls zwölf Wochen Mutterschutz nach der Geburt, unabhängig von Zeitpunkt oder Gewicht bei der Geburt (Leitfaden Mutterschutz, Anhang).

Mutterschutzgesetz

- Kündigungsschutz in der Schwangerschaft, bis vier Monate nach der Geburt. Dies gilt auch in der Probezeit und auch nach Fehl- beziehungsweise Totgeburt (nach der zwölften Schwangerschaftswoche).

- Rückwirkender Kündigungsschutz, wenn die Frau zum Zeitpunkt der Kündigung schon schwanger war. Dies muss innerhalb von zwei Wochen dem Arbeitgeber mitgeteilt werden.

- Pflicht des Arbeitgebers, einen ungefährlichen Arbeitsplatz zu gewährleisten

- Freistellung für Vorsorgeuntersuchungen

- Recht auf Pausen

- Schwangerschaftsbeschwerden haben den Status einer Krankheit, auch hier gilt eine Krankschreibung.

- Aufschub des Erholungsurlaubs: Der Resturlaub vor dem Mutterschutz gilt auch noch nach der Elternzeit, wenn die Frau wieder berufstätig wird. Der Resturlaub kann im laufenden oder kommenden Urlaubsjahr beantragt werden.

- Gewährleistung der Stillzeit: Bis zu einer Stunde oder zwei halben Stunden am Arbeitstag wird die Mutter zum Stillen freigestellt.

Kommt das Kind lebend zur Welt oder wiegt über 500 Gramm, so greift der gesetzliche Mutterschutz. Kommt das Kind tot zur Welt und wiegt weniger als 500 Gramm, so kann die Mutter, wenn sie arbeitet, nur über Krankschreibung zu Hause bleiben.

Sollten Tage bis zum errechneten Entbindungstermin durch eine frühzeitige Geburt verlorengehen, werden diese an den Mutterschutz nach der Geburt angefügt. Bei einer Terminüberschreitung beträgt die Schutzfrist nach der Geburt dennoch acht beziehungsweise zwölf Wochen. Mutterschutz kann um restliche Urlaubstage verlängert werden. Im Falle einer besonderen Schwangerschaft und einer physischen oder psychischen Belastung der werdenden Mutter kann auch darüber nachgedacht werden, den Mutterschutz nicht nur über Urlaubstage zu verlängern, sondern auch nach Absprache mit dem Arzt über eine Krankmeldung beziehungsweise ein Beschäftigungsverbot nachzudenken. Nach dem Mutterschutz haben Mütter und/oder Partner (Ehepartner oder eingetragene Lebenspartner) bei einem lebenden Kind Anspruch auf Elternzeit.

Der Mutterschutz gilt für alle Arbeitnehmerinnen, auch für werdende Mütter besonderer Kinder. Der Arbeitgeber darf angestellte Schwangere jetzt nicht mehr beschäftigen – es sei denn auf deren eigenen Wunsch – und jede werdende Mutter hat ein Recht darauf, sich ab jetzt zu schonen.

Eine Bescheinigung über den voraussichtlichen Geburtstermin wird ab der 33. Schwangerschaftswoche von Frauenarzt oder der Hebamme ausgestellt und muss bei der Antragstellung für den Mutterschutz und das Mutterschaftsgeld vorgelegt werden.

- **Mutterschaftsgeld** – wird bei gesetzlich Versicherten von der Krankenkasse bezahlt. Der Arbeitgeber zahlt den Unterschiedsbetrag zum Nettogehalt als Arbeitgeberzuschuss, sodass Mütter auch während des Mutterschutzes in der Summe ihr Nettogehalt bekommen. Privat Krankenversicherte bekommen auf Antrag vom Bundesversicherungsamt einmalig Mutterschaftsgeld. Beamtinnen erhalten weiterhin ihre Bezüge in vollem Umfang.

  Im Anschluss an den Mutterschutz folgt gegebenenfalls Elternzeit, in der Elterngeld und Kindergeld gezahlt wird (auch für Sternenkinder möglich). Darüber hinaus können noch weitere Beihilfen und Unterstützungen beantragt werden, auch für Sternenkinder.

  Wenn das Mutterschaftsgeld beantragt wird, darf die vom Arzt oder der Hebamme ausgestellte Bescheinigung nicht älter als eine Woche sein, der Antrag kann also frühestens sieben Wochen vor dem errechneten Geburtstermin gestellt werden.

- **Hebammen** – sind die Fachfrauen rund um die Schwangerschaft, die Geburt und die Zeit danach. Zu ihren Aufgaben zählen: Beratung und Information, Betreuung, Schwangerenvorsorge, Hilfe bei Schwangerschaftsbeschwerden, Geburtsvorbereitung, Geburt und Wochenbett. Sie führen auf Wunsch auch die Schwangerschaftsvorsorge durch, es besteht eine Wahlmöglichkeit zwischen der Vorsorge durch die Hebamme, durch den Arzt oder beide im Wechsel (Odent 2000, 111). Bis zum zehnten Tag nach der Geburt haben alle Mütter, auch die von Sternenkindern, Anspruch auf mindestens einen täglichen Besuch einer Hebamme. Auch Mütter fehlgeborener Kinder haben Anspruch auf Hebammenhilfe. Bis das Kind zwölf Wochen alt ist, kann darüber hinaus 16-mal die Hebamme um Hilfe gebeten werden. Bei Stillschwierigkeiten oder Ernährungsproblemen sind noch einmal acht weitere Besuche möglich, ebenso auf Verordnung eines Arztes. Wenn ein Kind krank oder tot geboren wird oder nach der Geburt verstirbt, brauchen Eltern besondere Begleitung. Auch diese Betreuung ist nach Hebammen-Vergütungsvereinbarung mit der Krankenkasse abrechenbar.

- **Doulas** – sind Frauen, die vor, während und nach der Geburt als emotionale und physische Begleiterin zur Seite stehen. Die Kosten dafür müssen selbst getragen werden. Gerade in einer psychisch so belastenden Zeit kann es wohltuend sein, neben Hebamme und Partner noch eine weitere feste Bezugsperson zu haben, die in alle Wünsche der Eltern eingeweiht ist. Es gibt außerdem Doulas, die auf besondere Geburten spezialisiert sind. Außerdem kann eine Doula eine gute Alternative sein, sollte im Einzugsgebiet und in dieser Schwangerschaftszeit keine Hebamme gefunden werden. Für alleinstehende Mütter gibt es auch die Möglichkeit einer ehrenamtlichen Begleitung durch Doulas.

• **Haushaltshilfen** – unterstützt die gesetzliche Krankenkasse, wenn durch die haushaltsführende Person wegen Schwangerschaftsbeschwerden oder einer Erkrankung der Haushalt nicht weitergeführt werden kann oder sie ins Krankenhaus (auch nachgeburtlich als Begleitung eines kranken Kindes) oder zur Kur muss: Sie erledigt den Haushalt und betreut bei Bedarf Kinder und sorgt so für einen geregelten Tagesablauf (§ 38 SGB V).

RUND UM GEBURT

Uller Gscheidel (Diplom-Pädagoge, Bestatter): *Werdende Eltern befinden sich in dieser Situation immer wieder in einem Gewissenskonflikt, einerseits wollen sie vielleicht sehr gut auf alles, was kommt, vorbereitet sein, andererseits wollen oder können sie sich gar nicht so intensiv mit der Situation auseinandersetzen. Sie haben das Bedürfnis, diese schwierigen Momente, die während der Schwangerschaft und nach der Geburt gegebenenfalls noch auf sie zukommen werden, schon im Vorhinein zu regeln, weil sie vorbereitet sein wollen.*

Ich halte dies nicht unbedingt für sinnvoll, weil gewisse Dinge nicht vorab emotional geregelt werden können. Manchmal gelingt es mir beispielsweise, dass Eltern entscheiden, dass sie jetzt keine weiteren Details klären, sondern wir uns zunächst einmal kennenlernen und Probleme dann lösen, wenn sie da sind. Aber es gibt Paare, die den starken Drang haben, alles unter Kontrolle haben zu wollen, die dann unter Umständen mit meiner Betreuung auch nichts anfangen können. Die meisten sind aber erleichtert, dass sie nicht jetzt schon alles wissen müssen.

Viele glauben, dass mit genauer Planung die Dinge leichter werden. Aber gerade das ist etwas, was im Umkreis von Geburt und Tod am allerwenigsten funktioniert. Natürlich ist eine gewisse Planung, vielmehr die Auseinandersetzung mit den aktuellen und kommenden Situationen, bis zu einem gewissen Grad unterstützend.

Wenn Betroffene sich dabei die Offenheit behalten, dass hinterher auch alles wieder anders sein darf. Sie können nichts wirklich vorwegnehmen – vielleicht gedanklich, aber nicht emotional. Solche Situationen sind nicht vorweg erlebbar. Der emotionale Moment muss in dem Moment durchlebt sein und daraufhin entstehen dann valide Entscheidungen. Alles andere sind nur intellektuelle Ideen.

Ildikó (Mutter von *Béla 10, Trisomie 21; †Valentina, Anenzephalie): *Wir suchten eine lebensorientierte Version, den Fragen folgend: „Wie können wir das selbstbestimmt angehen?" und „Wie wollen wir diese Geburt leben?"*

Biggy (Oma der Zwillinge *Ben 5 und †Finn, Anenzephalie): *Die Geburt selbst war natürlich hart, aber wir waren unglaublich gut vorbereitet. Dafür haben meine Tochter und ihr Mann gesorgt. In diesem Fall haben sie mehr uns begleitet und uns Kraft gegeben als wir ihnen.*

Die Vorbereitung der Geburt ist etwas, was werdende Eltern in dieser Schwangerschaft aktiv tun können. Dieses Kapitel gilt für alle Kinder: lebende und sterbende. Die Vorbereitung vermittelt das Gefühl, zumindest in diesem Bereich die eigene Hilflosigkeit abzustreifen und bewusst für das Kind eintreten zu können. Da für manche dieser Schwangerschaften unklar sein könnte, wann die Geburt stattfindet – durch eine frühe Fehlgeburt, das Versterben des Kindes noch im Bauch, eine Frühgeburt, eine nötige Einleitung, eine Komplikation –, wird es für manche Familien also sinnvoll sein, sich schon früher als üblicherweise mit diesen Themen zu beschäftigen. Wir haben deshalb ganz bewusst ein allgemeines Geburtsvorbereitungskapitel kreiert und hier alles zum Thema versammelt.

Insgesamt bleibt das Wichtigste, weiterhin flexibel zu bleiben: Nichts wird bis ins Detail planbar sein. Es ist unmöglich vorher zu wissen, wann die Geburt stattfinden und wie sie ablaufen wird, wie es dem Kind und auch den werdenden Eltern in diesem Moment und danach gehen wird, welche Notwendigkeiten und Bedürfnisse dann auf sie zukommen werden. Deshalb ist es auch bei dieser Vorbereitung wichtig, bei Details loszulassen und vieles auf sich zukommen zu lassen.

Hilfreich kann sein, sich schon bald eine Hebamme zu suchen, gegebenenfalls einen Vorbereitungskurs für die Geburt, eine Klinik, einen bei der Geburt anwesenden Arzt, einen später behandelnden Kinderarzt. All diese Menschen sowie Räumlichkeiten schon jetzt kennenzulernen, kann den Betroffenen eine gewisse Sicherheit vermitteln, später in guten Händen zu sein. Außerdem können Paare gemeinsam mit dem Fachpersonal darüber nachdenken, wie sie sich ihre Geburt vorstellen, welche Behandlungen später für das Kind gegebenenfalls infrage oder nicht infrage kommen und zusammen einen – flexiblen – Geburtsplan erstellen.

Kurse und Gespräche zur Geburts- und Stillvorbereitung

🔍 **Dr. Clarissa Schwarz (Hebamme, Bestatterin, Gesundheitswissenschaftlerin):** *Zu mir kommen manchmal Familien zur Geburtsvorbereitung, die ein krankes oder behindertes Kind erwarten und sich bewusst dafür entschieden haben. Ich biete Geburtsvorbereitungskurse mit Achtsamkeit an und die werden gerne von Menschen genutzt, die derzeit in einer belasteten Schwangerschaft leben oder zuvor bereits ein Kind verloren haben.*

Nach einer PND kann das Thema Geburtsvorbereitungskurs schwierig werden. Viele Betroffene fühlen sich nun im Kreise anderer, glücklicher Eltern von voraussichtlich gesunden Kindern nicht mehr wohl. In manchen Städten Deutschlands gibt es Vorbereitungskurse für Problemschwangerschaften. Es ist aber nicht immer einfach, solche besonderen Kurse zu finden.

Wir empfehlen Betroffenen daher, wenn sie sich in einem normalen Vorbereitungskurs nicht (mehr) am richtigen Ort fühlen und keinen Alternativkurs finden, ihre Geburt mit ihrer Hebamme, ihrem Gynäkologen, ihrem Fachteam oder gegebenenfalls auch mit einer Beratungsstelle in Einzelsitzungen vorzubereiten.

Wer die Kraft hat, kann auch versuchen einen eigenen Kurs auf die Beine zu stellen. Dies birgt die Möglichkeit, andere Familien in ähnlicher Situation kennenzulernen und die Aufmerksamkeit auf eine sinnvolle Beschäftigung zu richten.

Selbsthypnose (nach Mongan 2013)

kann eine interessante Alternative zum normalen Geburtsvorbereitungskurs sein. Wer mag, befasst sich jetzt schon damit, denn die Vorbereitung und Übung dauert einige Wochen. Kurse gibt es inzwischen in fast jeder Region. Mit entsprechender Literatur kann auch zu Hause geübt werden. Der Ansatz: Angst vor der Geburt bewirkt im Körper drei Reaktionen – Verkrampfen der Muskeln, Reduzierung der Durchblutung und Ausschüttung von Stresshormonen. Diese Reaktionen bedingen und verschlimmern die Geburtsschmerzen. Mit Hilfe von Hypnose-Techniken soll die Angst abgebaut werden, um die Entstehung der Schmerzen so von vornherein zu verhindern: Die werdende Mutter kann sich besser entspannen. Hypnose vermindert Schmerzen durch besondere Atem-, Entspannungs- und Konzentrationsübungen, so dass Schmerzmittel überflüssig werden sollen.

Je nach PND und Prognose können Schwangere sich gegebenenfalls auch von einer Stillberaterin, ihrer Hebamme oder auch in einem besonderen Kurs zum Thema Stillen beraten lassen. Dort können sie erfahren, was die Vorteile des Stillens sind, wie ein Kind richtig angelegt wird und worauf bei Problemen zu achten ist. Bei einer Lippen-Kiefer-Gaumenspalte zum Beispiel ist Stillen dennoch möglich, bedarf aber einer eingehenden Beschäftigung mit der Thematik.

Auch Mütter, die sich auf die Geburt eines sterbenden Kindes vorbereiten, können ihr Kind vielleicht stillen. Betroffene berichten immer wieder von diesem ganz besonderen Erlebnis, selbst wenn das Kind nur ein einziges Mal angelegt wurde. Sollte es ohne Anlegen sterben oder schon gestorben sein, sehen Mütter sich dennoch mit einem Milcheinschuss konfrontiert, was emotional sehr schwierig sein kann.

Geburtsort

Ildikó (Mutter von *Béla 10, Trisomie 21; †Valentina, Anenzephalie): *Wir haben lange mit uns gerungen und es war bis kurz vorher nicht klar, ob es ein Kaiserschnitt in einer Klinik oder eine Hausgeburt werden sollte. Unter einem Kaiserschnitt ist die Wahrscheinlichkeit sehr groß, dass du dein Kind mit dieser Diagnose vielleicht noch lebend kennenlernst. Letztlich haben wir uns aber für eine Hausgeburt entschieden.*

Checkliste Geburtsort

- Was muss ich mitbringen?
- Wie sind die Besuchszeiten?
- Was ist uns für diese besondere Geburt wichtig? Wird das wahrgenommen?
- Wie viele andere Mütter liegen auf der Station, im Zimmer?
- Werden besondere von normalen Geburten in irgendeiner Form räumlich getrennt? Brauchen wir das? Müssen und können wir die Anwesenheit/das Weinen von anderen Säuglingen ertragen? Brauchen wir ein Einzel-/Familienzimmer? Bekommen wir eins?
- Ist eine sanfte Geburt möglich?
- Wie darf die Geburt von uns mitgestaltet werden? (Musik, Kerzen)
- Wer betreut uns vor, während und nach der Geburt?
- Ist eine Wassergeburt möglich?
- Welche Formen der Schmerzlinderung sind vorhanden? (PDA, TENS-Geräte)
- Gibt es eine geschulte Stillbetreuung? Ist eine Milchpumpe vorhanden?
- Braucht unser Kind eine Neugeborenen-Intensivstation?
- Wollen wir lebenserhaltende Maßnahmen? Können wir uns dagegen entscheiden?
- Wo ist Platz für Partner und Geschwisterkinder? Dürfen sie bei der Geburt dabei sein, nach der Geburt kommen?

Dort, wo sich eine Schwangere am wohlsten fühlt, verläuft eine Geburt meist am einfachsten und mit den wenigsten Komplikationen. Fühlt sich die werdende Mutter in einer Klinik mit medizinischer Sicherheit am besten, dann geht sie dorthin. Wer eine privatere Atmosphäre für diese besondere Geburt braucht, kann sich gegebenenfalls auch für ein Geburtshaus oder eine Hausgeburt entscheiden. Hier muss gemeinsam zwischen den werdenden Eltern und dem Fachpersonal die beste Lösung gefunden werden, da auch medizinische Gründe dagegensprechen können (Polyhydramnion, Präeklampsierisiko, Plazenta prävia, Vasa prävia). Auch kann eine pränatal gestellte Diagnose möglicherweise unzutreffend sein. Allerdings wird niemand aus dem Team hundertprozentige Aussagen machen und alle Zweifel ausräumen können.

Die entscheidende Frage lautet: Womit geht es den Betroffenen und womit ihrem Kind am besten? Diese Frage kann zu einer Klinik oder eben einem alternativen Geburtsort führen, je nach Bedürfnislage von werdenden Eltern und Kind. Auch das Kind hat ein Anrecht auf eine fachlich-spezialisierte Betreuung, sollte diese nötig sein. Bezogen auf alle folgenden vorgestellten Geburtsorte schließen sich dann folgende Fragen an: Kann mit dem vorhandenen Personal und den Ressourcen vor Ort die notwendige Betreuung von Mutter und Kind erfolgen? Kann ein Kinder- oder Palliativarzt oder ein anderer erfahrener Facharzt das Kind angemessen versorgen, wenn notwendig?

Nach mancher PND wird es vielleicht sinnvoll sein, nach der Geburt einen Neonatologen die Diagnosen überprüfen zu lassen. Oder sofortige medizinische Maßnahmen und später auch operative Eingriffe werden nötig sein. In diesen Fällen sind dann Hausgeburten oder andere Geburtsorte (siehe im Folgenden) wahrscheinlich nicht möglich.

Das gilt auch für ein Kind mit einer lebenslimitierenden Erkrankung: Hier sollte dann ein spezialisierter Kinderarzt vor Ort sein, für den Fall, dass eine medikamentöse Symptom- und Schmerzkontrolle oder andere Palliativmaßnahmen vorgenommen werden müssen. Diese Fachperson sollte daher für den seltenen Fall auch stark wirksame Medikamente wie Opiate dabeihaben und diese bei einem Neugeborenen anwenden können. Nur so kann den werdenden Eltern versichert werden, dass ihr Kind nicht leiden muss. Selbst wenn diese Medikamente so gut wie nie bei Neugeborenen benötigt werden, muss im Notfall für zwei Personen medizinisch gesorgt sein: Mutter und Kind.

Betroffenenberichte („Mein kleines Kind", Baumgarten) haben aber gezeigt, dass unter gewissen Umständen auch nach einer PND und auch bei infauster Prognose alternative Geburtsorte, in enger Absprache mit dem begleitenden Team, eine Möglichkeit sein können.

Geburtsort Klinik

Sonja (Mutter von †Leon, hypoplastisches Linksherzsyndrom): *In unserem Fall war von Anfang an klar, dass ich in eine Klinik muss. Diese haben wir uns dann auch gar nicht selbst ausgesucht, vielmehr wurde sie uns vom Pränataldiagnostikzentrum wegen der Chefärztin dort empfohlen. Die dann auch genau die Richtige für uns war.*

Karin (Mutter von †Viola, Trisomie 21): *Wichtig bei der Wahl der Klinik war für mich zunächst, dass sie in Berlin ist; und auch, dass dieses Krankenhaus dann so kleine Kinder bestattet. Meine Freundin lebte außerdem gleich in der Nähe. Ich habe in der Zeit bei ihr gewohnt und sie konnte mich begleiten, dabei sein und mich unterstützen.*

In welcher Klinik die Schwangere ihr Kind zur Welt bringen möchte, kann frei gewählt werden. Um Örtlichkeit (Gestaltung der Räumlichkeiten und Ausstattung) und vor allem um das Team kennenzulernen, kann für einen ersten Eindruck ein Tag der offenen Tür oder ein Informationsabend genutzt werden (aber Achtung: glückliche Schwangere).

Hierbei lässt sich gegebenenfalls schon erspüren, ob „die Chemie stimmt" und sich die Vereinbarung eines Einzelgesprächs lohnt, in dem dann Details und gewünschte Abläufe besprochen werden können. Sinnvoll ist es, eine Klinik auszuwählen, die für solche Schwangerschaften eine kompetente Betreuung gewährleisten kann und wo entsprechende Fachabteilungen und Erfahrung vorhanden sind. Kleinere Kliniken sind in der Regel nicht auf die Betreuung und Geburt von besonderen Kindern nach PND eingestellt. Dafür könnte es in kleineren Häusern familiärer und intimer zugehen und könnte deshalb für manche Familien, je nach PND und Absprachen, genau der richtige Ort sein.

Wird für das Kind nach der Entbindung intensivmedizinische Betreuung benötigt, so ist eine Klinik sicherlich der Geburtsort der Wahl. Sehr hilfreich kann der Austausch mit anderen betroffenen Familien sein, welche Erfahrungen sie gesammelt haben: Oft können Ärzte, Hebammen und Kliniken empfohlen werden.

Klinikräumlichkeiten

Sonja (Mutter von †Leon, hypoplastisches Linksherzsyndrom): *Meinen erstgeborenen Sohn hatte ich damals in einem Geburtshaus bekommen, deshalb war die Situation für mich in einem Krankenhaus zu gebären neu. Es war ein ganz normaler Kreißsaal, steril, klassisch. Im Großen und Ganzen wurde die Situation für uns liebevoll gestaltet. Trotzdem gingen manche Dinge in der Krankenhausroutine unter: Im entscheidenden Moment zum Beispiel, im Moment der Geburt meines Kindes, war ich dann alleine – ganz alleine. Sie schafften es nicht, meinem Mann Bescheid zu geben, der im Krankenzimmer auf die Nachricht wartete. Die Hebamme war zwar sehr bemüht, aber eben nicht zur rechten Zeit am rechten Ort. Auch nicht, als ich laut nach ihr rief. Ich war in diesem Augenblick sehr hilflos und verzweifelt. Das war sicherlich keine böse Absicht, sondern einfach Klinikalltag. Nach der Geburt war ich dann auf der ganz normalen Neugeborenenstation, allerdings im letzten Raum, etwas abgeschirmt von allem. Dafür war ich dankbar.*

Es ist vorher abzusprechen, welche Räumlichkeiten in der Klinik für diese besondere Geburt und die ersten Stunden und Tage danach zur Verfügung stehen und was die Betroffenen sich selbst vorstellen können, wo sie sich aufhalten möchten und ob dies mit den Kapazitäten der Klinik in Einklang zu bringen ist. Eventuell können mit wenig Aufwand auch Überbrückungsräume geschaffen werden, die eigentlich eine andere Bestimmung haben, den betroffenen Familien dann aber für ein, zwei Tage den Rückzug bieten, den sie brauchen. Das Fachpersonal sollte hier flexibel und erfinderisch sein, wenn ihr Haus sonst nicht genügend Räume bietet.

Manche Frauen freuen sich, ihr Kind auf der normalen Geburtsstation zu bekommen und später auf die Wochenbettstation verlegt zu werden, immerhin werden auch sie eine ganz normale Mutter. Auch die manchmal schon liebevoll erfahrene Zuwendung mitfühlender anderer Mütter vor Ort kann für Betroffene heilsam sein. Andere können sich das für ihr besonderes und/oder sterbendes Kind nicht vorstellen: mit anderen Familien, schreienden Müttern unter Wehen, schreienden Kindern nach der Geburt, vielen glücklichen Gesichtern und vielleicht auch Unsicherheit statt Zuwendung der anderen Familien konfrontiert zu sein. Für manche Betroffene ist dies eine undenkbare und leidvolle Situation.

Auf der anderen Seite ist es wichtig, sich selbst klarzumachen, dass diese Begegnung im Alltag nicht erspart bleiben wird. Auch Fachpersonen sollten mit Eltern darüber sprechen. Diese werden wahrscheinlich eine Zeitlang vor und nach der Geburt mit selektiven Augen durch die Welt gehen und nur noch Schwangere, Kinderwagen und rotwangige, gesunde Kinder wahrnehmen und werden darüber hinaus auch im Freundes- und Familienkreis mit neuen Schwangerschaften und Geburten konfrontiert sein. Es kann also in manchen Fällen und in Absprache mit allen Beteiligten heilsam sein, schon unter und nach der Geburt diesen Situationen gegenüberzustehen und dabei gut begleitet zu werden. Zu einer gesunden Trauer gehört aber auch, Schmerzhaftes manchmal „häppchenweise' zu verarbeiten. Das heißt, eine bewusste Konfrontation mit Kindern oder Schwangeren kann auch erst nach Wochen oder Monaten gewagt werden und trotzdem gesund sein.

Nach einer besonderen Geburt empfiehlt sich, wenn zum Beispiel das Kind noch eine Weile stationär bleiben muss, ein Familienzimmer in der Klinik, in dem auch der Partner übernachten kann. Sollte keines vorhanden sein, kann in der Regel auch hier durch flexibles Fachpersonal improvisiert werden. Große Kliniken haben auch Elternhäuser in unmittelbarer Nähe, wo Eltern für die Zeit des Aufenthalts wohnen können.

Geburtsort zu Hause

Ildikó (Mutter von *Béla 10, Trisomie 21; †Valentina, Anenzephalie): *Ich habe durch Béla viele Erfahrungen sammeln können, unter anderem mit Ärzten, viel gelesen, andere, ähnliche Schicksale kennengelernt. Mir selbst sind Fachleute begegnet, die nicht gut informiert waren und trotzdem ihre Ratschläge verteilt haben. Ich hatte Angst davor, dass wir, wenn wir uns in die Hände eines Krankenhauses begeben würden, dann vielleicht nicht mehr selbst bestimmen könnten.*

Ich hatte Angst, bei einer Geburt in der Klinik ständig von hektischen Menschen umgeben zu sein, die mir vorschreiben würden, was richtig oder falsch wäre, und mich somit in die Lage versetzen würden, nicht mehr zu spüren, was ich will, geschweige denn, das dann umzusetzen. Es war dann eine tolle Hausgeburt. Entgegen der Prognosen aller Ärzte, dass Kinder mit Anenzephalie zum einen nicht von alleine kommen und zum anderen meistens in Steißlage. Ich hatte daraufhin selbst recherchiert und herausgefunden, dass die Datenlage hierzu überhaupt nicht übereinstimmte mit den Aussagen der Ärzte.

Da sich die Familie zu Hause in ihrem vertrautesten Umfeld befindet, kann dies für diese besondere Geburt und dieses besondere Kind genau der richtige Ort sein. Wenn alle entspannter sind, wirkt sich das positiv auf Geburt und Kind aus. Die Geburt wird in der Regel von der Hebamme begleitet, die auch die gesamte Schwangerschaft dabei war und den Fall genauestens kennt, es findet kein Personalwechsel unter der Geburt statt; der Partner kann tatkräftig unterstützen und Freunde oder Familienmitglieder können auf Wunsch anwesend sein.

Betroffene sind frei, ihre Geburt so zu gestalten, wie sie es brauchen. Darüber hinaus begegnen die

Betroffenen keinen anderen Schwangeren mit vielleicht gesunden Kindern, hören kein Säuglingsgeschrei auf der Station und werden nicht von gegebenenfalls neugierigem Fachpersonal als „Attraktion" bestaunt.

Ob eine Hausgeburt möglich ist, hängt von der PND und den Prognosen des Kindes und der Vorgeschichte der werdenden Mutter ab (Ablauf von vorangegangenen Geburten, Schwangerschaftsverlauf, Gesundheit der Mutter). Dies muss also zuallererst mit dem behandelnden Fachteam, der Hebamme, dem Kinderarzt und dem Gynäkologen abgesprochen werden.

Checkliste Hausgeburt

* Absprache mit Hebamme, was zu besorgen ist
* Telefon
* Heizung (Raumtemperatur bei der Geburt: mindestens 24 Grad)
* Kleidung, Decken, Tücher, Kissen, Laken
* Körperpflege, Binden
* Hocker
* Musik, Kerzen, Kamera, Fotograf
* Verpflegung für alle Anwesenden
* Einmalunterlagen, Windeln, gegebenenfalls Wärmflasche oder Heizdecke
* gegebenenfalls Anti-D-Spritze
* gegebenenfalls Betreuung für die Geschwisterkinder
* gute Lichtquelle für die Hebamme
* Kliniktasche für den Notfall
* Absprache mit Kinderarzt oder bei infauster Prognose mit einem ambulanten Palliativteam bezüglich Beurteilung und, so nötig, Symptombehandlung und palliativer Schmerzmittelgabe

---

Eine PND ist nicht automatisch ein Ausschlussgrund für eine Hausgeburt. Es haben auch schon zahlreiche palliative Geburten zu Hause und im Kreise der Familie stattgefunden, hier können individuelle Lösungen gefunden werden, um Mutter und insbesondere Kind den Bedürfnissen entsprechend zu versorgen. Geht es dem besonderen Kind so weit gut, dass es keine direkt anschließende Notfallversorgung braucht oder sonst irgendeine medizinische Unterstützung, kann eine Hausgeburt ebenso in Betracht gezogen werden.

Wichtig hierbei ist zu wissen, dass es viele Ärzte gibt, die Hausgeburten grundsätzlich, auch bei gesunden Kindern, skeptisch gegenüberstehen und Schwangere durch eine Überbetonung von Risiken gerne verunsichern. Es muss hier also ein Informationsgleichgewicht gefunden werden, um kompetent entscheiden zu können (Brocklehurst et al. 2011). Hebammen mit jahrelanger Hausgeburtserfahrung und das sich absprechende Team aller relevanten Disziplinen sind hier die besten Berater.

Die Kosten für die Hausgeburt übernimmt die Krankenkasse. Eine Bereitschaftspauschale für die Hebamme muss allerdings selbst getragen werden. Wenn die Geburt schneller voranschreitet als erwartet oder die Hebamme aus irgendeinem Grund verhindert sein sollte oder nicht schnell genug vor Ort sein kann, kann der Rettungsdienst gerufen werden.

Weitere alternative Geburtsorte im Überblick

* **Eine Belegklinik** – ist meist ein kleineres Haus, an das gegebenenfalls keine Kinderklinik angegliedert ist. Manchmal ist es, je nach PND, möglich, dass der niedergelassene Gynäkologe einen Vertrag mit einer Belegklinik hat und seine Patientinnen dort ihr Kind bekommen können. So ist vor und während der Geburt sowie im Wochenbett eine kontinuierliche Weiterbetreuung gegeben. Das hat für die Schwangere den Vorteil, dass sie sich nirgends neu erklären und – wenn überhaupt, dann nur teilweise – auf ein neues Team einstellen muss. Derzeit gibt es aber nur noch wenige Gynäkologen, die aufgrund der hohen Kosten für die Berufshaftpflicht eine ambulante Geburtshilfe in einer Belegklinik durchführen,

* **Ein Geburtshaus** – ist eine weitere Möglichkeit: Die Leitung dieser Häuser obliegt Hebammen,

die eine natürliche Geburt anstreben. Nur diese lässt sich im Geburtshaus auch verwirklichen. Eine Indikation zum Kaiserschnitt geht mit einer Verlegung in die Klinik einher. Nicht selten sind Geburtshäuser heutzutage auch an nahegelegene Kliniken angegliedert. Die Schwangeren werden in diesem Fall häufig schon die ganze Schwangerschaft im Geburtshaus betreut. Wer für die Entbindung eine familiäre und private Atmosphäre sucht, sich aber keine Hausgeburt vorstellen kann, könnte hier, je nach PND, gut aufgehoben sein. Im Geburtshaus muss ein Selbstkostenanteil für die Benutzung des Haues bezahlt werden, die Krankenkasse übernimmt die Kosten nur für die Entbindung und die Betreuung danach. Die Höhe der Kosten kann im Geburtshaus erfragt werden.

- **Hebammenkreißsäle** – sind seit kurzem eine weitere Alternative zwischen der außerklinischen Geburtshilfe und einer Geburt im ärztlich geleiteten Kreißsaal eines Krankenhauses (je nach PND). Der Hebammenkreißsaal ist ein recht neues und nicht überall verfügbares Betreuungsmodell in den geburtshilflichen Abteilungen, in dem erfahrene Hebammen eigenverantwortlich Schwangere betreuen. Der Vorteil ist, dass sich Mutter und Kind bereits in einer Klinik befinden und bei Bedarf ärztliche Hilfe dazugeholt werden kann. Eine Übersicht zur regionalen Verfügbarkeit findet sich auf der Webseite des Deutschen Hebammenverbandes.

Geburtsplan (für Lebend- und palliative Geburten)

Kristian (Vater von *Elena 4, Trisomie 18 und Spina Bifida): *Wir hatten nie Zweifel an unserer Entscheidung, Elena auszutragen. Wir sagten uns aber auch, dass sie es wollen müsste. Wir wollten sie nicht an Apparate hängen und später erneut entscheiden müssen, wann sie von diesen wieder abgetöpselt wird. All das haben wir vorher mit dem Krankenhaus schriftlich festgehalten. Auch, dass sie, wenn sie selbstständig atmet, selbstständig Nahrung zu sich nimmt und so weiter, behandelt werden würde.*

Wer genau informiert ist, kann Entscheidungen kompetent und selbstbewusst treffen. Ein Geburtsplan hilft nicht nur bei besonderen Geburten, schon im Vorhinein darüber nachzudenken, was wichtig ist, und dies im Vorfeld zu kommunizieren. Solch ein Geburtsplan gilt auch für Kinder mit infauster Prognose. Schmerzmittel während der Wehen, Notfallnummern, Musik, Badewanne Begleitperson.

Die Frage nach der Begleitperson ist wichtig: Frauen, die zur Geburt von einer Vertrauensperson begleitet werden, brauchen weniger Schmerzmittel oder medizinische Eingriffe, zudem leiden sie seltener unter postpartalen Depressionen und können einfacher stillen (Blott 2009, 261), nach dem Motto: „Dabeihaben, wer mir gut tut". Begleitperson kann zum Beispiel der Partner, eine enge Freundin, ein Familienmitglied und/oder eine Doula sein (Scott et al. 1999).

Bei der Geburt eines besonderen Kindes wird es aber voraussichtlich auch noch weitere, beispielsweise medizinische Themen geben, die in einem Geburtsplan verankert werden sollten. Außerdem gibt eine solche schriftliche Formulierung dem Partner/Begleiterperson die Möglichkeit, die Wünsche der werdenden Mutter zu kennen und im Notfall zu vertreten.

Wichtig ist sich klar zu machen, dass während der Geburt vielleicht vom Geburtsplan abgewichen werden muss: Weil die Gebärende plötzlich etwas anderes will, weil medizinische Notfallmaßnahmen nötig werden oder Ähnliches. Paare sollten also trotz aller Planung flexibel bleiben. Nie zu vergessen ist, den Partner bei der Geburtsplanung mit einzubeziehen, nach seinen Wünschen zu fragen und alle Punkte gemeinsam durchzusprechen und zu entscheiden: Was bei der Geburt auf das Paar zukommen wird und wie der Partner dann helfen kann, sind dabei bedeutsam. So fühlt sich auch der Partner vorbereitet und sicherer.

Auch sollte mit Eltern in Vorbereitungsgesprächen besprochen werden, was sie nach der Geburt zu erwarten haben: medizinisches Vorgehen, mögliche Symptome des Kindes und Therapiemöglichkeiten, mögliche Prognosen (über Leben oder Sterben) und was sich die Eltern dann vorstellen können oder nicht. Ein solcher Fahrplan ist ein guter Wegweiser für alle Beteiligten, um so nah wie möglich an den Wünschen der werdenden Eltern für das Kind und für sich selbst zu bleiben und für die gegebenenfalls kurze gemeinsame Zeit für alle schriftlich festzuhalten und jederzeit einsehbar zu machen. Nur, wenn gewährleistet ist, dass zu jeder Tages- und Nachtzeit das vor Ort zuständige Team gut informiert ist (was im Schichtbetrieb einer Klinik mit viel Personalwechsel eine große Herausforderung sein kann), können Missverständnisse jeglicher Art an der Schnittstelle Geburt verhindert werden. Das heißt all diese geburtsrelevanten Informationen detailliert zu dokumentieren und an alle Mitglieder des interdisziplinären Fachteams weiterzugegeben.

Als Einstieg, was im Geburtsplan stehen soll, ist es gut ein übergeordnetes Ziel zu formulieren, etwa: „Wir möchten, dass alles für unser Kind getan wird, um zu überleben." Oder: „Wir möchten, dass unser Kind in Frieden in unseren Armen sterben kann." Oder: „Unser Kind soll gehen dürfen, wenn es nicht bleiben kann, und unterstützt werden, wenn es Chancen hat zu überleben." Je nach PND und nach persönlichen Vorstellungen kann dieses übergeordnete Ziel sehr unterschiedlich sein.

So (siehe nachfolgende Seite) könnte der Geburtsplan konkret aussehen. Dabei ist es nicht zwingend erforderlich, aber ratsam, alle relevanten Punkte vorab mit dem Fachteam bzgl. Umsetzbarkeit zu besprechen, um Irritationen und Missverständnisse auf beiden Seiten zu vermeiden.

Dennoch gilt auch hier: Nichts ist in Stein gemeißelt und kann oder muss gegebenenfalls neu überdacht oder dem Gesundheitszustand des Kindes angepasst werden.

Ein Ablaufdiagramm als Erweiterung zum Geburtsplan

Nadine (Mutter von *Esther 4, pränatale Fehldiagnose infaust): *Unsere Ärztin entwickelte mit uns einen Fahrplan, wie wir die Schwangerschaft zunächst beobachten und abwarten könnten, wie sich die Geburt gestalten würde und wie wir unter der Geburt entscheiden könnten, wie es dann weiterge-* hen sollte. Wir haben uns dann von Woche zu Woche und von Termin zu Termin vorgekämpft. Wir entschieden uns also dafür, Esther alle Unterstützung zu geben, wenn es Anzeichen dafür gebe, dass sie leben möchte und leben kann. Und hätte sie signalisiert, sie könne es nicht, sie sei zu schwach, dann wäre sie palliativ begleitet worden.

Ein Ablaufdiagramm ist eine grafische Darstellung der Abfolge von Vorgängen in einem Prozess, um einen schwierigen Sachverhalt darzustellen und zu lösen. Besonders bei unklaren Prognosen kann dies ein gutes Hilfsmittel sein, um gedanklich mögliche Szenarien für die Zeit nach der Geburt zu durchdenken und die Handlungsspielräume auszuloten. Es folgt ein vereinfachtes, exemplarisches Beispiel, das auf die PND des eigenen Kindes, gemeinsam mit dem Fachteam, individuell angepasst werden kann und muss.

Im gezeigten Beispiel auf der übernächsten Seite handelt es sich um eine Prognose, bei der der Zustand des Kindes nach der Geburt nicht vorhersehbar ist.

Allgemeine Daten

- Namen und Kontaktadressen von Eltern, gegebenenfalls Geburtsbegleitern, interdisziplinärem Team, Familie (Großeltern oder andere wichtige Personen)

- Name des ungeborenen Kindes, Diagnose und Prognose, kurze Beschreibung der Schwangerschaft, gegebenenfalls mütterliche Grunderkrankungen oder Komplikationen

Geburtsort

- Klinik, zu Hause, Geburtshaus
- Neugeborenenintensivstation – brauchen wir eine?
- Räumlichkeiten (Station, Einzel-, Familienzimmer)

Kind

- Bonding/erstes Anlegen/Stillen
- Fotograf
- Leben auf der Neugeborenenintensivstation (Einbinden in die Pflege)
- medizinische Maßnahmen (je nach PND):
  - gegebenenfalls Reanimation
  - gegebenenfalls Vorbereitung und Stabilisierung für Operationen
  - Beatmung (Maskenbeatmung, Intubation)
  - Sauerstoffgabe
  - Nahrung
- routinemäßige Untersuchungen auf den Armen der Eltern möglich?
- gegebenenfalls Schmerzkontrolle und Medikamentengabe (Art und Umfang, Applikationsweg)
- zusätzliche diagnostische Maßnahmen?

Wehen und Geburt

- gewünschte Personen als Begleitung
- gewünschte Atmosphäre: Licht, Musik, anwesende Personen
- Essen und Trinken
- gewünschter Geburtsmodus (vaginale Geburt oder Kaiserschnitt, gegebenenfalls Wassergeburt)
- Geburtseinleitung, wenn ja, wann und welche
- CTG-Überwachung während der Geburt, wenn ja, wie oft und lange
- Schmerzlinderung (Art und Umfang)
- bei Komplikationen: Zange/Saugglocke, Dammriss oder -schnitt, Kaiserschnitt
- Durchtrennen der Nabelschnur, wann, wer (Auspulsieren, Nabelschnurblutspende?)

Sterbendes Kind

- gegebenenfalls vorsichtiges Heranführen an das Kind
- sofortiges Bonding und Kennenlernen
- Familie, Geschwister, Freunde
- Fotograf
- Erinnerungsstücke
- Taufe oder Segnung
- Obduktion, Entnahme von Proben aus der Plazenta, Entnahme von Nabelschnurblut
- Organspende
- Entlassung nach Hause (ambulante Pflege, Totenwache)
- Aufbahrung in der Klinik
- Bestatter

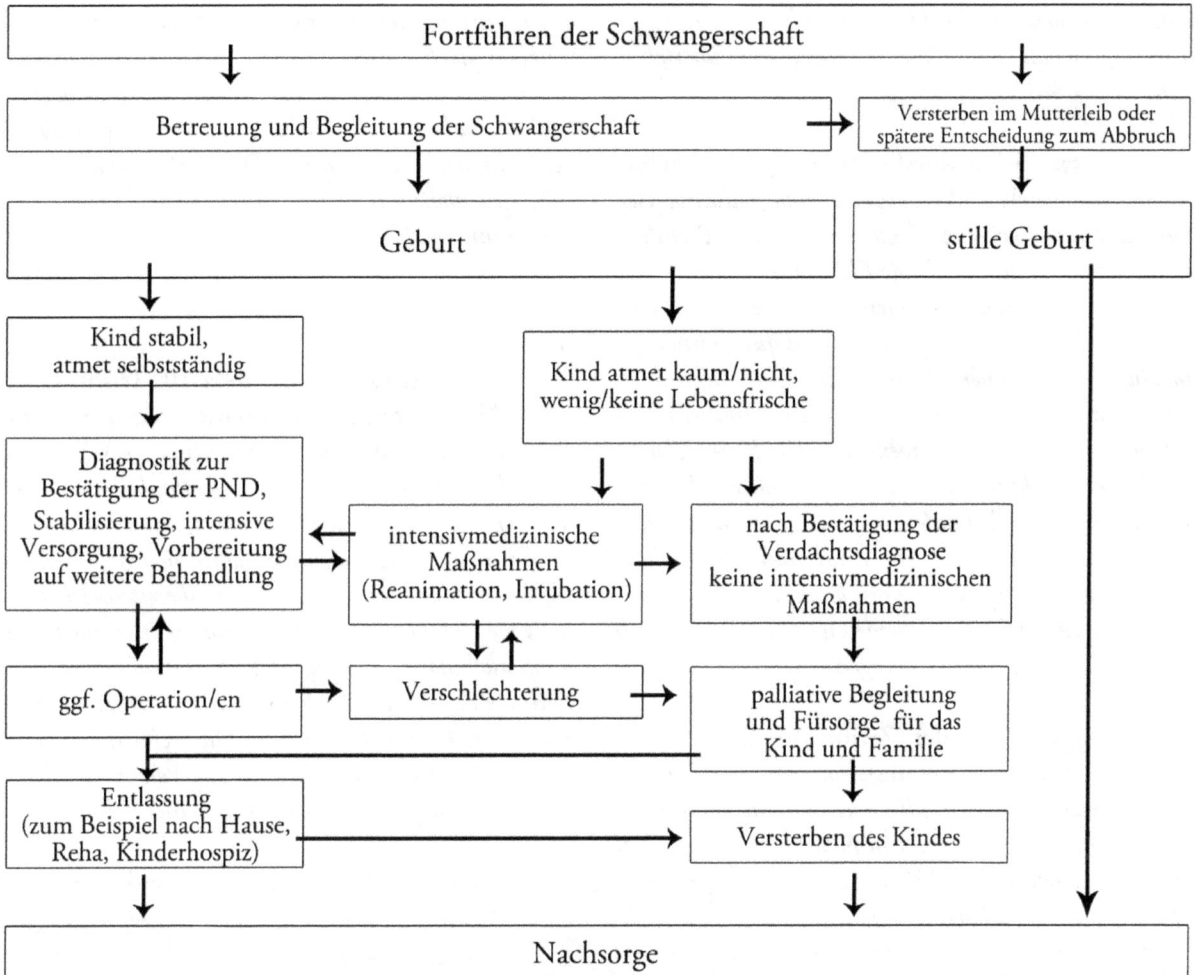

Zusätzliche Informationen für den Geburtsplan bei palliativer (oder stiller) Geburt

Dr. Clarissa Schwarz (Hebamme, Bestatterin, Gesundheitswissenschaftlerin): *Nach einer palliativen oder stillen Geburt sagen die Eltern häufig, dass es auch eine schöne Geburt war, obwohl sie wussten, dass ihr Kind keine lange Lebenserwartung hatte oder sogar nicht klar war, ob das Kind die Schwangerschaft und Geburt überhaupt überleben würde.*

Birgit Scharnowski-Huda (Elternbegleitung nach PND): *Beim Thema palliative Geburt sind auch noch viele Ärzte sehr unsicher. Rechtlich gesehen können sich werdende Eltern hier heute so weit absichern, dass, wenn eine Grunderkrankung mit sehr schlechter Prognose vorliegt, sie nicht dafür haftbar gemacht werden können, wenn sie das Kind dann auch sterben lassen. Aber diese Prozesse müssen immer abgewogen werden, niemand weiß, wie ein Kind geboren wird und sich dann entwickelt, trotz infauster Prognose und schwersten Behinderungen. Es muss immer ausgesprochen werden, dass ein Kind nach der Geburt auch so viel Lebensfrische zeigen kann, dass gegebenenfalls nach kurzer Zeit entschieden werden muss, es doch auf die Intensivstation zu bringen.*

Biggy (Oma der Zwillinge *Ben 5 und †Finn, Anenzephalie): *Vor dem geplanten Geburtstermin waren wir alle noch einmal bei meiner Tochter und ihrem Mann und haben uns intensiv mit der Geburt beschäftigt. Wir haben alles genau besprochen. Ich konnte mich dabei an die Glücksgefühle während meiner Schwangerschaften und bei der Geburt erinnern. Diese Situation also, Geburt und Beerdigung gedanklich gleichzeitig organisieren zu müssen, stellte ich mir demnach unglaublich schwer vor. Das hätte mich an ihrer Stelle wahrscheinlich schon überfordert. Aber so konnten wir Finn alle begrüßen, ihn in den Arm nehmen und uns von ihm verabschieden. Das konnte bei einer geplanten Geburt alles viel besser organisiert werden. Wir waren dann auch für einiges sehr dankbar: Dass die Klinik unsere ganze Familie meine Tochter begleiten ließ – wir Eltern und ihre drei Ge-schwister. Dass ich nach der Geburt zu Ben auf die Säuglingsstation durfte. Dass Ärzte und Schwestern gut auf unseren Fall vorbereitet waren. Dass ein Fotograf mit reindurfte.*

Sandra (Mutter von *Elena 4, Trisomie 18 und Spina Bifida): *Wir gingen davon aus, dass Elena kurz nach der Geburt sterben würde, das wurde uns immer wieder so gesagt. Wir haben aber damals trotzdem noch keinen Bestatter oder ein Grab gesucht, obwohl wir uns auf eine palliative Geburt vorbereiteten. Wir haben uns nebenbei viel informiert und Kinder gefunden, die mit dieser Diagnose doch älter werden, die nicht innerhalb einer Woche sterben. Das wurde uns gewissermaßen zur Stütze vor der Geburt, die Hoffnung, dass Elena vielleicht doch nicht nur ein oder zwei Tage bei uns bleiben würde.*

Ildikó (Mutter von *Béla 10, Trisomie 21; †Valentina, Anenzephalie): *Valentinas kurzes, aber ganzes Leben war sehr intim, sehr schön. Das ist auch etwas, was ich vorher nie geglaubt hätte, wenn ich nicht ein paar Berichte darüber gelesen hätte. Diese Erfahrungsberichte haben mir sehr geholfen, Valentinas Geburt und auch mich selbst vorzubereiten. Ich hätte sonst nie geglaubt, dass eine Schwangere in so einer Situation auch noch ein Kind unter Schmerzen kriegen soll und das dann auch noch schön sein könnte. Aber für mich ist es heute tatsächlich so: Die Geburt, das Leben und vielleicht sogar das Sterben von Valentina gehören zu den großartigsten Erfahrungen meines Lebens.*

Nadine (Mutter von *Esther 4, pränatale Fehldiagnose infaust): *Es ist schwer zu sagen, was wir uns gewünscht haben. Wir sind davon ausgegangen, dass Esther sterben wird, wir haben also vor der Geburt auch schon ihre Beerdigung vorbereitet. Natürlich haben wir uns gewünscht, dass sie die Geburt überleben und vielleicht dann sanft einschlafen würde. Dass wir uns zumindest einmal lebend begegnen dürfen.*

Die Vorbereitung auf eine palliative Geburt unterscheidet sich hinsichtlich des Geburtsprozesses nicht von der Vorbereitung auf andere Geburten. Alle vorangegangenen Geburtsvorbereitungskapitel und vor allem auch der vorgestellte Geburtsplan und das Ablaufdiagramm sind auch auf palliative Geburten ausgerichtet: Elterliche Wünsche, Begleitperson, Vorgehen im Kreißsaal, Versorgung des Kindes und der Familie während und nach der Geburt, psychosoziale Unterstützung, Kontakte – all das kann und sollte so oder ähnlich mit den Betroffenen durchdacht werden.

Aus genau dieser Erfahrung heraus sind manche Krankenhausteams auch schon dazu übergegangen, für jede palliative Geburt einen eben solchen Geburtsplan, einen „perinatalen Palliativplan" (einzusehen unter: Garten und von der Hude 2014, 14) zu erstellen und in schriftlicher Form an den entscheidenden Stellen zu hinterlegen (unter anderem auch im Mutterpass der Schwangeren).

Der entscheidende Unterschied zu anderen Geburten ist das Ergebnis, dass dieses Kind nicht oder nicht lange leben wird. Deshalb sind vorab vielleicht zusätzliche Entscheidungen zu treffen, die bei anderen Geburten gegebenenfalls erst unter der Geburt eine Rolle spielen könnten, da diese Familie sich nicht auf ein Leben mit einem Kind, sondern auf einen Abschied vorbereitet. Außerdem muss das nachgeburtliche medizinische Management für das Kind auf alle Eventualitäten und in enger Absprache zwischen Eltern, Pränatalmedizin und neonatologischem Team vorbereitet werden.

Was unter anderem also bei einer palliativen Geburt zu beachten ist:

- **Der Geburtsmodus** – gehört als Überlegung zur Vorbereitung einer palliativen Geburt dazu. Die spontane vaginale Entbindung bei einer palliativ begleiteten Geburt ohne Überwachung (CTG) des Kindes wird empfohlen und hat neben den psychologischen Aspekten auch physiologische Vorteile, die werdende Eltern kennen sollten: Wehen und Geburtsprozess lösen bei Mutter und Kind Hormone aus, die schmerzlindernd wirken. Außerdem ist eine Frau nach einer Spontangeburt am ehesten in der Lage, sich ganz ihrem (sterbenden) Kind zuzuwenden. Gegen eine vaginale Geburt könnten gesundheitliche Komplikationen bei der Mutter (zum

Beispiel HELLP-Syndrom) oder beim Kind (zum Beispiel Hydrozephalus) oder aber auch die emotional-psychische Verfassung (starker Wunsch nach einem Kaiserschnitt) der Betroffenen sprechen.

Der Vorteil einer Schnittentbindung ist, dass bei manchen Diagnosen (zum Beispiel Anenzephalie) die Wahrscheinlichkeit erhöht ist, das Kind lebend kennenzulernen. Gemäß einer Studie war die Zahl der Lebendgeburten von Kindern mit Anenzephalie nach einer Schnittentbindung deutlich höher als bei Spontangeburten (vaginale Geburt 72 Prozent versus Kaiserschnitt 95 Prozent Lebendgeburten), auch die durchschnittliche Lebenszeit der Kinder nach einer Sectio war länger (Jaquier et al. 2006).

Allerdings wird ein „Wunschkaiserschnitt" insbesondere bei einem schon im Bauch verstorbenen Kind von medizinischer Seite hin und wieder kritisch gesehen, da das Risiko einer Schnittentbindung, auch im Hinblick auf nachfolgende Schwangerschaften, in diesem Fall von manchem Fachpersonal als nicht gerechtfertigt angesehen wird (Rost 2015, 352). Dennoch kann in einzelnen Fällen dem ausdrücklichen Wunsch der Schwangeren entsprochen werden (Garten und von der Hude 2014, 12).

Ein Nachteil jedes Kaiserschnitts sind mögliche bekannte Langzeitfolgen in Bezug auf nachfolgende Schwangerschaften, insbesondere auch die Wartezeit (am besten 18 Monate zwischen den Entbindungen, also 9 Monate Wartezeit bei Wunsch nach künftiger Spontangeburt), bevor eine neue Schwangerschaft in Betracht gezogen werden kann (Bujold und Gauthier 2010).

Eine Schnittentbindung bedeutet für die Mutter jedenfalls grundsätzlich eine Operation, was zu bedenken ist.

- **Vorbereitung auf eine Schmerztherapie** – ist essenziell: Da es generell vorher nicht abschätzbar ist, ob die natürliche Analgosedierung im individuellen Fall ausreicht, muss im Vorhinein für eine gegebenenfalls notwendige Schmerzmedikation für ein sterbendes Kind Sorge getragen werden. Es sollte keine Sterbebegleitung eines Kindes ohne fachlich kompetente, ärztliche Anwesenheit stattfinden. Nur so kann sichergestellt werden (auch im Geburtshaus oder bei einer Hausgeburt), dass auftretende belastende Symptome in der Sterbephase erkannt und dann auch medikamentös behandelt werden. Auch wenn dies bei palliativen Geburten sehr selten nötig ist, muss es für den Notfall gewährleistet sein. Diese Versorgung könnte auch ambulant über den Kinderarzt oder einen pädiatrischen Palliativmediziner, eventuell auch über einen dementsprechend erfahrenen und vorbereiteten Hausarzt, abgedeckt werden.

- **Nabelschnurblut, Proben aus Plazentagewebe, Obduktion** – können wichtig werden, wenn noch Fragen offen sein sollten, zum Beispiel, ob die Ursache für die Erkrankung des Kindes vielleicht genetisch bedingt ist: Hier können gute Alternativen zur Obduktion gegebenenfalls auch Proben aus Nabelschnurblut und/oder Plazentagewebe sein. Dies muss noch vor der Geburt angesprochen und initiiert oder gegebenenfalls auch selbst vorbereitet werden, da es in der Regel aus Kostengründen nicht automatisch veranlasst wird. In diesem Fall sollten Unterlagen, Versandmaterial und Hinweise zur Entnahme von Nabelschnurblut/Plazentagewebe für genetische Untersuchungen mitgebracht werden.

- **Organspenden** – und Transplantationen kommen bei jungen Säuglingen in Deutschland quasi nicht vor. Es stehen insgesamt nur wenige Spenderorgane zur Verfügung. Kinder mit Anenzephalie als Spender beispielsweise sind ethisch umstritten und zumindest in Deutschland nicht üblich, weil die Feststellung des „Ganzhirntod-Kriteriums" nicht möglich ist. Die Organempfänger sollten außerdem ein Mindestgewicht von acht bis zehn Kilogramm aufweisen, was die meisten Kleinkinder frühestens zum Ende des ersten Lebensjahres erreichen. Sollte ein Kind bis dahin anders behandelt werden können, ist, je nach Fall, gegebenenfalls eine Transplantation zu einem späteren Zeitpunkt eine Möglichkeit, die

im Team zumindest einmal durchdacht werden kann. Für manche Erkrankungen gibt es auch gute Operationsmethoden (zum Beispiel bei vielen Herzfehlern), wodurch hier zunächst kein so großer Bedarf an Spenderorganen besteht.
Auch wenn ein Kind nach infauster Prognose nach der Geburt für längere Zeit überlebt, könnte das Thema Organspende für die Zukunft relevant werden. Für manche Eltern kann es ein Trost sein, dass ihr verstorbenes Kind einem anderen helfen konnte. Für die Eltern des Organempfängers kann dies eine Möglichkeit sein, ihr (schon älteres) Kind gegebenenfalls nicht zu verlieren (denkbar beispielsweise bei einer Nierentransplantation). Eine Organspende kann für Eltern aber auch aus religiösen oder ethischen Gründen nicht vorstellbar sein.

- **Wenn das Kind noch im Bauch stirbt** – besteht auch hier in der Regel kein Zeitdruck und mit den Betroffenen können die Entbindung, Zeitpunkt und Abschied ausführlich geplant werden. „Bitte sagen Sie den Müttern: Wenn ein Kind im Mutterleib tot ist, passiert nichts mit ihr und nicht mit dem Kind! Sie hat Zeit, sich zu verabschieden! Ich hatte gruselige Vorstellungen und traute mich nicht zu fragen!" (Rohde und Dorn 2007, 196f.) Diese Horrorvorstellungen müssen den werdenden Eltern vom Fachteam kompetent genommen werden und auch hier ein würdevoller Abschied mit genügend Zeit und Vorbereitung gewährleistet werden (Garten und von der Hude 2014, 13).

„Ich will keinen Geburtsplan. Ich will einen Kaiserschnitt unter Vollnarkose!"

Ildikó (Mutter von *Béla 10, Trisomie 21; †Valentina, Anenzephalie): *Wer sein Kind austrägt, hat viele Möglichkeiten, auch Schönes mitzunehmen. Allein das Erlebnis, ein Kind zu bekommen, es im Arm zu halten, sich daran zu freuen. Dieses Erlebnis ist auch bei sterbenden und gestorbenen Kindern unheimlich stark. Dass dieses Kind ankommen, gesehen und dann beerdigt werden darf. Das alles bestärkt seine*

Existenz und rechtfertigt auch den so wichtigen Trauer-prozess, um am Ende heilen zu können.

Die Aussage, sich lieber einen Kaiserschnitt unter Vollnarkose statt einer Geburt zu wünschen, haben wir in Gesprächen zur Geburtsvorbereitung sehr oft gehört und kennen diesen ersten spontanen Gedanken aus eigener Erfahrung. Viele Paare vermuten, dass ein Kaiserschnitt unter Vollnarkose die beste Alternative ist, ihr krankes (und/oder sterbendes) Kind zur Welt zu bringen. Es gibt auch immer noch Fachpersonal, das eine solche Ansicht vertritt.

Die Vorstellung, dass es am besten sei, das alles nicht erleben zu müssen und, sollte ein totes oder sterbendes Kind erwartet werden, das Kind nicht kennenzulernen, damit der Schmerz nicht so intensiv wäre, ist erwiesenermaßen falsch. Alles, was nicht bewusst erlebt wird, kann später schlechter verarbeitet werden (Cacciatore et al. 2008, Radestad et al. 2009).

Bei palliativen Geburten könnten die ersten Minuten nach der Geburt zudem die einzigen mit dem noch lebenden Kind sein – die diese Mutter unter Vollnarkose verschlafen würde. Frauen, die ihr gestorbenes oder sterbendes Kind unter Vollnarkose geboren und gar nicht gesehen und verabschiedet haben, können später rational und emotional schwerer verstehen, dass sie tatsächlich ein Kind geboren und verloren haben – dementsprechend verläuft ihre Heilung oft langsamer und gegebenenfalls auch schlechter.

Darüber hinaus ist die medizinische Komplikationsrate unter Vollnarkose für alle werdenden Mütter höher und die verlängerte Regenerationszeit der Mutter sowie mögliche Komplikationen für natürliche Folgegeburten nach einem Kaiserschnitt sollten den werdenden Eltern ausführlich erklärt werden. Die Erfahrung hat gezeigt: Je mehr die Betroffenen, ob eines kranken, behinderten, sterbenden oder schon gestorbenen Kindes, aktiv und bewusst am Geschehen teilhaben, desto besser sind später Heilungsprozesse und Trauerarbeit.

Wir kennen aber auch Fälle, bei denen manche Schwangere akut unter Vollnarkose entbunden werden musste (Notkaiserschnitt) und genau daran

dann noch zusätzlich zu arbeiten hatte – den ersten Schrei oder vielleicht sogar die einzige Lebenszeit des Kindes außerhalb des Bauches nicht miterlebt zu haben. Die Trauer darüber unterstützt unsere vorangestellte These.

So absurd also der Gedanke im ersten Moment erscheinen mag, ein krankes oder auch sterbendes oder schon gestorbenes Kind mit dem eigenen Körper und bei Bewusstsein zu gebären, so hilfreich ist dieser Prozess für die spätere Verarbeitung. Darüber hinaus finden viele Frauen rückblickend den Geburtsprozess als folgerichtigen, auf der körperlichen Ebene empfundenen Entwicklungsschritt nach dieser besonderen, oft schwierigen Schwangerschaft. Außerdem beschreiben viele Mütter die Geburt ihres sterbenden Kindes trotz aller Traurigkeit auch als schönes und einzigartiges Erlebnis. Eine intensive Geburtsbegleitung durch das Fachpersonal gewährleistet dabei, dass Bedürfnisse und Wünsche der Eltern erkannt und umgesetzt werden. Auch hier empfehlen wir wieder von Anfang an eine Hebamme.

Krankenhaustasche

Was soll in die Krankenhaustasche, wenn ein besonderes oder aber auch ein sterbendes oder schon totes Kind erwartet wird? Grundsätzlich gilt, je früher in dieser Schwangerschaft die Tasche und die Ausstattung für das Kind vorbereitet sind, desto besser. Je nach Diagnose und Prognose besteht gegebenenfalls die Möglichkeit, dass dieses Kind vorzeitig zur Welt kommt. Es ist außerdem sinnvoll, beim vorgesehenen Geburtsort nachzufragen, was alles mitgebracht werden soll und darf und was vor Ort schon zur Verfügung steht. Es ist wichtig, sich nicht zu schnell und zu leicht von eigenen Ideen abbringen zu lassen. Manches, was einem selbst hilfreich erscheint, mag routinemäßig nicht üblich sein, kann aber vielleicht doch geleistet werden.

Diese Angaben basieren auf persönlichen Erfahrungswerten und jeder sucht sich heraus, was für die eigene Familie wichtig ist. Es soll auch vermieden werden, dass der Partner oder die Begleitung in einem wichtigen Moment nochmal losgehen muss, um etwas zu besorgen.

Für die Mutter

- für die Entbindung: bequemes T-Shirt oder langes Hemd, am besten vorn zu öffnen (Kängurupflege, Stillen)
- Schlafanzug, Hausschuhe oder warme Socken
- Bademantel, Joggingjacke
- Massageöl
- Wechselkleidung: T-Shirts oder Hemden, die sich vorne aufknöpfen lassen
- Stillen: Still-BHs, -einlagen, Lanolin, Milchpumpe, Stillkissen
- bequeme Slips, die schmutzig werden dürfen, saugfähige Einlagen
- Waschbeutel
- Handtücher
- Lieblingssnacks
- Taschentücher

Für das Kind (je nach Prognose)

- eine Garnitur Kleidung nach Jahreszeit, gegebenenfalls Jacke, Mütze, warme Socken, Schuhe
- Spucktücher
- Transport: Autoschale, Kinderwagen, Tragetuch
- Kuscheldecke
- Spieluhr und/oder Kuscheltiere
- Stempelkissen (Fußabdrücke, Handabdrücke)
- Gipsset (Fußabdrücke, Handabdrücke)
- Bestattungsgarnitur

Für den Partner

- Auch die Partner packen eine Tasche für sich und nehmen mit, was sie die nächsten Stunden und Tage außer Haus brauchen.

Was noch

- Fotoapparat für erste (gegebenenfalls einzige) Fotos und Videos, leere Speicherkarten, Akkuladegerät
- Handy mit Ladekabel
- Musik, Duftöl, Lichterkette: Alles, was den Augenblick positiv unterstützt und erlaubt ist.
- Kissen
- Zeitschriften, Bücher, Schreibmaterial
- Bar- und Kleingeld für Klinikcafeteria, Zeitungsstand, Kaffeeautomat
- Liste: wichtige Kontakte und Telefonnummern
- wichtig: Mutterpass, Versichertenkarte, Familienstammbuch (oder Geburtsurkunde der Mutter)
- Unterlagen für eine mögliche Entnahme von Nabelschnurblut/Plazentagewebe

Für viele Betroffene ist dieses Thema sehr schwierig. Sich damit auseinanderzusetzen, was das Kind nach der Geburt braucht oder gegebenenfalls eben nicht braucht, weil es beeinträchtigt, nicht lebend oder nicht lange lebend erwartet wird, löst bei vielen Paaren große Trauer aus.

Die hübschen winzigen Babykleider in den Auslagen der Geschäfte, die Frage, ob die zukünftige Familie einen Kinderwagen braucht, die vielleicht schon gekaufte Wiege, die noch in der Verpackung im Kinderzimmer steht, Geschenke, die das Kind schon bekommen hat oder noch im Laufe dieser Schwangerschaft bekommen wird. Das alles sind Dinge, die Betroffene daran erinnern, dass ihre Schwangerschaft anders ist. Es konfrontiert sie mit ihren Ängsten und Sorgen und zeigt, dass sie während der Schwangerschaft wenig für ihr Kind tun können. Es erinnert sie daran, welches Glück andere Familien haben, sich sorglos um diese erste Ausstattung kümmern, sammeln, ein Nest bauen zu dürfen.

Aber auch hier vertreten wir wieder die Ansicht, dass Betroffene trotz allem werdende Eltern sind und ein Kind erwarten. Ganz gleich, in welchem Zustand es erwartet wird, können werdende Eltern trotz allem, im Rahmen der Prognosen und wenn sie dies emotional positiv unterstützt statt ihre Trauer zu vergrößern, liebevoll ihr ganz persönliches Nest bauen und sich um eine auf ihr besonderes Kind zugeschnittene erste Ausstattung kümmern.

Eine Spieluhr

---

kann eine wunderbare erste Anschaffung schon während der Schwangerschaft und für alle Kinder sein, ganz gleich mit welcher Diagnose und Prognose. Dem Ungeborenen kann die Spieluhr vorgespielt werden, womit Erinnerungen für die Zukunft geschaffen werden. Sie kann später dem Kind in die Wiege gelegt werden und dient Eltern eines Sternenkindes als Erinnerung.

Freunde und Familienmitglieder, die um die Diagnose des Kindes wissen und diesem Kind dennoch bewusst ein liebevolles und vor allem sinnvolles Geschenk machen wollen, können hier große Dankbarkeit und Freude bei den werdenden Eltern auslösen – darüber, dass ihr Kind trotz Krankheit anerkannt, angenommen und willkommen ist.

Mitmenschen können vorher die werdenden Eltern fragen, was sie für ihr Kind noch brauchen oder sich wünschen. Zuschüsse für die Ausstattung für Kind und Schwangere gibt es außerdem vom Arbeitsamt für Familien mit nicht allzu großen finanziellen Möglichkeiten.

Ausstattung für ein lebendes Kind

Wer ein behindertes, aber sonst „gesundes" Kind mit guten Prognosen erwartet, oder ein Kind, das nur die ersten Wochen erst einmal in der Klinik leben wird, kann wie alle anderen, wenn es sich gut anfühlt, die erste Ausstattung besorgen.

Das Kind braucht gegebenenfalls einen Autositz, Kleidung, eine Schlafgelegenheit, Windeln, ein Transportmittel (Wagen oder Tragetuch). Wer möchte, kann auch schon ein Kinderzimmer einrichten, wobei Neugeborene die ersten Monate besser im Elternzimmer schlafen.

Manche Kinder werden aufgrund ihrer Erkrankung oder einer möglichen Frühgeburt kleiner als andere erwartet, Betroffene können dies mit ihrem Arzt besprechen und dementsprechende Kleidung auswählen. Second-Hand ist deshalb zu empfehlen, weil es günstiger ist und Stoffe durch das viele Waschen schadstoffärmer sind. Wer sich hingegen nicht in der Lage fühlt, viel vorzubereiten, tut es nicht, diese Sachen sind schnell besorgt.

Ausstattung für ein sterbendes oder verstorbenes Kind

Wer ein sterbendes Kind erwartet, kann in sich hineinhorchen, was guttun würde. Möglich ist zum Beispiel zwei Garnituren Kleidung zu kaufen, worin das Kind direkt nach der Geburt und dann später für die Bestattung eingekleidet wird. Achtung:

Je nach PND muss die Größe des Kindes bedacht werden (auch Mützchengröße, beispielsweise bei Kindern mit Anenzephalie), manche Kinder kommen sehr klein auf die Welt. Es gibt hierfür spezielle Vereine, die eigens für (kleine) Sternenkinder Kleidung herstellen. Auch Puppenkleider können eine schöne Alternative sein. Wer möchte, fertigt selbst, näht, strickt, häkelt, was das Gefühl vermittelt, als werdende Mutter oder Partner etwas für sein Kind tun zu können.

Darüber hinaus kann gegebenenfalls schon die Beerdigung vorbereitet, ein schöner Friedhof ausgewählt und überlegt werden, worin das Kind als Letztes gebettet werden soll. Wir wissen auch von Eltern, die selbst einen Sarg für ihr Kind gebaut haben, beispielsweise in der Form einer Wiege (mit Deckel).

Eine Gedenkecke kann schon während der Schwangerschaft eingerichtet werden. Für diese Ecke können liebevoll Dekoration und Kleinigkeiten ausgewählt werden – Kerzen, Figuren, Lichter. Wer vorhat, sein Kind, nachdem es gestorben ist, mit nach Hause zu nehmen, kann auch diesen Moment vorbereiten: ein kuscheliges Fell, wo es liegen soll, ein weiches Kissen, ein Plüschtier, das mit auf die letzte Reise soll (doppelt besorgen: eines für das Grab, eines als Erinnerungsstück).

Auch schön sind Namenskettchen (Hals- oder Armkette) mit Gravur (ebenfalls in doppelter Ausführung). Es gibt auch teilbare Anhänger – einen Teil bekommt das Kind, ein Teil bleibt bei den Eltern.

Ausstattung bei unklaren Prognosen

Wer ein Kind mit unklaren Prognosen erwartet, also nicht weiß, ob es bleiben oder gehen wird, weiß vielleicht auch nicht, was für die Geburt und die Zeit danach gebraucht wird.

Aber auch für diesen Fall können Kleidergarnituren besorgt werden und/oder ein schönes Tuch zum Einwickeln, es kann ein Ort in der Wohnung liebevoll eingerichtet werden, der zunächst einmal nur für das Kind ist. Eine Gedenkecke kann in diesem Fall für Hoffnungen, gute Wünsche und Zwiesprache mit dem ungeborenen Kind stehen.

Tricks für eine vorläufige Ausstattung bei unklaren Prognosen

- Statt einer Wickelkommode kann auf dem Küchentisch, dem Bett oder auf dem Boden gewickelt werden.

- Manche Dinge können zunächst geliehen oder provisorische Lösungen gefunden werden.

- Ein Tragetuch kann für die ersten Tage/Wochen eine günstigere Alternative sein, wenn Betroffene noch nicht wissen, was sie erwartet. Gegebenenfalls kann auch das geliehen werden. Dort, an Mamas Körper, fühlen sich die Neugeborenen (abhängig von ihrem Zustand!) meist sowieso am wohlsten und es wird erst einmal kein Kinderwagen gebraucht.

Leihen und unbenutzte Ausstattung

Wir möchten hinsichtlich des Leihens darauf hinweisen, dass Betroffene, bevor sie sich von irgendjemandem etwas ausleihen, noch einmal in sich hineinhorchen können, wie sie sich damit fühlen würden, wenn sie diese Dinge ungenutzt wieder zurückgeben müssten, weil ihr Kind zum Beispiel zu beeinträchtigt oder gestorben ist. Auch sollte die Situation offen mit den Leihgebern besprochen werden, denn es gibt bei vielen Menschen immer noch Berührungsängste mit dem Tod.

Oft passiert es, dass Betroffene manche Dinge schon gekauft haben, von denen sie nach der Diagnose dann wissen, dass sie diese auf keinen Fall brauchen werden. Umgeben von diesen Gegenständen zu sein, kann die Trauer und den Schmerz verstärken. Jeder muss hier seinen eigenen Weg finden, damit umzugehen. Manchmal tut es gut, die Dinge zu entfernen, einzulagern, zurückzugeben, zu verschenken. Andere können sich aus dem Gefühl heraus, dadurch eine Verbindung zu ihrem Kind zu unterbrechen, (zunächst) nicht von diesen Dingen trennen.

Ganz egal, wie Betroffene damit umgehen wollen, wichtig ist nur, dass sie in sich hineinhorchen, was sie jetzt brauchen, und dass dies die Maxime für ihr Handeln ist. Wer noch nicht bereit ist, sich von Dingen zu trennen, muss es auch nicht. Alles hat seine eigene Zeit und seinen eigenen Rhythmus.

Geburtseinleitung

Viele Gründe können Anlass dafür sein, eine Geburt medikamentös einzuleiten: der körperliche oder emotionale Zustand der werdenden Mutter, der Zustand des Kindes, Wünsche der werdenden Eltern.

Das Weiterwarten in dieser Schwangerschaft kann belastend sein. Vor allem, wenn das Kind sich viel Zeit lässt und gegebenenfalls sogar der Entbindungstermin überschritten wird. Wer es nervlich nicht mehr aushält zu warten, kann um eine Geburtseinleitung bitten. Und sollte das Kind zügig eine Behandlung brauchen oder aber im Bauch aus irgendeinem Grund gefährdet sein, wird das Fachteam vielleicht ebenfalls das Einleiten der Geburt in Betracht ziehen. Schwangere können, in Absprache mit ihrem Fachteam und je nach PND, aktiv auf das Auslösen des Geburtsvorgangs – alternativ oder medikamentös – einwirken.

Insbesondere, wenn die Einleitung auf eigenen Wunsch geschehen soll, gilt: Es ist wichtig, jetzt liebe- und verständnisvoll mit sich selbst umzugehen und zu spüren, welcher Weg der beste für einen ist. Vielleicht kann das Warten gemeinsam noch getragen und jeder weitere überstandene Tag auch als Erfolgserlebnis wahrgenommen werden. Wer aber nicht mehr kann und am Ende seiner Kräfte ist, darf über Alternativen nachdenken.

Alternative Geburtseinleitung

Der Geburtsvorgang kann nicht – zumindest nicht mit alternativen Mitteln – forciert werden, wenn der mütterliche Körper und vor allem das Kind noch nicht bereit sind. Hausmittel können höchstens einen Schubs geben. Ein Kind kommt, wenn es kommt. In der Regel kann auf diesen natürlichen Prozess gewartet werden, wenn es der Schwangeren und dem Kind gut geht. Möchte die Schwangere das

nicht, kann sie – gegebenenfalls in Absprache mit Hebamme oder Fachteam – versuchen, mit alternativen Mitteln auf den Geburtsprozess einzuwirken. Mögliche Mittel könnten sein:

- **Akupunktur** – kann helfen, den Geburtsvorgang aktiv zu beeinflussen. Studien haben gezeigt, dass der Muttermund schneller geburtsreif und die Geburtsdauer insgesamt verkürzt wird. Außerdem kommen weniger Wehenmittel zum Einsatz (Römer 2013).

- **Geschlechtsverkehr** – Prostaglandine und Oxytocin sind verantwortlich für den Geburtsprozess. Im Sperma enthaltene Prostaglandine können zur Reifung des Muttermunds beitragen, das Oxytocin wird im Körper der Mutter ausgeschüttet, außerdem kommt es beim Orgasmus zu Kontraktionen der Gebärmutter. Sind im Kreislauf der Schwangeren schon ausreichend Geburtshormone vorhanden, könnte durch den Geschlechtsverkehr der Beginn der Geburt gefördert werden.

- **Homöopathie** – sollte nur in Absprache mit Homöopath und/oder Geburtshelfer angewendet werden.

- **Ruhe und Entspannung** – können, sollte die Psyche den Geburtsprozess verzögern, durch verschiedene Aktivitäten unterstützend wirken. Dies könnte auch herbeigeführt werden durch Bewegung. Spazieren in der Natur, Schwimmen, Yoga. Bewegung kann den Geburtsprozess ankurbeln, bereitet den Körper auf die anstrengende Geburt vor (Kondition, Öffnung des Beckens) und ist gleichzeitig gut für die Stimmung.

- **Stimulation der Brustwarzen** – fördert die Ausschüttung von Oxytocin, dadurch können die Wehen angeregt werden.

- **Teemischung** – einige Gewürze und Kräuter können die Wehen anregen (Zimt, Nelken, Ingwer). Von der Hebamme beraten lassen.

- **Vorsicht: Rizinus-Cocktail** – sollte nur in enger Absprache mit dem Team verwendet werden und generell nie nach Kaiserschnitt wegen erhöhter Rupturgefahr. Kommt für manche Problemschwangerschaft außerdem nicht in Frage. Beim Rizinus-Cocktail werden Rizinusöl und Saft gemischt. Dieser soll durch seine abführende Wirkung dann Wehen hervorrufen. Manche Frauen reagieren empfindlich und bekommen Durchfall oder Magenkrämpfe.

Medizinische Geburtseinleitung

Petra (Mutter von †Malte und †Harriet, Nierenfehlbildung): *Bei Harriet haben wir zum Ende der Schwangerschaft die Geburt einleiten lassen. Die Schwangerschaft war sehr kräftezehrend. Hinzu kam noch ein Pflegefall bzw. Trauerfall in der Familie. Nach dieser Beerdigung hatte ich das Gefühl, keine Kraft mehr zu haben. Es ging nichts mehr.*

Gemeinsam mit den werdenden Eltern sollten im Team vor einer Einleitung alle Alternativen besprochen werden, um eine kompetente Entscheidung treffen zu können.

Jede der vorgestellten Methoden muss dringend im Fachteam bezüglich der PND und den Prognosen des Kindes abgewogen sowie auch über die Nachteile und Nebenwirkungen gesprochen werden. Die Schwangere als Patientin hat immer auch das Recht, eine Maßnahme abzulehnen.

Es stehen verschiedene Möglichkeiten zur Einleitung einer Geburt zur Verfügung, wobei nicht alle Frauen gleich darauf ansprechen und von Wirkungslosigkeit bis hin zu einem Wehensturm theoretisch alles auftreten kann.

Besondere Vorsicht bei fast allen medikamentösen Methoden ist geboten, wenn bereits in einer früheren Schwangerschaft ein Kaiserschnitt oder grundsätzlich in der Vergangenheit eine Operation an der Gebärmutter durchgeführt wurde. Deshalb wird in manchen Kliniken eine Einleitung in diesem Fall nicht angeboten. Künstlich erzeugte Wehen sind nicht gänzlich steuerbar, da jede Frau unterschiedlich auf Wehenmittel anspricht. Im schlimmsten Fall kann es zu einem Wehensturm (krankhaft gesteigerte Wehen) kommen, der eine Uterusruptur (Gebärmutterriss) begünstigen kann (Al-Zirqi et al. 2017). Die Geburt findet außerdem unter permanenter CTG-Überwachung statt (AWMF Leitlinie 015-036).

Bei unreifem Muttermundsbefund wird ein Gel oder Zäpfchen lokal angewendet, um die Wehen auszulösen, meist kommt so die Geburt in Gang. Wenn der Muttermund schon weich und leicht geöffnet ist, eignet sich der Einsatz eines Wehentropfes mit Oxytocin, um die Geburt schneller herbeizuführen. Bei noch im Bauch verstorbenen Kindern oder Abbrüchen im ersten und zweiten Drittel der Schwangerschaft besteht auch die Möglichkeit einer oralen Gabe von Misoprostol (Cytotec). Auch hier wieder Vorsicht: Nicht nach Kaiserschnitt wegen erhöhter Rupturgefahr.

Das Risiko eines medizinischen Eingriffes während der Geburt (Zange, Saugglocke und Kaiserschnitt) wird durch eine Einleitung erhöht (Davey et al. 2016). Manche Frauen berichten außerdem von starken Nebenwirkungen der gegebenen Medikamente, wie Übelkeit, Erbrechen, Durchfall. Außerdem ertragen manche den oft schnell und intensiv einsetzenden Wehenschmerz weniger und brauchen eine stärkere Schmerzlinderung, wie zum Beispiel eine PDA.

Geburt

Unabhängig von der PND und den Prognosen des Kindes kann bei einer Geburt grundsätzlich auf gewisse Dinge geachtet werden, um die Geburt und das Neugeborene positiv zu unterstützen (Leboyer 1995). Es können auch Geburtsvarianten und die ersten Momente danach schon vorher durchdacht werden, um die Ankunft für das Kind so angenehm wie möglich zu gestalten.

Geburtsvarianten

Sandra (Mutter von *Elena 4, Trisomie 18 und Spina Bifida): *Wir wollten bei der Geburt nur unsere Hebamme mit im Raum dabeihaben, keine* weiteren Ärzte oder Krankenschwestern. Wir wollten unbedingt eine ruhige Atmosphäre schaffen und waren nur zu dritt – und dann zu viert.

Die Grundsätze und Maßnahmen der **sanften Geburt** können auf alle beschriebenen Geburtsvarianten angewendet werden:

Ein Ungeborenes befindet sich neun Monate in einem 37 Grad warmen, engen, dunklen Raum, gedämpfter Geräuschkulisse und bislang ohne jede direkte Berührung. Es ist leicht sich vorzustellen, dass eine ähnliche Atmosphäre außerhalb des Bauches die Ankunft für das Kind erheblich erleichtert.

Grelles Licht, laute Geräusche, große, weite Räume, Hektik, Kälte, grobe Berührungen, viele Menschen sind Faktoren, die bei Mutter und Kind Stress erzeugen (Odent 2000). Wird ein besonderes Kind erwartet, das gegebenenfalls beeinträchtigt ist oder aber sogar stirbt, wird es noch wichtiger sein, diese Stressfaktoren zu vermindern oder ganz zu vermeiden.

Sanfte Abläufe können den Start für ein Kind in das Leben oder auch sein Sterben erheblich erleichtern. Betroffene sollten gemeinsam mit ihrem Fachteam besprechen, was davon verwirklicht werden kann und was die PND und die Prognosen ihres Kindes zulassen. Sie sollten sich aber nicht grundsätzlich zu schnell verunsichern lassen, es sollte immer einen gewissen Spielraum für die werdenden Eltern geben, die Geburt liebevoll mitzugestalten. Hier gilt es, ein gesundes Gleichgewicht zwischen den Bedürfnissen des Kindes und der Betroffenen, dem Fachpersonal, den medizinischen Notwendigkeiten und dem Klinikalltag zu finden.

Geburtsvariante „Aktive Spontangeburt"

Petra (Mutter von †Malte und †Harriet, Nierenfehlbildung): *Gemeinsam mit unserer Elternberaterin haben wir eine Klinik für Maltes Geburt gefunden. Wir haben mit dem Chefarzt einen Geburtsplan besprochen. Die Hebamme, die unsere Geburt begleitet hat, war sehr einfühlsam. Malte wurde spontan geboren. Die Betreuung in der Klinik war sehr gut.*

Bei der aktiven Geburt ist die Schwangere in der ersten Geburtsphase in Bewegung (Gehen, Yoga, Gymnastik). In der zweiten Phase wird je nach Befinden gestanden, gesessen, gehockt, gekniet oder der Vierfüßlerstand eingenommen. Durch die Aktivität soll der Wehenschmerz minimiert und durch verschiedene Positionen das Gebären erleichtert werden.

Die Schwerkraft wird durch aufrechte Haltung genutzt, damit sich das Kind nach unten Richtung Geburtskanal schieben kann. Auch eine aktive Geburt ist in ihren Möglichkeiten abhängig von der PND. Ziel muss immer sein, gute Kompromisse für alle zu finden, der Fokus liegt hierbei auf dem Wohl des Kindes.

Mögliche Gebärpositionen

- Vierfüßlerstand: Kreisen des Beckens, fördert Konzentration, entlastet Rücken, schmerzlindernd

- rittlings auf einem Stuhl sitzend: Stirn auf Lehne und Arm stützen, zum Ausruhen

- Seitenlage: zur Entspannung und um Kräfte zu sammeln

- Pezziball: sitzen oder sich davor kniend darauf abstützen, Hüften kreisen lassen, unterstützt den Geburtsprozess

---

Wer Wehenmittel über einen Tropf bekommt, kann um einen langen Schlauch für Bewegungsfreiheit bitten. Es kann nach einer mobilen PDA gefragt werden, um aktiv bleiben zu können: Diese nimmt zwar die Schmerzen, lässt aber die Möglichkeit, sich weiter frei zu bewegen und auch zu gehen.

Geburtsvariante „Spontane Wassergeburt"

Ildikó (Mutter von *Béla 10, Trisomie 21; †Valentina, Anenzephalie): *Valentina ist eine Woche, sogar zehn Tage nach Termin, spontan und lebend zur Welt gekommen. Ganz von alleine, ganz schnell und ganz sanft. Wassergeburt zu Hause, ein Riesenevent.*

Eine Wassergeburt, ob in der Klinik oder zu Hause, kann viele Vorteile haben: Das warme Wasser entspannt die Muskulatur, senkt den Blutdruck, es kommt zu weniger Dammverletzungen, der Wehenschmerz wird weniger schlimm wahrgenommen, die Geburtsdauer verkürzt und das Kind wird in eine Umgebung geboren, die es aus dem Bauch (Fruchtwasser) schon kennt (Heiss 2014).

Ob eine Wassergeburt auch mit einer PND in Frage kommt, kann nur mit dem behandelnden Fachteam abgeklärt werden und ist grundsätzlich nur möglich, wenn Kind und Mutter durch diese Geburtsvariante nicht gefährdet werden.

Wer zum Beispiel schon einen Kaiserschnitt hatte, dem werden manche von einer Wassergeburt abraten, da die Schwangere aufgrund des etwas höheren Risikos eines Gebärmutterrisses (noch immer unter einem Prozent) während der Wehen besser überwacht (CTG) werden sollte (Spong et al. 2007).

Andere vertreten dagegen die Auffassung, dass gerade eine Wassergeburt sich nach einem Kaiserschnitt günstig auswirkt: Die positiven Effekte auf Kreislauf, Muskulatur, Elastizität des Beckens und Wehenstärke erhöhen die Chance auf eine komplikationsarme Spontangeburt (Enning 2003, 35f.).

Letztlich werden Betroffene auch ein Stück darauf angewiesen sein, was die Geburtsbegleiter bereit sind mitzutragen. Aber wie gesehen können auch bei infauster Prognose Wassergeburten (sogar zu Hause) eine Möglichkeit sein. Für eine Wassergeburt zu Hause braucht es eine erfahrene Hebamme und eine Badewanne oder ein Gebärbecken. Der Partner darf mit ins Wasser, wenn beide das wollen.

Geburtsvariante „Zangen- und Saugglockengeburt"

Selten kann es bei vorangeschrittenen Spontangeburten nötig sein, die Geburt rasch zu beenden. Gründe hierfür können Sauerstoffmangel beim Kind und/oder die Erschöpfung der Mutter unter der Geburt sein.

Die Saugglocke wird eingeführt und auf den Kopf des Kindes aufgesetzt, langsam wird ein Vakuum aufgebaut. Mit jeder Wehe wird das Kind ein Stück weiter herausgezogen. Eine Schwellung am Kopf des Kindes ist nach einer Saugglockengeburt normal und harmlos. Es kann beim Kind außerdem zu Hämatomen an Kopf und Haut und zu Abschürfungen kommen. Schwere, sehr seltene Komplikationen sind Schädelfrakturen und Blutungen. Bei der Mutter sind Damm-, Scheiden- und Zervixrisse möglich.

Ähnliche Häufigkeiten, Gründe, Vorgehen und Risiken wie bei der Saugglockengeburt gibt es bei einer sogenannten Zangengeburt. Dabei wird der Kopf des Kindes mit einer metallenen löffelartigen Zange umfasst und mit jeder Wehe etwas weiter herausgezogen. Der Vorteil der Zange gegenüber der Saugglocke ist die Möglichkeit einer Rotation des Kopfes. Zangengeburten kommen aber nur noch selten vor.

Geburtsvariante „Kaiserschnitt"

Ein Kaiserschnitt ist eine Operation – entsprechend unterliegt die Geburt festen Abläufen. Nachdem die werdende Mutter für die Operation vorbereitet ist (Thrombosestrümpfe, Blasenkatheter, Desinfektion, Anästhesie) und das geburtshilfliche Team bereitsteht, darf der Partner oder Geburtsbegleiter in der Regel dazukommen (Ausnahme: Notfallkaiserschnitt unter Vollnarkose).

Der Kaiserschnitt selbst geht dann recht schnell, nach wenigen Minuten ist das Kind geboren. Die meisten Kaiserschnitte erfolgen heute nach der Misgav-Ladach-Methode („sanfter" Kaiserschnitt). Zunächst wird an der Schamhaargrenze mit einem Querschnitt die obere Hautschicht durchtrennt (etwa zwölf Zentimeter breit). Die darunterliegenden Bauchschichten werden nicht geschnitten, sondern durch Reißen und Dehnen geöffnet, dadurch werden Blutgefäße und Nervenbahnen weniger verletzt.

Nach der Geburt des Kindes werden die Gebärmutter und Bauchwand verschlossen, die Haut kann genäht oder aber geklammert werden (Nähte werden schöner, Klammern geht schneller). Bauchfell und Bauchmuskulatur müssen nicht vernäht werden. Die Vorteile dieser Methode sind eine kürzere Operationsdauer (ca. 30 Minuten) und ein unkomplizierterer Verlauf nach der Operation (und damit frühere Entlassung).

Ein Kaiserschnitt ist ein abruptes und für das Kind unerwartetes Ende der Schwangerschaft – besonders wenn er ohne vorangegangene Wehen durchgeführt wird – und verändert plötzlich die enge, dunkle und warme Umgebung in hell, kühl und weit. Körperliche Nähe, Wärme, Zuneigung, gedämpftes Licht und alle anderen Aspekte der sanften Geburt, egal in welchem Zustand das Kind geboren wird, aber abhängig vom weiteren Vorgehen und in Absprache mit dem Team, sind also anzustreben.

Wenn kein Notfall und keine Kontraindikation vorliegen, kann ein Kaiserschnitt unter Spinal- oder Periduralanästhesie durchgeführt werden. Das ist eine Teilnarkose, bei der die Mutter unterhalb der Brust betäubt ist, aber nicht schläft. So kann sie die Geburt bewusst erleben und das Kind in Empfang nehmen.

Ein ungestörter, ununterbrochener Körperkontakt zwischen Mutter und Kind sollte insbesondere bei palliativer Geburt auch im OP-Raum möglich sein, denn es steht Eltern und Kind unter primärer Palliativversorgung zumeist nur eine kurze Zeit bis zum Versterben des Kindes zur Verfügung. Die Mutter kann auch in dieser Zeit genäht werden.

Danach könnte das Kind, je nach Zustand, auch das erste Mal angelegt werden. Dies sind keine üblichen Abläufe, aber es wäre wünschenswert, sie für diese besonderen Situationen möglich zu machen. Wenn das Kind sofort medizinisch versorgt werden muss, kann es sein, dass es auf die Kinder- oder Intensivstation verlegt wird. In diesem Fall sollte die Mutter so bald wie möglich zu ihm gebracht werden.

Wenn eine Vollnarkose nicht verhindert werden kann, ist es wünschenswert, dass der Partner bei der Geburt dabei sein, das Kind in seinen Armen willkommen heißen und die erste wichtige Kontaktaufnahme, Körper an Körper, übernehmen kann.

Kaiserschnitt bedeutet nicht versagt zu haben. Oft hören wir von Müttern, die lange nach der Geburt noch hadern, dass ihr Körper oder ihre Psyche „nicht in der Lage waren", ihr Kind natürlich zu gebären. Es gibt aber manchmal gute Gründe,

warum ein Kaiserschnitt einer natürlichen Geburt vorgezogen wurde (siehe folgende Kapitel), in wenigen Fällen auch unter Vollnarkose. Dafür müssen sich Mütter nicht noch zusätzlich zu ihrer vielleicht schon komplizierten Situation Schuld geben oder ein schlechtes Gewissen haben. Der liebevolle und achtsame Umgang mit sich selbst und den eigenen Ressourcen ist wichtig: Es geht, was geht, es ging, was ging.

Geplanter Kaiserschnitt

Biggy (Oma der Zwillinge *Ben 5 und †Finn, Anenzephalie): *Finn lebte nach dem Kaiserschnitt sechs Stunden. Wir konnten ihn alle begrüßen und gleichzeitig verabschieden, was für uns alle sehr wichtig war. Vor allen Dingen, diese Erinnerung geschenkt bekommen zu haben.*

Manche PND, Prognose, Schwangerschaftskomplikation oder auch der körperliche und/oder psychische Zustand der Mutter kann einen geplanten Kaiserschnitt (primäre Sectio) nötig machen: zu kleine Kinder, die akut im Bauch unterversorgt sind, Plazenta praevia, Mehrlinge, mütterliche Erkrankung oder der Wunsch der Mutter. Steht kurz nach der Geburt eine lebenswichtige Operation für das Kind an (oft muss es dafür erst stabilisiert werden), so kann ein Kaiserschnitt die schonendere Geburt für das Kind sein.

Besonders nach einer Problemschwangerschaft, die Wochen und Monate viel Kraft gekostet hat, kann es sein, dass eine natürliche Geburt der Mutter nicht mehr machbar erscheint. Es müssen die noch vorhandenen Reserven der Schwangeren ehrlich betrachtet und abgewogen werden. Was ist psychisch und körperlich noch leistbar? Wer kann, darf – so mit der Gesamtsituation vereinbar und in Absprache mit dem Team – den Weg der natürlichen Geburt gehen. Wer aber nicht mehr kann, der darf auch eine Entscheidung, so möglich, für eine andere Entbindung treffen.

Den Schwangeren wird bei einem geplanten Kaiserschnitt empfohlen „nüchtern zu sein", obwohl die meisten Schnittentbindungen mit lokaler, rückenmarksnaher Betäubung durchgeführt werden. Hintergrund ist, dass jeglicher operativer Eingriff dazu führen kann, dass doch noch eine Vollnarkose mit Beatmung erfolgen muss (Grin und Husslein 2004, 125) und das die Gefahr birgt, dass Mageninhalt erbrochen und in die Lungen eingeatmet wird. Dieses Risiko ist jedoch sehr gering.

Wenn ein Kaiserschnitt schon vorher feststeht, kann auch das dem Kind erklärt und es ebenso darauf vorbereitet werden.

Ungeplanter Kaiserschnitt

Nadine (Mutter von *Esther 4, pränatale Fehldiagnose infaust): *Die Geburt wurde sechs Wochen vorher eingeleitet und hat sich über 72 Stunden hingezogen. Alles lief gut, bis bemerkt wurde, dass Esthers Köpfchen nicht durch mein Becken passte und es zum Geburtsstillstand kam, woraufhin ein Kaiserschnitt vorgenommen werden musste. Ich hatte das Gefühl der totalen Hilflosigkeit und des Ausgeliefertseins, auch weil ich eigentlich unter keinen Umständen einen Kaiserschnitt wollte.*

Die meisten ungeplanten Kaiserschnitte ergeben sich aus einem ungünstigen Geburtsverlauf, wenn dieser zum Beispiel stagniert, das noch ungeborene Kind besorgniserregende Werte zeigt oder feststeckt. Gut ist in diesem Fall eine Hebamme an der Seite zu haben, die über einen großen Erfahrungsschatz verfügt und die Situation zusätzlich zum vielleicht vorhandenen ärztlichen Fachpersonal einschätzen kann. Ein Notkaiserschnitt wiederum ist immer ein ungeplanter Kaiserschnitt. Er muss nur sehr selten gemacht werden, wenn Mutter und/oder Kind in akuter Gefahr sind und diese durch keine andere Maßnahme mehr abgewandt werden kann (zum Beispiel HELLP-Syndrom).

In Deutschland kommen derzeit rund 31 Prozent aller Kinder durch Kaiserschnitt zur Welt (Statistisches Bundesamt 2016). Von der WHO empfohlen ist eine Kaiserschnittrate von etwa 10 bis 15 Prozent. Diese Diskrepanz legt die Vermutung nahe, dass viele Kaiserschnitte medizinisch nicht zwingend notwendig wären.

Ein Problem sind hier die Haftungsrisiken: Die Indikation zur Sectio wird daher möglicherweise großzügig gestellt. Viele Kliniken schließen derzeit ihre Geburtshilfeabteilungen, weil die Versicherungsprämien so hoch sind, dass sich der Betrieb nicht lohnt oder keine Versicherung mehr die Risiken übernehmen möchte. Daher gibt es auch kaum noch Ärzte, die Geburten in Belegkliniken oder ambulante Geburtshilfe anbieten. Neben dieser Problematik geht es oftmals auch um bessere Vergütung bei Kaiserschnitt und Planbarkeit im Klinikalltag.

Regeneration

Der wesentliche Nachteil des Kaiserschnitts für die Mutter ist die eingeschränkte Bewegungsfreiheit. Die erste Regeneration schreitet aber in der Regel schnell voran, schon nach wenigen Stunden wird, mit Unterstützung, zum ersten Mal aufgestanden. Die folgende Regeneration ist dann meist etwas langwieriger.

Während in den ersten ein bis zwei Tagen die Bewegungsfreiheit noch stark eingeschränkt ist, kann nach vier bis fünf Tagen das Krankenhaus verlassen werden. Auch wenn weiterhin Schonung angezeigt ist und Dinge wie das Aufstehen aus dem Bett noch kompliziert sein können, sind nach 14 Tagen im Idealfall kaum noch Auswirkungen spürbar.

Die Heilung der Narbe braucht hingegen deutlich länger. Gerade nach der Geburt eines besonderen oder verstorbenen Kindes ist die mütterliche Bewegungsfreiheit aber oft essenziell, da es viele Handgriffe zu erledigen gibt, die eine Mutter gerne selbst ausführen möchte (was auch empfehlenswert ist). Dies ist nach einem Kaiserschnitt nur eingeschränkter möglich.

Spontangeburt nach Kaiserschnitt

Bei der Entscheidung zu einem selbstgewählten Kaiserschnitt sind gegebenenfalls auch die Auswirkungen auf die Zukunft (Folgeschwangerschaften) zu beachten. Nicht nur kann eine Kaiserschnittnarbe sehr selten in einer weiteren Schwangerschaft und Geburt zu einem Risikofaktor werden und unter Wehen reißen (Risiko unter 1 Prozent, Spong et al.

2007), es ist außerdem auch das Risiko für Komplikationen mit der Plazenta und damit das Blutungsrisiko erhöht (Placenta praevia oder Implantation der Plazenta im Narbenbereich). Frauen, die Kaiserschnittentbindungen hinter sich haben, sollten diese Themen mit ihrem Arzt besprechen. Entscheidend ist auch der Zeitabstand zwischen Kaiserschnitt und der nächsten Spontangeburt (Bujold und Gauthier 2010).

Prinzipiell steht der Planung einer Spontangeburt nach einem Kaiserschnitt nichts entgegen (Erfolgsrate bei Spontanversuch im Durchschnitt bei 73 Prozent), nach zwei oder mehr Kaiserschnitten liegt die Erfolgsrate noch bei etwa 68 Prozent. Auch nach zwei oder mehr Kaiserschnitten ist eine Spontangeburt also denkbar (DGGG Leitlinie 015/021).

Relevant wird dieses Thema zum Beispiel, wenn eine Frau bereits zwei Kaiserschnittgeburten hinter sich hat und nun, in ihrer dritten Schwangerschaft, ein Kind mit infauster Prognose erwartet. Im Hinblick auf mögliche weitere Schwangerschaften (jeder Kaiserschnitt ist ein Eingriff mit Risiken und kann den Zustand der Gebärmutter verschlechtern) wäre es in dieser Situation wünschenswert, spontan zu entbinden. Dies ist möglich, muss aber mit dem Fachteam besprochen werden und hängt von der individuellen Vorgeschichte der Frau ab.

Geburtsvariante „Palliative Geburt"

Dr. med. Lars Garten (Leiter Palliativteam Neonatologie, Oberarzt für Neonatologie): *Palliativversorgung in der Perinatologie, also vor- und nachgeburtliche Begleitung von Kindern mit lebenslimitierenden Erkrankungen und ihren Familien, ist im deutschsprachigen Raum bislang noch kein wirklich beachtetes Thema. Und das, obwohl Neugeborene mit 40 Prozent die größte Untergruppe unter allen Todesfällen im Kindes- und Jugendalter ausmachen. Was sich interessanterweise aber überhaupt nicht in der Wahrnehmung der Gesellschaft und auch bei Medizinern oder Pflegenden widerspiegelt. Der Fokus in der pädiatrischen Palliativversorgung liegt fast ausschließlich auf der Betreuung von älteren Kindern mit lebenslimitierenden Erkrankungen. Dass auch Un- und Neugeborene sterben, ist nicht wirklich präsent.*

Dr. Clarissa Schwarz (Hebamme, Bestatterin, Gesundheitswissenschaftlerin): *Ich unterstütze palliative Geburten. Eltern erzählen rückblickend ganz oft, dass dies eine schöne Geburt war, obwohl sie wussten, dass ihr Kind keine lange Perspektive hat oder nicht klar war, ob das Kind die Geburt überhaupt lebend überstehen würde. Für viele Frauen ist das etwas, das sie trägt. Vor allem, wenn es um das erstgeborene Kind geht, das sie verlieren. Wenn es nicht lebensfähig oder nicht gesund ist und sie die Erfahrung machen, dass ihr Körper bei der Schwangerschaft und Geburt ganz wunderbar und gesund funktioniert, gibt ihnen das ein Stück Stärke und Selbstvertrauen zurück.*

Biggy (Oma der Zwillinge *Ben 5 und †Finn, Anenzephalie): *Es war ein guter Moment, dass Finn so lange nach der Geburt leben durfte und dass wir ihn alle in den Arm nehmen konnten. Das war eine große Bereicherung für unser Leben. Auch wenn es mich heute noch traurig macht, wenn ich darüber rede, und mir die Tränen kommen, war es trotzdem auch ein glücklicher Augenblick. Ich kann mich daran erinnern, dass wir auch fröhlich waren.*

Ildikó (Mutter von *Béla 10, Trisomie 21; †Valentina, Anenzephalie): *Die Geburt bekam einen unglaublich großen Stellenwert. Wir wussten nicht, wann die Geburt losgehen würde, ob Valentina zuerst sterben würde und dann geboren werden müsste, ob sie während der Geburt oder kurz danach sterben würde. Und was das alles für uns als Familie bedeuten würde. Diese Geburt war also sehr stark auf die kurze Spanne ihres Lebens ausgerichtet, sie stellte selbst einen wesentlichen Teil dieses kurzen Lebens dar. Die Schwangerschaft auszutragen und Valentina so auf die Welt zu bringen war rückblickend die richtige Entscheidung für mich und auch für uns als Familie.*

Das Wort „palliativ" hat seinen Ursprung im Lateinischen: pallium (Mantel) und palliare (beschützen), woraus sich das Ziel ableitet, dass sich alle palliativmedizinischen Maßnahmen (Wohlbefinden, Schmerztherapie, psychosoziale Betreuung) wie ein „Schutzmantel" um den schwerkranken

Patienten in seiner letzten Lebensphase legen (Wermuth 2010, 35).

Die Palliativmedizin bejaht das Leben und sieht das Sterben als einen natürlichen Prozess. Das Fachpersonal hat bei einer palliativen Geburt die Aufgabe, einen würdevollen und für das Kind schmerzfreien Abschied zu gewährleisten, es also beim Sterben zu begleiten, und eine gute Grundlage für die Verarbeitung durch die Begleitung der gesamten Familie zu schaffen. Basis hierfür ist die Frage, was dieses Kind individuell braucht, oder anders formuliert, was es eben nicht braucht (Garten und von der Hude 2014, 69).

Die palliative Geburt ist heute, bei sorgfältiger Planung, eine medizinisch sichere und insgesamt heilsame Option, die von Eltern, die ein Kind mit einer lebensbegrenzenden Erkrankung erwarten, aus verschiedensten Gründen gern gewählt und rückblickend positiv bewertet wird (Wool 2013). Wir möchten an dieser Stelle die Erfahrungen einer palliativen Geburt trotz allem nicht relativieren. Es werden auch schmerzhafte Erfahrungen sein, die von großer Trauer begleitet werden. Sie wurden von den Familien, von denen wir wissen, rückblickend aber immer als positiv und heilsam eingestuft. Wir kennen keine Mutter, die ihre Entscheidung, palliativ zu entbinden, im Nachhinein bereut hat. Wohl aber einige, die ihren Abbruch auch Jahre später noch in Zweifel ziehen.

Eine Spontangeburt oder ein Kaiserschnitt in Teilanästhesie hat den Vorteil eines bewussten Erlebens der Geburt, das Kind (in vielleicht nur sehr kurzer Zeit vor seinem Tod) kennenzulernen, zu berühren, zu verabschieden und das Erlebnis, es auf seinem individuellen Weg liebevoll begleitet zu haben. Diese Momente bilden eine wichtige Basis für die künftige Heilung und den inneren Frieden der betroffenen Familien (Garten und von der Hude 2014, 12).

Geburtsvariante „Stille Geburt"

Petra (Mutter von †Malte und †Harriet, Nierenfehlbildung): *Wir haben die gleiche Klinik wie bei Maltes Geburt gewählt. Ich konnte es so organisieren, dass die Hebamme, die bei Malte dabei war, auch bei dieser Geburt wieder dabei sein konnte. Harriet wurde dann in der 36. Woche geboren und ist noch bei der Geburt gestorben, ich durfte sie nicht mehr lebend kennenlernen. Das war sehr schade, denn die fünf Minuten, die wir mit Malte hatten, waren ein unbezahlbares Geschenk.*

Die stille Geburt ist keine Geburtsvariante im eigentlichen Sinne, da diese nicht frei gewählt werden kann, sondern eine Reaktion darauf, wenn das Kind schon im Bauch gestorben ist oder während der Geburt stirbt – also nicht lebend zur Welt kommt. Sollte das Kind schon im Bauch gestorben sein, darf auch dieser Familie in der Regel dennoch die Zeit gegeben werden, sich auf die Geburt und den Abschied vorzubereiten. Die Schwangerschaft muss normalerweise nicht sofort beendet werden, der mütterliche Körper wird in seinem eigenen Rhythmus Abschied nehmen und dann die Geburtsprozesse einleiten.

Die meisten Aspekte, die wir zur Geburt beschrieben haben, sind auch hier wichtig und können auf das schon verstorbene Kind angepasst angewendet werden. Ein wichtiger Unterschied im Geburtsprozess ist die fehlende „Mitarbeit" des Kindes. Das kann den Geburtsprozess beeinflussen, aber eine Hebamme wird wertvolle Unterstützung geben.

Eine stille Geburt wird von Eltern – oft entgegen vorheriger Erwartungen – oft als sehr wichtig und positiv beschrieben. So können Familienerinnerungen gesammelt werden und Eltern fühlen sich für eine Zeit wie normale Eltern, können aktiv an ihrer Situation teilhaben und sie mitgestalten. Spätere Trauer und Heilung können so besser gelebt werden. Auch ist es wichtig, auf die äußeren Bedingungen zu achten: Familien mit einem gestorbenen Kind auf der Geburtsstation unterzubringen, wo sie umgeben sind von glücklichen Eltern, dem Weinen anderer, wahrscheinlich gesunder Kinder, muss mit den Betroffenen besprochen und gegebenenfalls, so gewünscht, vermieden werden. Manche Betroffene fühlen sich aber umgeben von anderen wie normale Eltern, statt von allen isoliert zu werden. Hier sind die Bedürfnisse verschieden.

Wehenschmerz

Wer den Ablauf der Wehen und Geburtsphasen versteht, kann sich mental besser darauf vorbereiten und Schmerzen besser aushalten. Manche empfinden wenig Schmerzen, andere sagen, sie können sie gut veratmen, und wieder andere leiden schon extrem unter den Schmerzen der Eröffnungsphase.

Jeder Mensch erlebt Schmerz unterschiedlich und jede Frau ihre Geburt individuell. Der weibliche Körper ist aber eigentlich so ausgestattet, dass er die Wehen bewältigen kann. Während der Wehentätigkeit steigt unter anderem der Endorphinspiegel im Körper, was wie ein körpereigenes Schmerzmittel wirkt. Mit der Heftigkeit der Wehen nimmt auch die Fähigkeit zu, sie auszuhalten (Blott 2009, 375). Sich mental immer wieder klar zu machen, dass jede Wehe einem das Kind näherbringt, hilft außerdem die Schmerzen besser durchzustehen.

Manche Frauen entscheiden sich bewusst dafür, keine schmerzlindernden Mittel in Anspruch nehmen zu wollen, da der Geburtsschmerz für sie Ausdruck des emotionalen Schmerzes ist, den sie all die Monate zuvor empfunden haben und den sie so kanalisieren können. Sie beschreiben den Geburtsschmerz als körperliches Gegenstück zu ihrem seelischen Schmerz. Sie sagen auch, dass sie durch diesen körperlichen Schmerz später besser die Geburt und beispielsweise auch einen Verlust des Kindes (be)greifen konnten. Jede Schwangere muss hier ihren eigenen Weg finden. Und darf sich während der Geburt umentscheiden! Hierbei gibt es allerdings eine kleine Einschränkung: Ist die Geburt zu weit fortgeschritten, kann es zu spät für eine PDA sein, da die Wirkung erst nach etwa 20 Minuten einsetzt.

Alternative Hilfe bei Schmerzen

- **Atem- und Entspannungsübungen** – sind das A und O: Schmerzen unter Angst, Anspannung und Stress werden stärker wahrgenommen als in Entspannung und Ruhe. Der emotionale Zustand der Gebärenden (Aufregung, frühere Erfahrungen, innere Einstellung) ist also ein wichtiger Aspekt beim Erleben der Wehen. Hilfreiche Werkzeuge sind Übungen, die Körper und Geist dauerhaft trainieren und Stress und Anspannung abbauen. Diese können in Geburtsvorbereitungskursen, mit der Hebamme, zu Hause oder beim Yoga regelmäßig, allein oder mit Partner eingeübt und dann unter der Geburt sinnvoll eingesetzt werden: Augen schließen, Achtsamkeit auf den Atem lenken, langsamer atmen, beim Einatmen durch die Nase in den Bauch bis drei zählen, beim Ausatmen durch den Mund bis fünf. Beim Ausatmen allen Stress, negative Gedanken, Anspannung in den Boden abgeben, beim Einatmen Licht von oben, Kraft durch den Körper fließen lassen. Auch sehr gut, um Ängste und Widerstände abzubauen, sich zu entspannen und gleichzeitig in liebevollen Kontakt mit sich selbst, dem Kind und dem Partner zu kommen: Täglich eine Einheit Metta-Meditation (siehe Anhang), die dann unter der Geburt schnell abgerufen werden kann.

- **Der innere Beckenboden** – steht in Verbindung mit dem Kiefer, dies bedeutet für die Geburt, dass ein entspannter, geöffneter Mund (Schreien, Stöhnen, Tönen) auch zur Entspannung und Öffnung des Beckenbodens beiträgt. Ein zusammengekniffenes Gesicht und geschlossener Mund („Zähne zusammenbeißen") macht im Gegenteil dazu den Weg für das Kind eng.

- **Hypnose** – so Studien, hilft die Geburt entspannter anzugehen und schneller zu entbinden (Blott 2009, 369).

- **Musik** – soll ebenfalls helfen Stress abzubauen. Studien haben gezeigt, dass Gebärende, die während der Geburt Musik hören, seltener Schmerzlinderung brauchen und auch Kinder, die mit Musik geboren werden, ruhiger zu sein scheinen (Blott 2009, 377).

- **Weitere Alternativen** – gegen Schmerz und Stress können warmes Wasser/Badewanne/Wassergeburt, elektrische Nervenstimulation (TENS, nicht bei Wassergeburten), Massagen und sanfte

Berührungen, Akupunktur, Akupressur, Homöo-pathie, Aromatherapie oder Bachblüten sein. Die liebevolle Zuwendung des Partners während der Geburt hilft Ängste abzubauen. Schmerzlindernd können auch Bewegung und eine aufrechte Ge-bärposition sein (Westbury 2014).

Medikamentöse Hilfe bei Schmerzen

Sonja (Mutter von †Leon, hypoplastisches Linksherzsyndrom): *Mir wurde eine PDA gelegt, da es mir wichtig war, dass sich diese Geburt von meiner ersten unterschied. Damals wollte ich bei dieser Geburt keinen Schmerz spüren, den ich bei meiner ers-ten Geburt als lebensspendend, wohlwollend empfun-den hatte. Ich hatte das Gefühl, das war hier fehl am Platz. Ich konnte nicht noch mehr ertragen, ich hatte keine Kraft mehr, noch mehr zu erleiden.*

Nach einer Problemschwangerschaft ist es möglich, dass die Nerven der Betroffenen blank liegen, sie weniger belastbar sind und (gegebenenfalls längst) an ihre Grenzen stoßen. Wer das Gefühl hat, nach dem emotionalen und körperlichen Marathon der Schwangerschaft nicht mehr zu können, hat die Möglichkeit, über medizinische Entlastung nachzu-denken und zu sprechen.

Wichtig ist, dass die Betroffenen bei solchen Entscheidungen liebevoll mit sich selbst umge-hen und ihre eigenen Grenzen erspüren. In die-ser Situation geht es nicht um Tapferkeit. Darüber hinaus verkrampfen Schwangere, wenn sie Angst vor den Wehen/Schmerzen haben, das wiederum schüttet Stresshormone aus, kann die Geburt verzögern und auch das Kind stressen. Wenn eine Schwangere nicht mehr kann, darf sie sich Unterstützung suchen. Sie hat schon Großartiges bis hierhin geleistet.

Eine Möglichkeit kann die PDA sein. Hier wird ein lokales Betäubungsmittel rückenmarksnah in den unteren Lendenwirbelbereich gespritzt, wo-durch der Unterleib schmerzunempfindlich wird. Danach werden die Wehen nicht mehr schmerzhaft gespürt, die Schwangere kann sich bewusst auf die Geburt konzentrieren. Da der Zugang verbleibt, kann auch nachdosiert werden.

Wichtig ist hierbei eine Hebamme, die nun, da die Schmerzen nicht mehr gespürt werden und somit auch manche der körperlichen Abläufe nicht mehr automatisch vonstattengehen (Pressdrang), ge-naue Anweisungen gibt, damit der Geburtsprozess nicht verzögert wird, was durch eine PDA passieren kann. Die PDA kann außerdem die Bewegungsfrei-heit der Beine einschränken, gegebenenfalls kann dann nicht mehr herumgelaufen werden.

Phasen der Geburt

Jede Wehe ist eine Wehe weniger im Geburtspro-zess, denn jede Wehe bringt den werdenden Eltern ihr Kind näher. Es ist wie ein Arbeitstag im Büro: Auf dem Tisch sind Akten gestapelt, die abgearbei-tet werden müssen. Mit jeder Akte wird der Stapel kleiner, bis er irgendwann ganz verschwindet. So verhält es sich auch mit den Wehen, es gibt ein ge-wisses Kontingent Wehen für jede Geburt, bis das Kind da ist. Jede durchlebte Wehe ist also eine Wehe weniger. Darauf kann sich die Schwangere verlassen und vertrauen.

Das CTG wird während der Geburt durchge-führt, um Probleme (zum Beispiel Sauerstoffunter-versorgung des Ungeborenen) zu erkennen. Fallen etwa die Herztöne des Ungeborenen dauerhaft ab, kann darauf reagiert werden. Von manchen Frauen wird das CTG als störend empfunden, da es die Be-wegungsfreiheit bei verschiedenen Geburtspositio-nen einschränken kann. Empfohlen wird, das CTG in der Eröffnungsperiode alle zwei Stunden für eine halbe Stunde und in der Austreibungsphase dau-erhaft aufzuzeichnen. Für eine Überwachung über einen längeren Zeitraum gibt es keine Alternative (DGGG Leitlinie 015/036). Es wird aber kontro-vers diskutiert, ob der Einsatz des CTG während der Geburt sinnvoll ist und tatsächlich zu mehr Sicher-heit für das Kind führt (Alfirevic et al. 2017).

Wird ein sterbendes Kind erwartet oder möch-ten die Eltern kein CTG, so kann darauf verzichtet werden. Dies wird vorher mit den werdenden Eltern genau abgesprochen. In diesem Falle würde ein Kai-serschnitt nur bei mütterlicher Gefährdung durch-geführt.

- Völlegefühl, Krämpfe (Gebärmutter, Becken, Darm), Durchfall, Sodbrennen, Blähungen, Nestbautrieb, Schmerzen im unteren Rücken

- Schleimpfropfen löst sich ganz oder teilweise – klebrig, zäher Schleim aus der Scheide, mit Blut vermischt (Zeichnen)

- regelmäßige und anhaltende Wehen

- Die Fruchtblase kann schon vor oder während der Wehen reißen. Sehr selten wird das Kind noch mit intakter Fruchtblase geboren, was auch als „Glückshaube" bezeichnet wird. Für Eltern besonderer oder Sternenkinder kann dies eine ganz eigene, vielleicht auch sehr wertvolle Bedeutung haben.

Die Eröffnungsphase – ist vor allen Dingen bei der ersten Geburt für viele Frauen nicht sicher zu erkennen. Was sind die Anzeichen dafür, dass die Geburt nun wirklich losgeht und es sich nicht um einen falschen Alarm handelt?

Geburtswehen fühlen sich zu Beginn ähnlich wie Periodenschmerzen an (die Gebärmutter zieht sich zusammen und entspannt sich wieder), werden aber mit der Zeit regelmäßiger und stärker. Eine warme Dusche oder ein warmes Bad kann darüber Aufschluss geben, ob es sich um Übungswehen oder Geburtswehen handelt: Sind es Übungswehen, nehmen sie durch das warme Wasser ab, ansonsten zu. Kommen die Wehen immer regelmäßiger und in kürzer werdenden Abständen, handelt es sich um den Geburtsvorgang.

Solange die Schwangere während einer Wehe gut ansprechbar ist und reagiert, kann der Klinikkoffer in der Ecke stehen bleiben. Es kann die Zeit gestoppt und das Wehenverhalten beobachtet werden: Je nachdem, was mit dem jeweiligen Fachteam besprochen wurde, liegt der normale Schnitt bei einer Wehe alle fünf bis zehn Minuten. Eine Wehe hält etwa eine Minute an und ist bei Alltagsaktivitä-

ten nicht mehr zu ignorieren. Dann ist der Moment gekommen, um sich auf den Weg in die Klinik zu machen oder die Hebamme zu rufen.

In dieser besonderen Schwangerschaft und/oder bei Frauen, die mindestens schon ein Kind geboren haben, ist es vielleicht ratsam, schon in der frühen Wehenphase die Hebamme, den Arzt oder das Krankenhaus zu informieren und zu besprechen, wann die werdenden Eltern losfahren sollen. Sollte die Geburt so weit vorangeschritten sein, dass die Schwangere schon einen Pressdrang fühlt, könnte es sein, dass sie es nicht mehr rechtzeitig in die Klinik schafft (sollte das ihr gewünschter Geburtsort gewesen sein). In so einem Fall ist entweder der Notruf zu wählen oder aber, je nach PND und weiterem nötigen Vorgehen, eine Hausgeburt möglich.

Aber keine Sorge, die meisten Schwangeren haben zwischen Eröffnungsphase und tatsächlicher Geburt jede Menge Zeit. Insbesondere bei Erstgebärenden kann die Eröffnungsphase etwas länger dauern, da der Körper der Schwangeren noch keine Erfahrung mit den Geburtsprozessen hat und der Geburtskanal auch noch nicht durch vorangegangene Geburten gedehnt wurde. Emotionale und psychische Aspekte können in diesen Prozess zudem mit hineinspielen.

In der Eröffnungsphase ist in der Regel noch Zeit und Kraft für Spaziergänge, geburtsunterstützende Gymnastik oder Yoga, Gespräche mit dem Partner. Außerdem ist dies ein guter Moment, den Geburtsraum liebevoll zu gestalten: Musik, Duftöl, Licht – alles, was das Kind herzlich begrüßen soll. Essen und Trinken (neue Energie durch kohlenhydratreiche Lebensmittel) während der Wehen ist heute auch auf den meisten Geburtshilfestationen erlaubt und sogar gewünscht. Hierdurch entsteht nach aktuellem Wissensstand für Mutter und Kind keine Gefahr.

Ein Einlauf vor der Geburt kann die Wehentätigkeit unterstützen, entleert den Darm, bevor es zu den Presswehen kommt (bei denen der Darm ebenfalls, dann aber eben nicht mehr alleine auf der Toilette entleert werden könnte), und macht Platz für das Kind. Am Ende der Eröffnungsphase ist der Muttermund fast vollständig geöffnet.

Die Übergangsphase – wird von vielen Gebärenden als die schmerzhafteste Phase der Geburt empfunden. Der Muttermund ist jetzt vollständig geöffnet, aber der Kopf des Kindes noch nicht in der richtigen Position. Jetzt ist es wichtig, unbedingt auf die Hebamme zu hören, richtig zu atmen und gegebenenfalls noch nicht zu pressen. Das Kind kann mit kreisenden Bewegungen des Beckens bei seiner Drehung unterstützt werden. Der Partner kann sich durch Mitatmen, Positionen stützen, Massagen und Mut zusprechen aktiv beteiligen.

Die Austreibungsphase – ist die Phase, in der sich zunächst der Kopf des Kindes auf der Beckenbodenmuskulatur so ausrichtet, dass er gut durch den Geburtskanal hindurchpasst, dann wird das Kind durch die Kontraktionen der Gebärmutter mit jeder Wehe weiter aus dem Geburtskanal geschoben. Die meisten Frauen sind in dieser Phase in einem Modus, den sie kaum kontrollieren können – müssen sie auch nicht, die beiden Körper sind im Normalfall perfekt aufeinander eingespielt. Unterschiedliche Positionen unter Nutzung der Schwerkraft können diese Phase positiv unterstützen (Vierfüßlerstand, Hockstellung, Stehen). Die werdende Mutter wird im Verlauf automatisch die Positionen einnehmen, die ihr am angenehmsten sind.

Wenn der Kopf geboren ist, dreht ihn die Hebamme leicht zur Seite, damit die Schultern ebenfalls optimal geboren werden können, der Rest folgt dann zügig nach. Das Kind ist angekommen. Es ist der Moment, den die meisten Betroffenen ersehnt und vielleicht auch gefürchtet haben. Der Partner kann, wenn es möglich ist und er möchte, die Nabelschnur durchtrennen, am besten nachdem sie auspulsiert ist.

Dammriss statt Dammschnitt

Viele Fachleute sind sich einig, dass dies die bessere Variante ist, da ein Riss in der Haut zügiger heilen kann als ein Schnitt. Manchmal ist ein Schnitt aber doch nicht zu vermeiden, direkt nach der Geburt wird dann die Wunde genäht.

Die Nachgeburtsphase – ist die kürzeste der Geburtsphasen, normalerweise dauert sie 10 bis 20 Minuten und ist relativ schmerzfrei. Durch Anlegen des Kindes wird eine schnelle Ausstoßung der Plazenta gefördert (Oxytocinbildung).

Selten muss medikamentös oder operativ nachgeholfen werden. Wenn eine Schwangerschaft deutlich zu früh endet, kann es sein, dass nach der Geburt eine Ausschabung nötig ist, weil sich die Plazenta nicht von selbst löst. Dieser Eingriff wird mit einer kurzen Vollnarkose durchgeführt. In dieser Zeit kann die Mutter nicht bei ihrem (vielleicht sterbenden oder bereits verstorbenen) Kind sein. Auch das sollte berücksichtigt und so eingerichtet werden, dass die Mutter keine wichtigen Augenblicke mit ihrem Kind verpasst.

Es ist gut möglich, dass die Mutter nach der Geburt physisch oder psychisch auf diesen Kraftakt reagiert: Es kann zu Schüttelfrost, Übelkeit, Erbrechen, Weinkrämpfen kommen. Wer schon im Vorhinein weiß, dass dies passieren kann, wird im Moment mit etwas mehr Gelassenheit darauf reagieren können.

Mein Kind ist da

Uller Gscheidel (Diplom-Pädagoge, Bestatter): *Für die Zeit nach der Geburt fällt mir das Bild „Kronos und Kairos" ein. Das eine ist die Zeit, die auf der Uhr abläuft, das andere die innere, erlebte Zeit. Wir als Begleitpersonen müssen in solchen Situationen immer versuchen, diese beiden Zeitkonzepte zusammenzuhalten: Betroffenen das Gefühl geben, sie haben genau die Zeit, die sie brauchen. Und auf der anderen Seite möchten zum Beispiel die Kollegen vielleicht endlich Feierabend machen. Individuelle, gefühlte Zeit zu erlauben, die gleichzeitig in der Alltagswelt funktioniert, ist sehr anstrengend. Also zum einen Zeit und Respekt vermitteln, und zum anderen im Hintergrund die tickende Uhr zu hören, weil die normale Welt, ob wir wollen oder nicht, weitergeht.*

Auf diesen Moment haben sich viele gefreut und/oder ihn gefürchtet. Das Kind ist da. Nach einer PND bedeutet das oft zunächst die Abklärung: Wie geht es dem Kind, wie gehen wir weiter vor?

Betroffene sollten sich aber dennoch unbedingt diese _ersten_ Minuten, so möglich, nehmen, um zu erleben, dass sie gerade ein Kind bekommen haben, was neben allem Gefühlschaos auch Freude und Stolz auslöst. Das ist ihr Kind, das sie bis hierhin getragen haben, jetzt in den Armen halten und auf das sie lange gewartet haben. Sollten es PND und Prognose zulassen, ist dies unbedingt zu respektieren und – zur Not auch improvisiert – einzurichten.

Der Saugreflex

---

ist beim lebenden Kind in der Regel in den ersten beiden Stunden nach der Geburt am größten. Wenn es die PND zulässt und die Mutter das möchte, kann das Kind bald zum Saugen/Stillen angelegt werden. Dies gilt auch für palliative begleitete Kinder.

Wichtig ist, so möglich, von Anfang an die Bedingungen der sanften Geburt zu schaffen: eine warme Umgebung, gedämpftes Licht, gedämpfte Geräusche und Stimmen, sanfte Berührungen vom Fachpersonal und Familie für das Kind (Verny und Kelly 1983, 64f.).

Die Nabelschnur sollte nicht sofort durchtrennt werden, sondern erst wenn sie nicht mehr pulsiert, damit das Kind das wertvolle Blut daraus erhalten kann. Gerade wenn ein Kind palliativ entbunden wird, kann das gegebenenfalls ohnehin sehr kurze Leben so lange erhalten werden, wie die Nabelschur nicht durchtrennt und noch sauerstoffreiches Blut zum Kind transportiert wird. Diese vielleicht einzigen Momente als intakte Familie können für die Eltern sehr wertvoll sein.

Bonding

Bonding meint den Aufbau einer guten Beziehung zum Kind. Es beginnt noch vor der Geburt und kann durch bestimmte Verhaltensweisen gefördert werden. Egal, in welchem Zustand dieses Kind die Welt erreicht, sind die ersten Augenblicke elementar. Sie sind nicht nur wichtig für das Neugeborene selbst, sondern auch für die Eltern: verstehen, (be)greifen, berühren sind substanzielle Werkzeuge, für die spätere individuelle und familiäre Heilung. Diese Prozesse gelten, in Absprache mit dem Fachteam, für ein besonderes Kind mit leichten Behinderungen, für ein schwerkrankes, aber eben auch für ein sterbendes oder schon gestorbenes Kind.

Wenn es die Situation zulässt, sollte das Kind also unmittelbar nach der Geburt nackt, aber zugedeckt auf die Brust der Mutter. Hier können gegebenenfalls auch erste Untersuchungen vorgenommen werden. Diese Maßnahme kann viele positive Effekte in unterschiedliche Richtungen zeigen: als nicht-pharmakologische Maßnahme gegen Stress und Schmerz beim Kind, zur Förderung der Eltern-Kind-Beziehung, zum Sammeln schöner Erinnerungen und damit auch zur positiven Unterstützung der zukünftigen Heilung der Eltern.

Ein warmes Bad

---

nach der Geburt, sollte es dem Kind so weit gut gehen, ist eine sanfte Willkommensmethode. Das warme Wasser erinnert das Kind an Bauch und Fruchtwasser und reduziert Stress, auch bei den Eltern. Ein solches Bad kann auch als Abschiedsritual für Sternenkinder in Anspruch genommen werden.

Schon im Bauch liebt das Kind, wenn es sanft hin- und hergewiegt wird, durch die beruhigenden Bewegungen der Mutter. Auch nach der Geburt ist das Wiegen und Halten sehr wichtig: Die Erfahrung hat gezeigt, dass jedes Kind, nicht nur Frühgeborene oder kranke Neugeborene, sondern auch Normal-Syndrom-Kinder sich durch (vorzugsweise elterlichen) Körperkontakt schneller und besser entwickeln. Herzschlag und Atmung des Kindes regulieren sich dadurch, sie können besser und länger schlafen, die Körpertemperatur des Elternteils reguliert die Körpertemperatur des Kindes, wodurch es eigene Energie spart für andere lebenswichtige Aufgaben (Maier und Obladen 2011, 552).

Die Känguru-Methode bietet eine wunderbare Möglichkeit auch für die Partner, sich ihrem Kind zu nähern. Je mehr Körperkontakt, umso besser. Sollte es Eltern mit ihrem besonderen Kind möglich sein, empfehlen wir für die ersten Tage, Wochen, Monate auch ein Tragetuch, in das sich das Kind hinein kuscheln kann. Ist dies aus medizinischen Gründen schwierig, empfehlen wir den Körperkontakt, so die Erkrankung es zulässt, über andere Wege zu suchen.

Schwierigkeiten beim Bonding

Nadine (Mutter von *Esther 4, pränatale Fehldiagnose infaust): *Esther wurde am zweiten Lebenstag operiert, danach war sie drei Tage intubiert. Während sie beatmet wurde und kurz nach der Shuntoperation durfte ich sie also nicht auf den Arm nehmen, das war zu risikoreich. Aber sobald sie extubiert war, habe ich täglich mit ihr gekuschelt, die Krankenschwestern sind voll auf mich eingegangen und haben uns unterstützt, ich habe teilweise bis zu zwei, drei Stunden in Ruhe mit ihr gelegen.*

Sandra (Mutter von *Elena 4, Trisomie 18 und Spina Bifida): *Uns sind im Laufe der Zeit auch Betroffene begegnet, die auch nach Jahren ihr Kind nicht annehmen konnten. Auch ich, als ich damals von der PND erfuhr, hatte im ersten Augenblick eine Art Abneigung gegen das Kind – was heißt Abneigung gegen das Kind? Es ist ja eigentlich vielmehr eine Abneigung gegen die Diagnose: Die will man nicht. Das hört aber bei manchen auch nach dem ersten Schockmoment nicht auf – und bleibt.*

Sollten die ersten Momente nah beieinander nicht (sofort) möglich sein, dürfen Eltern nicht gleich in Verzweiflung geraten. Sie werden noch die Augenblicke finden, ihrem Kind auch körperlich nah zu sein, und vermitteln ihm trotzdem, dass sie da sind und es lieben. Betroffene sollten aber schon vor der Geburt und immer wieder danach kommunizieren, dass es für sie wichtig ist, ihrem Kind so bald wie möglich so nah wie möglich zu sein. Gegebenenfalls müssen sie daran erinnern, sollten sie merken, dass dieser Wunsch aufgrund medizinischer Notwendig-keiten und Krankenhausalltag in Vergessenheit gerät. Aber zunächst muss es Mutter und Kind so weit gutgehen, dass alle medizinischen Bedenken ausge-räumt sind, dann darf und soll, so wie es die gegebenen Bedingungen zulassen, gekuschelt werden.

Sollte das Kind zum Beispiel in einem Inkuba-tor liegen und/oder mit Maschinen verbunden sein, kann es schwierig werden, es für den Körperkontakt ständig hin- und herzubewegen. Unwohlsein oder Schmerzen könnten die Folge sein. Eine gute Alter-native könnte, je nach Zustand des Kindes, sein, die-ses in ein normales Krankenhausbett für Erwachsene umzubetten, in dem es medizinisch betreut werden kann (Unterlage könnte die Matratze eines Inkuba-tors sein), und in das sich Eltern und Familienmitglie-der einfach dazulegen und bei Bedarf immer mit dem Kind kuscheln können, ohne, dass es bewegt werden muss. Diese Variante ist außerdem eine enorme Er-leichterung für alle Mütter, die einen Kaiserschnitt hinter sich haben und bewegungseingeschränkt sind (Garten und von der Hude 2014, 83). Die Kinder können dann gegebenenfalls auch über Wärmelam-pen oder -unterlagen warmgehalten werden.

Liegt das Kind nicht im Inkubator, kann diese Maßnahme, je nach Zustand des Kindes, auf alle in-tensivmedizinisch betreuten besonderen Neugebo-renen angewendet werden, allerdings nur in enger Absprache und Nutzen-Risiko-Beurteilung mit dem betreuenden Team und natürlich auch nur, wenn die Räumlichkeiten dafür gegeben sind.

Durch die Erschöpfung nach der anstrengen-den Schwangerschaft und Geburt in Verbindung mit dem Hormonabfall kann es vorkommen, dass sich die enge Bindung zum Kind bei der Mutter etwas verzö-gert. Alles braucht seine Zeit und hat seinen eigenen Rhythmus und die Gefühle stellen sich normalerwei-se automatisch ein. Wer unsicher ist, spricht darüber mit seiner Hebamme oder Begleitperson.

Bonding bei palliativer Begleitung und Sternenkindern

Auch für eine palliative Geburt und palliative Be-treuung des Kindes gelten die Grundsätze der sanf-ten Geburt, des Bondings sowie der Pflege. Licht und Lärm werden reduziert, Körperkontakt zwischen Kind und Eltern wird so weit wie möglich gefördert. Hier vertieft sich im Wesentlichen die Eltern-Kind-Beziehung, für die diese Familie gegebenenfalls nicht allzu viel Zeit hat.

Die Känguru-Methode kann für sterbende oder schon verstorbene Kinder ein schönes Abschiedsritual sein, um das Kind liebevoll auf seinem letzten Weg zu begleiten und als Familie so viel Nähe wie möglich zu erleben.

Da der Bindungsprozess für die Eltern auch über den Tod hinausgeht (Garten und von der Hude 2014, 103), ist auch bei Sternenkindern, die noch im Bauch, während oder kurz nach der Geburt gestorben sind, Bonding für Mütter und Partner elementar, unbedingt zu fördern und kann in den Stunden und Tagen nach dem Tod weiter unterstützt werden.

Vieles, was für das Bonding mit lebenden Kindern als positiv erachtet wird, ist auch mit einem verstorbenen Kind möglich. Es kann mit allen Sinnen wahrgenommen werden, Eltern können mit ihm kuscheln, es baden, mit ihm sprechen.

Die Bindung und die hier entstehenden wichtigen Erinnerungen bilden später also die Grundlage für den gesunden Trauerprozess und die Heilung der Eltern (Ladewig 2010, 46): „Trauer und Abschied setzen eine Bindung voraus. Eine (werdende) Mutter kann dann um ihr Kind trauern, wenn das Kind vorher auch ihr Kind geworden ist." (Zernikow 2013, 381).

Damit die Eltern die Bindung zu ihrem Kind eingehen können, sollen sie nach der Geburt behutsam begleitet und angeleitet werden.

Besondere Kinder, besonderes Aussehen

Nadine (Mutter von *Esther 4, pränatale Fehldiagnose infaust): *Esther hatte einen angeborenen Wasserkopf, der damals auch schon im Ultraschall zu sehen war. Google spuckte dann Bilder von Kindern, die nicht operiert wurden, aus, deren Kopf wirklich riesengroß ist. Angst vor ihrem Aussehen hatte ich aber trotzdem nicht, und als sie auf die Welt kam, sah sie auch überhaupt nicht schlimm aus. Sie hatte im Vergleich zu ihrem Körper schon ein größeres Köpfchen,* das lag aber eher daran, dass sie zusätzlich ein Frühchen und sowieso sehr schmächtig war.

Für mich war sie von Anfang an mein wunderschönes Kind, und ich hab sie geliebt und so genommen, wie sie war. Der Kopf hatte für uns keine Relevanz, auch für meine anderen Kinder nicht, Esther war einfach ihre kleine Schwester und die sah so aus, wie sie aussah. Später wurde dann der Shunt gelegt, wodurch das Wasser abfließen konnte.

Wer schon mal ein Kind direkt nach der Geburt gesehen hat, weiß, dass keines von ihnen einen Schönheitspreis gewinnen würde: überzogen mit Käseschmiere, Blut, an manchen Stellen ganz verdrückt. Kommt eine Behinderung dazu, liegt das Kind im Sterben oder ist schon gestorben, kann dies zusätzlich das Aussehen eines Kindes verändern.

Nach unserer Erfahrung haben die meisten Betroffenen Angst davor, ihrem besonderen Kind zum ersten Mal zu begegnen. Die größten Bedenken haben sie zu ihrer eigenen Reaktion: Was, wenn ich mein Kind nicht ansehen, nicht halten kann, wenn ich keine Bindung eingehen kann, weil es anders aussieht?

Es kann sehr nützlich sein, noch in der Schwangerschaft andere betroffene Eltern zu treffen, die ein Kind mit ähnlicher/gleicher Diagnose bekommen haben, und mit ihnen über das Aussehen zu sprechen beziehungsweise ihre Kinder kennenzulernen oder Fotos anzuschauen. Auch kann vor der Geburt der betreuende Arzt ihres Vertrauens gefragt werden, wie die werdenden Eltern sich ihr Kind vorstellen können.

Betroffene können später grundsätzlich besser mit besonderem Aussehen und gegebenenfalls krankheits- oder aber auch pflegebedingten optischen Auffälligkeiten (beispielsweise einem Beatmungsgerät) umgehen, wenn sie im Vorfeld darauf vorbereitet wurden (Garten und von der Hude 2014, 122). Dabei ist zu bedenken, dass die rein medizinischen Beschreibungen oftmals beängstigender klingen und werdende Eltern sich den Anblick manchmal schlimmer vorstellen, als sie das dann tatsächlich empfinden, wenn das Kind in ihren Armen liegt.

Die beruhigende Nachricht ist also, dass wir bislang keine Eltern kennen, die sich nach der Geburt vor ihrem Kind „geekelt" haben. Es gibt Eltern, die zunächst Zeit brauchen, sich ihrem Kind zu nähern. Hierbei kann das Fachpersonal helfen, das Kind zunächst in Tücher zu wickeln und dann gemeinsam mit den Eltern Schritt für Schritt auszupacken und zu entdecken. Sehr hilfreich ist dabei, wenn die Hebamme oder der Arzt sich das Kind zuvor ansieht und dann sensibel beschreibt, was die Eltern erwartet. Die betroffenen Eltern, die uns begegnet sind, reagierten nach der Geburt aber irgendwann immer mit Liebe auf ihr Kind, wollten es halten und berühren, ganz gleich, wie es aussah. Denn ihr Kind ist für sie als Eltern immer mehr als nur seine Fehlbildung/en, weshalb sie auch immer die vorhandenen, schönen Seiten finden.

Fakt ist aber auch, dass Außenstehende und sogar Familienmitglieder manchmal nicht diesen bedingungslos liebevollen Blick auf dieses Kind haben. Sie können mit mehr Distanz und Angst auf das besondere Kind reagieren. Auch in diesem Fall ist es hilfreich, die Menschen behutsam und vorsichtig an das Kind heranzuführen und sie selbst entscheiden zu lassen, wann und wie viel sie von dem Kind sehen möchten. Dies gilt vor allem für Geschwisterkinder und auch für das Verschicken von Fotos und Geburtskarten. Hier können schöne Detailaufnahmen eine mögliche Alternative sein.

Erste Diagnostik nach der Geburt

Dr. med. Adam Gasiorek-Wiens (M.mel., Facharzt für Geburtshilfe und Gynäkologie): *Es ist zu beachten, dass die pränataldiagnostischen Befunde nach der Geburt durch diagnostische Maßnahmen der Kinderärzte bestätigt werden. Es können durchaus pränatale Fehldiagnosen vorliegen, die aus ärztlicher Sicht eine Änderung der besprochenen Maßnahmen erfordern.*

Dabei ist immer zu bedenken, dass auch eine lebensbegrenzende Prognose anhand pränataler Befunde durchaus nach der Geburt anders eingeschätzt werden kann. Werdenden Eltern sollte das klar sein.

Sabrina (Mutter von *Sophia 4, Zwerchfellhernie): *Sophias linksseitige Zwerchfellhernie,* *die bereits vor der Geburt im MRT ersichtlich war, wurde nach der Geburt bestätigt. Ihr Magen, Darm und ein Stück der Leber waren im Brustkorb und haben dort den linken Lungenflügel beeinträchtigt. Zwei Tage nach der Geburt war sie dann so stabil, dass sie operiert werden konnte.*

Nadine (Mutter von *Esther 4, pränatale Fehldiagnose infaust): *Esther machte nach der Geburt keine Anstalten zu sterben. Esther hatte erst mal Hunger. Sie lag auf einem Tuch bei mir auf dem Bauch und alles wimmelte von Ärzten: der Chefarzt der Kinderabteilung, Assistenzärzte, der ganze Kreißsaal war voll. Wie reagiert das Kind? Was macht es jetzt? Und Esther suchte nur nach meiner Brust, um zu trinken. Wenn ich heute darüber nachdenke, war es sogar irgendwie lustig.*

Esther wurde kurz untersucht, sie hatte einen APGAR von 9-10-10, also keine Anzeichen dafür, dass sie im nächsten Augenblick ersticken würde. Sie lag dann wieder bei mir, trank und blieb den ganzen Morgen in meinem Arm. Es war für alle sehr unwirklich, weil jeder mit einem sterbenden Kind gerechnet hatte.

Am nächsten Morgen wurden bei ihr Sonographie und MRT gemacht und erkannt, dass die PND völlig fehlerhaft war, vor allem die infauste Prognose. Esther hatte einen Wasserkopf, der gut behandelt werden konnte. Sie ist heute 4 Jahre alt und quietschvergnügt.

Kristian (Vater von *Elena 4, Trisomie 18 und Spina Bifida): *Wir sahen Elena nach der Geburt an, dass sie kämpfen musste. Aber sie war dennoch fit, atmete selbstständig, trank gleich von einem Fläschchen. Wir fragten uns, warum sie nicht behandelt wurde, wenn es ihr doch offensichtlich gut genug ging. Natürlich wussten wir nicht, wie es organisch aussah, wie schlimm der Herzfehler nun war oder ihr Wasserkopf. In dem Krankenhaus, in dem wir sie auf die Welt gebracht hatten, wurde sie nicht einmal untersucht. Sie wurde uns in die Hand gedrückt und wir in ein Familienzimmer gebracht. Dort wurden wir gefragt, wann wir nach Hause gehen würden.*

Wir haben daraufhin sehr viel telefoniert und versucht, unserer Tochter irgendwie zu helfen. Wir waren so verloren, wussten nicht, wohin und warum unser

Kind nicht betreut wurde. Das Fachpersonal versuchte uns einzureden, dass wir die Minuten, Stunden und Tage, die wir noch mit ihr hätten, genießen sollten. Wir haben auch versucht, die Zeit mit ihr zu genießen. Gleichzeitig saßen wir die Zeit gewissermaßen ab, um das Fachpersonal irgendwann darauf hinweisen zu können: „Es geht ihr doch gut, könnt ihr nicht endlich eingreifen?" Es war eine wirklich sehr schwierige Zeit. Durch Zufall sind wir dann an eine Klinik geraten, in der Elenas offener Rücken endlich behandelt wurde.

Bei jedem Kind wird direkt nach der Geburt der gesundheitliche Zustand kontrolliert. Bei einem Kind nach PND wird zudem überprüft, ob die vorgeburtlich festgestellte Diagnose zutreffend ist, ob es vielleicht weitere Auffälligkeiten gibt und auch ob die eingeschätzte Prognose weiterhin besteht. Dementsprechend kann dann das geplante Vorgehen weiterverfolgt oder bei Bedarf angepasst werden.

Beim **APGAR-Test** direkt nach der Geburt werden Atmung, Puls, Grundtonus (Muskelspannung/Bewegung), Aussehen (Hautfarbe) und Reflexe bei reif geborenen Kindern beurteilt. Dies wird dreimal wiederholt: eine Minute, fünf Minuten und

zehn Minuten nach der Geburt. Innerhalb dieser Zeit kann sich der Zustand des Kindes, nach dem Stress der Geburt, oftmals noch verbessern. Für jedes genannte Kriterium gibt es zwei Punkte, insgesamt können Kinder also zehn Punkte bekommen. Das Kind kann während dieses und der folgenden Tests, sollte es die PND und die Prognose zulassen, im Arm der Mutter bleiben.

Meist treffen Prognosen zwar in etwa so ein, wie pränatal festgestellt, es kann aber auch passieren, dass Kinder eine wesentlich bessere oder schlechtere Vitalität zeigen als erwartet. Dann müssen vielleicht neue Entscheidungen zu Behandlung und/oder Therapie getroffen werden. „Alle [...] Beteiligten müssen sich darüber im Klaren sein, dass unvorhergesehene weitere Fehlbildungen oder andere Krankheiten postnatal eine ganz andere Relevanz haben können als pränatal vorhergesehen." (Maier und Obladen 2011, 553).

Es muss den werdenden Eltern sowie dem Fachpersonal klar sein, dass sich Prognosen nach der Geburt verändern, verbessern oder verschlechtern können, je nachdem was zuvor angenommen wurde. Wichtig ist also, nach Abklärung des Zustands

APGAR-Test			
Kriterium	**0 Punkte**	**1 Punkt**	**2 Punkte**
Herzfrequenz	kein Herzschlag	unter 100/min.	über 100/min.
Atmung	keine	unregelmäßig, flach	regelmäßig, Kind schreit
Reflexe	keine	grimassieren	kräftiges Schreien
Muskeltonus	schlaff	leichte Beugung der Extremitäten	aktive Bewegung der Extremitäten
Hautfarbe	blass, blau	Stamm rosig, Extremitäten blau	gesamter Körper rosig

des Kindes im Laufe der nächsten Minuten, Stunden und Tage gegebenenfalls auch flexibel zu bleiben.

U1: Die erste Vorsorgeuntersuchung des Kindes

findet bei einer Klinikgeburt direkt nach der Entbindung im Kreißsaal statt:

- allgemeiner Gesundheitszustand
- APGAR-Test
- Blut aus Nabelschnur: Untersuchung auf Sauerstoffgehalt
- Fruchtwasserabsaugung
- Nase-, Mund-, Gaumenkontrolle
- Vitamin-K-Tropfen: Vorbeugung gegen Vitamin-K-Mangelblutung, wichtig für Blutgerinnung
- Gewicht, Größe, Kopfumfang
- Untersuchung von Herz, Lunge, Kopfform, Fontanellen, Wirbelsäule
- Zählung von Fingern und Zehen

Diagnose oder neue Prognosen erst nach der Geburt

Ildikó (Mutter von *Béla 10, Trisomie 21; †Valentina, Anenzephalie): *Béla ist unser zweites Kind. Wir sind damals ganz naiv und optimistisch in die Schwangerschaft gegangen. Wir hatten zuvor aber immer gesagt, egal was kommt, wir nehmen jedes Kind. Wir hatten wenig Kenntnis darüber, welche PND zu welchem Zweck gemacht wird, noch hatten wir wirklich ernsthaft über ein behindertes Kind nachgedacht.*

Die einzige Auffälligkeit war, dass Béla einen White Spot am Herzen hatte, das sogenannte Golfballsyndrom, ein Softmarker für Trisomie 21. Die Ärztin erklärte uns, dass unsere Wahrscheinlichkeit für eine Trisomie 21 damit gestiegen sei. Andere Paare hätten mit Sicherheit mehr recherchiert und wären der Sache auf den Grund gegangen. Wir sind tendenziell eher ge-

lassenere Typen. Ich dachte mir: „1:300, mein Kind ist also immer noch zu 99,x Prozent gesund." Die Ärztin erklärte uns außerdem, dass dies ein statistischer Wert sei. Bei mir ging das damit in das eine Ohr rein und aus dem anderen wieder hinaus. Nur mein Mann sagte später, es habe ihn schon stutzig gemacht.

Der Rest der Schwangerschaft verlief unauffällig. Ich glaube sogar, es war meine beste, meine einfachste. Auch die Geburt war toll, ganz unkompliziert. Und mir ist nichts aufgefallen, als Béla dann da war. Nur die Hebamme hatte einen ersten Verdacht, sagte aber zunächst nichts und wartete auf den Arzt. Der machte uns dann auf ungeschickte Art eine sehr schwammige Mitteilung: Ich lag frisch zusammengenäht auf meinem Gebärbett, er stand fünf Meter entfernt bei Béla, drehte sich von dort zu mir und sagte nur: „Nun, die Hebamme hat ja auch schon etwas gesehen. Trisomie 21, sagt Ihnen das was?" Es war ein Hin- und Hergestammel. Bis mein Mann sagte: „Entschuldigung, ich verstehe irgendwie gar nichts. Wollen Sie uns sagen, dass unser Kind das Down-Syndrom hat?" Woraufhin der Arzt meinte, ja, nein, er könne es nicht genau sagen, aber eventuell schon. Die Hebamme hat ihn irgendwann aus dem Saal geschoben, weil sie merkte, dass es nicht besser würde.

Wir haben unser Kind dann eingepackt und sind nach Hause gefahren. Dort haben wir zwei Wochen rumgehampelt und zunächst niemandem etwas gesagt. Wir wollten ihm kein Stigma aufdrücken, was sich nachher nicht bewahrheiten würde, aber natürlich haben wir uns Sorgen gemacht. Darüber hinaus hatte ich Schwierigkeiten ihn anzunehmen, weil ich mir in diesem Moment gar nichts mehr unter meinem Kind vorstellen konnte. Die Hebamme war die einzig Eingeweihte. Jeden Tag, wenn sie wieder bei uns saß, haben wir sie gelöchert.

Wir baten dann unseren Kinderarzt, die zweite Nachsorgeuntersuchung bei Béla zu machen. Es war vermutlich nicht fair, aber wir beschlossen, ihm nichts von diesem Verdacht zu sagen und abzuwarten, was er sagen würde. Er checkte Béla von oben bis unten, wies auf seine Plattfüße hin und sprach von einem Herzgeräusch, das aber zunächst nicht schlimm sei. Wiedersehen, alles in Ordnung. Daraufhin haben wir uns natürlich einen halben Tag lang gefreut. Aber gleich darauf kamen die Zweifel wieder. Mit der Zeit hatte ich auch das Gefühl, dass er besonders aussah. Mein Mann surfte im Internet rauf und runter, suchte sich Ratgeber und verschickte Fotos von Bélas Füßen. Natürlich haben wir darüber nachgedacht, den Bluttest machen zu lassen. Aber gleichzeitig wollten wir diese Nachricht auch nicht hören. Wir hatten diese unbewusste und irrationale Angst, dass, wenn erst darüber gesprochen oder getestet wird, es dann gewissermaßen passiert. Wir wollten uns eigentlich gemütlich im Wochenbett über unser Kind freuen und uns das nicht kaputtmachen lassen.

Es war die Hebamme, die uns zu einem versierten Arzt schickte. Der schaute nur in Bélas Kindersitz und sagte, er glaube, wir müssten jetzt den Test machen. Das war für mich der Moment der Diagnose. Und der war krass. Mein Mann wurde ganz blass und musste sich erst einmal hinsetzen. Wir sind beide in ein Loch gefallen. Für einen Moment dachte ich, jetzt ist mein Leben vorbei. Wegen des Herzgeräusches wurden wir sofort zum Kardiologen geschickt. Auch der meinte, das Down-Syndrom zu erkennen. Sowie zwei große Herzfehler. An sich nicht komplex, aber auf jeden Fall relevant. Es vergingen noch ein paar Tage, bis wir telefonisch das Ergebnis des Bluttests erhielten. Zu diesem Zeitpunkt haben wir mit nichts anderem mehr gerechnet. Béla hatte das Down-Syndrom.

Wenn von der Erkrankung des Kindes während der Schwangerschaft nichts bekannt war, fallen Eltern nach der Geburt verständlicherweise aus allen Wolken. Sie sind vermutlich komplett unbedarft in der Thematik der gestellten Diagnose oder bezüglich Prognosen und müssen sich nun, so kurz nach der Geburt, mit unendlich vielen Dingen gleichzeitig auseinandersetzen. „Als Willi geboren wurde, gratulierte meinem Mann und mir keiner im Kreißsaal zu unserem Kind. Es war ein furchtbarer Moment, als am Ende einer schweren Geburt auf den Gesichtern der Hebammen und Ärzte nur Entsetzen und Erschrecken zu erkennen war." (Müller 2015, 31) Möglich ist aber auch, dass erst einmal gar nichts konkret festgestellt wird, aber eine vage Vermutung besteht, dass etwas nicht in Ordnung sein könnte. Eltern sehen sich dann mit der Situation

konfrontiert, die Entwicklung der ersten Wochen und Monate abwarten zu müssen, was natürlich von großer Unsicherheit, Sorge und Angst begleitet wird. Zwar sehen sie dann irgendwann, dass ihr Kind sich „anders" entwickelt, bekommen aber lange Zeit oder vielleicht nie eine genaue Diagnose oder Ursache dafür (Noack 2017, 81ff.).

Besonders groß ist der Schock, wenn sich herausstellt, dass ein Kind sterben wird oder schon gestorben ist, obwohl alles, vielleicht auch trotz PND, für ein Leben mit diesem Kind gesprochen hatte. Eltern müssen dann kurz nach der Geburt alles gleichzeitig bewältigen: den Schock, die Trauer, das Willkommenheißen des Kindes, Therapieentscheidungen oder schon einen Abschied.

Egal welche Diagnose oder gänzlich neue Prognose sich für das Kind herausgestellt hat, Eltern müssen hier besonders begleitet und dabei unterstützt werden, ihr krankes, behindertes und/oder sterbendes/gestorbenes Kind anzunehmen. Sie werden Zeit und Raum brauchen, sich in der unerwarteten Situation zurechtzufinden, ihr Kind kennenzulernen, alle Informationen zu verdauen und dementsprechend kompetente Entscheidungen zu treffen. Sie befinden sich in einer ähnlichen Situation wie nach dem Erhalt einer PND und brauchen ähnliche Begleitung und Unterstützung.

Manche Eltern hadern auch damit, dass in der Schwangerschaft nichts bemerkt und ihnen somit die Möglichkeit „genommen" wurde, über einen Abbruch der Schwangerschaft nachzudenken. Nicht selten wird dann der Gynäkologe oder Pränataldiagnostiker in die Verantwortung genommen, weil er etwas übersehen habe. Dazu sind mehrere Dinge relevant: Zum einen kann der Mediziner nicht ursächlich etwas dafür, dass dieses Kind nicht gesund geboren wurde. Dazu kommt, dass Eltern nicht wissen können, wie sie auf einen Befund in der Schwangerschaft tatsächlich reagiert hätten. Vielleicht hätten sie sich wirklich für einen Abbruch entschieden – vielleicht aber auch nicht. Weil zum Beispiel vor der Geburt eben oftmals nicht abschließend geklärt werden kann, was das Kind hat oder wie sich die Erkrankung konkret auswirken wird. Und nicht zuletzt sind nur die wenigsten Behinderungen angeboren beziehungsweise auch viele angeborene Behinderungen pränatal nicht ohne weiteres feststellbar. Es werden also Kinder nach gänzlich unauffälliger Schwangerschaft geboren, die trotzdem nicht gesund sind. Damit wollen wir insgesamt also sagen: Eltern, die nachgeburtlich eine Diagnose erhalten, hatten diese (gefühlt verpasste) Wahlmöglichkeit in unseren Augen nie wirklich.

Sehen sich Eltern aufgrund der nachgeburtlichen Diagnose nicht in der Lage, selbst für ihr Kind zu sorgen, so besteht die Möglichkeit, erst einmal eine Pflegefamilie für das Kind zu finden. Der Vorteil hierbei ist, dass Kontakt zum Kind gehalten oder das Kind später in die Familie zurückgeführt werden kann. Ein endgültigerer Schritt wäre eine Adoptionsfreigabe.

Pflege, Therapie und Schmerzen nach der Geburt

Sabrina (Mutter von *Sophia 4, Zwerchfellhernie): *Wir waren zweieinhalb Wochen auf der Intensivstation, konnten jederzeit zu Sophia und so lange bleiben, wie wir wollten. Danach ging es auf die Kinderchirurgie. Dort habe ich nicht so gute Erfahrungen gemacht und wenig Unterstützung als Mutter bekommen. Ich wollte bei meinem Kind sein, wurde aber mit dem Argument weggeschickt, dass eine Mutter eines Kindes mit Zwerchfellhernie nicht auf die Station, sondern ins Elternhaus gehen muss, um selbst Kräfte zu sammeln. Aber ich wollte mit Sophia Zeit verbringen, sie kennenlernen, schließlich würde sie mit mir nach Hause kommen und ich musste wissen, was ich dann zu tun hatte. Ich wollte alles lernen, ihre Gewohnheiten verstehen und so weiter. Ich war beharrlich und habe dann doch noch alles auf der Station gelernt und mir viel angeeignet, so dass ich bald sogar die Medikamente selbst geben konnte und die Schwestern nur noch sehr selten gebraucht habe.*

Für alle Entscheidungen zum Thema Therapie und Pflege nach der Geburt und im weiteren Verlauf gilt: den Eltern, so möglich, Raum und Zeit zu geben, sich an neue oder sich verändernde Situationen zu gewöhnen und um manchmal schwerwiegende Ent-

---

Pflege besonderer Neugeborener und palliativ begleiteter Kinder
(nach Teising und Jipp 2009, Pos. 3960)

- „Minimal-Handling" bedeutet, die Neugeborenen werden durch diagnostische und therapeutische Maßnahmen nicht über das nötige Maß hinaus belastet und möglichst gegen unangenehme Reize abgeschirmt.

- Die individuellen Bedürfnisse des Kindes sind bei der Pflege oberste Maxime.

- Der Zustand des Kindes wird regelmäßig untersucht und bewertet, um Schmerzen und Unwohlsein zu erkennen und sofort zu behandeln (Beurteilungsskala vgl. Garten und von der Hude 2014, 36ff.).

- Die Umgebungsfaktoren werden den Grundsätzen der sanften Geburt angepasst.

- Die Eltern sind die wichtigsten Bezugspersonen für das Kind, sie werden mit all ihren Bedürfnissen, Wünschen, Sorgen und Ängsten wahrgenommen und in ihrer elterlichen Autonomie unterstützt, das heißt sie werden bei der Versorgung und Pflege ihres Kindes so weit wie möglich einbezogen.

- So nötig, ist eine zusätzliche Wärmezufuhr gewährleistet. Erste Wahl: elterliche Känguruppflege. Sonst: warme Tücher, Wärmestrahler. Wenn der Zustand es zulässt: warmes Bad (Frühgeborene dabei in weiche Baumwolltücher wickeln).

- Die Ernährung richtet sich nach Zustand und Bedürfnis des Kindes. Dementsprechend kann gegebenenfalls sondiert oder gestillt werden. Sonst gegen Durst- und Hungergefühl regelmäßig den Mund befeuchten.

---

scheidungen zur Behandlung ihres Kindes so kompetent wie möglich treffen zu können.

Egal wie ein Kind nach der Geburt angekommen ist – ob es nach Hause gehen darf, medizinisch weiterbetreut werden muss, ob es palliativ begleitet wird –, für die Eltern ist essenziell, dass ihr Kind die bestmögliche Begleitung erhält, das heißt, dass dem Kind jede nötige Form von Therapie und Pflege zukommt und Unwohlsein und Schmerz sofort und adäquat behandelt werden. Erst wenn sie diese Sorge „los sind", können sie sich emotional ganz auf ihr Kind einlassen.

Es gibt äußere Faktoren, die bei einem Neugeborenen Unwohlsein, Unruhe und auch Leid hervorrufen können: Dazu gehören Hunger, Durst, Lärm, Licht oder auch die Trennung von den Eltern. Diese Ursachen können in der Regel leicht behoben werden.

Das aktive Einbeziehen der Eltern bei der Pflege ihres neugeborenen Kindes und die Übertragung von Verantwortung vermittelt den Eltern dabei das gute Gefühl, alles ihnen Mögliche für ihr Kind zu tun: ob stillen oder sondieren, Windeln wechseln, Mund befeuchten (Maier und Obladen 2011, 551). Auch für die Zeit zu Hause wird es wichtig sein, dass Eltern ihr Kind kennenlernen sowie die nötigen Handgriffe für die Pflege erlernen. Waschen, ankleiden, vorsingen, Körperkontakt wiederum können Dinge sein, die nicht nur für lebende, sondern auch schon verstorbene Kinder getan werden können.

Schmerzlinderung nach der Geburt

Grimassieren beim Kind kann ein Zeichen für Unwohlsein und Schmerz sein, außerdem „Beugen und Strecken von Armen und Beinen, Spreizen und Fäusteln der Finger und Lippenbewegungen". Bei extremen Frühchen und neurologisch beeinträchtigten Kindern ist eine Einschätzung schwieriger, ebenso wenn Muskelrelaxantien verabreicht wurden, also Medikamente, die eine vorübergehende Entspannung der Skelettmuskulatur bewirken, da hier andere oder verminderte Reaktionen auf Schmerz möglich sind (Garten und von der Hude 2014, 40 ff.).

Es kann schnell und angemessen auf die aktuelle Befindlichkeit des Kindes zunächst zum Beispiel

mit nicht-pharmakologischen Maßnahmen reagiert werden. Sehr hilfreich für die Eltern ist es, wenn sie das Gefühl bekommen, ihr Kind aktiv zu unterstützen (Pillai-Ridell et al. 2011, Campbell-Yeo et al. 2011), das heißt, wenn sie die im nachstehenden Schaukasten aufgeführten Maßnahmen möglichst selbst (und damit Verantwortung für ihr Kind) übernehmen dürfen. Wichtig dabei ist die Meinung der Eltern als „Experten" für ihr Kind, die unbedingt bei der Beurteilung des Wohlbefindens des Kindes gehört werden muss. Dies ist gleichzeitig ein Zeichen von Respekt.

Nicht-pharmakologische Maßnahmen

zur Stress- und Schmerzlinderung:

- begrenzendes Halten: Das Kind wird zusätzlich mit den Händen an Kopf/Rücken und Beinen, das heißt in Embryonalstellung auf dem Bauch oder der Seite, umfasst, zum Beispiel vor und bei schmerzhaften Prozeduren.

- Pucken/Einwickeln

- nicht-nutritives Saugen: Schnuller oder angefeuchtetes Wattestäbchen, beispielsweise vor, während und nach schmerzhaften Prozeduren

- Kängurupflege

- Stillen/Sondieren/Muttermilchgabe

- multisensorische Stimulation: vorsichtige Massage von Rücken und Gesicht, beruhigendes Sprechen, orale Zuckerstoffe, Aromatherapie, beispielsweise vor, während und nach schmerzhaften Prozeduren

- Alternative Verfahren können in dieser Situation unterstützend wirken. Homöopathie, Akupressur, Ölmassagen oder warme Ölauflagen (Lavendel), anthroposophische Medizin. Solange diese Maßnahme mit dem behandelnden Team abgesprochen und erprobt sind und das Kind nicht zusätzlich belasten oder gefährden, können sie guten Gewissens eingesetzt werden (Garten und von der Hude 2014, 85).

Sollte das Kind Anzeichen von Unwohlsein oder Leid zeigen, steht pharmakologische (medikamentöse) Unterstützung außerdem jederzeit bereit und kann sofort zur Schmerzlinderung eingesetzt werden. Eine Gabe von Medikamenten zum Beispiel in die Nase – um das Kind nicht zu pieken – ist möglich (Harlos et al. 2013).

Auf die Aufzählung verschiedener Medikamente haben wir bewusst verzichtet, da dies zu fachspezifisch ist, die Liste der Kombinationsmöglichkeiten lang und diese zu stark abhängig von Diagnose, Prognose, Zustand und Entwicklung des Kindes. Trotz der Gabe medikamentöser Schmerzmittel sollten aber parallel immer auch nicht-pharmakologische Maßnahmen eingesetzt werden.

Neonatologische Intensivstation und Inkubator (Brutkasten)

Nadine (Mutter von *Esther 4, pränatale Fehldiagnose infaust): *Das Problem bei Esther war, dass sie zusätzlich zu ihrem Wasserkopf ein extremes Frühchen war. Über eine lange Zeit war sie – zum Teil intubiert – auf der Intensivstation. Wir hatten großes Glück mit unserer Klinik: Ich habe dort auf der Intensivstation ein Mütterzimmer bezogen und durfte rund um die Uhr bei ihr am Bettchen bleiben. Wir wurden in alles mit einbezogen, die Krankenschwestern und Ärzte sind sehr lieb und familiär mit uns umgegangen, haben uns alle Fragen beantwortet. Und als Esther zwar immer noch intensivpflichtig und an Monitore angeschlossen war, aber aus dem Gröbsten heraus, haben wir auf der Intensivstation sogar ein gemeinsames Zimmer bezogen. Das war ein großer Vorteil, weil Esther wirklich lange auf der Intensivstation war. Ich habe auch einige schlimme Nächte dort verbracht, wo es wirklich schlecht um sie stand, in denen ich mich aber trotzdem sehr aufgefangen gefühlt habe, in denen ich immer jemand zum Reden hatte, was auf einer normalen Intensivstation vermutlich nicht möglich gewesen wäre.*

Je nach Diagnose und Prognose ist es möglich, dass ein Neugeborenes zunächst auf die Intensivstation und dort Tage oder Wochen, manchmal auch Monate bleiben muss. Die Eltern fühlen sich häufig hilflos in dieser Situation, wenn ihr Kind an Geräte und Kabel angeschlossen ist und/oder im Inkubator liegt. Trotzdem können sie jetzt viel für ihr Kind tun, was auch vom Fachpersonal begrüßt und unterstützt werden sollte.

Wenn nicht automatisch, dann aber spätestens auf Nachfrage wird Eltern gezeigt, wie sie ihr Kind auch auf der Intensivstation versorgen, füttern, wickeln und waschen können. Eine Stillberaterin kann beim Stillen oder Abpumpen helfen. Auch im Inkubator kann das Kind berührt und gestreichelt werden. Es kann gesungen und vorgelesen und gegebenenfalls, nach Absprache mit dem Team und unter Berücksichtigung der PND und Prognose, auch die Kängurumethode angewendet werden.

Intensivmedizinische Maßnahmen oder nicht?

Kristian (Vater von *Elena 4, Trisomie 18 und Spina Bifida): *Ich habe nach der Geburt sofort gesehen, dass Elena fit ist. Sie atmete normal, trank, war ein normales Kind, war voll da. Aber sie hatte den offenen Rücken und ist auch ein paarmal blau angelaufen. Anfangs hielten wir uns noch zurück, aber je stabiler sie wurde, desto mehr drängte sich uns das Gefühl auf, dass wir nun etwas wegen des offenen Rückens unternehmen sollten, der sonst immer bedrohlicher für sie werden konnte. Sie wurde mit 2.700 Gramm geboren, wog bald aber unter zwei Kilo, ihr Zustand verschlechterte sich zusehends. Sie trank zwar, seitlich zu füttern war aber wegen des offenen Rückens sehr schwierig, die Hälfte ging daneben. Es war dann auch tatsächlich in letzter Sekunde, als sie endlich in einer anderen Klinik operiert wurde. Uns wurde gesagt, hätten wir noch ein, zwei Tage länger gewartet, hätte sie es sehr wahrscheinlich nicht geschafft.*

Petra (Mutter von †Malte und †Harriet, Nierenfehlbildung): *Nach der Geburt war für den Arzt schnell ersichtlich, dass Malte keine Lebenschance hatte. Somit wurden keine weiteren medizinischen Maßnahmen ergriffen. Wir konnten uns ganz auf ihn und den Abschied konzentrieren. Malte hat fünf Minuten gelebt. Diese Zeit war sehr kostbar. Das*

Personal im Krankenhaus war auf uns vorbereitet und gab uns so viel Zeit, wie wir für den Abschied benötigten. Wir hatten viel Ruhe und ein Zimmer für uns.

Ildikó (Mutter von *Béla 10, Trisomie 21; †Valentina, Anenzephalie): *Zu wissen, dass Béla für seine Herz-OP aufgesägt wird, dass sie an den Kern seiner körperlichen Existenz gehen, an sein Herz, es komplett auseinandernehmen und, dass, wenn er nicht wieder zurückkommt, sie ihn quasi umgebracht haben, war ein schizophrener Moment. Du weißt, du musst dankbar dafür sein, in einem Land zu leben, wo dir solche Möglichkeiten zur Verfügung stehen, weil ihn das retten wird. Aber es bleibt das Risiko, dass er genau das nicht schafft.*

Kommt ein Kind mit einer angeborenen Behinderung zur Welt, die an sich nicht heilbar ist, aber Symptome mit sich bringt, die gut behandelbar wären, kann das zu schweren Konflikten führen (Janvier und Watkins 2013). Einem solchen Kind nur wegen seiner Behinderung eine lebensrettende oder -erhaltende Behandlung vorzuenthalten wäre eine Diskriminierung, eine Rolle spielt die Behinderung aber dennoch. Leitgedanke muss dabei immer das Wohl des Kindes sein: Ihm darf keine erfolgversprechende, lebenserhaltende Behandlung versagt, aber umgekehrt, auch keine aussichtslose Therapie zugemutet werden (Garten und von der Hude 2014, 23).

„Eine medizinische Behandlung ist in der Regel dann ethisch gerechtfertigt, wenn der Beitrag durch die Behandlung zum Wohlergehen des Patienten größer ist als die Schädigungen und Belastungen, die durch die Behandlung aufgebürdet werden, und wenn er freiwillig und informiert zugestimmt hat. Bei Kindern müssen ihre Eltern stellvertretend einwilligen, die dabei an das Wohlergehen ihres Kindes gebunden sind. [...] Das heißt aber nicht, dass Kinder als „Eigentum von Erwachsenen" betrachtet werden dürfen, die über ihr Wohl zu entscheiden haben." (Garten und von der Hude 2014, 26f.).

Sich zu überlegen, was dieses Kind, wenn es könnte, selbst entscheiden würde und welche „Entwicklungsperspektive" dieses Kind in seinem Leben

haben wird, ist manchmal kaum leistbar. Jedem Kind als Person kommen aber die gleichen Rechte und die gleiche Würde zu (Garten und von der Hude 2014, 30).

In jüngster Zeit wird zum Beispiel vermehrt darüber diskutiert, inwieweit Kinder mit Trisomie 13 oder 18 behandelt werden sollten: Ist beispielsweise eine Herzoperation hier sinnvoll (Janvier et al. 2016)? Was beim Down-Syndrom seit Jahren selbstverständlich ist, wird nun nach und nach auch bei Kindern mit den selteneren Trisomien angewandt und diese Herzoperationen finden immer öfter statt.

Aus Betroffenenberichten wissen wir, dass die Entscheidung für oder gegen intensivmedizinische Maßnahmen, wenn das Kind dann verstirbt, meist Zweifel und Schuldgefühle nach sich zieht. Entscheiden Eltern sich bewusst gegen eine Operation und das Kind verstirbt in der Folge, fragen sie sich häufig, ob sie dem Kind die Chance auf ein längeres Leben genommen haben. Lassen sie das Kind operieren und es verstirbt kurz darauf, fragen sie sich, ob sie ihrem Kind einen friedlichen Tod genommen und damit ein unnötiges Leiden herbeigeführt haben. Hier wird die Schwierigkeit der Situation und der hier abverlangten Entscheidungen am deutlichsten.

Eine Orientierungshilfe für die konkrete, vom einzelnen Arzt jeweils zu verantwortende Situation zur Entscheidungsfindung und Beratung sind die Einbecker Empfehlungen (Dettmeyer 2006, 191). Diese Empfehlungen der Deutschen Gesellschaft für Medizinrecht (DGMR, 1986/1992) regeln die Grenzen der ärztlichen Behandlungspflicht bei schwerstgeschädigten Neugeborenen:

- Jeder Arzt ist verpflichtet, nach bestem Wissen und Gewissen Leben zu erhalten und Schädigungen zu beheben oder zu mildern. Es gibt aber Fälle, in denen der Arzt nicht alle Behandlungsmöglichkeiten ausschöpfen muss.
- Dies ist der Fall, wenn nach aktuellem Stand der Medizin und menschlichem Ermessen das Leben des Neugeborenen nicht erhalten werden kann und sein Tod durch Behandlung nur hinausgezögert würde.

- Können sich Eltern und Ärzte nicht über die Behandlung einigen, wenn Eltern also zum Beispiel ärztlich angezeigte und empfohlene Behandlungen verweigern, so ist die Entscheidung eines Vormundschaftsgerichtes einzuholen und in der Zwischenzeit das Kind intensivmedizinisch am Leben zu erhalten.

Je nach Diagnose, Prognose und jetzt nach der Geburt tatsächlich festgestelltem Gesundheitszustand des Kindes müssen Eltern und Fachteam nun gemeinsam entscheiden, welche Maßnahmen für das Kind sinnvoll sind – und welche nicht. Dies können Operationen sein, die entweder sofort oder in den ersten Wochen und Monaten anstehen, sowie vorbereitende Maßnahmen dafür. Im besten Fall haben sich alle bereits vor der Geburt intensiv darüber Gedanken gemacht und einen Fahrplan entwickelt.

Da erst nach der Geburt mit Gewissheit festgestellt werden kann, ob Diagnosen und Prognosen zutreffen, können sich hier gegebenenfalls auch noch einmal geänderte Voraussetzungen ergeben. Auf Diagnose- und Prognoseänderungen kann und muss im Moment reagiert werden. Im Einzelfall kann es für das Kind angemessen sein, sich gemeinsam auf eine „Intensivmedizin auf Probe" zu verständigen, die unter gewissen Umständen auch wieder abgebrochen werden darf (Maier und Obladen 2011, 542). Jeder Fall, jedes Kind, und jede Familie ist anders, es gibt keine allgemeingültigen Regeln, die rezeptartig auf diese hoch ethischen Fragen angewendet werden können (Garten und von der Hude 2014, 20).

Zeichnet sich nach der Geburt ab, dass das Kind erwartungsgemäß oder überraschend schwach ist, so machen intensivmedizinische Behandlungen vielleicht wenig Sinn oder würden das Kind nur unnötig belasten – und am Ende doch keine Verbesserung der Lebensqualität bedeuten. „Es ist schwer, der Falle der Übertherapie zu entgehen. Patienten klammern sich an die suggerierte Resthoffnung, und Angehörige möchten auf keinen Fall hinterher mit dem Eindruck leben, dem Kranken eine möglicherweise wirksame Therapie ‚vorenthalten' zu haben." (Borasio 2017, Pos.1680).

In so einem Fall kann dann gegebenenfalls eine Änderung der Behandlungsziele ebenso nötig und in der Versorgung zum Beispiel auf eine palliative Betreuung umgeschwenkt werden. Aber: „Die Entscheidung, lebensverlängernde Maßnahmen abzubrechen, darf keinesfalls mit einem Abbruch von Behandlung oder Pflege gleichgesetzt werden." (Maier und Obladen 2011, 543)

Palliative Begleitung statt intensivmedizinischer Maßnahmen

Dr. Clarissa Schwarz (Hebamme, Bestatterin, Gesundheitswissenschaftlerin): *Ich erinnere mich an eine Familie, die sich für eine palliative Geburt entschieden hatte. Das Kind wurde im Kreißsaal geboren, der Arzt schaute es sich an, und meinte, sie müssten nicht eingreifen, es schien keine Schmerzen zu haben, keine Atemprobleme. Als ich dazukam, lag die Mutter mit ihrem warm eingekuschelten Kind auf ihrer Brust, der Vater daneben. Dann sagte die Mutter irgendwann: „Ich glaube, jetzt ist es tot." Später kam der Kinderarzt und bestätigte das. Die beiden nahmen ihr totes Kind mit nach Hause. Das alles hatte etwas so Friedvolles und Heilsames für die ganze Familie. Es brauchte keine Dauerüberwachung, da musste keiner Blut abnehmen, um noch ein Labor zu machen. Alle haben sich sehr zurückgehalten mit ihrer Intensivmedizin, das Kind durfte einfach nur bei seiner Mutter sein. Das hat es früher nicht gegeben.*

In vielen Krankenhäusern kommen Intensivmediziner in den Kreißsaal, die dafür ausgebildet sind, alles zu tun, was getan werden kann, um einen Menschen zu retten. Zu beobachten, was für das Kind nun das Beste, Angenehmste und auch Schmerzfreieste wäre, ist für Intensivmediziner eine Haltung entgegen dessen, was sie gelernt haben. Und das ist wiederum das, was wir Hebammen tun: Gekonnte Nichtintervention mit einem hohen Maß an Können, Erfahrung und Wissen. Und dabei das Wohl des Kindes im Auge zu behalten, und nicht die Angst, dass wir zu wenig, zu spät oder Ähnliches tun. Vor allem im Hinblick auf die juristische Komponente. Was wiederum auch realistisch ist, denn viele Ärzte und Krankenhäuser haben tatsächlich Gerichtsverfahren am Hals.

Es gehört ein Stück Mut dazu, die normalen Krankenhausprotokolle und Abläufe zu hinterfragen: Ein Kind von der Mutter wegzunehmen, es auf die Intensivstation zu bringen – ist das zugunsten des Kindes? Ist das etwas, was dieses Kind jetzt braucht? Unser Gesundheitswesen funktioniert so im Allgemeinen nicht. Es ist sehr stark ökonomisch bestimmt, also womit Geld verdient werden kann und was juristisch der sicherste Weg ist. Und beides spricht gegen eine palliative Geburt. Dafür braucht es erfahrene Menschen, die den Mut haben zu entscheiden, dass diesem Kind mit intensivmedizinischem Einsatz kein Gefallen getan wird, selbst wenn es mit diesem ein bisschen länger leben würde. Aber dass es vielleicht auch mehr Leid und Schmerzen hätte.

Birgit Scharnowski-Huda (Elternbegleitung nach PND): *Es ist eine schwierige Situation: Wenn das Kind erstmal geboren ist, wer ist dann dafür zuständig? Unsere Leitlinie war immer: Wenn ein Kind nach der Geburt einen sehr schlechten Apgar hat, wird es palliativ betreut. Es würde, so angezeigt, Sauerstoff und Schmerzmittel bekommen und wir würden unter Begleitung abwarten, wie es sich weiterentwickelt. Wenn sich der Zustand nach ein paar Stunden bessert oder nicht verschlechtert, könnten gegebenenfalls neue Entscheidungen getroffen werden. Ich glaube, das Schwierigste ist unter anderem das Aushaltenkönnen des Nichteingreifens durch die Pflegenden. Ein Tubus ist schnell zur Hand und reingeschoben, dann ist man die Sorge los. Aber ob das die richtige Lösung ist, bleibt in so einer Situation fraglich.*

Dr. med. Lars Garten (Leiter Palliativteam Neonatologie, Oberarzt für Neonatologie): *Ich kann es ganz schwer aushalten mit anzusehen, wenn aus einer Ohnmacht heraus in Aktionismus verfallen wird, obwohl keine realistische Hoffnung mehr besteht. Das sind dann Situationen, in denen man die Mitglieder des Behandlungsteams am liebsten fragen möchte: „Würdest du das bei deinem Kind auch so machen?“ Und die Antwort wäre mit Sicherheit: „Nein, also für mein Kind würde ich mir das so nicht wünschen.“ Und trotzdem wird oft weitergemacht. Weil man sich nicht eingestehen kann oder will, dass man*

den Patienten nicht mehr retten kann. Das ist, ich will nicht sagen kriminell, aber doch zumindest sehr unethisch und zwar in erster Linie, weil es nicht im Sinne des betroffenen Menschen ist.

Ich glaube, es ist eine wichtige Eigenschaft, die ich mir als Arzt irgendwann aneignen muss: zu erkennen, wann der Punkt erreicht ist, wo ich einen Patienten nicht mehr heilen kann und der richtige Weg eine Sterbebegleitung wäre. Erfahrungsgemäß ist es auch hilfreich, wenn diese existenziellen Therapieentscheidungen gemeinsam im Team getroffen werden und eben nicht von Einzelpersonen.

Ildikó (Mutter von *Béla 10, Trisomie 21; †Valentina, Anenzephalie): *Valentina hat 35 Stunden gelebt. Wir hatten die ganze Familie bei uns, Freunde haben uns besucht. Sie ist regelrecht bei uns zu Hause gelandet. Sie ist abends geboren. Am Abend des nächsten Tages waren wir so müde, dass wir ins Bett gegangen sind und ein paar Stunden neben ihr geschlafen haben. Ich musste zunächst damit klarkommen, dass ich Zeit mit Valentina verschlafen hatte. Aber irgendwann konnte ich auch das für mich gut integrieren – dass wir gemeinsam in einem Bett geschlafen haben, war auch Teil des Lebens. Am frühen Morgen des nächsten Tages ist sie dann bei uns im Bett gestorben. Nur wir waren dabei. Diese Erfahrung gehört für mich zu den einschneidendsten und traurigsten, aber auch zu den schönsten in meinem Leben.*

Wird das Kind untersucht und die infauste Prognose bestätigt, kann mit den Betroffenen im Team die weitere Palliativversorgung besprochen werden. Sterbebegleitung hat ihr Hauptziel in der Linderung von potenziellem Leid ohne lebensverkürzende Maßnahmen. Aktive Sterbehilfe, also medizinisches Eingreifen, das ein Leben verkürzt, ist in Deutschland nicht zulässig.

Die Grenze zwischen unerlaubter strafbarer „aktiver“ Sterbehilfe (gezielte Tötung des Patienten) auf der einen Seite und Sterbebegleitung (sogenannte reine Sterbehilfe), Sterbenlassen (früher sogenannte „passive“ Sterbehilfe) und indirekter Sterbehilfe (Leidensminderung) auf der anderen Seite sind aber ganz klar definiert. Eine Überschreitung der Grenze zur aktiven Sterbehilfe ist in keinem Fall zufällig und kann auch nicht „versehentlich" geschehen.

„Die Angstmacherei vor einer „schmalen Grenze" führt in der Praxis immer wieder dazu, dass unnötig Intensivmedizin eingesetzt wird, um nicht in den Verdacht zu geraten, man führe aktive Sterbehilfe durch." (Garten, Interview 2017).

Einschätzungen und Entscheidungen sind hier besonders schwierig und schwerwiegend. Auf der einen Seite sind die Mediziner verpflichtet, notwendige Behandlungen für ihre Patienten einzusetzen und gleichzeitig aussichtslose, leidvolle zu vermeiden. Eine eigene klare Haltung – sofern möglich – hilft, auch Begleitern Sicherheit für ihr Handeln zu geben.

„Die Anerkennung der Menschenwürde gebietet, gerade das hoffnungslos erkrankte Kind nicht alleinzulassen, es zu pflegen, bequem zu lagern, seine Schmerzen zu lindern, seinen Hunger zu stillen und seinen Durst zu löschen." (Maier und Obladen 2011, 543) Auch bei einer palliativen Begleitung wird das Kind also Schritt für Schritt, angepasst an seine Bedürfnisse, behandelt und auf seinem Weg begleitet. Sein Wohl ist oberste Maxime.

Tut Sterben weh?

Dr. med. Lars Garten (Leiter Palliativteam Neonatologie, Oberarzt für Neonatologie): *Auf die Nachfrage, ob es eine Alternative zum Abbruch gibt, hören betroffene Eltern immer wieder Sätze wie: „Wollen Sie, dass Ihr Kind qualvoll nach der Geburt erstickt?" Hier besteht bei vielen Kollegen ein großes Informationsdefizit. Vielen ist nicht klar, dass auch bei Neugeborenen Palliativversorgung möglich ist, und dass, genauso wie bei jedem anderen Palliativpatienten, ob 90 Jahre oder zwei Tage alt, in der Sterbephase Atemnot und andere belastende Symptome mit Medikamenten behandelt werden können. Viele haben dieses Bild im Kopf, dass Sterben von Neugeborenen mit großen Qualen vonstattengeht.*

Wir erleben in unserer Arbeit aber, dass Eltern und Fachpersonal, wenn das Kind gut betreut wurde, oft mit dem Gefühl aus der Situation gehen, ein friedliches Sterben begleitet zu haben. Natürlich sind dies für die Begleitenden immer sehr intensive und emotionale Momente. Aber trotzdem höre ich in den Nachgesprächen von Kollegen und Eltern immer wieder, dass es eben nicht, wie vielleicht erwartet, für das Kind qualvoll gewesen ist. Und dass sie sich im Vorfeld vieles schlimmer ausgemalt hatten, als es dann eingetreten ist. Der Verlust des Kindes tut weh, sein Sterben an sich muss das aber nicht.

Unserer Erfahrung nach beginnen die meisten der Neugeborenen, die unmittelbar nach der Geburt palliativmedizinisch betreut werden, nicht richtig zu atmen und sterben ohne sichtbare belastende Symptome. Nur extrem selten leiden sie in der unmittelbar postnatalen Sterbephase unter therapiepflichtigen Symptomen. Diese sind dann aber für jeden der Anwesenden eindeutig sichtbar. In den meisten Fällen müssen wir daher keine Schmerzmedikamente geben. Denn werden starke Schmerzmedikamente, wie zum Beispiel Morphin, ohne wirkliche medizinische Notwendigkeit gegeben, so verkürzen wir unter Umständen die sowieso schon viel zu kurze Zeit, die Eltern mit ihren noch lebenden Kindern erleben können.

Eine Analyse der von uns an der Charité zwischen 2000 und 2010 unter primärer Palliativversorgung im Gebärraum verstorbenen Neugeborenen hat gezeigt, dass die betroffenen Kinder durchschnittlich innerhalb von nur 60 Minuten versterben. Wir müssen ein Bewusstsein dafür schaffen, dass die Zeit, die Eltern und Kind vor dem Versterben haben, eine unwiederbringliche und wertvolle Zeit ist. Einmalig. Sie unnötig zu verkürzen ist in meinen Augen ein grober ärztlicher Kunstfehler. Es sollten daher auch bei einer palliativen Geburt nur dann Medikamente gegeben werden, wenn sie wirklich indiziert sind. Bei nicht palliativ betreuten Neugeborenen käme schließlich auch niemand auf die Idee, starke Schmerzmedikamente zu geben, ohne dass klinische Zeichen für Schmerzen vorliegen.

Immer mal wieder kommt mir auch der Gedanke, dass eine voreilige Gabe von starken Schmerzmitteln erfolgen könnte, weil das Behandlungsteam die emotional belastende Situation nicht mehr aushält. Denn manchmal dauert es auch drei oder vier Stunden oder noch länger, bis ein Kind stirbt. Diese Zeit wird vom Fachpersonal häufig als sehr belastend empfunden, weil alle warten und „nichts Richtiges" machen können.

Ich frage mich dann, wenn der Ruf nach Schmerzmedikamenten laut wird, die unter Umständen den Sterbeprozess beschleunigen, ob dieser Ruf tatsächlich mit medizinischer Indikationsstellung und im Sinne des Kindes erfolgt oder nicht vielmehr, weil das Team die Begleitung emotional nicht mehr aushält. Oder weil wir es gewohnt sind, immer irgendwie medizinisch aktiv einzugreifen. Ich glaube, wir könnten als Fachpersonal länger dauernde Sterbebegleitungen besser leisten, wenn wir die Perspektive der Eltern einnehmen und uns ihren Wunsch nach Zeit mit ihrem lebenden Kind vergegenwärtigen würden.

Dr. Clarissa Schwarz (Hebamme, Bestatterin, Gesundheitswissenschaftlerin): *Die Erfahrung bei palliativen Geburten hat gezeigt, dass Kinder, die direkt nach der Geburt nicht lange leben, im Allgemeinen auch keine Schmerzen zu spüren scheinen. Sie scheinen über den Hormoncocktail der Mutter während der Geburt so gut abgedeckt, dass es keine Schmerzmedikation braucht.*

Es scheint also, dass, wenn der Natur ihr Lauf gelassen wird, die Kinder offensichtlich kaum leiden. Ich spreche hier von Erkenntnissen sehr erfahrener Ärzte und Geburtsbegleiter, die sofort reagieren, sollte die Situation anders sein als beschrieben. Wenn Kinder sich quälen, wenn sie nach Luft ringen, wenn sie Schmerzen hätten, würde sich dies auf die eine oder andere Weise so äußern, dass wir als Fachpersonal, aber vor allen Dingen die Eltern dies sofort bemerken und handeln würden.

Eine der größten Ängste der Eltern ist, dass ihr Kind beim Sterben leiden könnte. Bei einer palliativen Versorgung wird aber sichergestellt, dass ein Kind auf ein Minimum reduzierte bis keine Schmerzen erleiden muss. Dies ist sowohl durch die natürliche und schmerzlindernde Sedierung, die nicht-pharmakologischen Maßnahmen, als auch durch die Gabe von Medikamenten möglich (Garten und von der Hude 2014, 10). Hierzu gilt es zu beachten:

- **Sterbebegleitung im Kreißsaal (Gebärraum)** – bedeutet nur selten, dass sterbende Neugeborene mit Schmerzmedikamenten versorgt werden müssen. Wehen werden immer durch hohe Konzentrationen des schmerzlindernden Hormons Oxytocin ausgelöst. Dieses bewirkt für die Gebärende, den Geburtsschmerz besser aushalten zu können. Gleichzeitig werden hohe Dosen von Vasopressin (Hormon, ähnlich Oxytocin) im kindlichen Organismus freigesetzt (Wellmann und Bührer 2012). Stirbt das Neugeborene unmittelbar nach der Geburt, besteht sehr wahrscheinlich eine natürliche Schmerzlinderung und gleichzeitige Beruhigung durch dieses körpereigene Hormon. Wenn ein Neugeborenes nicht oder nur sehr wenig beginnt zu atmen, entwickelt sich außerdem rasch eine Hypoxie (wenig Sauerstoff im Blut) und Hyperkapnie (viel Kohlendioxid im Blut). Beides wirkt ebenfalls sedierend und geschieht unabhängig vom Geburtsmodus (also auch nach Kaiserschnitt). Zusammen mit nicht-pharmakologischen Maßnahmen reicht dies in den allermeisten Fällen für ein friedliches Sterben ohne Schmerzen aus. Die meisten Neugeborenen, die unmittelbar nach der Geburt sterben, haben aufgrund des fehlenden Atemantriebs einen Atemstillstand. Dieser ist jedoch nicht von einem Gefühl von „Luftnot" begleitet. Die Kinder zeigen dementsprechend auch keine Zeichen eines „Todeskampfes" oder „qualvollen Erstickens". Bei Verzicht auf eine Atemunterstützung (Beatmung) setzt zusätzlich rasch die oben erklärte natürliche Sedierung ein. Sollten darüber hinaus dennoch Schmerzsymptome beim Kind auftreten, kann und wird durch Medikamente im Rahmen der Palliativversorgung das Gefühl von Atemnot, was aber äußerst selten vorkommt, unterdrückt (Garten und von der Hude 2016, Zernikow 2013, 387).

- **Sterbebegleitung auf der neonatologischen Intensivstation** – beinhaltet im Gegensatz dazu sehr häufig die Versorgung der Kinder mit starken Schmerzmitteln in der Sterbephase. Die oben erwähnte natürliche Sedierung ist hier nur bedingt hilfreich: Die Geburtshormone normalisieren sich und intensivmedizinisch behandelte Kinder erhalten meist Atemunterstützung, um Hypoxie und Hyperkapnie zu vermeiden.

Sterbende Neugeborene haben im Rahmen ihrer intensivmedizinischen Betreuung oft belastende Symptome durch äußere Maßnahmen wie zum Beispiel invasive Diagnostik, die Beatmung oder Operationen. Eine weitere Ursache von Schmerz oder Leid in der Sterbephase bei Neugeborenen auf der Intensivstation sind außerdem krankheitsbedingte Symptome. Es belastet hier nicht der Sterbeprozess selbst das Neugeborene, sondern beispielsweise Schmerzen im Rahmen seiner Erkrankungen, die nachgeburtlich mit der Zeit zunehmend von Bedeutung sind. Auf belastende Symptome kann dann medikamentös adäquat reagiert werden (Garten und von der Hude 2016).

Es gilt also in Bezug auf Schmerzen und Leiden in der Sterbephase von Neugeborenen diese zwei Situationen grundsätzlich zu unterscheiden: Sterben unmittelbar nach der Geburt und Sterben nach intensivmedizinischer Intervention (Janvier et al. 2011). Unabhängig davon, wann und wo ein Kind verstirbt, ist eine Schmerzkontrolle für ein leidfreies Versterben unter Palliativversorgung in beiden Fällen gewährleistet.

Sterbeprozess

🔍 **Dr. med. Lars Garten (Leiter Palliativteam Neonatologie, Oberarzt für Neonatologie):** *Wenn ein Kind stirbt, so sollte dies wenn immer möglich auf dem Arm der Mutter oder des Vaters stattfinden. Für mich gibt es keinen Ort, an dem ein Kind behüteter und geschützter wäre. Ich glaube auch, dass dies für den weiteren Trauerprozess der verwaisten Eltern heilsam ist: das Wissen, dass sie die Kraft hatten, ihr Kind auf diesem schweren Weg begleiten zu können. Und wenn Eltern, aus welchen Gründen auch immer, im Moment des Sterbens nicht bei ihrem Kind sein können, so wünsche ich mir, dass es immer jemanden gibt, der das Kind dann im Arm hält.*

Mit den Eltern muss in mehreren Gesprächen vor der Geburt unbedingt besprochen werden, was beim Sterbeprozess auf sie zukommt. Sie müssen darauf vorbereitet werden, was für Symptome oder körperliche Veränderungen bei ihrem Kind auftreten können, zum Beispiel wenn die künstliche Beatmung eingestellt wird. Vorher zu wissen, was alles kommen kann, hilft in der Situation besser damit zurechtzukommen, da weniger Unsicherheiten und Ängste entstehen.

Erfahrungsgemäß verlieren Vorgänge im Zusammenhang mit dem Sterbeprozess ihren Schrecken und werden von den Eltern als natürlich wahrgenommen, vor allem wenn sie – was bei einer bekannten PND eventuell möglich ist – vorab im Gespräch thematisiert wurden. Werden Eltern jedoch nicht darauf vorbereitet, kann die Sterbesituation langfristig Schuldgefühle und Traumata bei den Eltern auslösen. Schnappatmung zum Beispiel am Ende der Sterbebegleitung eines Kindes kann für die Eltern, aber auch das Fachpersonal, das gewohnt ist einzugreifen, sehr schwierig sein (Borasio und Jox, 2016). Es handelt sich jedoch bei Schnappatmung am Ende eines Lebens nach heutigem Wissensstand nicht um Atemnot, die mit Leid oder Schmerz verbunden ist, sondern um einen physiologischen Vorgang bei jedem natürlichen Sterbeprozess, bei dem der Körper die Atmung nach und nach verlangsamt und dann ganz eingestellt. Dies kann in unterschiedlicher Ausprägung eintreten. Schnappatmung ist außerdem nicht durch Medikamentengabe, wie bei Atemnot, vermeidbar (Garten und von der Hude 2014, 61).

In der Sterbephase brauchen die Eltern Anleitung und Unterstützung und die Gewissheit, dass alles für ihr Kind getan wird. Während manche lieber mit ihrem Kind allein sein möchten, gibt anderen die Anwesenheit von Fachpersonal mehr Sicherheit. Wichtig ist es, Bedürfnisse zu erkennen und zu thematisieren, darauf zu reagieren und die Eltern darin zu unterstützen. Vom Fachpersonal müssen immer wieder und auch wiederholend begleitende Angebote gemacht werden, auf die Eltern in dieser Situation gegebenenfalls nicht selbst kommen würden – die sie annehmen, aber auch ablehnen oder erst später in Anspruch nehmen dürfen. Es muss allen Beteiligten jederzeit und unbewertet erlaubt sein, aus dem Raum zu gehen und Verantwortung abzugeben, auch dem Fachpersonal (Garten und von der Hude 2014, 86f.).

Wird ein Kind geboren, nimmt das Umfeld in der Regel freudig daran teil. Jeder möchte das Kind kennenlernen, beschenken, halten, die frischgebackenen Eltern beglückwünschen. Fremde auf der Straße bleiben stehen und sprechen Mütter auf ihr Kind an – überall Neugier und Lächeln.

Bei einem besonderen, einem sterbenden oder schon gestorbenen Kind sind die Reaktionen aus dem Umfeld anders. Kaum jemand möchte dieses Kind kennenlernen, beschenken, halten, die frischen Eltern beglückwünschen. Kaum jemand kommt auf der Straße Eltern eines behinderten Kindes entgegen und sagt: „Herzlichen Glückwunsch, so ein schönes Kind!"

Nichtsdestotrotz ist hier ein Paar gerade, vielleicht zum ersten Mal, Eltern geworden, sie haben ein Kind bekommen. Auch sie, ganz gleich in welchem Zustand ihr Kind geboren wurde, empfinden irgendwann nach der Geburt Liebe, Stolz und Freude. Und ebenso wie alle anderen Eltern haben sie vielleicht das starke Bedürfnis, diese Gefühle mit ihrem Umfeld zu teilen. Wir können allen Betroffenen nur empfehlen – ganz gleich wie ihr Kind geboren wurde –, das auch zu tun!

Das Umfeld kann auch schon während der Schwangerschaft mit den zukünftigen Eltern absprechen, ob Besuche nach der Geburt erwünscht sind, ob Eltern sich über (sinnvolle) Geschenke freuen würden, ob ihnen während oder nach der Geburt etwas abgenommen werden kann, ob es in Ordnung wäre das Kind kennenzulernen und mit ihm Zeit zu verbringen, ob Bettwachen oder Grabpflege übernommen werden können.

Alle sollten das Kind grundsätzlich, ganz gleich in welchem Zustand, als solches anerkennen, die Eltern als frischgebackene Eltern wahrnehmen und, so möglich, mit kleinen Gesten signalisieren, dass auch bei ihnen dieses Kind einen Platz hat: den Namen in Zukunft verwenden, sich nach dem Kind erkundigen (Wie sieht/sah es aus?). Schlicht: sich für dieses Kind interessieren, es bewundern, wie jedes andere auch. Am sanftesten kann die Kontaktaufnahme in diesen ersten Stunden und Tagen nach der Geburt über Post erfolgen. Eine Karte oder ein Brief kann signalisieren: Ich bin da, forciere aber nichts, bis ihr bereit seid. Betroffene werden über all diese liebevollen Gesten von Herzen dankbar sein, auch wenn sie manches vielleicht (noch) nicht zeigen oder annehmen können.

Es ist essenziell, dass auch während und nach einer palliativen Geburt und auch zum Abschied des Kindes Familienmitglieder und Freunde, so gewünscht, anwesend sein dürfen. So wird das zu verabschiedende Kind im Umfeld der Familie real, Trauer geteilt, Erinnerungen gesammelt – alles wichtige Komponenten für den späteren Trauerprozess.

Und es darf natürlich auch zur Geburt gratuliert werden: Viele Menschen trauen sich das nach der Geburt eines besonderen Kindes nicht, aus Angst die Eltern damit zu verletzen und in dem Glauben, dass es wohl keinen Grund zur Freude gibt (Müller 2015, 31). Natürlich sieht so eine Gratulation etwas anders aus als nach einer unbelasteten Geburt. Bei einem behinderten oder schwerkranken Kind könnte das Umfeld „viel Glück dem neuen Familienmitglied und von Herzen alles Gute für den weiteren Lebensweg/die Genesung" wünschen.

Auch bei einem sterbenden oder verstorbenen Kind darf zur Geburt gratuliert werden und gleichzeitig dürfen Mitgefühl und Anteilnahme ausgesprochen und gegebenenfalls Hilfen angeboten werden: „Ich möchte euch von Herzen zur Geburt eurer Tochter/eures Sohnes *Name* gratulieren und wünsche euch viel Hoffnung und Zuversicht für die kommende Zeit.", „Ich denke an euch und bin immer für euch da.", „Bitte lasst mich wissen, wenn ich etwas für euch tun kann."

Mütter und Partner

Kristian (Vater von *Elena 4, Trisomie 18 und Spina Bifida): *Die Nervosität vor der Geburt, das Unwissen, was bei oder nach der Geburt passieren würde. Werden wir sie lebend kennenlernen dürfen? Werden wir es verkraften, sie wieder gehen lassen zu müssen?*

Einige Wochen haben die Eltern in der Regel Zeit gehabt, sich gemeinsam auf die Ankunft ihres besonderen Kindes vorzubereiten. Wir haben oft erlebt, wie die Partner vor der Geburt eine gewisse Unsicherheit verspüren, ob sie bei der Geburt nun dabei sein sollen oder nicht. Ängste, Sorgen und falsche Vorstellungen führen dazu, dass sich die Partner bei der Idee unwohl fühlen, ihre Frau unter Schmerzen leiden zu sehen, hinzu kommt ihre eigene Hilflosigkeit. Dabei können Partner sehr wohl sehr viel für ihre Frau während und nach der Geburt tun: Sie können für sie sprechen und einstehen, sollte es ihr nicht möglich sein, selbst Wünsche zu formulieren. Sie können der Fels in der Brandung sein, der die nötige Sicherheit vermittelt, in dieser Situation nicht allein zu sein. Auch schon kleine Gesten der Fürsorge reichen aus: Händchen halten, Schweiß abtupfen, massieren, etwas zu trinken bringen, aufmunternde Worte. Manche Partner müssen sich dafür vielleicht ein dickes Fell zulegen: Unter den Wehen und Schmerzen und auch in den ersten Momenten danach kann es sein, dass die Gebärende ihre Emotionen an ihnen auslässt. Partner müssen also eine große Portion Verständnis, Geduld und Zuversicht im Gepäck haben.

Wichtig ist, dass Eltern während und nach der Geburt trotz aller Fürsorge für ihr Kind nicht vergessen, selbst Ruhepausen einzulegen, sich abzuwechseln, auf sich achtzugeben. Manche Kliniken bieten Elternzimmer oder Eltern-Kind-Einheiten an, wo Eltern übernachten und sich so auch abwechseln können und sollten. Auch die Geburtserlebnisse gemeinsam zu besprechen, wird helfen, mögliche bleibende Traumata zu verhindern, aber auch die schönen Erinnerungen zu sammeln und festzuhalten.

Bis sich neue Routinen und Abläufe einstellen, dauert es meistens ein wenig, hier braucht es Ruhe und Geduld. Die körperliche und seelische Verfassung der Mutter ist zum Beispiel ausschlaggebend, ab wann auch wieder Geschlechtsverkehr möglich ist. Es sollte von Anfang an verhütet werden, in der Zeit des Wochenflusses ist ein Kondom ratsam, um die Wunde in der Gebärmutter nicht mit Keimen von außen in Berührung zu bringen.

Geschwister

Theresa (Schwester von †Malte und †Harriet, Nierenfehlbildung): *An die Schwangerschaften meiner Mutter kann ich mich nicht mehr erinnern. Ich war damals noch sehr klein. Ich erinnere mich aber noch, wie mein Papa mich nach der Geburt bei meiner Oma abgeholt hat: Er sah ganz gruselig aus, hatte strubbliges Haar und einen Bart, den er sonst nie trug. Er sah ein bisschen aus wie ein Räuber aus Filmen oder Büchern – oder wie ich mir Räuber vorstelle.*

Ich war etwas erschrocken, weil ich ihn vorher noch nie so gesehen habe. Ich kann mich aber nicht daran erinnern, ob mir tatsächlich auffiel, dass er traurig war oder bedrückt. Aber irgendwie war alles anders als sonst. Ich habe gemerkt, dass etwas nicht stimmt.

Je nachdem, wo das Kind geboren wird, kann die Frage aufkommen, ob die älteren Kinder bei der Geburt dabei sein sollen. Sie im Rahmen des Geburtserlebnisses auf die ein oder andere Weise teilhaben zu lassen, kann ein heilsamer Weg sein, um die Erlebnisse der Schwangerschaft und Geburt ihres Geschwisterkindes zu begreifen und zu verarbeiten.

Eltern sollten sich dabei fragen, was sie ihren Kindern, die sie am besten kennen, zumuten wollen und können: Für Kinder kann es ein traumatisches Erlebnis sein, die Mutter vor Schmerz schreien zu hören, Blut zu sehen und Dinge, die auf den ersten Blick eher beängstigend als nach einem harmonischen Geburtserlebnis aussehen. Vielleicht wollen sie auch gar nicht bei allem immer dabei sein.

Es gibt hier verschiedene Möglichkeiten: Sie können beispielsweise, wenn sie ausdrücklich dabeisein möchten, hinter dem Kopf der Mutter stehen oder von einem Familienmitglied in einem anderen Raum betreut werden und dann direkt nach der Geburt dazugeholt werden.

Hilfreich ist, wenn die Geschwisterkinder neben den Eltern, die viel mit sich selbst beschäftigt sind, eine weitere Vertrauensperson ergänzend zur Seite haben (Garten und von der Hude 2014, 74). Vielleicht möchten die Geschwisterkinder auch zwischenzeitlich mit einer solchen Vertrauensperson die Situation verlassen und später wiederkommen.

Auch das ist in Ordnung. Bekommt die Frau in einer Klinik ihr Kind, wäre es ebenfalls schön, die Geschwister zeitnah nach der Geburt dazukommen zu lassen, damit sie das neugeborene Familienmitglied anfassen, streicheln, kennenlernen können.

Unterstützung für Geschwister während/nach der Geburt

- behutsam ermutigen, das Geschwisterchen anzusehen, zu halten, zu streicheln (zum Beispiel Finger oder Zehen zählen)

- Kleinere Kinder können etwas ungeschickt im Umgang mit dem Neugeborenen sein, sie sollten unterstützt werden, wenn es darum geht, das Geschwisterkind zu halten.

- Geschwisterfotos machen

- Kind gemeinsam pflegen, kuschelig anziehen, in ein Bettchen/Körbchen betten

- Spielsachen und Malsachen für das große Kind mitbringen: Das Gestalten einer Geburtskarte, eines Willkommensbildes, eines Namensschildes für das Bettchen im Krankenhaus oder eines Abschiedsgeschenkes für das neue Kind kann eine wunderbare Möglichkeit für Geschwister und andere Familienmitglieder sein, sich aktiv zu beteiligen und ihnen das Gefühl zu geben, sinnvoll zu unterstützen.

- Damit die vorhandenen Kinder sich weiterhin gesehen und geliebt fühlen und um das Ankommen liebevoll zu gestalten, kann das Neugeborene zum Beispiel „Geschenke" für Geschwisterkinder mitbringen.

- gemeinsam Erinnerungsstücke anfertigen und sammeln

So oder so ist es wichtig, mit den Geschwisterkindern darüber zu sprechen, was sie bei oder nach der Geburt erwartet: Wie wird das Neugeborene aussehen, wird es gegebenenfalls in naher Zukunft sterben? Kinder verarbeiten ihre Erlebnisse oft im (Rollen)Spiel, es hilft ihnen auch, Ängste abzubauen. Eltern können hin und wieder auch ein Spiel unter ihrer Regie vorschlagen, wenn sie das Kind zum Beispiel auf bestimmte Dinge vorbereiten wollen. Sie übernehmen die Hauptrolle und vermitteln, was geschehen wird. Gerade in Bezug auf Geburt und Ankunft eines Geschwisterkindes kann, je nach Alter, auch ein Puppenspiel hilfreich sein.

All diese Aspekte bereiten Kinder emotional und gedanklich auf Kommendes vor, wonach sie oft erstaunlich gut mit Situationen umgehen können. Sie sollten aber nicht überfordert und immer nach ihren eigenen Wünschen und Vorstellungen gefragt werden. Niemals sollten sie zu etwas gezwungen werden, allenfalls dazu ermutigt. Wichtig ist auch der Aspekt, dass Kinder ihren Eltern gegenüber einen großen Beschützerinstinkt haben und so Sorge und Unbehagen verbergen, um die Eltern nicht zusätzlich zu belasten.

Ritual: Der Mutstein

---

kombiniert den kindlichen Glauben an magische Kräfte und das tatsächliche Festhalten an einem Gegenstand. Ein besonders schöner oder auffällig geformter Stein (Herzstein, Glasstein) wird dem Kind gegeben und ihm erklärt, dass dieser Stein helfen soll, mutig zu sein. Immer, wenn der Stein zur Hand genommen wird, kann das Kind spüren, wie er ruhig und fest in der Hand liegt, diese Ruhe überträgt sich dann auf das Kind. (Bücken-Schaal 2014)

Geschwister eines sterbenden oder gerade verstorbenen Kindes nach der Geburt

Birgit Scharnowski-Huda (Elternbegleitung nach PND): *Jedes Kind ist anders und reagiert unterschiedlich. Deshalb ist es schwierig, hier pauschale Ratschläge zu geben. Ich habe einen Fall einer Familie mit zwei lebenden Kindern betreut, deren drittes einen Tag nach der Geburt gestorben ist. Die Geschwisterkinder waren etwa fünf und acht Jahre alt. Das jüngere Kind wollte das gestorbene Geschwisterkind gerne* noch einmal sehen, das größere aber nicht. Der Kleine ging ganz unbefangen damit um, für den Größeren war das schwieriger. Beides muss so akzeptiert werden.

Sonja (Mutter von †Leon, hypoplastisches Linksherzsyndrom): *Heute bedauere ich, dass ich damals nicht den Mut oder die Kraft hatte, auch unseren Erstgeborenen sein Brüderchen sehen zu lassen. Auch wenn er sich heute nicht mehr daran erinnern würde, hätte er dadurch noch ein anderes Bild in seinem Herzen. Vor allem das würde ich heute anders machen.*

Sabine (Mutter von †Leona, Trisomie 18): *Meiner damals zweijährigen Tochter habe ich nur die „schönen Teile" von Leona gezeigt. Auch meinen älteren Sohn wollte ich zunächst vor dem vollständigen Anblick schützen, aber er fragte mich, wie sie denn unter der Decke aussehe. Seine Fantasie war bereits dabei, sich alles Mögliche auszudenken. Hanna Lothrop wies in ihrem Buch „Gute Hoffnung – jähes Ende" darauf hin, dass die Vorstellungskraft mit Kindern durchgehen kann und es besser sei, die Realität zu zeigen. Er hat tatsächlich sehr entspannt auf ihren Anblick reagiert.*

Theresa (Schwester von †Malte und †Harriet, Nierenfehlbildung): *Ich habe Malte und Harriet im Krankenhaus dann auch selbst kennengelernt. Ich hatte sie auf dem Arm und wir haben Fotos gemacht. Ich kann mich noch daran erinnern, wie es war, sie zu halten. Sie fühlten sich kalt und irgendwie nicht menschlich an. Es war schon komisch. Aber ob ich in dem Moment Angst hatte, weiß ich nicht mehr. Heute finde ich die Begegnung mit ihnen eher auch gruselig, die beiden waren ja schon tot. Ich hatte also einen Toten auf dem Arm. Irgendwie waren es aber auch meine Geschwister und so war es dann doch auch wieder normal. Und das habe ich, glaube ich, damals auch so nicht gedacht, das denke ich heute.*

Viel Unsicherheit begleitet Eltern und Pflegepersonal, wenn es darum geht, ob die älteren Geschwister ihr sterbendes oder schon verstorbenes Geschwisterchen nach der Geburt sehen sollen. Es gibt hierzu Studien, aber noch viel mehr Erfahrungsberichte,

auf die wir Bezug nehmen möchten. Wurden Geschwisterkinder ausreichend vorbereitet und intensiv begleitet, ist es möglich, gegebenenfalls auch abhängig vom Alter, dass sie auch bei oder nach einer palliativen Geburt anwesend sind. Dies betrifft auch den konkreten Sterbeprozess. Diese Entscheidung kann am besten getroffen werden, wenn in wiederholten Gesprächen mit den Geschwisterkindern gemeinsam und gegebenenfalls auch in Zusammenarbeit mit Experten in Erfahrung gebracht wird, was sie sich unter den bevorstehenden Ereignissen vorstellen und dabei fühlen, was sie sich selbst wünschen und was sie in der Lage sind zu tragen.

Kinder dürfen aktiv in den Abschied eingebunden werden (Avelin et al. 2012). Es ist wichtig, dass sie verstehen, dass das Kind, das gerade noch im Bauch war, jetzt geboren und gestorben ist. Es ist außerdem wichtig, dass Geschwister verstehen, was in der Familie passiert, um den Verlust später zu begreifen und sich dann auch davon zu erholen. Allerdings benötigen sie unbedingt liebevolle altersgerechte Erklärung und Begleitung. Möchten sie etwas nicht, ist das zu respektieren. Eltern kennen ihre Kinder am besten und sollten sie beobachten, um zu erkennen, welche Bedürfnisse sie in dieser Situation haben.

Ritual: Sorgenfresserchen

ist ein Tierchen, in dessen Maul alle Sorgen gestopft werden können. Dafür eigenen sich aufgeschnittene Tennisbälle, Waschlappen, Stoffsäckchen. Jede Sorge kann auf ein Stückchen Papier geschrieben und auch gerne zerknüllt werden und wird dann vom Sorgenfresserchen verschlungen. (Bücken-Schaal 2014)

Großeltern

Biggy (Oma der Zwillinge *Ben 5 und †Finn, Anenzephalie): *Rückblickend weiß ich nicht, ob ich wirklich viel helfen konnte. Ich denke, durch die allgemeine Hilflosigkeit sind gewisse Grenzen* gesetzt. *Eine wirkliche Unterstützung konnte ich aber nach der Geburt sein, als ich mich um den gesunden Zwillingsbruder Ben gekümmert habe und meine Tochter und ihr Mann sich ganz auf den kranken Zwilling Finn konzentrieren konnten. Und dass wir alle als Familie da waren und Finn, bevor er starb, begrüßen und verabschieden durften, das war die einzige Hilfe, die wir alle als Familie leisten konnten.*

Großeltern sind vielleicht unsicher, ob sie zur Geburt und kurz danach kommen sollen. Je nach Beziehung wäre es schön, wenn sie ihr Enkelkind bald kennenlernen dürfen, auch um nach und nach Bezugsperson für den Neuankömmling werden zu können, oder aber, sollte das Kind nicht für immer bleiben, gemeinsame Erinnerungen zu sammeln. Großeltern dürfen, so gewünscht und möglich, unbedingt auch die Gelegenheit wahrnehmen, ihr Enkelkind zu halten, Fotos zu machen und mit ihm zu kuscheln. Sie können oft auch die Bezugspersonen rund um die schon vorhandenen Enkelkinder in der Zeit um die Geburt sein.

Auch Großeltern befinden sich in einer Ausnahmesituation: Die Sorge und Fürsorge für die eigenen erwachsenen Kinder und gegebenenfalls schon vorhandene Enkelkinder, die Sorge um das neugeborene Enkelkind, Freude und Trauer treffen auch sie. Meist sind sie aber eingebunden und müssen „stark sein", so dass ihnen kaum Zeit für sich selbst und ihre eigenen Gefühle bleibt (Youngblut et al. 2010). Hier kann das Umfeld und Fachpersonal positiv wirken und stützen, in dem es auch mal Oma und Opa während und nach der Geburt an die Hand nimmt und Gespräche anbietet.

Alleinstehende Mütter

Karin (Mutter von †Viola, Trisomie 21): *Es war ein sonniger kalter Herbsttag, als sie zur Welt kam. Die Geburt erlebte ich wie eine fast normale Geburt: Kräfte, Glücksgefühle kamen hoch, ich fühlte mich wie eine Katzenmama, Viola war so klein wie ein Kätzchen, so schön. Ich weinte, als ich sie sah, und wollte für immer bei ihr bleiben. Und es war furchtbar, ihrem Vater seine Tochter nicht zeigen zu können.*

Alleinstehende Mütter dürfen zu Geburtsbeginn keinesfalls selbst mit dem Auto fahren, sondern müssen entweder schon vorher festlegen, wer sie zum Geburtsort bringen soll, alternativ ein Taxi nehmen, laufen oder öffentliche Verkehrsmittel nutzen.

Unterstützung in der Zeit rund um die Geburt

- Wer begleitet mich bei der Geburt? (Gegebenenfalls braucht die Begleitperson eine Freistellung, um den Arbeitsplatz für die Geburt verlassen zu dürfen.)

- Wer besucht mich im Krankenhaus?

- Wer hilft vor und nach der Geburt im Haushalt, mit Einkäufen, beim Kochen? Alternativ können schon jetzt Mahlzeiten eingefroren werden, die später nur aufgetaut werden müssen.

- Wer hilft mir gegebenenfalls bei Vorbereitungen für die Ankunft des Kindes in der Wohnung?

- Wer könnte ältere Geschwister während und direkt nach der Geburt betreuen?

- Wer hilft gegebenenfalls bei der Beerdigung?

Gerade bei einer besonderen oder vielleicht auch palliativen Geburt ist die fürsorgliche Betreuung und Begleitung einer alleinstehenden Mutter besonders wichtig. Die partnerschaftliche Zuwendung entfällt in der Regel und sollte dann dringend durch jemand anderen ersetzt werden, der neben dem Fachpersonal die Mutter in diesen schweren, aber auch schönen Momenten unterstützen und die Augenblicke mit ihr teilen kann.

Wir empfehlen daher unbedingt die Begleitung durch Bezugspersonen (enge Familienmitglieder, Freunde) oder eine (gegebenenfalls ehrenamtliche) Doula und eine Hebamme. Je nach Kontakt und Verhältnis zum Vater des Kindes kann auch dieser eingeladen werden oder gegebenenfalls später dazukommen. Grundsätzlich wird auch er Vater und es wäre wünschenswert, dass er sein Kind kennenlernen darf. Manchmal ist aber gerade das Kind Trennungsgrund gewesen, was solche Begegnungen dann erschweren könnte.

Besonders alleinstehende, aber auch alle anderen werdenden Mütter müssen sich bewusst machen, dass es kurz vor und nach der Geburt anstrengend sein wird und eine Zeitlang dauern kann, bis Körper und Geist zur alten Form zurückfinden. Eine Kaiserschnittnarbe oder ein Dammschnitt können außerdem einschränken, auch emotionale Aspekte sind nicht zu unterschätzen: postpartale Depressionen, Trauer, Wut und Erschöpfung sind möglich. Es ist also wichtig, sich für diese Zeit schon vorher Hilfe zu suchen.

Mehrlingskinder

Biggy (Oma der Zwillinge *Ben 5 und †Finn, Anenzephalie): *Natürlich war die Hoffnung, dass Finn entgegen aller Prognosen überleben würde. Dennoch habe ich gehofft, dass mein Enkelkind nicht zu lange leiden muss, sollte er die Geburt tatsächlich überleben. Ich habe ihm nicht gewünscht, dass vielleicht alle möglichen medizinischen Hilfsmaßnahmen nötig sind, er dann vielleicht zwei Jahre überlebt, dafür aber sehr leidet. Das habe ich auch meiner Tochter nicht gewünscht oder meinem anderen Enkelsohn oder auch mir. Ich habe mich natürlich auch auf meinen gesunden Enkel gefreut. Das hat es vielleicht ein bisschen leichter gemacht, als wenn nur ein sterbendes Kind geboren worden wäre. Die Konzentration auf Ben war dann auch sehr groß und mit Freude gefüllt.*

Je nach Lage, Diagnose und Prognose der Kinder ist eine vaginale Geburt möglich (Asztalos et al. 2016). Diese dauert bei Mehrlingen in der Regel nicht viel länger als die Geburt eines einzelnen Kindes.

Der Ablauf der Geburt hängt dabei aber davon ab, wie die Kinder im Bauch positioniert sind. Sie können in den verschiedensten Kombinationen liegen: das eine mit dem Köpfchen nach unten, das andere in Beckenendlage oder auch beide in Steißlage. Tatsächlich liegen bei nur weniger als der Hälfte der Geburten alle Kinder mit dem Kopf nach unten. Ein Kaiserschnitt wird bei drei oder mehr Kindern empfohlen oder wenn das erste Kind in Steißlage beziehungsweise quer im Bauch liegt.

Sobald das erste Kind geboren ist, wird die Nabelschnur durchtrennt, die Plazenta bleibt in der Gebärmutter, bis auch Kind Nummer zwei (oder drei ...) auf der Welt ist. Die Geburt des weiteren Kindes sollte innerhalb von einer halben Stunde nach der Geburt des ersten erfolgen. Auch bei einem Kaiserschnitt werden die Kinder sehr kurz nacheinander geboren. In jedem Fall werden mehr Personen bei der Geburt anwesend sein, da die Versorgung von zwei oder mehr Kindern ansteht: Jedes Kind hat sein eigenes Fachteam.

Bei der Geburt von Mehrlingen ist es häufig so, dass nur ein Kind eine PND erhalten hat. So oder so entsteht die Situation, dass die Eltern ihre Aufmerksamkeit auf mehrere Kinder, mit vielleicht völlig unterschiedlicher Bedürfnissen, während und nach der Geburt verteilen müssen. Einerseits ist da die Freude über die Geburt der Kinder, die aber andererseits gleichzeitig von der Sorge oder der Trauer in Bezug auf das kranke oder sterbende Kind überschattet ist.

Das Wechselbad der Gefühle aus der Schwangerschaft hält also auch nach der Geburt noch an und ist oft nur schwer zu ertragen. Daher ist es wichtig, dass Unterstützung aus dem Familienkreis dazukommt (Großeltern, Geschwister der Eltern, Paten). Es hilft sehr, wenn für das gesunde Kind weitere Bezugspersonen anwesend sind: So können sich die Eltern zum Beispiel beruhigt auf die Versorgung des kranken Kindes konzentrieren oder die gegebenenfalls sehr kurze Zeit mit ihrem vielleicht sterbenden Kind verbringen.

Die Eltern müssen außerdem vom Fachpersonal besonders gut begleitet und angeleitet werden, die Bindung zu allen ihren Kindern aufzubauen. Dies ist besonders auch dann wichtig, wenn eines der Kinder wieder verabschiedet werden muss, da es auch für die Beziehung des überlebenden Kindes zu den Eltern von großer Bedeutung ist, dass die Bindung zum sterbenden Kind, Abschied und damit Heilung gelingen (Garten und von der Hude 2014, 142).

Gerne können alle Kinder zusammen in einem Raum sein, so dass die Eltern sich zunächst um das kranke Kind kümmern können. Mehrlingskinder sollten, wenn möglich, sowieso noch nicht sofort getrennt werden und zum Beispiel sollten auch gemeinsame Bilder von den Kindern angefertigt werden, als Erinnerung und Aufarbeitung für den später heranwachsenden Mehrling, wenn eines der Kinder nicht mehr da sein sollte. Familienbilder, Geschwisterbilder, Füßchen an Füßchen, Händchen an Händchen. Diese Erinnerungen können für die gesamte Familie von großem Wert sein.

Mehrlingskinder, PND und Stillen?

Auch Mehrlinge können, abhängig von Diagnose und Prognose und dem Wunsch der Mutter, gestillt werden. Hierfür ist eine Hebamme oder Stillberaterin mit Mehrlingserfahrung hilfreich, sie kann vielleicht schon vor der Geburt viele gute Tipps zu Positionen und Tricks geben. Mehrlinge können entweder nacheinander oder aber auch (Zwillinge) gleichzeitig gestillt werden, ein spezielles Stillkissen hilft. Da die Milch durch Nachfrage gebildet wird, ist in der Regel immer genügend, auch für mehrere Kinder, vorhanden.

Wir sind trotz allem Gebärende

Sabrina (Mutter von *Sophia 4, Zwerchfellhernie): *Das Schönste nach Sophias Geburt war, sie das erste Mal zu halten. Und als der Chefarzt ihr die Schläuche zog und sie extubierte und sagte: „Das probieren wir jetzt." Und sie es geschafft hat.*

Petra (Mutter von †Malte und †Harriet, Nierenfehlbildung): *Als Malte geboren wurde, haben wir uns alle zunächst einfach gefreut, dass er endlich da ist, auch Theresa. Diese Gefühle waren da, die Trauer kam erst später. Wir waren schlicht stolz, dass wir es geschafft hatten. Wir waren alle im Krankenhaus, haben viele Bilder gemacht, Theresa hatte Malte auf dem Arm und ist ganz unbefangen mit ihm umgegangen. Das war sehr schön für uns.*

Sonja (Mutter von †Leon, hypoplastisches Linksherzsyndrom: *Ich habe ein Kind auf die Welt gebracht, dafür bin ich sehr dankbar. Dass ich ihn gebären und in die Arme nehmen konnte und dass er als Kind tatsächlich da war. Ich habe ihn angesehen, gestreichelt, es war alles dran. So war diese Geburt, so traurig sie war, dennoch auch etwas Schönes.*

Alle Eltern, unabhängig von PND und Prognosen, haben eines gemeinsam: Die Frau bringt ein Kind auf die Welt und zwei Menschen werden Eltern. Sie erleben eine Geburt und alle damit verbundenen Vorgänge, physisch wie psychisch, das heißt neben Angst und Trauer auch positive Emotionen. Begriffe wie „Mutterliebe" und „Elternsein" bekommen eine neue Bedeutung, weil sich nun zur reinen Begrifflichkeit auch die Gefühle einstellen, die werdende Eltern so noch nicht kannten.

Gleichzeitig können diese Emotionen auch beängstigend sein, die Verantwortung für dieses kleine, nun greifbare Menschenleben wird bewusst – und mehr, wenn weitere schwere Entscheidungen anstehen, ob und wie dieses Kind weiter versorgt wird.

Neben diesen elementaren Fragen stehen auch ganz alltägliche Entscheidungen und natürliche Vorgänge an: Rituale rund um die Geburt, Geburtskarte, Taufe, Stillen oder nicht, Wochenfluss, Geburtsverletzungen, hormonelle Umstellung – das alles betrifft auch diese besonderen Eltern und darf hier nicht zu kurz kommen.

Rituale rund um die Geburt

Betroffene und/oder das behandelnde Fachpersonal sollten direkt nach der Geburt darauf achten, gewisse Rituale einzuhalten, die für Betroffene wichtig sind: Fotos machen, Hand- und Fußabdrücke des Kindes, eine Haarsträhne, die Nabelschnurklammer, das Armbändchen aufbewahren, Taufe oder Segnung. Diese Erinnerungen können später wahre Schätze für die Familie darstellen, insbesondere wenn das Kind vielleicht nicht für immer bleiben wird, in Mehrlingssituationen oder bei noch unklarem Ausgang.

Fotos

Biggy (Oma der Zwillinge *Ben 5 und †Finn, Anenzephalie): *Zur Geburt der Zwillinge war ein Fotograf anwesend. Er hatte auch schon Bilder während der Schwangerschaft gemacht. Erinnerungen verblassen schnell, ein Fotograf kann all das festhalten. Für später – sowohl für Ben als auch für uns.*

Bei Bildern, unabhängig vom Zustand und der Prognose des Kindes, kann sich der Fotografierende gleich zu Beginn auch bewusst auf besonders schöne Details des Kindes konzentrieren und so Fotos schaffen, die Eltern dann auch gerne mit ihrem Umfeld teilen. Dies ist abhängig vom Aussehen des Kindes nach der Geburt. Da die Eltern ihr Kind lieben werden, egal wie es bei ihnen angekommen ist, kann das Fachpersonal oder andere Anwesenden auf solche Details achten. Es kann hier mit Mützchen und Decken gearbeitet werden.

Wichtig ist aber auch, Fotos zu haben, auf denen das ganze Kind auch mit Fehlbildungen zu erkennen ist, nur so kann auch in Zukunft „begriffen" werden, wer an diesem Tag wie auf die Welt kam. So können Eltern besser mit möglichen schwierigen Phantasievorstellungen umgehen (Garten und von der Hude 2014, 90f.), sollte das Kind auf seinem Weg irgendwann vielleicht sterben oder schon gestorben sein.

Fotos sind bei Kindern mit kurzer Lebenszeit besonders wichtig, denn Familien haben nur begrenzte Möglichkeiten, fotografische Erinnerungen festzuhalten. Es ist außerdem wünschenswert, auch Fotos vom noch lebenden Kind, so möglich, zu machen, um auch diese einzigen Erinnerungen zu bewahren. Fotos, die vom Fachpersonal von verstorbenen Kindern gemacht werden, können zunächst in einem Briefumschlag in der Krankenakte oder als Dateisammlung in einer digitalen Patientenakte für die Eltern gesammelt werden (in der Regel 30 Jahre), damit die Betroffenen selbst entscheiden können, ob und wann sie die Bilder ansehen wollen.

Für jedes dieser besonderen Kinder gilt: Es sollte nicht vergessen werden, auch Fotos mit anderen Familienmitgliedern, Geschwistern und Freunden zu machen, um dem Kind einen für alle wahrnehmbaren Platz in dieser Familie zu geben.

Wenn Familien in dieser Situation nicht auf sich allein gestellt sein möchten, gibt es kostenlose Unterstützung durch ehrenamtliche Fotografen. Die Initiative „Tapfere Knirpse" unterstützt Familien mit einem kranken oder behinderten Kind. Die Initiative „Dein Sternenkind" arbeitet für Familien mit sterbendem oder verstorbenem Kind. Beide Vereinigungen haben umfangreiche Internetseiten, wo der Weg zum Angebot gut erklärt wird.

Für viele mag die Vorstellung, während oder kurz nach der Geburt einen „Fremden" dabei zu haben, unangenehm sein. Aber in der emotionalen Ausnahmesituation sind der Partner oder andere Angehörige eventuell nicht in der Lage, ansprechende Aufnahmen zu machen. Die Fotografen sind erfahren und auf diese Situation vorbereitet. Diese Chance auf schöne Familienfotos und Bilder vom Kind darf unbedingt wahrgenommen werden. Sollte das Kind darüber hinaus sterbend erwartet werden, sind dies vielleicht die einzigen Momente für die Eltern mit dem lebenden Kind, die sie vielleicht nicht mit Fotografieren vergeuden wollen, gleichzeitig aber damit auch die einzige Möglichkeit, diese Momente in Form von Bildern oder Videos zu dokumentieren.

Geburtskarte

Betroffene können eine Geburtskarte (auch schon vor der Geburt) gestalten und dann an Freunde und Familie verschicken. Dies ist eine gute Gelegenheit, schöne Erinnerungen bewusst zu schaffen. Auch sie sind mit diesem Kind Eltern geworden, sie dürfen ihr Umfeld daran teilhaben lassen, ganz egal, ob das Kind gesund, krank oder gestorben ist. Vor allem wird dieses Kind so auch für Außenstehende zu einer realen Person. Nur etwas, das real ist und (be-)greifbar, kann verstanden und akzeptiert werden. Das Umfeld sollte mit größtem Respekt auf eine solche Karte reagieren und den Eltern Raum für ihren Stolz, ihre Liebe und gegebenenfalls auch ihre Trauer lassen.

Es ist wichtig, Fotos für die Karte besonnen auszuwählen. Eltern sollten dabei nicht vergessen:

Der Blick, den sie auf ihr Kind haben, ist bedingungslos. Das gilt aber nicht automatisch für das gesamte Umfeld. Menschen mit einer gewissen Distanz könnten sich zum Beispiel über offensichtlich körperliche Begleiterscheinungen der Erkrankung erschrecken. Je nach Zustand und Aussehen können hier Schwarz-weiß- oder Detailaufnahmen, alternativ ein symbolisches Bild, eine gute Möglichkeit sein.

Name, Daten, ein Gedicht – alles, was mitgeteilt werden soll, gehört in die Karte. Wichtig erscheint uns außerdem: Wenn ein Kind schon verstorben ist, sollte auch das deutlich aus der Karte hervorgehen. Ein Todesdatum, welches bei schnellem Überfliegen vielleicht übersehen werden kann, reicht nicht. Nicht nur einmal ist es passiert, dass Eltern begeisterte Glückwunschanrufe auf ihre Karte hin erhalten haben, weil nicht verstanden wurde, dass das Kind gestorben ist – eine unangenehme Situation für alle.

Weitere Rituale

Sabine (Mutter von †Leona, Trisomie 18): *Betroffene können erst gewisse Rituale nachfragen, wenn sie wissen, was ihnen helfen könnte und was alles möglich ist. Leona wurde zum Beispiel noch intrauterin getauft. Das war sehr tröstlich. Betroffene Eltern sollten für sich klären, was sie sich wünschen, dann können sie es oft auch durchsetzen.*

Nadine (Mutter von *Esther 4, pränatale Fehldiagnose infaust): *Unser Pfarrer stand jederzeit auf Abruf: Sobald die Geburt beziehungsweise ihr Abschied losgegangen wäre, wollte er kommen und sie nottaufen. Er kam dann auch gleich, aber Esther hatte andere Pläne.*

- **Taufe** – Hier empfehlen wir für genauere Informationen (gegebenenfalls auch Nottaufe), sich der Konfession entsprechend entweder bei einem Geistlichen oder im Internet zu informieren. Eine Nottaufe zum Beispiel kann jeder durchführen, nicht nur Geistliche, auch Laien. Die genaue Durchführung unterscheidet sich in den unterschiedlichen Konfessionen, Grundlage ist jedoch, dass ein ordentlicher Taufspender nicht rechtzeitig herbeigeholt werden kann, zum Beispiel wenn das Versterben des Kindes unmittelbar bevorsteht. Bereits verstorbene Kinder können leider nicht mehr getauft werden, sie können jedoch mit geistlichem Beistand im Rahmen einer Segnung und Zeremonie dennoch würdevoll verabschiedet werden.

- **Nachgeburten** – sind in vielen Kulturkreisen Anlass für unterschiedlichste Rituale. Allen gemeinsam ist die Vorstellung, dass eine respektvolle Behandlung der Nachgeburt das Wohlergehen des Neugeborenen sichern soll (Kuntner 2004, 279). Wer möchte, darf die Plazenta mit nach Hause nehmen. Manche Eltern graben sie ein und pflanzen ein Bäumchen darauf. Dieser Brauch geht ursprünglich darauf zurück, das Neugeborene vor bösen Geistern zu schützen. Gerade für Eltern besonderer oder Sternenkinder kann dieses Ritual sehr heilsam sein. Für die einen ist es also der Baum der Hoffnung für ihr lebendes besonderes Kind, für die anderen eine dauernde Verbindung zu dem verstorbenen Kind. Zu bedenken könnte hier sein, wie die einzelnen Betroffenen darauf reagieren würden, wenn ein solches Bäumchen zum Beispiel irgendwann eingeht.

- **Spaziergänge** – können, wenn es der Zustand des Kindes erlaubt (im Tragetuch, Kinderwagen oder Bettchen; gegebenenfalls in Begleitung), für Abwechslung und Ruhe sorgen. Ein solcher „Ausflug" an der frischen Luft kann für einen kurzen Moment ermöglichen, einfach nur Eltern sein zu dürfen (Garten und von der Hude 2014, 84) und Kräfte zu tanken. Auch wenn das Kind schon gestorben ist, tun Spaziergänge vielleicht gut.

- **Geburts- und/oder Sterbeanzeige** – in der örtlichen Tageszeitung können das Mittel zur Wahl für diejenigen sein, die im größeren Rahmen Geburt und/oder Tod ihres Kindes mitteilen möchten. Familien lebender Kinder könnten so ganz bewusst ihr besonderes Kind über diesen Weg öffentlich und sichtbar zu machen, was dann auch keine Fragen mehr zur elterlichen Einstellung zu seiner Besonderheit offenlässt. Außerdem können sie so auch weniger geschockte Reaktionen beim Blick in den Kinderwagen erwarten.

Eltern, die ihr Kind verloren haben, kann so eine Anzeige bei der Trauerbewältigung helfen und es kann ebenfalls ein größerer Empfängerkreis erreicht werden: So muss nicht jeder Bekannte einzeln über den Verlust in Kenntnis gesetzt werden.

Für beide Fälle gilt: Eine solche Information gibt dem Umfeld außerdem die Möglichkeit, Unterstützung und/oder Anteilnahme zu zeigen, und erspart gegebenenfalls unangenehme Situationen im Alltag (vor allem in kleinen Ortschaften).

Stillen, Abpumpen und Abstillen

Sabrina (Mutter von *Sophia 4, Zwerchfellhernie): *Auf der Intensivstation habe ich angefangen, Sophia anzulegen, um sie zu stillen. Mir wurde dort gesagt, ich solle es so oft wie möglich versuchen, es kam sogar eine Stillschwester zur Unterstützung. Später auf der Kinderstation wurde mir dann aber gesagt, Sophia sei ein krankes Kind, das könne nicht gestillt werden. Ich wollte es aber und hatte ja auch schon damit angefangen. Letztlich konnte ich mich durchsetzen und es kam auch wieder die Stillschwester, die ich unbedingt dabeihaben wollte.*

Sophia sollte vor und nach dem Stillen immer gewogen werden, und wie ich es verstanden hatte, war dieser Mehraufwand den Schwestern schlicht zu viel. Ich bot also an, das Wiegen und Eintragen in die Liste selbst zu übernehmen. Und dann ging es. Ich konnte Sophia ein halbes Jahr lang stillen und habe dann normal mit Beikost angefangen.

„Wir sind trotz allem Gebärende" bedeutet auch, dass Stillen – auch nach dieser Geburt – ein Thema ist. Allein der physiologische Prozess im Körper der Mutter (Milcheinschuss) nach der Geburt macht es nötig, sich damit auseinanderzusetzen. Aber auch für die Psyche ist es wichtig, diesen Prozess des Mutter-

Werdens und -Seins wahrzunehmen und damit umzugehen, ganz egal, in welchem Zustand das Kind angekommen ist und ob es Nahrung braucht oder nicht – er ist Teil des Ganzen. Gerade weil nach der Geburt eines besonderen Kindes das Stillen schwierig bisweilen unmöglich und emotional schmerzhaft sein kann. Mancher Mutter wird es nicht möglich sein, ihrem Kind die Brust zu geben, ob der Diagnose, der nötigen Operationen, dem kritischen Zustand des Kindes oder normalen Stillproblemen. Auch Mütter, deren Kinder nicht überlebt haben, fühlen oftmals nicht nur körperlichen Schmerz angesichts der verpassten Zweisamkeit des Stillens.

Wer aber die Möglichkeit hat und es möchte, darf es auf jeden Fall versuchen. In besonderen Situationen, zum Beispiel vor und nach Operationen, kann gegebenenfalls auch abgepumpt werden, damit das Kind dennoch und so lange wie möglich die mütterliche Milch bekommt. Lässt es der Zustand des Kindes dann (wieder) zu, kann weiter gestillt werden.

Wer sein Kind nach der Geburt stillen oder aber versuchen möchte, ihm über Abpumpen die Muttermilch zukommen zu lassen – und sei es in Teilen –, sollte dies schon vorher mit dem behandelnden Fachteam besprechen. So manche Mutter konnte Stillen oder Abpumpen durchsetzen, auch wenn das Fachpersonal wenig Zeit hatte oder kein Interesse an dem Thema zeigte, was manchmal dem stressigen Klinikalltag geschuldet sein kann. Hier können Mütter anbieten, so möglich, selbstständig Pflege und Nahrungsgabe zu übernehmen und so das Personal zu entlasten. Manchmal muss hier nur die Perspektive gewechselt werden, um auch die Vorteile einer Situation zu erkennen.

Betroffene sollten sich also nicht zu schnell verunsichern lassen bezüglich des Stillens und, sofern der Zustand des Kindes es zulässt, dieses Recht für sich und ihr Kind einfordern, ebenso auch Unterstützung und Hilfe von Hebammen und Stillschwestern (Laktationsberaterinnen) beim Anlegen und anderen Fragen rund um das Stillen eines besonderen Kindes. Auch hier gilt es wieder ein Gleichgewicht zu finden zwischen dem, was Betroffene sich wünschen, und dem, was dann faktisch möglich ist, zum Beispiel bezüglich des Zustandes des Kindes.

Solange das Kind möchte und in der Lage ist zu trinken, kann es auch bei palliativer Begleitung gestillt beziehungsweise durch abgepumpte Milch versorgt werden. Der Prozess des Stillens oder aber des Abpumpens/der Fläschchengabe und auch das Sondieren der Nahrung kann für die Mutter ein wichtiges Ritual sein, um ihrer Fürsorge aktiv Ausdruck zu verleihen. Auch wird damit den körperlichen Prozessen der Milchproduktion Rechnung getragen. Die Mutter erhält dadurch das Gefühl, ihr Kind selbst versorgen zu können, in diesen Momenten werden unvergessliche Erinnerungen gesammelt.

Los geht's

Die Muttermilch enthält Nährstoffe, die perfekt auf die Bedürfnisse des Kindes abgestimmt sind, sowie Abwehrstoffe, die das Kind vor Krankheiten schützen können. Stillen schützt vor Allergien, hilft bei der Rückbildung der Gebärmutter und mindert den Wochenfluss sowie das Brustkrebsrisiko. Der enge Körperkontakt zwischen Mutter und Kind fördert deren Bindung (auch bei sterbenden Kindern). Auch aus praktischer Sicht ist Muttermilch unschlagbar: Die Nahrung ist immer dabei, in eigenen Behältern, richtig temperiert, keimfrei und kostenlos.

Das Wundermittel Muttermilch

---

kann fast alles: Hat das Kind eine verstopfte Nase oder einen wunden Po, kann Muttermilch das Mittel der Wahl sein. Am besten die Hebamme fragen, die kennt alle Tricks.

Der ideale Zeitpunkt ein Neugeborenes anzulegen ist in den ersten zwei Stunden nach der Geburt, hier ist der Milchsuchreflex am stärksten. Wenn es die PND und der Zustand des Kindes also zulassen, spricht nichts dagegen, auch das besondere Kind anzulegen. Das kann auch bei palliativ betreuten Neugeborenen, in Absprache mit dem Team, versucht werden.

Der Milcheinschuss ist individuell, aber etwa am dritten Tag ist es so weit: Die Brüste fühlen sich prall an, können heiß sein und schmerzen. Das ist aber nur für kurze Zeit so. Zur Unterstützung der Milchbildung und zur Vorbeugung von Blasenentzündung und Verstopfung ist viel Trinken (Wasser, Tee) angesagt: zwei bis drei Liter am Tag.

Der Milcheinschuss nach Kaiserschnitt kann ein, zwei Tage später beginnen. Der Körper muss erst „verstehen", dass er gerade ein Kind bekommen hat, da der natürliche Geburtsprozess samt Hormonen fehlt. Mütter brauchen hier nicht verzweifeln und das Handtuch werfen: Auch nach ein, zwei oder drei Wochen konnte das Stillen noch erfolgreich umgesetzt werden. Bis dahin kann das Kind zugefüttert werden.

Wichtig ist, das Kind richtig anzulegen: Der Mund sollte weit geöffnet sein, der gesamte Warzenhof, nicht nur die Brustwarze, sollte im Mund sein, die Unterlippe nach unten geöffnet/geklappt. Nur so kommt es nicht zu Entzündungen. Immer abwechselnd beide Brüste zum Stillen anbieten, damit sich kein Milchstau bildet und es nicht zu Abszessen und Brustentzündungen (Mastitis) kommt. In den ersten Wochen reguliert sich die Milchbildung, gestillt wird nach Bedarf: Also immer, wenn das Kind Hunger hat, wird es angelegt. So wird die Milchmenge auf die Bedürfnisse des Kindes eingestellt (Infoblatt LLL e.V.).

Ein Gläschen Sekt oder Bier (alkoholfrei)

---

fördert die Milchbildung. Wenn der Milcheinschuss also auf sich warten lässt oder die Produktion durch Stress ins Stocken gerät, darf mit einem Gläschen auf den neuen Erdenbewohner angestoßen werden.

Eine möglichst entspannte Haltung unterstützt das Stillen. Rücken, Beine, Arme und Handgelenke mit Kissen, Stillkissen, Lehnen entlasten, sonst kommt es zu Schmerzen und Entzündungen. Die bequemste Form des Stillens, vor allem am Anfang, ist für die meisten Frauen liegend mit dem Kind im Bett. Hier können Mutter und Kind kuscheln, schlafen und ausruhen. Manche PND erfordert vielleicht eine spezielle Stillhaltung. Hier unterstützen Hebamme oder Laktationsberaterin. Zu jedem Stillen einen

Tee zu trinken fördert Gemütlichkeit und deckt den erhöhten Flüssigkeitsbedarf der Mutter. Hier können die Partner aktiv werden.

Schwierigkeiten beim Stillen

Nadine (Mutter von *Esther 4, pränatale Fehldiagnose infaust): *Meine beiden anderen Mädchen habe ich von Anfang an gestillt, bei Esther hat es leider nicht funktioniert. Das fehlt mir tatsächlich bis heute. Niemand konnte etwas dafür, die Schwestern haben versucht alles zu ermöglichen, aber Esther war sehr schwach und es wollte nicht klappen. Durch den ganzen Psychostress ist mir dann auch noch die Milch ausgeblieben, so dass selbst Abpumpen irgendwann nichts mehr brachte.*

Wer zum ersten Mal stillt, wird feststellen, dass es vermutlich ganz anders ist als vorgestellt: In der Regel tut das erste Anlegen weh, das Kind saugt viel stärker, als die Mutter es erwartet hat, und im Laufe der nächsten ein bis drei Tage sind oftmals die Brustwarzen wund und tun mit jedem Anlegen mehr weh.

Eine Salbe (reines Lanolin) kann Abhilfe schaffen. Nach jedem Stillen wird sie dünn auf die Brustwarze aufgetragen. Es schadet dem Kind nicht, unterstützt aber die Heilungsprozesse der Haut. Auch ein paar Tropfen Muttermilch, die auf der Brustwarze verrieben werden, helfen. Nach dem Stillen können Betroffene immer ein paar Minuten die Brust an der frischen Luft trocknen lassen. Auch das Auflegen von kühlen Kohlblättern auf die Brust lindert Wundsein und Schmerzen. Das Auflegen eines warmen Waschlappens kurz vor dem Stillen wirkt lindernd bei übervollen Brüsten und Stauung – der Milchspenderreflex wird angeregt. Wenn die Brustwarzen zu stark schmerzen, können Stillauflagen helfen, kleine Silikonhütchen, die wie ein Sauger über die Brustwarze gelegt werden.

Nach sieben bis zehn Tagen haben sich die Brustwarzen in der Regel an die erhöhte Beanspruchung gewöhnt. Wer aber länger Probleme hat, Knoten in der Brust spürt (gestaute Milch) oder Risse an den Warzen feststellt, sollte mit seiner Hebamme

oder Stillberaterin darüber sprechen. Wird beispielsweise beim Stillen die Milch nicht gleichmäßig abgetrunken, kann sie sich in den Milchgängen stauen und Schmerzen verursachen, schlimmstenfalls zur Brustentzündung führen. Dies ist kein Grund zum Abstillen, bitte beraten lassen (Infoblatt LLL e.V.):

- **Symptome Milchstau:** druckempfindliche Stelle(n), schmerzende Schwellungen, Rötungen, Brust fühlt sich warm oder heiß an
- **Symptome Brustentzündung:** wie bei Milchstau plus Fieber, Schüttelfrost, Gliederschmerzen, Müdigkeit, Abgeschlagenheit

Aus welchen Gründen auch immer das Stillen nicht klappt, bevor Betroffene ganz aufgeben, können sie gegebenenfalls ein letztes Mal mit Hebamme oder Stillberaterin nach Ursachen und Lösungen suchen. Im Krankenhaus können Mütter darum bitten, für zu Hause lassen sich im Internet Kontaktdaten finden. Zur Entlastung der Mutter kann zwischendurch auch eine Flasche gegeben werden, später kann auf Zufüttern auch wieder verzichtet werden.

Die Psyche spielt beim Stillen eine wichtige Rolle. Wer zu viel Unruhe um sich herum hat, gestresst oder stark belastet ist, kann Probleme mit dem Stillen und dem Milcheinschuss bekommen. Das Wichtigste ist, nicht die Nerven zu verlieren und sich und dem Kind Zeit zu geben. Auch Stillen will gelernt sein und ist ein Prozess. Immer sofort nach Hilfe fragen – auch zum Abpumpen und Abstillen.

Und bei wem es mit dem Stillen nicht klappt, der muss sich nicht grämen. Die äußeren Umstände bei einem besonderen Kind können manchmal zu kompliziert sein oder der Gesundheitszustand dagegensprechen. Manche Frauen möchten auch nicht stillen. Es gibt mittlerweile sehr gute Ersatzprodukte, die das Kind hervorragend ernähren. Betroffene Mütter haben genug andere Sorgen. Es ist immer einen Versuch wert, aber nicht, den Kopf darüber zu verlieren.

Rund ums Stillen

- **Abpumpen** – mit Milchpumpe: In manchen Situationen ist das Anlegen des Kindes durch die Begleitumstände nicht (uneingeschränkt) möglich, dennoch kann es die wertvolle, auf das Kind perfekt abgestimmte Muttermilch erhalten. Entweder wird die Milch gleich gefüttert (Flasche oder auch Sonde) oder sie kann kühl gestellt oder sogar eingefroren und damit für später konserviert werden. Die Milch kann 24 Stunden im Kühlschrank und bis zu drei Monaten im Gefrierfach aufbewahrt werden. Wer von Anfang an regelmäßig abpumpt, kann dann auch den Partner das Kind füttern lassen und nachts abwechselnd schlafen.

Auch bei Kindern, die keine Muttermilch bekommen (können) oder schon gestorben sind, kann das Abpumpen nach Milcheinschuss eine Weile nötig sein. Auch hier ist es wichtig, sich beraten zu lassen, um alles richtig zu machen. Milchpumpen können in Apotheken gegen Gebühr ausgeliehen werden, bei Stillproblemen sogar auf Rezept.

- **Abstillen** – weil das Stillen vielleicht nicht klappt oder nicht möglich ist oder weil das Kind keine Nahrung mehr aufnimmt oder schon gestorben ist, kann für manche Mütter physisch wie psychisch sehr schmerzhaft sein. Wenn die Brüste weh tun, die Milch gegebenenfalls abgepumpt und weggeschüttet werden muss und irgendwann ganz versiegt. In so einem Fall könnten Medikamente den Milcheinschuss von vornherein verhindern oder den Prozess des Abstillens beschleunigen. Diese können aber zahlreiche Nebenwirkungen haben.

Manche Frauen nehmen die körperlichen Schmerzen beim Abstillen darüber hinaus aber auch als physischen Ausdruck ihres inneren Schmerzes (dankbar) an. Und für manche Mütter kann dies auch die Trauerarbeit positiv unterstützen, wenn das Kind stirbt oder schon tot ist und keine Nahrung mehr gebraucht wird und dies für die Mutter auch auf körperlicher Ebene begreiflich wird. Aus Betroffenenberichten wissen wir, dass es ein heilsames Ritual sein kann, abgepumpte Muttermilch als Badezusatz für das sterbende oder gestorbene Kind zu nutzen, mit in den Sarg zu geben oder später auf dem Grab auszugießen.

- **Rauchen und Verhüten** – trotz Stillen? Ab und zu taucht bei Raucherinnen die Frage auf, ob trotz Stillens geraucht werden kann. In der Regel überwiegen die Vorteile des Stillens, auch wenn geraucht wird. Das ist allerdings auch abhängig davon, wie viel geraucht wird und von der PND, eine Rücksprache mit dem behandelnden Team ist daher sinnvoll. Am besten ist es, immer direkt nach dem Stillen zu rauchen, damit das Nikotin bis zur nächsten Stillen wieder abgebaut werden kann.

Und auch die Frage, ob Mütter trotz Stillens verhüten sollten: Die Gefahr schwanger zu werden ist da. Bereits drei bis sechs Wochen nach der Geburt besteht die Möglichkeit, wieder fruchtbar zu sein – obwohl gestillt wird.

Nachsorge auf allen Ebenen

Sonja (Mutter von †Leon, hypoplastisches Linksherzsyndrom): *Insbesondere nach der Geburt wurde ich sehr liebevoll betreut. Sie haben mir meinen Sohn gebracht und alles sehr nett arrangiert. Mein Mann war zwei Tage bei mir. Ich hatte ein tolles Zimmer, irgendwo ganz am Ende der Station, wo ich keinen Kontakt zu anderen Neugeborenen und Müttern hatte. Es war alles sehr sorgsam, sehr umsichtig.*

Für die Aufarbeitung der Schwangerschaft und der Geburt sowie das Zurechtfinden im neuen Leben mit einem besonderen Kind oder nach einem Verlust ist es unabdingbar, dass die Familie weiterhin intensiv begleitet wird:

Die Nachsorge beginnt schon in der Klinik mit dem Wochenbett, soll Versorgungsbrüche beim Übergang in die Häuslichkeit vermeiden und beinhaltet nicht nur Nachsorgeuntersuchungen von Mutter und gegebenenfalls Kind, sondern auch eine psychosoziale Betreuung und gegebenenfalls Trauerbegleitung, auch im Kontext der Familienstrukturen, das heißt auch den Partner und eventuelle Geschwisterkinder miteinschließend (Garten und von der Hude 2014, 161).

Diese Nachsorge kann wieder von einem Team (Hebammen, Psychologen, Selbsthilfe- oder Trauergruppen, Gynäkologen, Pflege) geleistet werden und sollte unbedingt in der Planung zur Versorgung der Familie von Anfang an mit bedacht werden. Dr. Lars Garten weist zudem darauf hin, dass „Prozessbegleitung [...] auch bedeuten [kann], dass die Begleitenden kurzfristig die Führung übernehmen müssen, um Strukturen anzubieten und herzustellen. Im Wort ‚Begleitung‘ ist auch das Wort ‚Leitung‘ enthalten." (Garten und von der Hude 2014, 106)

Auch ein Nachsorgegespräch mit dem in Schwangerschaft und Geburt behandelnden Fachpersonal sollte den Eltern angeboten werden, da sich im Laufe der Zeit immer wieder Fragen ergeben, deren Beantwortung den Betroffenen bei der Aufarbeitung hilft.

Sollten Betroffene nach der Geburt schon die Klinik verlassen haben, ist es Aufgabe des Fachpersonals trotzdem, gegebenenfalls auch über Telefon oder Post (was außerdem Fürsorge und Respekt signalisiert (Garten und von der Hude 2014, 116)), alle Nachsorgemöglichkeiten und -themen zu kommunizieren und mit ihnen durchzusprechen.

Wochenbett: Nachsorge auf körperlicher/hormoneller Ebene

Die meisten Frauen sind nach der Geburt körperlich und emotional erschöpft, dazu kommen die erheblichen Veränderungen im Hormonhaushalt. In den ersten Tagen direkt nach der Geburt stellt sich der Körper auf „nicht schwanger" um, insgesamt wird jedoch ein Zeitraum von acht Wochen als Wochenbett bezeichnet. In dieser Zeit sollte sich die Mutter viel ausruhen, sie benötigt darüber hinaus liebevollen Beistand. Das gilt nach einer besonderen Geburt umso mehr. Der Mutter selbst und ihrem Umfeld muss dabei klar sein, welchen Kraftakt ihr Körper, ihr Geist und ihre Seele nicht nur mit dieser Geburt, sondern auch schon in dieser Schwangerschaft geleistet haben und dass viele Kraftreserven verbraucht wurden.

Ausruhen ist jedoch bei besonderen oder verstorbenen Kindern manchmal nicht einfach umzusetzen, da viele medizinische, pflegerische und/oder bürokratische Schritte eingeleitet und übernommen werden müssen. Je mehr den Eltern abgenommen werden kann – wenn sie das wollen – desto besser.

In den ersten Tagen nach der Geburt haben Mütter, auch von Sternenkindern, das Recht auf mindestens einen täglichen Besuch einer Hebamme, danach werden die Abstände länger. Bei Stillschwierigkeiten oder Ernährungsproblemen sind zusätzliche Besuche möglich.

In den ersten Tagen nach der Geburt sorgen die Hormonumstellungen auch gerne für Stimmungsschwankungen, manchmal bis hin zur Niedergeschlagenheit. Die Sorge um das kranke oder die Trauer um das verstorbene Kind kann diesen Zustand verstärken. Insgesamt gilt, nicht bei allem und sofort die Geduld zu verlieren, manche Dinge müssen sich erst einspielen und brauchen Zeit, Geduld und Zuversicht. Das Problem könnte sein, die Hormonumstellung von Gefühlskarussell und Trauer nach einer besonderen Geburt sowie von Stimmungskrisen nicht unterscheiden zu können, da diese Dinge sich gern vermischen. Bessert sich das Befinden aber nicht, sollte vor allem eine postpartale Depression ausgeschlossen werden.

Nachwirkungen auf körperlicher Ebene

- **Dammverletzungen** – wie Dammriss oder Dammschnitt werden vermutlich Schmerzen bereiten: Kühlung in den ersten Tagen lindert, Wasserlassen unter der Dusche oder eine Schale lauwarmes Wasser neben der Toilette, was beim Urinieren über die Scheide gegossen wird, verhindert brennende Schmerzen. Kräutersitzbäder nach einigen Tagen können ebenfalls die Heilung unterstützen (Heiss 2015). Auch hier können bei Bedarf Schmerzmittel helfen.

- **Inkontinenz** – kann durch die Beanspruchung des Beckenbodens in Schwangerschaft und bei der Geburt entstehen, das heißt beim Sport, Husten oder Lachen kann Urin abgehen. Hier hilft Beckenbodengymnastik. Nach einem Kaiserschnitt kann es infolge des Blasenkatheters zu Reizungen oder Entzündungen der Blase kommen.

- **Kaiserschnittnarben** – können bisweilen sehr schmerzhaft sein. Es hilft, nach oben über die Schulter zu husten oder zu lachen. Beim Aufstehen ist es wichtig, die Füße anzustellen und Ober- und Unterkörper nicht zueinander zu verdrehen, sondern in einer Achse in die Seitenlage zu kippen. Dabei nicht die Luft anhalten, sondern bewusst atmen. Mit einer Hand von der Matratze hochdrücken, währenddessen die Beine aus dem Bett gleiten lassen, kurz sitzenbleiben, dann langsam aufstehen. Die ersten Male noch helfen lassen (Schwindelgefahr). Ein elektrisches Bett unterstützt, ist aber nicht überall Standard. Wenn das Kind mit im Zimmer ist, dann möglichst in einem Anstellbett, um das Kind selbst und ohne Hilfe zu sich nehmen zu können.

- **Nachwehen** – sind Kontraktionen, durch die der Körper die Gebärmutter kontinuierlich in den nächsten Tagen und Wochen zurückbildet. Vor allen Dingen Frauen, die das erste Mal stillen, werden bemerken, dass immer dann, wenn sie ihr Kind anlegen, die Nachwehen besonders stark sind. Das hat wieder mit dem Hormon Oxytocin zu tun, das beim Stillen ausgeschüttet wird und das gleichzeitig für die Rückbildung des Körpers zuständig ist. Die Nachwehen können drei bis fünf Tage andauern und zum Teil sehr schmerzhaft sein. Gegen die Schmerzen können homöopathische Mittel helfen, zur Not auch ein vom Arzt verordnetes Schmerzmittel (Paracetamol oder Ibuprofen gelten hier als geeignet).

- **Wochenfluss** – entsteht nach der Geburt durch eine Wundfläche an der Gebärmutterinnenwand an der Stelle, an der die Plazentta angewachsen war. Die Blutung entsteht durch die Ablösung der Plazenta, Nachwehen befördern den Blutfluss und die Heilung: Zuerst ist das Blut hell und rot, dann allmählich bräunlich. Nach etwa 14 Tagen wird es gelblich. Nach sechs bis acht Wochen ist die Wundheilung abgeschlossen. In den ersten Tagen nach jedem Toilettengang Slipeinlage wechseln und Intimbereich gegebenenfalls mit warmem Wasser vorsichtig spülen.

Gefühlskarussell und Trauer: Nachsorge auf emotionaler Ebene

Nicht nur wenn das Kind gestorben ist, kann die Umstellung von „schwanger" auf „nicht schwanger" auch emotional schmerzhaft sein. Das Kind ist nicht mehr im geschützten Körper der Mutter, der Verlust des dicken Bauches und der Bewegungen darin können außerdem als einschneidend empfunden werden, vor allem, wenn das Kind schwer beeinträchtigt ist, stirbt oder schon gestorben ist. Der Bauch ist leer, die Hände können dem kranken Kind nicht helfen oder sind nach einem Verlust auch leer. Hormone und körperliche Nachwirkungen tun ihr Übriges. Manche Mütter haben das Gefühl, verrückt zu werden, spüren, obwohl das Kind geboren ist, noch Kindsbewegungen, wie Phantomschmerzen. Niemand steht mehr auf im Bus, damit die Schwangere sich setzen kann, es wird einem wieder Wein beim Essen angeboten, keiner trägt einem mehr die Einkaufstaschen.

Diese Umstellung braucht Zeit, Geduld, einen liebevollen und achtsamen Umgang mit sich selbst und wurde uns in Teilen tatsächlich auch schon von „Normal-Syndrom"-Müttern rückgemeldet, wobei sie für Mütter besonderer Kinder und wohl für Sternenkindermütter, die ihr Kind ganz verloren haben, am gravierendsten ist.

Eltern neigen nach einer besonderen Geburt außerdem oft dazu, gedanklich um Hilflosigkeit, verpasste Chancen und Scham zu kreisen. Auch Schuldzuweisungen treten häufig auf: gegenüber sich selbst, dem Partner, dem Fachpersonal oder Gott. Eltern brauchen in dieser Zeit das Gefühl, alles sagen zu dürfen, was sie belastet.

Wichtig sind zudem Begleitpersonen, die gerade in der Anfangszeit zu jeder Zeit für sie erreichbar sind und sie in ihrer eigenen Fähigkeit, zu verarbeiten, zu heilen und mit ihrer neuen Lebenssituation zurechtzukommen, stärken. Aktive Handlungen und Rituale helfen. Gegebenenfalls müssen Betroffene auch angeleitet werden, falls sie nicht selbstständig Wege finden und im Chaos versinken.

Es ist wichtig, eine Trauerbegleitung im Nachsorgeplan abzudecken und Betroffene bei ihrer Verarbeitung professionell zu unterstützen, in welcher Form ihre Trauer auch stattfinden mag. Dies betrifft Eltern von Erden- wie Sternenkindern.

Der Trauer haben wir zwei weitere Kapitel gewidmet, in dem alle besonderen Eltern von Erden- wie Sternenkindern hilfreiche Informationen für ihre individuelle Trauer finden.

Beruhigungsmittel

Vorsicht mit Schlafmitteln und Stimmungsaufhellern direkt nach der Geburt: Diese Mittel sollten immer nur in enger Absprache mit dem behandelnden Team eingenommen und dabei bedacht werden, ob die frischgebackene Mutter tatsächlich die ersten Stunden und Tage nach der Geburt schlafend oder ruhiggestellt verbringen will. Gegebenenfalls verpasst sie so auch die einzigen Momente und damit auch das Bonding mit ihrem besonderen, sterbenden oder schon verstorbenen Kind. Die Gabe von Beruhigungsmitteln kann zwar kurzfristig erfolgen und gefühlsmäßig distanzieren, hilft aber langfristig in der Bewältigung nicht und stört schlimmstenfalls den Trauerprozess oder kann ihn sogar verlängern. Gegebenenfalls kann zunächst auch mit alternativen Mitteln gearbeitet werden, dabei muss bewusst bleiben, dass auch diese Medikation ein Eingriff ist. Die Erfahrung hat gezeigt, dass Emotionen wie emotionaler Schmerz und Trauer, die durch solche Mittel zur Seite geschoben werden, irgendwann trotz alledem gelebt werden müssen. Die Gefühle wiederum lassen den aktuellen Moment real und begreifbar werden und sind nur so auch in Zukunft abzuschließen. Wer diese Gefühle verdrängt, muss damit rechnen, dass sie, nachdem die Mittel abgesetzt werden, zu einem späteren Zeitpunkt auftauchen werden beziehungsweise sich in anderer Form (körperliche Beschwerden) bemerkbar machen können (Mund und Mitte 2012). Sie lassen sich also nicht grundsätzlich vermeiden, mit keinem Mittel der Welt.

Stimmungskrisen: Nachsorge auf psychischer Ebene

Nach der psychisch ohnehin belastenden Schwangerschaft sollte während der Nachsorge ein besonderes Augenmerk darauf gelegt werden, Ansätze von Depression rechtzeitig zu erkennen, um dann mit einer Behandlung gegensteuern zu können. Nach der Geburt eines kranken oder sterbenden Kindes ist durch die hohen emotionalen Anforderungen die Gefahr, an einer Depression zu erkranken, etwas höher.

Die Prognosen für die meisten psychischen Erkrankungen nach der Geburt sind aber sehr gut, eine bei manchen Frauen entstehende Depression klingt bei nahezu allen Betroffenen wieder vollständig ab. Es werden unterschieden (nach Rohde und Dorn 2007, 185ff.):

- **Postpartales Stimmungstief („Heultage", „Babyblues")** – ist ein Wechsel intensiver Gefühle (zum Beispiel Euphorie und Weinen) um den dritten bis fünften Tag nach der Entbindung, bedingt durch die Hormonumstellung nach der Geburt. Etwa die Hälfte aller Frauen ist davon betroffen. Es besteht kein Behandlungsbedarf, hilfreich ist ein empathischer Umgang mit der Mutter.

- **Postpartale Depression (PPD)** – ist eine schleichende Entwicklung, erst Wochen oder Monate nach der Geburt können Symptome auftreten: Traurigkeit, Antriebslosigkeit, Schlafstörungen, Desinteresse, Suizidalität, ambivalente Gefühle gegenüber dem Kind. Die Abgrenzung zu „normalen" Verstimmungen nach einer Entbindung ist nicht immer leicht. Die Depression kann durch Vorerkrankungen und durch belastende oder traumatische Situationen in Schwangerschaft und bei der Geburt – wie zum Beispiel eine PND – gefördert werden. 10 bis 15 Prozent aller Mütter sind von PPD betroffen; auch 4 Prozent der Väter können nach der Geburt von PPD betroffen sein. Die postpartale Depression ist unbedingt behandlungsbedürftig. Eine stationäre Behandlung kann notwendig sein.

- **Postpartale Psychose (PPP)** – ist eine schwerwiegende psychiatrische Komplikation im Wochenbett mit meist plötzlichem Beginn und muss fachpsychiatrisch behandelt werden, in der Regel stationär. Die PPP entsteht vor allem in der ersten Zeit nach der Entbindung (in den ersten zwei Wochen) oder kann sich aus einer Depression entwickeln. Etwa 0,1 bis 0,2 Prozent aller Mütter sind betroffen.

Abschließende Nachsorge, Selbstsorge und Resilienz

Theresa (Schwester von †Malte und †Harriet, Nierenfehlbildung): *Nach der Geburt von Malte und später von Harriet sind wir gemeinsam, meine Eltern und ich, zur Kur ins Allgäu gefahren. Die ganze Familie. Das war sehr schön.*

Sechs bis acht Wochen nach der Geburt findet eine gynäkologische **Nachuntersuchung** statt, wobei die Rückbildung kontrolliert wird. Dabei werden untersucht: Blutdruck, Herzfrequenz, Gewicht, Brüste und Brustwarzen, Bauchmuskeln, gegebenenfalls Krebsvorsorge sowie mögliche Nähte (Kaiserschnitt, Damm). Auch die psychische Verfassung wird überprüft.

Die Nachsorge sollte gemeinsam mit den Eltern und Schritt für Schritt in **Selbstsorge** münden, beziehungsweise diese von Anfang an gefördert werden, um Betroffene, wenn sie so weit sind, gestärkt in ihr Leben entlassen zu können, in dem sie auch eigenverantwortlich für ihr Wohlergehen sorgen können.

Die Psychologie spricht im Zusammenhang mit der Verarbeitung belastender Lebensereignisse auch von Resilienz. Resilienz bezeichnet die Fähigkeit des Menschen, mit einem einschneidenden Ereignis aus eigener Kraft umgehen zu können, also sich selbst vor dem Abgrund zu retten (Stehaufmännchen-Prinzip).

Dabei geht es auch darum, sich in schwierigen Situationen selbst Hilfsmittel zu organisieren und/oder in seinem Umfeld Unterstützung zu mobilisieren. Jeder kann sich darum bemühen, Hilfe zu finden und anzunehmen, dies ist aber ein Prozess, braucht Kraftreserven und will (manchmal zunächst angeleitet) gelernt sein. Selbstsorge bedeutet hier außerdem Fürsorge für das Kind, denn nur wer stabil ist und durchhält, kann andere auf seinem Weg begleiten, auch wenn es vielleicht der letzte Weg sein mag. Regelmäßiger Schlaf, Auszeiten und Ruhepausen, gute Ernährung, Bewegung und Austausch mit Familie und Freunden sowie vielleicht weitere psychologische Begleitung sollten Basis für die Eltern sein.

Die Mutter sollte außerdem nach der Geburt auf ihren Körper achtgeben:

Beckenbodengymnastik fördert die Rückbildung der inneren Organe und bringt die überdehnten Muskeln wieder in Form. Mütter sollten langsam mit leichten Übungen beginnen, um Inkontinenz vorzubeugen oder entgegenzuwirken und die Regeneration des Körpers zu unterstützen. Nach einem Kaiserschnitt muss zunächst einige Wochen gewartet werden. Bei Schwindel und Blutungen sollte sofort der Arzt benachrichtigt werden.

Rückbildungskurse könnten nach der Geburt eines besonderen Kindes allerdings auch schmerzliche Erlebnisse hervorrufen, in einem Raum voller frischgebackener Mütter mit gesunden Kindern. Manche Städte bieten mittlerweile Rückbildungsgymnastik für besondere Situationen an, zum Beispiel auch für Sternenkinder-Mütter. Auch Vereine und Selbsthilfegruppen zu besonderen Erkrankungen können vielleicht weiterhelfen. Wer Kraft und Motivation hat, kann selbst einen Kurs für besondere Mütter ins Leben rufen. Dies ist ein guter Ort, Gleichgesinnte zu treffen und sich auszutauschen. Wer lieber zuhause und allein bleiben möchte, lässt sich von seiner Hebamme Rückbildungsübungen zeigen. Es kann außerdem sein, dass Mütter nach der Geburt noch eine Zeitlang unter Rückenschmerzen leiden. Neben der Rückbildungsgymnastik helfen hier Yoga, Pilates und eine richtige Körperhaltung.

Insgesamt sind Sport und Bewegung grundsätzlich gute Mittel, um gesund, fit und energetisch zu werden beziehungsweise zu bleiben, sowie natürliche Stimmungsaufheller. Ab wann wieder richtig Sport gemacht werden kann, sollte mit Hebamme oder Arzt besprochen werden.

- **Krankenhausaufenthalte** – können schon vorher mit dem Krankenhaus und der gesetzlichen Krankenkasse geklärt werden: Wer darf alles mit in die Klinik aufgenommen werden? Für den Zeitraum kurz nach der Geburt kann der Partner meist mit in ein Familienzimmer, muss hierfür allerdings die Kosten aus eigener Tasche bezahlen. In Bezug auf das Kind ist im Sozialgesetzbuch rechtlich verankert, dass es während der Betreuung in einer Klinik zu jeder Zeit eine Bezugsperson zur Seite haben darf, außerdem soll die Bezugsperson aktiv darin unterstützt werden, sich an der Pflege und Betreuung des Kindes zu beteiligen. Durch ein entsprechendes medizinisches oder psychologisches Gutachten werden die Kosten für den Aufenthalt (zum Beispiel auch in einem Elternhaus) übernommen. Außerdem kann ein möglicher Verdienstausfall bei der Krankenkasse beantragt werden. Für Geschwisterkinder, die unter Umständen durch das Fernbleiben der haushaltsführenden Person nicht adäquat versorgt werden können, finanziert die Krankenkasse eine Haushaltshilfe (§38 SGB V).

- **Standesamtliche Anmeldung** – des Kindes muss innerhalb einer Woche nach der Geburt auf dem Standesamt des Geburtsortes stattfinden. In den meisten Kliniken kann das hausintern erledigt und die Unterlagen können zum Standesamt weitergeleitet werden. Die Geburtsurkunde wird in vierfacher Ausfertigung erteilt. Zwei Exemplare sind für das Familienbuch, eines ist für die Beantragung des Elterngeldes und eines für die Beantragung des Kindergeldes. Die Regelungen zur Bescheinigung von Geburt – und unter Umständen Tod – sind in der Personenstandsverordnung festgelegt. Nur ein Kind, das lebend geboren wird (Herzschlag, pulsierende Nabelschnur, Atmung) oder bei seiner Geburt zumindest 500 Gramm wiegt (Totgeburt), erhält eine Geburts- und (am Ende seines Lebens eine) Sterbeurkunde. Die Existenz totgeborener Kinder unter 500 Gramm kann aber vom Standesamt auf einem Formular bescheinigt werden.

- **Anmeldung bei der Krankenkasse** – gilt für jedes lebend geborene Kind. Das ist auch der Fall, wenn das Kind nach kurzer Zeit verstirbt. Nicht selten erhalten Eltern nach dem Tod ihres Kindes eine Aufforderung, ihr Kind anzumelden. Diesem automatisierten Schreiben der Krankenkasse ist oft ein Glückwunsch beigefügt. Dies kann schmerzlich sein, entsteht aber durch die Verzögerung bis zur Bearbeitung. Eine kurze Antwort – telefonisch oder schriftlich, gegebenenfalls auch von einer vertrauten Person – unter Vorlage der Sterbeurkunde erledigt die Anfrage.

- **Kindergeld** – anspruchsberechtigt sind die Eltern, Adoptiveltern oder Pflegeeltern des Kindes. Die Höhe ist nach der Zahl der Kinder gestaffelt. Ein Anspruch besteht für jedes lebend geborene Kind, auch wenn es innerhalb von Minuten verstirbt – in diesem Fall dann nur für den Geburtsmonat. Der Antrag wird bei der Familienkasse der zuständigen Agentur für Arbeit gestellt. Eltern sollten sich auch bei kurzer Lebenszeit des Kindes nicht scheuen, dieses Geld zu beantragen. Sie können es beispielsweise für die Beerdigung nutzen, um privat zu zahlende Angebote zur Begleitung in der Trauer zu nutzen oder Ähnliches.

- **Elterngeld** – soll fehlendes Einkommen ausgleichen, wenn Eltern ihr Kind nach der Geburt betreuen. Für Eltern, die sich Erwerbs- und Familienarbeit teilen möchten, gibt es das ElterngeldPlus. Die Höhe des Elterngeldes richtet sich nach dem monatlichen Nettoeinkommen, das der betreuende Elternteil vor der Geburt des Kindes hatte. Eltern mit höherem Einkommen erhalten 65 Prozent, Eltern mit niedrigerem Einkommen bis zu 100 Prozent dieses Voreinkommens. Das Elterngeld beträgt mindestens 300 Euro und höchstens 1.800 Euro monatlich. Bei Angestellten wird zur Bemessung das Einkommen der letzten 12 Monate vor der Geburt herangezogen, bei

Selbstständigen ist die Grundlage jedoch das Kalenderjahr vor der Geburt. Ein Anspruch besteht grundsätzlich für jedes lebend geborene Kind, auch wenn es innerhalb von Minuten verstirbt – in diesem Fall dann nur für den Geburtsmonat. Das Elterngeld wird auf das Mutterschaftsgeld der gesetzlichen Krankenkassen angerechnet (nicht bei Privatversicherten). Der Beitragszuschlag in der Pflegeversicherung für Kinderlose entfällt nach der Geburt eines lebend geborenen Kindes, auch wenn es unmittelbar verstirbt.

- **Finanzielle Unterstützung** – kann außerdem neben Kinder- und Elterngeld beantragt werden. Manche dieser Mittel beziehen sich auf die finanzielle Lage und sollen Eltern mit niedrigem Einkommen unterstützen: Wohngeld, Kinderzuschlag, Unterstützungen für Alleinstehende. Für Familien mit nicht allzu großen finanziellen Möglichkeiten gibt es im Rahmen der Sozialhilfe einmalige Zuschüsse für die Erstausstattung des Kindes sowie die Schwangere. Dies gilt für alle Schwangeren, auch für die kranker und vielleicht auch sterbender Kinder. Betroffene sollten sich nicht scheuen, diese Unterstützung in Anspruch zu nehmen. Anträge dafür gibt es bei der Arbeitsagentur. Für die Anträge ist es sinnvoll, sich von einer unabhängigen Beratungsinstanz helfen zu lassen. Für manche sind diese Anträge emotional schwierig, weil sie sich schämen, nicht selbst für alles aufkommen zu können oder Dinge für ein krankes oder sterbendes Kind einzufordern. Aber auch hier gilt wieder: Auch sie werden Eltern, auch sie erwarten ein „richtiges" Kind, mit gleichen Rechten. Weitere Hilfen betreffen die Pflege und Unterstützung des besonderen Kindes und auch für Bestattungskosten kann eine Beihilfe beantragt werden.

- **Nachsorge und häusliche Pflegedienste** – Hier besteht laut Sozialgesetzbuch nach der Entlassung aus der Klinik Anspruch auf sozialmedizinische Nachsorgemaßnahmen (nach § 43 Abs. 2 SGB V). Diese sollen einen stationären Aufenthalt verkürzen, eine anschließende ambulante Behandlung sichern und den Übergang in den Familienalltag zu Hause erleichtern. Die sozialmedizinische Nachsorge wird ärztlich verordnet, anspruchsberechtigt sind chronisch kranke oder schwerstkranke Kinder nach stationärer Krankenhausbehandlung. Für die längerfristige Unterstützung in der Pflege zu Hause gibt es Kinderpflegedienste, die je nach Erkrankung die Eltern im Alltag bei der Pflege ihres Kindes unterstützen. Für palliativ begleitete Kinder gibt es hierauf spezialisierte Pflegedienste.

- **Kuren** – können sowohl von pflegenden Eltern als auch von Eltern verstorbener Kinder beantragt werden (gesetzlich versichert, privat je nach Tarif). Eine Auszeit tut nach der Geburt oder im Zuge der Pflege des Kindes gut und vor allem not: Selbstsorge ist jetzt wichtig. In der Kur können aktuell relevante Themen (Erschöpfung, Trauer, körperliche Beschwerden) professionell angegangen werden. Auch Geschwisterkinder dürfen mit und können gegebenenfalls selbst Therapien wahrnehmen. Es gibt verschiedene Modelle:
  - Mütter-Kur (Rehabilitation)
  - Mutter-Kind-Kur (Vorsorge)
  - Vater-Kind-Kur (Vorsorge)
  - Mutter-Vater-Kind-Kur (Vorsorge)
  - Kur für Pflegende (Rehabilitation)
  Je nach Indikation können Mütter eine Kur nur für sich oder eine Mutter-Kind-Kur beantragen. Auch Väter können eine Kur mit ihrem Kind verbringen.
  Eine Kur für die gesamte Familie wird oft zurückhaltender genehmigt, ist aber gerade bei einem behinderten Kind, einer intensiven Pflege oder nach dem Tod eines Kindes ratsam. Wir empfehlen hier ein Gespräch mit dem Hausarzt oder bei einer Beratungsstelle (auf der Webseite des Müttergenesungswerkes können Beratungsstellen in der Nähe gesucht werden) über die Möglichkeiten und das ideale Vorgehen bei der Beantragung.
  Generell gilt: Mutter- oder Vater-Kind-Kuren sind Pflichtleistungen für gesetzlich Versicherte. Sie werden in 90 Prozent der Fälle bewilligt,

Ablehnungen erfolgen zumeist bei unvollständig ausgefüllten Anträgen oder ungenauen Beschreibungen der Problematik. Bei Rehabilitationskuren lehnen Krankenkassen hingegen grundsätzlich gern erst einmal ab.

Grundsätzlich gilt hartnäckig zu bleiben, die Hilfe einer Beratungsstelle in Anspruch zu nehmen, sich bei anderen Betroffenen Rat zu holen und bei Ablehnung in Widerspruch zu gehen. Bei den privaten Versicherungen sind Kuren nur teilweise im Leistungskatalog enthalten, das kommt auf den persönlichen Vertrag an. Besondere Bedingungen gelten für Beamte mit Beihilfeberechtigung. Am besten ist es, direkt beim Versicherer oder der Beihilfestelle nachzufragen.

RUND UM UNSERE KINDER

Erdenkinder

Da Diagnosen und Fälle sehr verschieden sein können, ist es unmöglich, ein pauschales Erdenkinder-Kapitel zu schreiben, das auf alle zutrifft, ohne dabei doch immer wieder unvollständig zu bleiben. Deshalb haben wir uns hier für die wichtigsten Informationen entschieden, die allen Familien mit besonderen lebenden, gegebenenfalls auch sterbenden Kindern weiterhelfen können.

Dabei ging es uns vor allem darum, zunächst Impulse für die Anfangszeit und für die Gedanken zur Zukunft zu geben, denn mittlerweile gibt es zu den meisten Krankheitsbildern eigene, gute und ausführliche Fachliteratur, die den Familien ergänzend zur Verfügung stehen, sowie weiterführende Bücher zum Leben mit einem behinderten Kind (auch bei infauster Prognose) (zum Beispiel Arzt 2017, Kaiser 2016, Müller 2015, Noack 2016, Roth 2015).

Leben mit einem besonderen Kind

Dr. med. Lars Garten (Leiter Palliativteam Neonatologie, Oberarzt für Neonatologie): *Ich beantworte die Frage, ob es heutzutage noch möglich ist, mit einem behinderten Kind zu leben, oder ob sich die Gesellschaft das nicht ersparen könnte, aus einer relativ bequemen Situation, weil meine Kinder gesund sind. Deshalb kann ich mir nur schwer ein Urteil darüber erlauben, wie das Leben mit einem behinderten Kind aussieht. Aus Gesprächen mit betroffenen Eltern entstehen für mich immer wieder neue Perspektiven.*

Meine Kinder gehen auf eine Integrationsschule, zusammen mit Kindern mit Trisomie 21, Hörbehinderung, mit Zerebralparesen und Schülern mit unter-

schiedlichstem sonderpädagogischen Förderbedarf. So wie ich diese Kinder dort erlebe, glaube ich, dass mit unseren Ressourcen auch Kinder mit Behinderung ein gutes und lebenswertes Leben führen können.*

Prof. Dr. med. Thomas Kohl (Leiter des DZFT): *Es heißt immer, PND soll kein Instrument der Selektion sein, aber de facto gibt es eine ganze Reihe von Menschen in diesem Bereich, die genau das tun, die dieses Ziel der Selektion wie einen Kreuzzug verfolgen. Es heißt, niemand wolle Selektion und auf der anderen Seite werden Familien, die sich entscheiden ein krankes Kind auszutragen, unzählige Knüppel nach der Geburt und im weiteren Verlauf des Lebens dieses Kindes zwischen die Beine geworfen, zum Beispiel was die Betreuung und finanzielle Unterstützung angeht.*

Im Grunde kann sich diese Gesellschaft aber Menschen mit Behinderung sehr gut leisten. Betreuungseinrichtungen, Unterstützung für die Eltern, damit sie sich nicht 24 Stunden am Tag, sieben Tage die Woche und über Jahre allein um ihre Kinder kümmern müssen. Es sollte viel mehr anerkannt werden, welch große Arbeit sie leisten: Eltern und alle anderen, die sich mit Liebe und Hingabe um behinderte oder chronisch kranke Kinder oder Menschen kümmern, sind Leuchttürme der Menschlichkeit in unserer Gesellschaft.

Und wenn wir einmal genau hinschauen, dann handelt es sich bei den jährlich hinzukommenden Menschen mit Einschränkungen doch im Grunde um eine nur sehr kleine Zahl. Da stellt sich die Frage, wenn nicht in diesem reichen Land, wo dann?

Ildikó (Mutter von *Béla 10, Trisomie 21; †Valentina, Anenzephalie): *Wir leben in einer Welt mit hohen Standards: Was soll erreicht werden, wie soll der Vorgarten aussehen, welches Auto soll gefahren werden? Und dazu gehört auch das perfekte Kind. Familienplanung wird mittlerweile akribisch betrieben, jeder muss genau wissen, ob er ein Kind oder zwei haben will. Wer sechs hat mit Valentina, so wie ich, erweckt den Eindruck, er hätte irgendwas nicht im Griff. Wir werden oft gefragt, ob wir das immer schon so geplant hatten. Haben wir nicht, wir nehmen das Leben an, nicht nur die Schicksalsschläge, sondern* auch die Geschenke, planen nicht alles ganz präzise, sondern vertrauen auch Dinge wachsen zu lassen.

So richtig bin ich noch nicht dahintergekommen, warum unsere Gesellschaft sich scheinbar so sehr davor fürchtet, behinderte Kinder in die Welt zu setzen. Es ist ein großes Paradoxon: Einerseits ist das Down-Syndrom das plakative Phantom einer jeden Schwangerschaft, vor dem allen Paaren Angst gemacht wird. Von all den anderen Trisomien, Behinderungen und Problemen redet wiederum kaum einer. Es ist immer das Down-Syndrom. Letztlich ist auch der neue Bluttest hauptsächlich ein Screening dafür. Hier steckt eine richtige Phobie. Schizophren daran ist, dass kaum ein anderes behindertes Kind bessere Chancen hat als eines mit Trisomie 21. Und damit meine ich nicht nur die vielen offiziellen Unterstützungsmöglichkeiten und Hilfen, die es mittlerweile in unseren Breitengraden für Kinder mit Down-Syndrom gibt, sondern auch die vielen Menschen, die mittlerweile sehr positiv und aufgeschlossen gegenüber diesem Krankheitsbild sind. Man könnte nie besser mit einem Kind mit Down-Syndrom leben als heute.

Richtig negatives Feedback zu meinem Béla habe ich persönlich bislang auch nur online erlebt. Hier gibt es Menschen, die in den Kommentarfunktionen vom Leder ziehen: Man bekomme so ein Kind nur aus Egoismus oder diejenigen, die mit einer sozialdarwinistischen Sicht meinen, unsere Gesellschaft sollte sich nicht mit Menschen befassen, die von vornherein nicht leistungsfähig sind. Es gibt tatsächlich Menschen, die so denken.

Sabine (Mutter von †Leona, Trisomie 18): *Ungeborene haben keine Lobby, deshalb habe ich die Rolle ihrer Fürsprecherin übernommen. Aus dieser Sicht nehme ich besondere Kinder nicht als Zumutung wahr, sondern als Geschenk mit besonderem Inhalt, den man auspacken kann (nicht muss!). Ohne mein behindertes Kind wäre ich nicht da, wo ich heute bin. Auf die Frage, ob wir unserer heutigen Gesellschaft Behinderte überhaupt noch zumuten können, antworte ich mit den Worten meines Sohnes, die er mir im Anschluss an ein LEONA e.V.-Treffen sagte: „Mama, diese Kinder sind so ehrlich, unsere Welt wäre ohne sie echt ärmer." Er war damals 13 oder 14 Jahre alt.*

Sandra (Mutter von *Elena 4, Trisomie 18 und Spina Bifida): *Ich verstehe die Haltung nicht, dass sich heutzutage niemand mehr ein behindertes Kind zumuten sollte, weil dann alles wahnsinnig kompliziert und schwer im Leben werde. Ich empfinde mein Leben nicht als wahnsinnig schwer. Es ist schlicht anders, darauf müssen Eltern sich einstellen, der Aufwand ist manchmal vielleicht größer. Aber ich finde es schön mit ihr. Elena ist anders, stimmt. So wie jeder von uns anders ist. Bei ihr ist das Anderssein vielleicht offensichtlicher. Aber unsere gesunde Tochter hat dafür wieder ihre „Macken". Dieses Schubladendenken gefällt mir nicht, weil jeder Mensch individuell ist, und als das betrachtet und akzeptiert werden sollte, was er ist. Das ändert eine Behinderung nicht.*

Nadine (Mutter von *Esther 4, pränatale Fehldiagnose infaust): *Die Frage, ob es heutzutage noch ok ist, ein behindertes Kind zu bekommen, kann ich definitiv mit Ja beantworten. Das macht unsere Gesellschaft doch aus, dass nicht alle gleich sind, nicht alles perfekt und rosarot. Das ist Gesellschaft. Das ist Leben. Für mich sind Abtreibungen von Behinderungen eine Selektion, die für mein Leben nicht in Frage kommt. Ich finde es wichtig, dass unsere Kinder mit einer Selbstverständlichkeit bezüglich Behinderung aufwachsen, nur so kann sich unsere Gesellschaft wandeln und das Leben für behinderte Menschen besser werden.*

Wenn es um die Frage geht, wie das Leben mit einem chronisch kranken oder behinderten Kind heute aussehen kann, haben die meisten Menschen dieselben Bilder im Kopf: Schräg angeschaut werden, „die mit dem behinderten Kind" und unfrei sein, für immer in der Pflege und Fürsorge gefangen. In einer Gesellschaft, die Leistungsfähigkeit und Erfolg als wichtige Tugenden sieht, haben es Behinderte und ihre Familien bisweilen schwer.

Die Balance zwischen Anforderungen und Ressourcen in Familien mit behinderten oder chronisch kranken Kindern zu finden und auch zu erhalten, ist ein Lernprozess. Familien müssen ihre Werte neu definieren und es kommt zu einer Neuordnung innerhalb der Familie. Entscheidend für die Anpassung an die Herausforderungen ist das Vorhandensein von Ressourcen – externen und/oder eigenen. „Wo ein Willi ist, ist auch ein Weg!" heißt ein Buch von Birte Müller über ihr Leben mit ihrem autistischen Sohn Willi, der außerdem Trisomie 21 hat (Müller 2017).

Dieser Satz trifft sehr gut die Kernaussage, die wir von Familien mit kranken und behinderten Kindern immer wieder gehört haben: dass es möglich ist, ein zufriedenes Familienleben auch mit einem behinderten oder chronisch kranken Kind zu gestalten. Dabei wurde uns in Gesprächen gespiegelt, dass viele der Betroffenen folgende Aussage zunächst merkwürdig oder sogar blöd fanden: „Ihr wachst mit Euren Aufgaben, ihr wachst da rein." Dass sie zunächst dachten: „Wo soll ich wie wachsen, was soll der Quatsch?" Und, dass sie dann irgendwann doch empfanden, dass es tatsächlich so ist. Dass ein „sich bewusst für das Leben mit seinem behinderten Kind entscheiden" genau diese Entwicklung in sich bergen kann. Nach dem Motto: „Wir machen jetzt in unseren Möglichkeiten das Beste daraus!"

Die ersten Tage

Nadine (Mutter von *Esther 4, pränatale Fehldiagnose infaust): *Die ersten Tage zu Hause waren sehr unwirklich. Nach dem ganzen emotionalen Auf und Ab, nach der Trauer um ein Kind mit infauster Prognose, nach den Ängsten und Sorgen kam plötzlich dieses beinahe gesunde Kind auf die Welt. Als wir endgültig zu Hause waren, habe ich unser Zuhause nicht mehr als Zuhause empfunden, da ich mich während dieser langen Zeit im Krankenhaus regelrecht dort eingelebt hatte. Wir hatten außerdem ständig Angst, dass vielleicht doch noch etwas passieren könnte. Wir sind also nicht zur Ruhe gekommen. Erst als alles über einen sehr langen Zeitraum gutging und nichts geschah, hat für uns wieder das Leben begonnen.*

Alle frischgebackenen Eltern sind am Anfang nervös und haben Sorge, etwas falsch zu machen, was ihrem Neugeborenen schaden könnte. Das gilt für Eltern gesunder Kinder wie für Eltern eines besonderen Kindes. Eltern behinderter oder chronisch kranker Kinder müssen darüber hinaus noch zusätzliche Dinge erlernen, die ihnen zu Beginn im Krankenhaus gezeigt werden: die individuelle Pflege und medizinische Tätigkeiten (zum Beispiel Sondenernährung), Überwachung der Körperfunktionen, Erkennen von Symptomen und Umgang mit Notfallsituationen (Cierpka et al. 2014, Pos. 12743).

Wir werden in diesem Buch nicht detailliert auf die Pflege des Neugeborenen eingehen, da dies stark abhängig von Diagnose und Zustand des Kindes ist. Es muss daher immer mit dem Fachpersonal besprochen, geplant und umgesetzt werden. Aber allen Familien stehen Hebammen zur Seite, die zu Beginn auf Wunsch auch täglich nach Hause oder in die Klinik kommen. Für besondere Kinder gibt es außerdem Pflegepersonal, das Hausbesuche übernimmt und von der Krankenkasse bezahlt wird (sozialmedizinische Nachsorgemaßnahmen).

Wer das Gefühl hat, noch nicht ausreichend informiert zu sein, fragt lieber noch einmal die betreuenden Ärzte und Schwestern, bevor das Krankenhaus verlassen wird, und später dann das weiterbegleitende Fachpersonal. Keine Frage ist dumm, jeder Zweifel soll ausgeräumt werden.

Dazu kommen dann noch die Aufgaben um die Förderung der Fähigkeiten des Kindes, der Aufbau des persönlichen Netzwerkes und der Fürsorge für sich selbst.

Unbedingt sollten Betroffene von Anfang an für Unterstützung (finanziell, personell) sorgen und nicht alles alleine stemmen wollen: Das ist unnötig, belastet zusätzlich (die Partnerschaft, die Familie und damit auch das Kind) und ist auch gar nicht empfehlenswert. Niemand muss in den ersten Tagen mit seinem Kind alleine zurechtkommen. Es hilft keinem, am allerwenigsten dem Kind, wenn die Eltern durch Überlastung irgendwann zusammenbrechen. Hier ist Achtsamkeit und Selbstsorge oberstes Gebot, um auch das Kind bedürfnisorientiert versorgen zu können. Hilfe suchen, annehmen und zur Not auch darum bitten sollte also in den neuen Familienstrukturen ebenfalls erlernt werden (Guido und Fezer Schadt, 2015, 104ff).

Es wird Eltern, auch abhängig von der PND und Prognose des Kindes, als Prävention gegen den plötzlichen Kindstod empfohlen, Neugeborene die ersten sechs Monate im Schlafzimmer der Eltern schlafen zu lassen. Dies ist außerdem praktisch für Mütter, die stillen und ihr Kind nachts in einem Beistellbett nur an sich heranziehen müssen und Wege ins Kinderzimmer so vermeiden können.

Plötzlicher Kindstod

---

und wie das Risiko gesenkt werden kann:

- Rückenlage beim Schlafen
- Schlafsack statt Decke
- kein Schwitzen (Raumtemperatur ca. 20 Grad Celsius)
- kein Rauchen in Gegenwart des Kindes
- Wer geraucht, getrunken, Schlafmittel genommen hat, sollte das Kind nicht mit ins Bett nehmen.
- Zwillinge können bis zur zwölften Woche in einem Bettchen liegen.

Verschiedene Ansichten existieren zu der Frage, ob Neugeborene im Familienbett schlafen sollen oder nicht. Während manche darauf schwören, sehen andere eine Gefahr darin – insbesondere bei einem Kind unter drei Monaten, einer Frühgeburt oder einem sehr leichten Kind. Ärzte empfehlen deutlich das Schlafen im eigenen Bettchen. Wie bei vielen Themen muss jede Familie hier, auch hinsichtlich der Behinderung ihres Kindes, ihren eigenen Weg finden und sehen, was vor Ort dann tatsächlich möglich ist.

Neugeborene sind nicht dafür bekannt, sich nachts besonders geräuschlos zu verhalten. Sollte einer der Partner morgens zur Arbeit müssen und Ohrenstöpsel nicht helfen, kann darüber nachgedacht werden, ob er die erste Zeit in einem anderen Raum übernachtet. Aber gerade, wenn das Kind nächtliche Pflege braucht, sind Arbeitsteilung und

zusätzliche Unterstützung von außen besonders wichtig: Die Belastung, nicht ausreichend Schlaf zu bekommen, erfahren alle Eltern in der Anfangszeit. Bei einem pflegebedürftigen Kind können diese nächtlichen Unterbrechungen aber länger sein und andauern. Hierfür braucht es eine gut ausgewogene Verteilung innerhalb der Familie, damit niemand ausschließlich alleine diese kräftezehrenden Nächte stemmen muss. Auch über Unterstützung durch Pflegedienste oder Kurzzeitpflege für Erholungszeiten kann nachgedacht werden. Einen kleinen Trost gibt es: Mit der Zeit gewöhnt sich der Körper daran, auch mit weniger Schlaf zurechtzukommen. Dennoch bleibt Aufgabenteilung essenziell, um bei Kräften zu bleiben.

Alltag und Beruf

Ildikó (Mutter von *Béla 10, Trisomie 21; †Valentina, Anenzephalie): *Béla ist ganz normal in den Kindergarten gegangen, je kleiner die Kinder sind, desto weniger Unterschied macht es zu Beginn. Abhängig vom Grad der Behinderung des Kindes können Betroffene gegebenenfalls also auch arbeiten gehen. Béla war etwas häufiger krank, das könnte problematisch sein. Aber dass ein Kind Aussicht auf höhere Fehlzeiten hat, ob nun durch eine Bronchitis, Asthma oder eine Behinderung, kann nicht Grund für eine Abtreibung sein. Das kann im Übrigen auch jedem gesund geborenen Kind passieren, das erst später Probleme entwickelt.*

Kristian (Vater von *Elena 4, Trisomie 18 und Spina Bifida): *Ich hatte während der Schwangerschaft mit Elena schon Angst vor einem Leben mit einem behinderten Kind. Sie hatte eine infauste Prognose, aber es war klar, wenn sie überleben würde, dann sehr stark behindert. Ich wusste selbst nicht, wie ich mit so einer Situation, so einem Kind umgehen würde. Würde ich arbeiten gehen können, was ist mit meiner Frau, wird sie damit fertig?*

Sandra (Mutter von *Elena 4, Trisomie 18 und Spina Bifida): *Ein Alltag mit einem so schwer behinderten Kind, wie es Elena ist (sie hat die* höchste Pflegestufe, seit sie sechs Monate alt ist), bedeutet sicherlich sehr viel mehr Planung als mit einem gesunden. Aber wenn diese ganzen Dinge wie Betreuung, Kindergartenplatz, verständnisvoller Arbeitgeber zustande gekommen sind, entwickelt sich ein relativ normaler Alltag.

Ich denke, es hat auch alles sehr viel mit der persönlichen Einstellung zu tun. Ich gehe zum Beispiel Teilzeit arbeiten, mein Mann sogar Vollzeit. Wir haben eine Tagesmutter und beide unheimlich viel Glück mit unseren Arbeitgebern, für die Familie an erster Stelle steht und vor denen wir kein schlechtes Gewissen zu haben brauchen, wenn wir mal ausfallen.

Die Vereinbarkeit von Familie und Beruf ist für viele, vor allem berufstätige Mütter, immer ein Balance-, oft ein Kraftakt. Jede Familie muss hier ihren individuellen Weg finden, alles so unter einen Hut zu bekommen, dass ein ausgewogenes Gleichgewicht zwischen Familienzeit, Arbeitszeit und natürlich auch Einkommen zustande kommt. Das ist nicht einfach – generell nicht. Es gibt aber gute Hilfs- und Betreuungsangebote auch für besondere Kinder, so dass sich nach einer gewissen Zeit in den allermeisten Fällen Alltag einstellen kann. In manchen Regionen sind die Angebote vielleicht etwas rarer und es muss eine individuelle Lösung auf die Beine gestellt werden.

Wenn es um die Vereinbarkeit von Pflege und Beruf geht, sind Freistellungszeiten gesetzlich geregelt. Verschiedene Modelle sind möglich. Eine offene Kommunikation mit dem Arbeitgeber ist hilfreich. Zumindest in Teilzeit beteiligt zu bleiben, kann wünschenswertwert sein, um nicht den Anschluss zu verlieren.

Mal eine Auszeit nehmen: Hierfür könnten verschiedene Kurangebote in Anspruch genommen werden, außerdem die Verhinderungspflege (auch zu Hause) und die Kurzzeitpflege (stationär): Manchmal ist es möglich, dass Eltern und Kind ein paar Tage gemeinsam aufgenommen werden. Das Kind wird umsorgt, während die Mutter/der Partner ausschläft und etwas Zeit für sich hat. Für infauste Prognosen kommt dabei manches Kinderhospiz in Frage.

Erdenkinder mit infauster Prognose

Kristian (Vater von *Elena 4, Trisomie 18 und Spina Bifida): *Heute traut sich kein Arzt mehr, irgendwelche Prognosen zu Elena abzugeben. Elena hat viel hinter sich, sehr viel Lebenswillen bewiesen – Hirnhautentzündung, Sepsis, Rücken-OP. Hätte die erste Klinik Elena sofort operiert, könnte sie vermutlich heute ihre Beine bewegen, leider ist sie aber gelähmt. Als sie in der zweiten Klinik dann endlich operiert wurde, konnte ihr Rücken nur noch palliativ verschlossen und keine Nervenbahnen gerettet werden, da sie eine längere OP nicht mehr überlebt hätte. Dafür war sie nach all der Zeit des Wartens in der ersten Klinik zu geschwächt.*

Natürlich bleibt bei Elena der Gedanke, dass sie durch ihre Krankheit jeden Tag sterben kann. Aber ich kann morgen auch von einem Auto überfahren werden. Das gilt für jedes andere gesunde Kind auch. Ich denke nicht ständig daran, nicht mehr oder weniger, als bei meinem anderen, gesunden Kind oder bei meiner Frau.

Sandra (Mutter von *Elena 4, Trisomie 18 und Spina Bifida): *Als Familie kennen wir es nicht anders, wir fühlen uns eigentlich wie eine ziemlich normale Familie: Wir gehen sonntags in den Zoo, Elena geht jetzt bald auch das erste Mal ins Kino und solche Dinge, die ein anderes Kind in ihrem Alter auch tun würde – eben auf ihre Art und Weise. Es ist wie vieles bei dieser Diagnose immer das, was man daraus macht.*

Ich kenne auch Familien mit so schwer kranken Kindern wie Elena, die zum Beispiel sagen, sie könnten nie in den Urlaub fahren. Da frage ich mich: Warum können sie nicht in den Urlaub fahren? Es gibt auch Urlaubseinrichtungen für so schwer kranke Kinder und man muss ja nicht nach Hawaii oder wie wir nach Kroatien fahren, man kann ja auch innerhalb von Deutschland verreisen. Oder es gibt auch in Dänemark Ferienhäuser für behinderte Kinder mit Sauerstoff, Pflegedienst, Pflegebett.

Von daher würde ich sagen: Der Wille ist der Weg. Manchen fehlt vielleicht diese Kraft. Uns macht das nichts aus, wir haben uns damit abgefunden, dass es für Elena eben nicht immer einfache Lösungen gibt. Oft scheitert es auch an bürokratischen Dingen, aber wir haben für uns entschieden: Wir finden uns nicht ab und kämpfen.

Jeden Tag damit rechnen zu müssen, dass das eigene Kind sterben kann, ist sicher eine der größten Herausforderungen. Die Angst ist unterschwellig da, aber – so bizarr das klingt – Familien lernen damit zu leben (Guido und Fezer Schadt 2015). Während in der Anfangszeit das Thema des „bevorstehenden Todes" oft noch sehr präsent ist, nimmt dies meist mit zunehmendem Alter des Kindes ab und es stellt sich eine weniger akut empfundene Situation ein, auch weil Eltern ihr Kind mit seinen Besonderheiten und Problemen dann gut kennen und sein Befinden immer besser selbst beurteilen und einschätzen können.

Auch hier gilt es wieder loszulassen: Niemand weiß, wie die Zukunft aussehen wird, weder für dieses noch für jedes andere Kind. Oft, so die Rückmeldung, lernen diese Familien dadurch bewusster im Hier und Jetzt zu leben, die vielleicht kurze Lebenszeit des Kindes wird besonders erlebt und gestaltet. Das heißt nicht, dass jeden Tag zwanghaft eine besondere Unternehmung auf dem Plan stehen muss, vielmehr bedeutet es, die alltäglichen und normalen Dinge, die nicht selbstverständlich sind, anders wahrzunehmen und zu schätzen:

- **Ausflüge** – gezielt mit dem Kind unternehmen: Spaziergänge, Wanderungen, Parks. Die Natur gemeinsam erleben: Füßchen und Händchen im Sand, im Wasser, in der Wiese, Sonne im Gesicht, Wind im Haar, Vogelgezwitscher, Tiere streicheln. All das mit dem Kind er„leben".

- **Auszeiten** – um bei Kräften zu bleiben: Achtsamkeit und Selbstsorge. Sport, Lesen, Musik oder auch einfach mal nichts tun und den Gedanken nachhängen. Menschen treffen, die guttun, Unternehmungen als Paar. Letzteres kann gerade am Anfang gewöhnungsbedürftig und mit der Sorge verbunden sein, „nicht da zu sein, wenn etwas ist". Es ist aber wichtig, es dennoch zu tun.

- **Besondere Menschen** – mit dem besonderen Kind besuchen: Verwandte, andere Familien mit einem Kind mit ähnlicher Diagnose, liebe Freunde. Der Austausch mit anderen und soziale Kontakte, anstatt sich ausschließlich mit dem Kind zu Hause einzuigeln, ist wichtig.

- **Erinnerungen** – die gemeinsamen Unternehmungen fotografieren, filmen, dokumentieren und so Eindrücke, Momente und kleine Gegenstände wie Schätze für die Zukunft sammeln.

- **Geburtstage feiern** – vielleicht ein Tag, eine Woche, ein Monat, ein halbes Jahr, ein ganzes Jahr. Viele Eltern begehen „viele kleine Geburtstage" mit ihrem Kind, da häufig nicht klar ist, ob es tatsächlich einen „richtigen", gemeinsamen Geburtstag erleben wird.

- **Nähe** – Kuscheln und Körperkontakt fördern die Bindung und das Wohlgefühl. Also keine Gelegenheit auslassen! Jedes Kind braucht Nähe und Zuwendung und gerade wenn die gemeinsame Zeit begrenzt ist, kann gar nicht genug gekuschelt werden. Und mit Sicherheit trägt ein Gefühl des „Geliebtwerdens" zur Entwicklung und Lebensqualität jedes Kindes maßgeblich bei (Arzt 2017, Pos.973).

- **Urlaub** – ist sicherlich nicht immer möglich und abhängig vom Zustand des Kindes. Aber gerade wenn ein Kind nach Hause entlassen wurde, ist Urlaub nicht ausgeschlossen. Ans Meer fahren, in die Berge, ob mit dem Auto, dem Flugzeug, im Inland, ins Ausland. Zwar hat manche Familie eine kleine Intensivstation im Gepäck, aber auch das ist in manchen Fällen machbar und auch schon gemacht worden (Arzt 2017, Pos.890). Manches Kinderhotel bietet auch für behinderte Kinder Betreuung an, einige Reiseveranstalter haben sich auf Reisen für Menschen mit Behinderung und besonderem Pflegebedarf spezialisiert.

Ausgehend von den Bedürfnissen eines palliativ betreuten Kindes, wird es nach der Entlassung aus der Klinik zu Hause oder in einem Kinderhospiz betreut. Als Unterstützung zu Hause kommen – je nach Zustand des Kindes – spezialisierte Kinderkrankenpflegedienste oder ein SAPPV-Team, das bedeutet ein spezialisiertes ambulantes pädiatrisches Palliativteam, infrage.

Ein Kinderhospiz betreut, pflegt und begleitet Kinder mit einer lebensverkürzenden Erkrankung und deren gesamte Familien. Es muss vorher im Team gemeinsam mit den Eltern besprochen werden, wie viel Pflege bei ihrem Kind nötig ist und wer diese Pflege lückenlos übernehmen beziehungsweise dabei unterstützen kann, um den Eltern somit Sicherheit zu geben, ihr Kind angemessen betreuen zu können.

Nicht selten werden zu Hause Geräte (Monitor, Sauerstoff und Ähnliches) und Notfallmedikamente benötigt, spezielle Hilfsmittel (Therapiestuhl) müssen angeschafft werden. Immer wieder können auch Aufenthalte in der Klinik nötig werden, zum Beispiel wenn das Kind einen Infekt bekommt und dann stationär behandelt wird. Die Angst vor Infekten spielt generell eine große Rolle im Leben kranker Kinder, da jeder Virus in Verbindung mit den Beeinträchtigungen und einem geschwächten Immunsystem des Kindes zu lebensgefährlichen Situationen führen kann.

Trauer, Heilung und Weiterleben

Birgit Scharnowski-Huda (Elternbegleitung nach PND): *Selbst wenn ein Kind ausgetragen wurde und vielleicht dann sogar bei dieser Familie lebt, trauern auch diese Eltern, weil ganz viele ihrer Hoffnungen verloren gegangen sind. Und ich kenne auch Eltern behinderter Kinder, die klar sagen, wenn sie mit einem zweiten Kind mit dieser Krankheit schwanger wären, würden sie abbrechen, weil sie das nicht noch einmal leisten könnten. Auch das darf ausgesprochen werden.*

Dr. med. Lars Garten (Leiter Palliativteam Neonatologie, Oberarzt für Neonatologie): *Nicht alle Familien zerbrechen automatisch an einem Leben mit einem besonderen Kind, sondern können auch sehr glücklich sein. Genauso kenne ich aber na-*türlich auch Paare und Familien, die eben doch an dieser Belastung kaputtgegangen sind. Die sich innerhalb der ersten zwei, drei Jahre nach der Geburt eines schwerkranken Kindes trennen und dann ein Elternteil mit dem Kind alleine dasteht.

Ildikó (Mutter von *Béla 10, Trisomie 21; †Valentina, Anenzephalie): *Bélas Diagnose war einschneidend und schrecklich für uns. Ich habe ganz viel geweint. Ich hatte das Gefühl, statt in eine Zukunft voller Möglichkeiten, wie sonst bei einem Neugeborenen, nun in einen Wald voller Stoppschilder zu blicken. Egal was ich mir vorstellte, immer stieß ich gegen eine gläserne Wand. Schule: Wahrscheinlich geht er gar nicht in eine „normale" Schule. Führerschein: Wahrscheinlich wird er nie fahren. Ich weiß noch, dass ich mich richtig geschämt habe und dachte, was wird wohl der Erste sagen, der in den Kinderwagen schaut.*

Die schwierigste Erfahrung mit Béla war für uns dann seine Herz-OP. Das ging alles sehr schnell. Plötzlich standen wir auf der kardiologischen Station, lasen Dankesbriefe von Eltern, deren Kinder es geschafft hatten, und hatten das Gefühl, ein Wimpernschlag und unser Sohn ist nicht mehr da. Uns dämmerte, dass es jedes zweite Kind hier nicht geschafft hatte. Plötzlich waren wir damit konfrontiert, dass unser Kind tatsächlich sterben könnte. Plötzlich spielten diese ganzen anderen Sachen gar keine Rolle mehr: Die Ängste und Sorgen wegen der nach der Geburt entdeckten Trisomie 21 lösten sich auf. Wir wollten einfach nur noch, dass unser Béla nicht stirbt.

Das Schwierigste am Leben mit Béla heute ist sehr banal: Er ist jetzt ein richtiger Kerl und kann sehr bockig sein. Und dieses Bockige nervt. Er ist ein bisschen wie ein Kind mit drei in der Trotzphase, nur dass er eben schon zehn ist. Wenn er sich auf die Erde setzt und sagt, er habe keine Lust mehr, dann stehst du ganz schön doof daneben.

Aber eigentlich überwiegen die Aha-Effekte. Vielleicht liegt das daran, dass du als Mutter eines solchen Kindes grundsätzlich niedrigere Erwartungen hast. Du konditionierst dich selbst dahin, dein Kind zu lieben wie es ist und deine Erwartungen klein zu halten. Das kann für die Förderung auch ein Problem sein, hier müssen sich Eltern immer wieder selbst überprüfen. Aber Béla kann zum Beispiel mittlerweile ganz toll erzählen.

Und immer dieses Ungeschminkte, Ehrliche, aus dem Herzen Gesprochene – manchmal könnte ich vor Rührung heulen. Das ist vielleicht ein Ausdruck dessen, was schön ist: dass er einen permanent wieder runterholt. Vielleicht auch mit dieser Bockigkeit, die ein anstrengender Teil davon ist: Er lehrt einen damit, das unmittelbare Leben im Augenblick zu schätzen. Und nicht permanent damit befasst zu sein, irgendetwas zu planen, was mit ihm auch oft nicht möglich ist. Er lebt im Jetzt. Und wenn er jetzt etwas toll findet, verkörpert er diese Freude mit seiner ganzen Person. Und wenn er genervt ist, ebenso. Das ist wunderbar, weil wir anderen immer so viele Schichten aufrechterhalten – wie wir aussehen, wie wir sprechen, wie wir uns organisieren, alles muss immer funktionieren. Béla muss überhaupt nicht funktionieren. Er ist eine permanente Erinnerung: Lebe für den Augenblick.

Ich kenne kaum jemanden, der am Ende nicht doch irgendwie mit der Diagnose Down-Syndrom für sein Kind zurechtkam. Und ich kenne viele, die sagen, dass sie froh sind, es vorher nicht gewusst zu haben, weil sie vermutlich eine falsche Entscheidung getroffen hätten, weil sie ihr Kind heute lieben, wie es ist, glücklich sind und die Situation heute, nach all ihren Erfahrungen, anders beurteilen können. Wenn heute einer mit einem Zauberelixier käme und mir anbieten würde, Béla „normal" zu zaubern, ich weiß nicht, ob ich das machen würde.

Dabei sind mein Mann und ich eigentlich beide sehr ehrgeizig, vor allen Dingen ich bin sehr leistungsorientiert. Ich komme aus einem familiären Hintergrund, wo es immer wichtig war, gute Noten aus der Schule mitzubringen, Abitur zu machen, zu studieren. Und diese Ansprüche an mein eigenes, behindertes Kind zu beerdigen war nicht leicht. Heute ist das nicht mehr schlimm für mich. Und interessanterweise ist es heute auch nicht mehr so, dass ich das Gefühl habe, durch das Leben mit einem behinderten Kind ganz viele Dinge in meinem eigenen Leben nicht verwirklichen zu können oder zurückstecken zu müssen. Es entstand eher ein Umkehrschluss, also Schätze, die ich einsammeln durfte, wie zum Beispiel die Erkenntnis, zu fühlen und zu erleben, dass mein Sohn Béla so wie er ist,

total ok ist. Ich weiß das einfach. Die schmerzhaften Momente sind, wenn ich das verteidigen muss, wenn andere das nicht spüren. Béla ist liebenswert und das wäre er auch, wenn er nichts könnte. Er ist für sich genommen ein Mensch, den es kein zweites Mal gibt, den ich nicht durch etwas Besseres ersetzen könnte. Er hat seinen eigenen Lebenssinn und seinen Lebenswillen und seine Möglichkeiten sich zu entwickeln, Freude zu erleben. Diese Erkenntnis entlastet meine eigenen Ansprüche, auch an mich selbst.

Nadine (Mutter von *Esther 4, pränatale Fehldiagnose infaust): Heute ist Esther insgesamt ein wenig entwicklungsverzögert, aber nur auf motorischer Ebene, kognitiv ist sie gesund entwickelt. Und sie ist grundsätzlich etwas zarter als Gleichaltrige, aber sonst topfit, quietschfidel und lustig. Ich bin schlicht froh, dass Esther da ist, dass sie unser Leben so bereichert. Sie zeigt uns wirklich jeden Tag, dass es sich absolut gelohnt hat, diesen Weg zu gehen. Sie hat uns gezeigt, wie schön das Leben ist, und das genießen wir täglich.

Ich kann behaupten, dass ich trotz der Narben, die durch den Schrecken entstanden sind, heil aus der Geschichte herausgekommen bin. Auch deswegen habe ich eine Gruppe gegründet, um anderen Eltern Mut zu machen und aufzuzeigen, dass sie sich auch für die Behinderung ihres Kindes entscheiden können. Den Teil, den ich dazu beitragen kann, ist Hilfe anzubieten und zu vermitteln, dass betroffene Eltern nicht alleine sind.

Kristian (Vater von *Elena 4, Trisomie 18 und Spina Bifida): Die Sorgen, die ich hatte, sind an sich eingetreten, aber ich habe immer daran geglaubt, dass wir trotzdem alles schaffen. Egal, wie es ihr gehen würde. Manchmal wenn ich andere, gesunde Kinder im Alter von Elena sehe, bin ich schon traurig.

Ich habe keine Zweifel, aber eine Art Bedauern für sie, dass sie nicht gesund ist. Sie hat so viel geleistet, ich bin sehr stolz auf sie. Uns wurde im ersten Krankenhaus gesagt, Elena würde nie selbst essen können. Heute isst sie mit dem Löffel, hat keine Sonde mehr, ihre Verdauung funktioniert selbstständig. Sie hatte zu

Beginn Epilepsie und krampfte regelmäßig, auch das hat aufgehört. Generell ist sie sehr wach, sie kann lachen, sie zeigt gerne ihre Zähne. Wir sind viel mit ihr unterwegs, wir versuchen, so viel wie möglich mit ihr zu erleben. Sie bekommt keine Medikamente mehr, wir haben nur noch einen Monitor. Im Moment sind wir wirklich sehr zufrieden, uns geht es richtig gut.

Wenn Kinder Behinderungen oder Entwicklungsverzögerungen haben, erleben die Eltern dies häufig als Verlust und trauern. Das hat damit zu tun, dass Trauer nicht nur beim Tod eines Menschen entsteht, sondern grundsätzlich auch möglich ist, wenn etwas ganz anders kommt als erwartet. Wenn also ein Kind sich nicht dem Alter entsprechend entwickelt, krank oder durch eine Behinderung beeinträchtigt ist, kann dieses Gefühl bei Eltern auftreten (Belz 2010, 4). Sie müssen erst lernen, mit dem Verlust des gewünschten, vor der Geburt „heilen" Kindes, mit den geänderten Lebensmöglichkeiten und einer anderen Lebensplanung zu leben. Es ist ganz natürlich, dass auch dieser Verlust betrauert wird. Mit der Zeit werden dann neue Wünsche, Träume und Vorstellungen entstehen und die alten ersetzen. Auch die Trauerphasen, -wellen und Verdrängung, die wir in den Kapiteln nach dem Verlust eines Kindes noch detaillierter betrachten, können in dieser Konstellation manchmal und/oder in abgeschwächter Form eine Rolle spielen, hierzu gibt es auch weiterführende Literatur.

Nach der Geburt eines chronisch kranken oder behinderten Kindes ist also vieles anders, als die Eltern sich das in ihren Träumen für die Familie ausgemalt haben.

Davon abgesehen, dass dies alle Familien in gewisser Weise betrifft, kann festgestellt werden, dass die meisten Eltern irgendwann dennoch in einen „normalen" Familienalltag finden, das heißt, dass sie ihre eigene Routine entwickeln, die auf die Bedürfnisse der Familie abgestimmt ist und an die sich alle mit der Zeit gewöhnen. Und darüber auch Heilung erfahren. Dazu gehört eine große Portion Kraft, Mut, Geduld, Gelassenheit und auch jede Menge Humor. Nichtsdestotrotz wird es auch immer wieder Tiefpunkte und heftige Zweifel geben

– das lässt sich in keiner Familie und in keinem Leben vermeiden.

Und es gibt auch Familien, denen es nicht gelingt, Heilung und gemeinsam mit ihrem behinderten Kind in ein routiniertes und zufriedenstellendes Leben zu finden. So wissen wir im Einzelfall auch von Familien, die sich durch ihr schwer pflegebedürftiges Kind in ihren eigenen Lebensmöglichkeiten eingeschränkt fühlen, die Angst haben lebenslang in der Elternrolle bleiben zu müssen, die sich durch die häusliche Pflege durch Pflegedienste stark in ihrer Privatsphäre beeinträchtigt fühlen und in eine Isolation vom sozialen Umfeld abrutschen.

Diese Umstände können dann auch dazu führen, dass ein schwerstbehindertes Kind als Dauerlast empfunden und von den Eltern nicht angenommen wird. In so einem Fall ist der Weg zunächst vielleicht noch mehr Unterstützung von außen zu suchen und im letzten Schritt dann in eine stationäre Einrichtung oder Pflege- beziehungsweise Adoptivfamilie, weil die Eltern sich tatsächlich nicht in der Lage sehen das Kind zu versorgen, dann vielleicht die einzige Lösung.

Wie eine Familie also das Leben mit einem besonderen Kind aufnimmt und verarbeitet, ist eine sehr individuelle Angelegenheit und hat eigentlich fast immer mit der individuellen Sinngebung der einzelnen Betroffen im Bezug auf ihr Leben zu tun. Langfristig gesehen führt das Durchleben existenzieller Krisen bei vielen Menschen zu persönlichem Wachstum (Tedeschi und Calhoun 1996).

Diese Entwicklung ist aber aus verschiedensten Gründen nicht jedem geschenkt, kann aber durch ausreichend Hilfe und Anleitung von außen zumindest gefördert und unterstützt werden. Wer in den veränderten Bedingungen seines Lebens einen Sinn ausmachen und diese annehmen kann, statt im Widerstand hängen zu bleiben, wer von Anfang an ausreichend Unterstützung hat und sich nicht mit seinen Problemen allein gelassen fühlt und wer Werte vertritt, die mit einem Leben mit einem besonderen Kind vereinbar oder so flexibel sind, dass sie wandelbar und anpassungsfähig werden, der wird im Laufe der Zeit auch Heilung erfahren.

Sternen- und Himmelskinder

Sternenkinder sind alle Kinder, die in der Schwangerschaft oder frühen Lebenszeit sterben. Dazu gehören Kinder, die durch eine Fehlgeburt oder einen Schwangerschaftsabbruch oder schon im Mutterleib gestorben sind, oder Kinder, die nach der Geburt im Neugeborenenalter innerhalb der ersten Tage, Wochen und weniger Monate sterben (Lothrop 1991). In neuerer Zeit wird der Begriff immer öfter auch generell für verstorbene Kinder verwendet, manche machen hier aber eine Unterscheidung und nennen ältere verstorbene Kinder ab ungefähr einem Jahr „Himmelskinder".

Über Sternen- und Himmelskinder und die Betreuung von Betroffenen wurden in den letzten Jahren viele gute Bücher geschrieben, die wir innerhalb dieses Buches nicht ersetzen können und auch gar nicht wollen. Wir werden deshalb in diesem Kapitel nur auf die wichtigsten Themen eingehen und dann jeweils auf ausführlichere Literatur verweisen.

Abschied

Dr. Clarissa Schwarz (Hebamme, Bestatterin, Gesundheitswissenschaftlerin): *Während meiner Ausbildung als Hebamme wurde Frauen eine Kurznarkose gegeben, wenn eine Totgeburt erwartet wurde. Bis sie aufwachten, war ihr Kind dann, zur „Schonung der Frau", weg. Erst mit der Erfahrung durch die Betreuung dieser Frauen im Wochenbett dämmerte uns langsam, wer hier eigentlich wen schont. Und was diese Mütter durchmachen, wenn ihr Kind einfach verschwindet. Wenn sie sich von diesem Kind nicht verabschieden können. Zeit mit dem Kind zu verbringen, den Abschied möglichst selbst liebevoll gestalten. Das ist das Gefühl, was zum Schluss bleibt. Auch wenn es sehr schmerzhaft ist, sich damit zu beschäftigen, im Nachhinein bringt es aber mehr Frieden. Also, das Kind gegebenenfalls mit nach Hause nehmen oder im Krankenhaus in der Kühlung lassen und dort immer wieder besuchen. Solange, bis sich das Gefühl einstellt, dass es jetzt gut ist. Das Kind selbst versorgen, das heißt noch einmal baden, waschen, anziehen, in ein*

Tuch einschlagen, den Sarg gestalten, je nachdem, was für Ideen sie haben. All diese Dinge weiß man nicht, wenn man es nicht schon einmal erlebt hat.

Elke (Mutter von †Marie, Trisomie 13): *Ich konnte meine Tochter noch sehen. Auch noch zwei Tage später. Ich habe auch Hand- und Fußabdrücke und Fotos: scheußliche, aber wenigstens das. Die Hebamme war wirklich nett und empathisch. Wir haben gemeinsam eine Kerze gestaltet, Maries Namen darauf geschrieben, sie angezündet. Auch die Erinnerung an Marie selbst empfinde ich für mich als schön und wichtig. Sie war und ist meine Tochter und gehört zu meinem Leben dazu.*

Petra (Mutter von †Malte und †Harriet, Nierenfehlbildung): *Wir waren, nachdem wir schon wieder zu Hause waren, bei beiden Kindern nochmal im Krankenhaus, um sie ein letztes Mal zu sehen. Auch hier war Theresa dabei und hat ihre Geschwister gehalten.*

Ein Abschied braucht Nähe. Eltern brauchen mit ihrem verstorbenen Kind unbedingt Ruhe und Zeit und sollten, so möglich, nicht gestört werden (Davies 2005). Diese Momente sind für die Familie einmalig und unwiederbringlich. Sie sind auf der einen Seite sehr schmerzhafte Erfahrungen, aber auf der anderen Seite wertvolle Erinnerungen. Die Länge der Verabschiedungszeit ist sehr individuell. Immer und immer wieder haben Eltern vielleicht das Bedürfnis, ihr Kind zu sehen. Manchmal überfällt sie diese Sehnsucht so schlagartig und heftig, dass sie ihnen die Luft zum Atmen nimmt und sofort gestillt werden muss. Es ist wichtig, den Eltern diese Möglichkeit uneingeschränkt zu gewährleisten, ihr gestorbenes Kind in dieser Phase des Abschieds, so oft und so lange sie wollen, zu sehen. Sie sind es, die entscheiden müssen, wann „es gut ist".

Eltern spüren meist selbst sehr deutlich, wann sie ihr Kind beziehungsweise den verstorbenen Körper loslassen können. Dieser Entscheidungsmoment sollte also bei ihnen bleiben, damit später keine Gefühle von Versäumnis und Bereuen aufkommen. Auf diesen Prozess ist in der Regel auch zu vertrauen, er stellt sich ganz automatisch ein, bei manchen schneller, bei manchen dauert er etwas länger. Dadurch können Eltern dabei gestützt werden, den Tod des Kindes zu realisieren, die gemeinsame Zeit wertvoll zu gestalten und die individuelle Trauer heilsam zu leben. Ein würde- und liebevoller Umgang des Fachpersonals mit dem verstorbenen Kind ist dabei selbstverständlich.

Eltern sollten also immer ermutigt werden, ihr verstorbenes Kind anzusehen, zu berühren und Zeit mit ihm verbringen (Rost 2015, 281ff.). Die Erfahrung hat gezeigt, dass die Annahme falsch ist, vor allem der Mutter könne Leid erspart werden, wenn sie ihrem toten Kind nicht begegne (Wolter 2017, 143ff.).

Der Abschied, das Loslassen, das Verstehen und die Heilung sind maßgeblich abhängig davon, dass Eltern Kontakt zum verstorbenen Kind haben, dabei aber intensiv und umsichtig begleitet werden (Säflund et al. 2004, Kingdon et al. 2015). Je mehr und je aktiver die Betroffenen in dieser Zeit den Abschied selbst gestalten, desto besser für die spätere Heilung. Intime Momente sollten außerdem angeboten werden: alleine mit ihrem Kind Zeit zu verbringen, wenn sie das wollen. Wenn Eltern alleine sind, trauen sie sich Dinge zu tun und zu sagen, die sie in Anwesenheit anderer nicht tun würden. Dies ist wichtig für den späteren Heilungsprozess – das Gefühl, alles gesagt, gesehen und getan zu haben, nicht zu bereuen, etwas unterlassen zu haben.

Sollte das Kind vor, bei oder direkt nach der Geburt gestorben sein und zusätzlich zu einer vielleicht sichtbaren PND oftmals auch durch den Tod ein besonderes Aussehen mitbringen, finden die Eltern trotzdem immer die schönen Seiten an ihrem Kind. Das liegt daran, dass sie durch die Brille der bedingungslosen Liebe als Eltern blicken. So entdecken sie neben möglichen Fehlbildungen und/oder sichtbaren Zeichen des Todes vielleicht schöne lange Finger, toll geschwungene Wimpern, die Nase vom Papa oder eine besonders zarte Haut.

Es bietet sich hier an, diese Feinheiten auch fotografisch festzuhalten. Für Umfeld und Fachpersonal gilt: Für die Eltern ist es ein großes Geschenk und Balsam, wenn diese schönen Seiten an

ihrem Kind auch von anderen entdeckt und ausgesprochen werden.

Ein besonderer Moment ist ebenfalls, sollte zum Beispiel eine vielleicht auch über längere Zeit andauernde intensivmedizinische Betreuung vorangegangen sein, wenn Eltern ihr Kind zum ersten Mal ohne Kabel und Maschinen sehen: Dies ist ein wichtiger Augenblick. Er sollte den Eltern unbedingt geschenkt werden (Garten und von der Hude 2014, 88).

Manche Kliniken oder Kinderhospize bieten – wenn Platz ist – ein Zimmer mit Kühlung im Bett an. Das ermöglicht der Familie, bei dem verstorbenen Kind zu sein und dabei an einem Kinderbett/einer Wiege zu sitzen.

Betroffene sollten bei alldem aber nicht überfordert werden und innerhalb ihrer Grenzen bleiben dürfen, das heißt das Fachpersonal sollte hier Abläufe erklären und Angebote und Vorschläge machen, also mit den Eltern gemeinsam erarbeiten, was für sie machbar ist, und sie dann dabei auf allen Ebenen unterstützen. Dabei hat die Qualität der Begleitung einen maßgeblichen Einfluss auf die spätere Genesung der betroffenen Familien (Kingdon et al. 2015). Die wesentlichen Qualitätsmerkmale dabei sind: Unterstützung im Chaos, Begleitung beim Kennenlernen des Neugeborenen, Unterstützung beim Verabschieden des Kindes und die folgende Trauerbegleitung (Säflund et al. 2004).

Umgang und Rituale mit dem verstorbenen Kind

Biggy (Oma der Zwillinge *Ben 5 und †Finn, Anenzephalie): *Finns Vater nahm ihn auf den Arm, trug ihn zum Fenster und zeigte ihm von dort die Welt. Dort ist er dann mit dem Blick nach draußen gestorben. Ich habe ihn dann noch lange im Arm gehabt, das war wunderbar. Die Zeit danach mit Finn war entscheidend für meine Tochter und ihren Mann als Eltern. Sie konnten ihn waschen und vorbereiten und waren nicht nur traurig dabei. Es war, so sagen sie, auch schön.*

Waschen, baden, kämmen, Kleidung anziehen, Hand- und Fußabdrücke vom Neugeborenen nehmen, eine Haarsträhne aufbewahren – all dies sind wichtige Rituale, um sich von einem Sternen- oder Himmelskind zu verabschieden. Um das Gefühl zu haben, dennoch ganz normale Eltern zu sein, positive Erinnerungen für später zu sammeln und Andenken für die Schatzkiste zu Hause. Diese Rituale und ihre Umsetzbarkeit sind abhängig von Sterbeort und Umständen, sollten aber auf alle Fälle, so die Eltern das möchten, angestrebt werden. Manche Eltern „zeigen" ihrem Kind auch die Umgebung, singen, erzählen ihm von ihren Wünschen, Träumen, Hoffnungen – aber auch vom Schmerz und der Verzweiflung. All das stiftet ein Miteinander, das später tragen kann.

Oftmals kommen Eltern nicht selbst auf diese Ideen, da sie zum einen noch nie in dieser Situation waren und ihnen zum anderen manches vielleicht unangebracht, merkwürdig oder sogar peinlich erscheint. Es ist also wichtig, Eltern diese Anregungen und Angebote zu machen. Alles, was Eltern aktiv für ihr Kind übernehmen, stärkt das Gefühl, auch wirklich alles Menschenmögliche für ihr Kind getan zu haben. Im Fall der Neugeborenen kommt außerdem das Gefühl hinzu, sich zumindest in dieser Zeit wie „richtige Eltern" verhalten zu können, wodurch auch die Eltern-Kind-Bindung gestärkt wird, die über den Tod hinausgeht.

Bei einem Bad des verstorbenen Sternen- oder Himmelskindes wird empfohlen, die Wassertemperatur nur lauwarm einzustellen, da Wärme den Zersetzungsprozess eines Leichnams unterstützt, Kühle hält ihn eine Zeitlang auf. Muttermilch als Badezusatz ist genauso denkbar, wie das Kind danach mit wohlduftenden Ölen einzubalsamieren (Garten und von der Hude 2014, 89).

Fachpersonal und Begleitung

Dr. Clarissa Schwarz (Hebamme, Bestatterin, Gesundheitswissenschaftlerin): *Natürlich gehören die Phasen der Schwäche, Hilflosigkeit und Ohnmacht bei den Betroffenen dazu, aber ich möchte sie so begleiten, dass sie am Ende gestärkt aus dieser Erfahrung gehen. Und dies ist, neben den inneren Ressourcen der Betroffenen, eben auch von der Begleitung abhängig.*

Biggy (Oma der Zwillinge *Ben 5 und †Finn, Anenzephalie): *Es sind nur wenige negative Dinge während des Krankenhausaufenthaltes passiert. Eine Schwester zum Beispiel war entsetzt darüber, dass der tote Finn noch auf die normale Frauenstation, also mit ins Zimmer genommen wurde. Sie äußerte sich sehr negativ darüber, dass dieses tote Kind noch bei der Mutter ist. Ich glaube, hier ist noch viel Aufklärungsarbeit nötig.*

Die Qualität der Begleitung von verwaisten Eltern ist entscheidend, um einen bestmöglichen Abschied sowie Trauerarbeit und Heilung zu gewährleisten (Wolter 2017, 327ff.). „Die Fürsorge für das Kind endet nicht mit dem Tod." (Garten et al, 2014, 96) Ebenso wenig die Fürsorge für die Hinterbliebenen. Auch hier kommt wieder ein begleitendes Team in Frage:

- **Hebammen** – können zum wichtigsten Ansprechpartner werden, sollte es sich um das Versterben eines Kindes vor, während oder nach der Geburt handeln. Eine Hebamme hat vielleicht schon die gesamte Schwangerschaft und die (palliative oder stille) Geburt betreut. Sie kommt auch zu Sternenkindereltern nach Hause. Sie hat das Kind über mehrere Monate kennengelernt und mit verabschiedet. Sie weiß um Trauer und Sorgen der Betroffenen und kann sich darüber hinaus auch um die körperlichen Aspekte der Mutter nach der Geburt fachgerecht kümmern. Sie schaut ganzheitlich und genau, darum geht es bei Sternenkindermüttern. Auch ein Gynäkologe oder Hausarzt, den die Betroffenen gegebenenfalls schon seit Jahren kennen, kann die richtige Vertrauensebene mit den Eltern haben, um sie in dieser fragilen Zeit adäquat zu begleiten. Auch bei Himmelskindern können diese Fachleute, die vielleicht über einen noch längeren Zeitraum begleitet haben, wichtige Bezugspersonen für die Familien bleiben.

- **Bestatter** – sollten am besten Erfahrung mit verstorbenen Kindern haben, um gemeinsam mit den Eltern einen würdevollen Abschied vorbereiten und darauf achten zu können, dass die Betroffenen in dieser wichtigen Zeit nichts verpassen oder vergessen. Gemeinsam können Bestatter und Eltern herausarbeiten, was Eltern leisten können und wollen. Ein guter Bestatter wird sie, so weit wie möglich, aktiv im Abschiedsprozess stützen und sie bei allem, so gewünscht, mit einbeziehen.

- **Psychosoziale Beratung** – halten wir in dieser Zeit für hilfreich. Hier können die Eltern ihre Trauer und ihren Schmerz verarbeiten, werden aufgefangen und erarbeiten sich nach und nach den Weg zu heilen. Niemand muss diese Zeit nach dem Tod eines Kindes alleine überstehen und darf sich jederzeit Unterstützung suchen. Eine solche Begleitung kann auch eine religiöse oder spirituelle Person übernehmen.

- **Privater Austausch** – in Elterncafés oder Internetforen: Hier finden verwaiste Eltern oft Zuspruch und Unterstützung, die sie in dieser Form – aus der Perspektive anderer Betroffener – nirgends sonst finden. Hier werden sie gehört, verstanden und innerhalb einer Gruppe getragen, von Menschen, die aus eigener Erfahrung wissen, wovon sie sprechen. Für Sternenkindermütter gibt es in manchen Städten auch spezielle Rückbildungskurse.

Obduktion

Birgit Scharnowski-Huda (Elternbegleitung nach PND): *Da ich selbst Medizinerin bin und aus diesem Bereich komme, habe ich eine andere Sicht darauf, die nicht besser oder schlechter sein muss. Aber ich hatte zum Beispiel kein Problem damit, mein Kind obduzieren zu lassen. Wobei ich mit meinem Wissen von heute sagen würde, dass es eigentlich unnötig war – überwiegend kommt sowieso nichts dabei heraus.*

Grundsätzlich haben Eltern das Recht auf Nichtwissen. Eine Obduktion darf daher nur mit dem Einverständnis der Eltern durchgeführt werden. Bei manchen Erkrankungen gibt es erbliche Varianten (beispielsweise bei Trisomien oder Nierenerkrankungen), so dass die Eltern möglicherweise abgeklärt haben möchten, ob sie sich in einer weiteren Schwangerschaft mit der gleichen Diagnose konfrontiert sehen könnten.

Bei einer Obduktion werden die Organe entnommen und untersucht und Gewebeproben und Körperflüssigkeiten für Untersuchungen entnommen. Da es bei Kindern mit bereits pränatal gestellter Diagnose meist weniger um die Frage geht, woran das Kind gestorben ist (Ausnahme: Abbruch der Schwangerschaft, um die pränatale Diagnose zu prüfen), sondern – wenn überhaupt Fragen offen sind – vielmehr darum, ob die Ursache für die Erkrankung genetisch bedingt war (und damit wichtig für Folgeschwangerschaften wird), könnten auch die Proben aus Nabelschnurblut und/oder Plazentagewebe eine gute Alternative zur Obduktion sein.

Durch die abschließende Klärung der Frage, wodurch das Kind letztlich gestorben ist, können gegebenenfalls auch Schuldgefühle und Zweifel der Eltern über die PND verstärkt werden, sollte die Krankheit von einem der Elternteile vererbt worden sein. Es besteht aber auch die Möglichkeit, dass diese endlich ausgeräumt werden können. Und es ist ebenso möglich, dass keine neuen Erkenntnisse gewonnen werden. Liegt ein Obduktionsbefund oder genetischer Befund des Kindes vor, empfiehlt sich gegebenenfalls eine Nachbesprechung oder humangenetische fachärztliche Beratung, um die Bedeutung des Ergebnisses für spätere Schwangerschaften oder möglicherweise ein familiär vererbbares Risiko zu erfahren. Die Wartezeit für die Befundergebnisse kann einige Monate betragen.

Wichtig ist, dass den Eltern vorbehalten bleiben sollte, ob sie ihr Kind auch nach der Obduktion noch einmal sehen wollen, für diesen Fall gibt es ein paar wichtige Regeln zu beachten. Zum einen sollte den Eltern vorab erklärt werden, welche optischen Auswirkungen die Obduktion auf den Körper ihres Kindes hat, zum Beispiel zur Lage von Nähten (hier können Zeichnungen helfen) oder die Veränderung des Gewichts durch Entnahme aller Organe (Körper und Kopf). Außerdem kann besprochen werden, wie Eltern ihr Kind ansehen möchten, ob mit Kleidung und Mützchen oder nur in ein Tuch gehüllt (um vielleicht auch mal unter das Tuch zu schauen, wenn das Bedürfnis besteht). „Allem, was in vorausgehenden Gesprächen mit den Eltern angesprochen wird, wird der Schrecken des Unaussprechlichen genommen." (Garten und von der Hude 2014, 124f.).

Die ersten Tage nach Versterben des Kindes

🔍 **Dr. Clarissa Schwarz (Hebamme, Bestatterin, Gesundheitswissenschaftlerin):** *Auch wenn ein Kind gestorben ist, rate ich den Eltern immer erst einmal, sich Zeit zu lassen. So lange bei und mit ihrem Kind zu bleiben, wie sie möchten. Geschwisterkinder, Großeltern oder Freunde einzuladen. Oder auch, das Kind mit nach Hause zu nehmen. In Berlin dürfen Angehörige das für 36 Stunden. Das ist von Bundesland zu Bundesland verschieden.*

🤰 **Karin (Mutter von †Viola, Trisomie 21):** *Der Tag nach ihrem Tod war von einem unfassbaren Schmerz erfüllt, ein Schmerz, den ich so noch nie erlebt habe. Ich sah sie noch einmal, kalt fühlte sie sich an in ihrem Tuch, wie ein Tier habe ich geschrien, ein Schmerz, der so tief aus meinem Herzen kam. Ich zerbrach. Ohne Kind nach Hause zu gehen, etwas für immer verloren zu haben, ein Schmerz, ein Nicht-Vergeben-Können.*

Die ersten Tage zu Hause direkt nach dem Tod eines Kindes können sich unterschiedlich gestalten (die ersten Tage nach der Bestattung beschreiben wir etwas später im nächsten Kapitel):

- **Das Kind bleibt im Krankenhaus oder einer anderen Einrichtung** – und die Eltern kehren nach seinem Tod alleine nach Hause zurück. Viele Mütter beschreiben einen körperlichen Schmerz, ihr Kind zurücklassen zu müssen, es nicht pflegen, halten, versorgen zu können. Ihr gesamtes Sein ist auf diese mütterlichen Aufgaben programmiert, die nun nicht (mehr) abgerufen werden. Dazu kommen Horrorvorstellungen, das Kind alleine in einer Kühlung ohne Eltern zu lassen.

Die Sehnsucht nach dem Kind, das an einem anderen Ort ist, und die Vorstellung, dass es dort alleine im Dunkeln und in der Kälte liegt, kann für Eltern sehr belastend sein und sollte frühzeitig und wiederholt mit ihnen intensiv besprochen werden. Sie sollten die Gelegenheit bekommen, die Pathologie und die Menschen, die dort arbeiten, vorher zu besuchen sowie ihr Kind in liebevoller Form (in ein Tuch eingewickelt oder Ähnliches) zurückzulassen, womit gegebenenfalls ein Großteil des Schreckens genommen werden kann.

Eltern sollten darüber hinaus immer die Möglichkeit haben, ihr Kind wann und so oft sie wollen zu besuchen. In manchen Kliniken gibt es einen Raum des Abschieds, in dem das Kind aufgebahrt wird.

Wir wissen von Kliniken, die den Eltern uneingeschränkten Zugang für diesen Raum geben, solange das Kind dort ist. Das gibt ihnen die Möglichkeit, ihre manchmal unermessliche Sehnsucht zu stillen, den Abschiedsprozess aktiv und in ihrem Tempo zu gestalten und das Gefühl, für ihr Kind so oft wie möglich da sein zu können.

Dies sind die Momente, in denen irgendwann im wahrsten Sinne des Wortes „begriffen" wird, dass ihr Kind gestorben ist und sie nichts mehr tun können und auch nichts mehr tun müssen.

Wer die Situation, das Kind in der Klinik zu lassen, vermeiden möchte, könnte gegebenenfalls so lange vor Ort bleiben, bis auch das Kind die Einrichtung verlässt und zum Bestatter überführt wird, oder das Kind mit nach Hause nehmen. Der Transport des Kindes in einem Auto durch einen Bestatter ist bei lebend geborenen Kindern und Kindern mit einem Geburtsgewicht über 500 Gramm immer vorgeschrieben, allerdings sind viele Bestatter hier offen für individuelle Lösungen. Es wurden auch schon Kinder im Tragetuch am Bauch der Mutter zum Friedhof oder noch nach Hause getragen.

- **Eine Totenwache zu Hause** – ist in der Regel denkbar und sollte den Eltern immer als Möglichkeit vorgestellt werden. Dies ist natürlich abhängig davon, was sich die Eltern selbst zutrauen. Alle Wege sind richtig, nur sollten Eltern auch hier wieder über alle informiert werden. Grundsätzlich möchten wir Eltern Mut machen, wenn es ihnen möglich ist, ihr gestorbenes Kind mit nach Hause zu nehmen. Bei palliativ versorgten Kindern kann das, falls machbar, auch noch in der letzten Lebenszeit versucht werden. Oder das Kind ist unter ambulanter Palliativversorgung zu Hause verstorben. Diese Momente als Familie im eigenen Heim sind kostbar und für manche die einzigen, auf die sie später zurückgreifen können. Sie lassen in diesem Fall ihr Sternenkind auch in ihren eigenen vier Wänden als reales Familienmitglied einziehen.

Die intime Atmosphäre zu Hause bietet darüber hinaus die Möglichkeit, den Abschied vom Kind ganz und gar auf die Bedürfnisse der Familie abzustimmen und so zu gestalten, wie es sich die Eltern wünschen. Außerdem können Familienmitglieder und Freunde eingeladen, Musik gehört, gemeinsam ein Abschiedsgeschenk oder der Sarg gestaltet (beispielsweise könnten alle einen Handabdruck darauf hinterlassen), gemeinsam gekocht und gegessen werden.

Gerade das Essen ist in dieser Zeit sehr wichtig, erdet und kann gut vom Umfeld organisiert werden. All diese zwar traurigen, aber positiven Erinnerungen unterstützen später den Trauerprozess und die Heilung.

Bestattung von Sternen- und Himmelskindern

Dr. Clarissa Schwarz (Hebamme, Bestatterin, Gesundheitswissenschaftlerin): *Mittlerweile werden alle Kinder, egal wie groß und wie alt sie sind, bestattet. Das Personenstandsgesetz, das die Meldung beim Standesamt und die Ausstellung einer Geburtsurkunde regelt, ist bundesweit einheitlich, während Bestattungsgesetze länderspezifisch sind. Darum ist es von Bundesland zu Bundesland beispielsweise unterschiedlich geregelt, ob und wie lange ein Kind noch zu Hause sein darf und ob es einzeln oder zusammen mit anderen Babys bestattet werden kann oder muss.*

Es ist verständlich, dass die meisten betroffenen Eltern zunächst einmal das Gefühl haben, alles schnell hinter sich bringen zu wollen und meinen, dass, sobald das Kind beerdigt sei, alles wieder gut werden würde. Aber ich habe so viele kennengelernt, die im Nachhinein froh waren, dass es eben nicht schnell ging. Ich empfehle Eltern also grundsätzlich, sich um die Bestattung ihres Kindes selbst zu kümmern. Manche Eltern haben davor Angst und es braucht Mut, sich zum Beispiel nach Tagen seinem toten Kind noch einmal zu nähern. Vor allen Dingen, wenn Außenstehende sagen, sie sollen ihr Kind so in Erinnerung behalten, wie es war, und sie sollten sich das ersparen. Aber hinterher sind immer alle sehr dankbar, wenn sie ihr Kind selbst versorgt und ihm ein letztes Bettchen im Sarg bereitet und es nicht anderen Menschen, fremden Händen überlassen haben.

Auch die Beerdigung an sich auf dem Friedhof, dieser öffentliche Raum, wo dann noch andere Menschen kommen, um sich zu verabschieden. Oft sind die betroffenen Eltern ganz überrascht, wer sich alles auf den Weg macht. Für ihr Kind. Auch das ist ein sehr heilsamer Prozess. Dabei ist interessant, dass Eltern, die sich zum Beispiel nicht selbst um ihr totes Kind gekümmert und es nicht selbst in den Sarg gebettet haben, oftmals auch diejenigen sind, die eine Beerdigung nur zu zweit möchten. Sie sind regelmäßig handlungsunfähig und völlig überfordert auf dem Friedhof. Hier ist mein Eindruck, dass die Beerdigung ein viel zu großer Schritt auf einmal ist. Eltern, die ihr Kind selbst versorgt haben, bleiben mit dem Gefühl, alles für ihr Kind getan zu haben, was sie noch tun konnten. Und dadurch scheint dann auch der Abschied – nicht einfacher – aber in seiner Konsequenz in gewisser Form akzeptabler. Trauernde erleben so den Abschied in kleineren Schritten. Als heilenden Prozess.

Ich kann mich an ein Paar erinnern: Die Mutter wollte das Kind unbedingt noch einmal sehen und selbst versorgen – der Vater nicht. Ich hatte das Gefühl, er wollte es auch seiner Frau ersparen. Sie war aber sehr klar darin, was sie wollte. Schließlich sind sie dann doch beide gekommen. Fakt war, der Vater hatte Angst davor, wie das Kind nun aussehen würde, nachdem etwa zwei oder drei Wochen vergangen waren. Ich erkläre immer alles schon im Vorhinein: Wie wird der

Raum aussehen, in den wir gehen, wie der Ablauf sein. Zunächst gehe ich dann als Bestatterin hinein und schaue mir das Kind an, so kann ich ihnen beschreiben, was ich sehe, und ihr Kind bis zur Nasenspitze liebevoll in ein Tuch einwickeln, so dass wir oder auch sie selbst ihr Kind dann in ihrem Tempo auspacken können.

Ich frage auch immer, vor allem wenn sie anfangen zu weinen, ob ich hinausgehen soll, ob sie Zeit alleine mit ihrem Kind haben wollen. So war das auch bei diesem Paar. Ich saß sehr lange vor der Tür. Die Eltern hatten in dieser Zeit überraschenderweise dann alles selbst gemacht: ihr Kind ausgepackt, angeschaut, angezogen, den Sarg innen ausstaffiert, das Kind hineingelegt, den Deckel draufgemacht. Sie sind sehr aufgerichtet, in Frieden und gestärkt wieder herausgekommen. Beide waren danach sehr dankbar, dass sie all dies tun konnten.

Es ist also meine Aufgabe, die Menschen dazu zu ermutigen, sich zu trauen und sich gleichzeitig nicht zu überfordern. Manche wollen zum Beispiel nicht mehr nah heran, sondern mit Abstand dabeisitzen, und beobachten, wie ich ihr Kind liebevoll versorge. Es gibt den betroffenen Eltern eine gewisse Beruhigung, dass sie alles dürfen, aber nichts müssen. Ich sage ihnen immer, wann der Termin ist und dass sie es sich bis zum Schluss offenlassen können. Es ist sehr selten, dass Eltern dann nicht kommen. Und meistens versorgen sie ihr Kind dann auch selbst.

Claudia Langanki (Trauerbegleitung und Leitung Kinderhospiz): *Findet die Trauerfeier ausschließlich im familiären Rahmen statt, empfehle ich eine Gedenkfeier für die Freunde und Angehörigen zu gestalten. Ich habe die Erfahrung gemacht, dass diese sich sonst noch distanzierter verhalten und aus falscher Rücksicht zurückziehen können. Speziell für solche Situationen habe ich also regelmäßig mit Eltern diese nachträglichen Gedenkfeiern veranstaltet. Sie brauchen Hilfe für den Umgang mit trauernden Freunden und Verwandten.*

Petra (Mutter von †Malte und †Harriet, Nierenfehlbildung): *Nach Maltes Obduktion wurde er bei uns im Ort bestattet. Das war zunächst etwas, das wir uns nicht vorstellen konnten, weil wir* vis-a-vis zum Friedhof wohnen. Es war gewissermaßen ein Schock, sich vorstellen zu müssen, dass dort das eigene Kind beerdigt wird, daran mussten wir uns erst gewöhnen. Heute weiß ich, wie gut es ist, dass beide Kinder in unserer Nähe liegen, weil wir jederzeit hingehen können und es schön dort ist.

Theresa (Schwester von †Malte und †Harriet, Nierenfehlbildung): *Wir haben vor der Beerdigung zu Hause die Särge gemeinsam verziert. Daran kann ich mich noch erinnern. Wir haben Regenbogen und unsere Handabdrücke draufgemalt.*

Sonja (Mutter von †Leon, hypoplastisches Linksherzsyndrom): *Auf der Beerdigung waren nur meine Mutter, mein Mann und ich. Das wollten wir damals so. Und eine Musikerin, die am Grab meines Sohnes Geige gespielt hat. Heute würde ich es anders machen und ganz viel Familie und Freunde dazu einladen.*

Bei der Bestattung sind gegebenenfalls unterschiedliche Rituale der verschiedenen Konfessionen und Religionen zu beachten, sonst entstehen womöglich Situationen, die, wenn sie nicht abgesprochen wurden, Betroffene verletzen können. Für diese Belange braucht es einen zugewandten Bestatter oder Seelsorger sowie gegebenenfalls eine Trauerbegleitung und/oder psychosoziale Beratung.

Aber: Zu viel ist für diesen Moment der Bestattung dennoch nicht im Vornhinein zu planen, manches ist ein Prozess und ergibt sich erst auf dem Weg. Rechtliche Grundlagen sind im entsprechenden Kapitel im Abschnitt zum gesetzlichen Umgang mit Sternen- und Himmelskindern beschrieben.

Manche Eltern fragen sich auch, ob sie ein ungetauftes Kind mit geistlichem Beistand bestatten dürfen. Dies ist jederzeit möglich, sowohl die katholische als auch die evangelische Kirche unterscheidet in Bezug auf eine Bestattung nicht zwischen getauften und ungetauften Kindern.

Bestatter, Pfarrer oder auch Fachpersonal sollten, so möglich, schon vor dem Sterben des Kindes mit den Betroffenen klären, welche Abschiedsrituale und Gestaltungsmöglichkeiten ihnen zur Verfügung stehen und für sie in Frage kommen. Von der Sammel- bis zur Einzelbestattung gibt es verschiedene denkbare Modelle.

Fragen zur Bestattung

- Soll mein Kind vor der Bestattung noch mit nach Hause?

- Wann muss mein Kind bestattet werden?

- Wie und in was soll mein Kind bestattet werden? (Sarg, Tuch, Decke)

- Wo soll mein Kind bestattet werden? (Auswahl des Bestattungsortes und/oder des Grabes)

- Wer soll mein Kind bestatten?

- Wollen wir danach eine Trauerfeier und mit wem?

Wichtig ist zum Beispiel auch die Information, dass Eltern ihr Kind gegebenenfalls auch nach längerer Zeit wieder aus einer geplanten, noch nicht vollzogenen Sammelbestattung herausnehmen können (manchmal ist der Termin erst Wochen bis Monate später) und doch noch auf eine Einzelbestattung umschwenken können – was regelmäßig vorkommt. Es ist es wichtig, dass die Begleitenden konkrete Vorschläge und Ideen einbringen, da die meisten Betroffenen noch nie in dieser Situation waren und auf verschiedene Vorgehensweisen nicht selbst kommen können. Eltern oder Geschwister sollen und dürfen aber auch so viele eigene Ideen wie möglich umsetzen, wenn sie das wünschen. Vieles ist möglich, der Fantasie sind keine Grenzen gesetzt.

In der heutigen Zeit sind Hinterbliebene bei der Bestattung eines Angehörigen auch nicht mehr ausschließlich auf Friedhöfe und Gräber beschränkt. Dies gilt auch für Sternen- und Himmelskinder. Neben Sammelgrabstätten, schön gestalteten Grabfeldern für Sternen- und Himmelskinder (Initiative Regenbogen e.V., Grabfeldliste), Einzelgrabstätten oder gegebenenfalls schon bestehenden Familiengräbern auf dem örtlichen Friedhof, gibt es auch

spezielle Wiesen und Wälder, wo in der Natur bestattet werden darf. In Bremen ist sogar der Friedhofszwang so weit gelockert, dass eine Bestattung einer Urne auf dem privaten Grundstück möglich ist. Da Bestattungsrecht Ländersache ist, können sich hier jederzeit Neuerungen ergeben. Wichtig ist, dass es vielfältige Möglichkeiten für unterschiedliche Bedürfnisse gibt – nach dem richtigen Ort, nach der Verantwortung für die Grabpflege und weiteren für die jeweilige Familie wichtigen Faktoren.

Auch die Fragen, wer zur Bestattung eingeladen wird und ob es danach Bewirtung geben soll, spielen bei der Vorbereitung eine Rolle. Sowie aktive Handlungen und Rituale, die während und nach der Bestattung sehr heilsam für die Betroffenen sein können. Nicht nur für die Eltern, sondern auch für Geschwister, Großeltern und, so sie wollen, Freunde: das Bemalen des Sarges, das Gestalten von Grabbeigaben oder Kerzen, das Schreiben von Texten und Singen von Liedern, die Auswahl der Blumen. Zudem geht es um die Versorgung des Kindes selbst: eine Totenwache, die letzte Waschung, das Ankleiden, das Betten in den Sarg, letzte Fotos.

Bei all dem können Geschwisterkinder und andere Familienmitglieder, ihren Möglichkeiten entsprechend, aktiv mithelfen und in den Prozess mit eingebunden werden, ohne dass dabei forciert oder überfordert werden sollte. Jeder macht, was er möchte, keiner muss. Eltern, die all dies nicht selbst gemacht haben, weil sie nicht dazu ermutigt wurden oder sich nicht in der Lage fühlten, können noch Monate und Jahre später damit hadern, beispielsweise wenn sie nach der Überführung aus der Klinik nicht mehr in den Sarg geschaut haben. Manche fragen sich dann zum Beispiel, ob sie auch wirklich ihr Kind beerdigt haben. Leider lässt sich das nicht rückgängig machen und hier verpasste Chancen werden zunächst betrauert werden müssen. Es bringt aber nichts, allzulange damit zu hadern. Loslassen ist auch hier ein guter Rat. Bei vielen Betroffenen verliert im Laufe der Zeit der Schmerz darüber an Intensität und andere wichtige und schöne Erinnerungen können in den Vordergrund rücken.

Die ersten Stunden, Tage und Wochen nach der Bestattung

Elke (Mutter von †Marie, Trisomie 13): *Das Schwierigste an dieser Geschichte war für mich zu akzeptieren, dass ich so ein Schicksal tragen muss. Warum das passiert ist, warum das gerade mir passiert ist und warum es so dramatisch war.*

Manche Eltern empfinden die Heimkehr nach der Beerdigung als sehr schmerzhaft, da sich ihr Zuhause ohne Kind nicht mehr anfühlt wie ein Zuhause. Sie sind in den eigenen vier Wänden fremd, oft auch im eigenen Körper.

Für andere wird ihr Zuhause wiederum ein Refugium, das sie in den nächsten Tagen und Wochen nicht mehr verlassen wollen. Die Stille nach den sehr anstrengenden letzten Stunden, Tagen und Wochen kann bedrückend auf die Trauernden wirken oder aber den gegenteiligen Effekt haben, nämlich genau dem entsprechen, was die Eltern jetzt brauchen.

Die meisten Hinterbliebenen suchen in dieser Zeit Rückzug und Ruhe, da sie das Gefühl haben, die Welt um sie herum fände ohne sie, aber vor allen Dingen ohne ihr Kind in einem Tempo statt, dem sie nicht folgen können. Nach dem Tod eines nahen Angehörigen steht für die meisten die Welt also zunächst einmal still. Instinktiv suchen sie im Außen den gleichen Zustand wie in ihrem Inneren: absolute Leere und Stille. Diese Bedürfnisse sollten unbedingt respektiert und bei der Begleitung von verwaisten Eltern berücksichtigt werden.

Oftmals sind Dinge in der Wohnung zurückgeblieben, die an das verstorbene Kind erinnern, die vorher vielleicht gekauft wurden und gegebenenfalls auch zurückgebracht werden müssen. Dies kann beides bedeuten: unermesslichen Schmerz oder aber auch die Möglichkeit, sich an Gegenständen, Kleidungsstücken, Spielsachen noch eine Weile festzuhalten.

Viele Eltern finden es heilsam, alles schön zu dekorieren, nicht sofort wegzuräumen und die Dinge für ihr Kind eine Zeitlang um sich herum zu behalten.

Eine Fürbitte sprechen

kann für Betroffene, die mit dieser Idee etwas anfangen können, ein sehr schönes und heilsames Ritual sein: eventuell vor einer Gedenkecke, einmal am Tag, das Kind beim Namen nennen (laut oder in Gedanken) und ihm bei seiner letzten Reise alles Gute wünschen, ihm versichern, dass die Eltern es auch jetzt noch lieben und an seiner Seite sind, dass es keine Angst haben muss und immer Richtung Licht gehen soll. Das Ritual wird in der Regel sechs Wochen lang fortgeführt, oder solange die Eltern ein Bedürfnis danach haben. In manchen Glaubensrichtungen wird davon ausgegangen, dass eine Seele sechs Wochen braucht, um sich vom verstorbenen Körper ganz zu lösen. Ob jemand gläubig ist oder nicht, spielt aber bei diesem Ritual keine Rolle, da es schlicht um die wohltuende und heilsame Wirkung dieser Haltung geht, dem Gefühl, sein Kind auch nach dem Tod noch ein Stück zu begleiten. Eltern beschreiben, wie sie instinktiv nach einiger Zeit wussten, dass ihr Kind diese Fürbitte nun nicht mehr brauchte.

Trauer um Sternen- und Himmelskinder

Claudia Langanki (Trauerbegleitung und Leitung Kinderhospiz): *Trauer ist eine natürliche Reaktion auf Verlust und es ist enorm wichtig, sie zu leben. In der Begleitung darf die Trauer dann zu einer Traurigkeit werden, die bleiben darf, in der Erinnerung an das geliebte Kind. Trauerbegleitung sollte dann einsetzen, wenn der Alltag wieder beginnt. Eltern werden zu Hause und außerhalb begleitet und betreut.*

Dr. med. Lars Garten (Leiter Palliativteam Neonatologie, Oberarzt für Neonatologie): *Trauer betrifft alle Eltern, die ein Kind verloren haben, egal zu welchem Zeitpunkt sie versterben. Wir müssen hier in Deutschland noch viel lernen, zum Beispiel dass eine adäquate Trauerbegleitung auch nach dem Tod eines neugeborenen Kindes extrem wichtig ist. Es ist* zwar selbstverständlich in deutschen Kinderkliniken, dass Familien nach dem Tod eines älteren Kindes eine professionelle Trauerbegleitung über einen längeren Zeitraum angeboten wird, das ist aber in den meisten Kliniken, in denen Kinder in der ersten Lebenszeit, also nach Tagen, Wochen, vielleicht Monaten, versterben, leider nicht der Fall.

Auch in Bezug auf die „zugestandene" Dauer der Trauer müssen sich früh verwaiste Eltern vieles häufig erst erkämpfen. Denn nicht selten fallen Sätze wie: „Jetzt ist es doch schon vier Monate her, jetzt muss aber auch mal gut sein." Trauer um den Verlust ihres Kindes begleitet Eltern jedoch auch nach einem frühen Verlust ein Leben lang, es spielt keine Rolle, wie alt ihr Kind war. Das ist in der allgemeinen Wahrnehmung noch nicht angekommen und ist damit auch ein gesellschaftliches Problem. Sterben und Tod am Anfang des Lebens ist immer noch ein Tabuthema. Es ist vielen Menschen nicht bewusst, weil nicht viel darüber gesprochen wird. Und auch, weil es in den Medien noch nicht präsent genug ist.

Ildikó (Mutter von *Béla 10, Trisomie 21; †Valentina, Anenzephalie): *Es ist reinster Schmerz, sein Kind zu verlieren. Du sitzt da, möchtest dein Kind im Arm halten, lieben, großwerden sehen, hast es aber beerdigt. Es ist die Konfrontation mit dem Tod in seiner krassesten Form, in einer Situation, wo alles – körperlich und seelisch – in einem darauf eingestellt ist, ein Menschenleben zu begleiten. Und dann musst du das Gegenteil tun. Diesen Schmerz kann niemand kleinreden.*

Der Verlust eines Kindes kann eine tiefgreifende Trauerreaktion verursachen. In der jüngsten Vergangenheit haben die Erkenntnisse zu den Bedürfnissen der trauernden Eltern das Bewusstsein hierfür bedeutend verbessert. Trauer ist eine absolut natürliche Reaktion (Burden et al. 2016).

Die ersten Momente und Tage nach der Bestattung wirken für die meisten Hinterbliebenen irreal. Oft sind die Eltern noch zu betäubt, um ihren Verlust tatsächlich zu spüren. Erst nach und nach wird der Schmerz durchsickern und sich manchmal, auch körperlich, kaum ertragen lassen. Trauer ist grundsätzlich eine natürliche, gesunde und vor allem wichtige menschliche Reaktion auf Verlust, um sich mit Gefühlen wie Wut, Angst, Verzweiflung, Schuld auseinanderzusetzen und, noch viel wichtiger, sie zu überwinden und zu heilen. Trauer heißt nicht automatisch nur traurig zu sein, das Ausleben von Trauer ist gleichzeitig auch Wertschätzung des Menschen, an den sie gerichtet ist. Trauer darf, Trauer muss sein.

Phasen oder Wellen?

Petra (Mutter von †Malte und †Harriet, Nierenfehlbildung): *Es geht mir gut und ich bin dankbar dafür, wie es mir jetzt geht, wenn ich bedenke, wie es mir während der Schwangerschaften und danach ging. Aber die Trauer ist auch immer mal wieder präsent. Wobei das in Ordnung ist. Sie gehört zu unserem Leben mit dazu. Es wirft einen nicht mehr aus der Bahn wie am Anfang. Ich lerne den Umgang damit und lerne, zu akzeptieren. Ich weiß heute, wenn ich traurig bin, dass es auch wieder bessere Tage geben wird.*

Die meisten gängigen Trauertheorien (Vierphasenmodelle nach Kast, Spiegel und Aufgabenmodelle nach Lammer, Worden) gehen davon aus, dass Trauer „Arbeit" ist, die erledigt werden muss und Zeit beansprucht, wobei verschiedene Phasen oder Aufgaben durchlaufen werden müssen. Das Verweilen in der jeweiligen Phase gilt als individuell und unterschiedlich stark ausgeprägt. Zusammenfassend möchten wir die „Trauerphasen", die sich alle stark ähneln, hier nur kurz vorstellen, da es zu diesem Thema ausführliche und sehr gute Literatur gibt.

- **Erste Phase** – Schock, Leugnen. Reaktionen: Empfindungslosigkeit, Taubheit, Nicht-wahrhaben-wollen. Aufgabe: Realisieren, Begreifen.

- **Zweite Phase** – aufbrechende Emotionen. Reaktionen: Wut, Aggression, Verzweiflung, Hoffnungslosigkeit, Schuldgefühle. Aufgabe: Reaktionen Raum geben, Emotionen begegnen und Ausdruck verleihen.

- **Dritte Phase** – Suchen, Finden, Loslassen. Reaktionen: Abschiedsschmerz, Erschöpfung, Niedergeschlagenheit, Rückzug. Aufgabe: Auseinandersetzung, Anerkennung des Verlusts, Erinnern, Abschied nehmen.

- **Vierte Phase** – Akzeptanz und Neuanfang. Reaktionen: sich neu orientieren und in die Zukunft blicken. Aufgabe: Erholung, Kraft und Energie schöpfen, Rückkehr ins Leben.

Von den Phasenmodellen ist die Wissenschaft inzwischen wieder etwas abgekommen. Sie vermitteln den Eindruck, dass Betroffene alle Stufen der Trauer durchleben müssen, um davon geheilt zu werden. Der Verlust ist aber nicht einfach hinter sich zu lassen oder „abzuarbeiten", sondern sollte ins weitere Leben eingefügt werden. Außerdem müssen (und wollen) die Familien ihr Kind nicht loslassen, sie können die Bindung aufrechterhalten, werden aber einen anderen Umgang damit finden (Fricke 2014).

Das Bild von der Wellenbewegung hat sich nach und nach etabliert: „Wie kann Trauer einerseits von Kummer und Sehnsucht beherrscht werden und andererseits mit häufigem Lächeln und Lachen einhergehen?" (Bonanno 2012, Pos.844). Permanente Trauer wäre nicht auszuhalten. Trauer wird also dadurch erträglich, dass sie in einer Art Wellenbewegung verläuft. Trauernde pendeln hin und her: zwischen Schmerz und Sehnsucht und dann wieder der Zuwendung zu ihrem Umfeld und dem aktiven Leben. Die Stimmung hellt sich dabei vorübergehend auf. Dann tauchen sie erneut ab und setzen den Trauerprozess fort: Dieses Auf und Ab ist vielen verwaisten Eltern bekannt. Zwei Schritte vor, ein Schritt zurück.

Trauer ist kein geradliniger Prozess, sondern ist einem ständigen Wechsel unterlegen. Dabei setzt bei manchen Menschen die Trauer sofort ein, bei anderen verzögert, manche Menschen trauern kurz, andere brauchen Jahre, manche trauern offensichtlich, andere trauern nur in sich selbst: Jeder Mensch hat seinen eigenen Umgang damit.

Aus unserer Erfahrung und durch die Begleitung von Betroffenen wissen wir, dass besonders das erste Jahr nach dem Verlust von diesen großen Stimmungsschwankungen geprägt ist, mit Höhen und Tiefen. Es können aber auch drei bis fünf Jahre vergehen, bis Eltern das Gefühl haben, in ein Gleichgewicht zurückzufinden. Das Bild eines Pendels kann hier hilfreich sein: Nach dem Verlust, dem wortwörtlichen Schicksalsschlag, ist der Ausschlag am größten, nach und nach findet es einen neuen, erträglichen Rhythmus wieder. Wir können nur empfehlen, sich selbst nicht unter Druck zu setzen oder zu ungeduldig zu sein.

Ein weiteres anschauliches und unterstützendes Bild für die „Last" des Vermissens wäre in der ersten Zeit ein großer, unhandlicher, schwerer Sack, der weitergetragen wird. Dem folgt ein Koffer, handlicher, aber bisweilen immer noch ganz schön schwer. Und viel später ist es eine kleine Umhängetasche, zwar immer dabei, aber sie behindert nicht mehr im Alltag.

Trauer verändert sich, es gibt keinen Weg zurück in einen vorherigen Zustand, nur den Weg nach vorne zu dem neuen, nicht automatisch besseren oder schlechteren, aber mit Sicherheit veränderten Ich.

Verdrängung und komplizierte Trauer

Sonja (Mutter von †Leon, hypoplastisches Linksherzsyndrom): *Ich glaube, meinem Mann geht es, wenn er ehrlich darüber nachdenkt, auch nicht so gut. Ich merke das, wenn wir zum Beispiel zu einem Gedenktag auf den Friedhof gehen, dass er danach ganz still ist. So etwas erträgt er nicht so gut. Aber wir reden nicht häufig über die damals so schwere Zeit und ich habe auch nicht das Gefühl, dass wir gerade darüber reden müssten. Er weiß, dass ich mit anderen Betroffenen und in meiner Tätigkeit als ehrenamtliche Sterbebegleiterin über diese Themen im regen Austausch bin und dies auch brauche. Wir haben zeitgleich weitere Familienmitglieder verloren und ich glaube, unser Thema ist insgesamt der Verlust an sich. Was wir machen, ist an diversen Tagen gemeinsam zu gedenken. Aber zu einer richtigen Diskussion als Paar über unseren verlorenen Sohn haben wir, glaube ich, aktuell beide nicht das Bedürfnis. Vielleicht ist es* *auch ein Schutzmechanismus. Das weiß ich nicht. Gerade mit dem Partner ist es besonders schwierig. Ich habe schon das Gefühl, dass es irgendwann noch einmal notwendig sein wird, gemeinsam an diese Geschichte heranzugehen, aber jetzt scheint nicht der Zeitpunkt dafür zu sein.*

Der Verlust eines Kindes ist wohl mit das einschneidendste Erlebnis im Leben einer Familie und kann sich auf emotionaler aber auch bis auf die körperliche Ebene auswirken. Studien haben belegt, dass Eltern, die ein Kind verloren haben, rein statistisch eine erhöhte Sterblichkeit haben (Li et al. 2003). Es konnte nachgewiesen werden, dass Mütter nach dem Verlust eines Kindes durch Fehl- und Totgeburt oder Neugeborenentod häufiger an Erkrankungen des Herz-Kreislaufsystems leiden und dadurch früher versterben können (Hvidtjørn et al. 2016). Trauer ist anstrengend, seelisch wie körperlich. Um keinen bleibenden, auch körperlichen Schaden davonzutragen, ist es also notwendig, einen gesunden und heilsamen Umgang damit zu finden und auch nichts zu verdrängen.

Zwar ist es möglich und für den Moment vielleicht auch eine akzeptable Lösung, Trauer und traurige Gefühle wegzuschieben. Im Alltag geht das oft nicht anders, häufig bei den Partnern, die schnell wieder arbeiten gehen. Langfristig jedoch ist von Verdrängungsmechanismen abzuraten: Die Gefahr, psychosomatische Folgeerkrankungen davonzutragen, ist nachweislich vorhanden. Es wurden Zusammenhänge hergestellt zwischen Verdrängung als Bewältigungsmechanismus und Krebserkrankungen, sowie Herz-Kreislauferkrankungen, insbesondere Bluthochdruck sowie Depressionen (Mund und Mitte 2012).

Auch andere Faktoren, neben der Verdrängung, können dazu führen, dass Trauer nicht gesund gelebt und bewältigt wird, wie die ambivalente Beziehung zur betrauerten Person oder Situation, zusätzliche unbewältigte Verluste, vorhandene Geschwisterkinder, die (zu Recht!) Aufmerksamkeit und Fürsorge brauchen. Das alles kann die eigene Trauer in den Hintergrund rücken oder verzögern (Garten und von der Hude 2014, 110f.). Depressive Reaktionen nach dem Verlust des Kindes sind in einem gewissen Rahmen normal. Entwickelt sich daraus aber eine „komplizierte Trauer" (verlängerte Trauer), so sollte intensive psychotherapeutische Unterstützung in Erwägung gezogen werden.

Begünstigende Faktoren für einen komplizierten Trauerverlauf sind: fehlende soziale Unterstützung, keine weiteren lebenden Kinder, schlechte Vorbereitung in der Schwangerschaft, kein guter Abschied, Schuldgefühle, Selbstvorwürfe (Wagner 2014, Pos. 2358). Trauer kann auch eine frühere Depression reaktivieren. Das erschwert die Trauersituation und macht eventuell eine parallele Begleitung durch einen Psychotherapeuten (mit Trauerbegleitungserfahrung) notwendig.

Zwischen komplizierter Trauer und depressiver Reaktion gibt es aufgrund der Individualität der Menschen aber keine klare Grenze und es ist deshalb auch für Fachleute schwierig zu unterscheiden. Daher ist immer der einzelne Trauernde zu betrachten, denn jeder Mensch trauert anders.

Heilung, Weiterleben, Weiterwachsen

Claudia Langanki (Trauerbegleitung und Leitung Kinderhospiz): *Eltern brauchen Hilfe für das Leben ohne Kind, im Umgang mit dem Kinderzimmer, den Möbeln, den Nachbarn und vielem mehr. Auszeiten von Arbeit und Dienst müssen angeraten werden. Das Leben geht neue Wege und dafür müssen Rituale und Gewohnheiten neu gefunden werden.*

Petra (Mutter von †Malte und †Harriet, Nierenfehlbildung): *Malte und Harriet sind genauso unsere Kinder wie Theresa. Sie haben mir aber noch einen anderen Blick auf das Leben geschenkt. Dass es kostbar ist, dieses Leben, und dass es nicht selbstverständlich ist, ein gesundes Kind zu haben.*

Biggy (Oma der Zwillinge *Ben 5 und †Finn, Anenzephalie): *Ich schließe Finn ganz oft in meine Gedanken ein, er bleibt der Engel, der Ben geholfen hat, zu überleben und der heute bei den Sternen, auf seinem ganz eigenen ist. Das ist eine Metapher, die mir hilft. Auch die Dankbarkeit an ihn, dass* er Ben so lange tapfer begleitet hat. Das hilft mir immer wieder die Traurigkeit zu bewältigen oder nach außen damit klarzukommen.

Ich glaube, es gibt keinen Ort, wo wir uns in unserer Trauer helfen lassen könnten. Es überwältigt einen manchmal und dann fließen Tränen und ich denke, das darf auch sein. Dass die Trauer nie ganz vergehen wird. Das ist dann auch mit einem Schmerz verbunden.

Es wird vielleicht mit zunehmender Zeit leichter. Mir hilft dann, Ben zu sehen und der Gedanke, dass er nun beide vertritt: In Ben lebt Finn weiter, auch weil sie eineiige Zwillinge waren. Ben hat den Auftrag, uns Finn zu zeigen. Und das gelingt Ben sehr gut. Er ist ein ganz fröhlicher, aufgeweckter kleiner Mann.

Sonja (Mutter von †Leon, hypoplastisches Linksherzsyndrom): *Ich erlebe auch heute noch einen Stich im Herzen, wenn ich sehe, wie es hätte sein können. Deswegen kann ich nicht wirklich von Heilung über den Verlust sprechen.*

Ildikó (Mutter von *Béla 10, Trisomie 21; †Valentina, Anenzephalie): *Ich bin manchmal wirklich überrascht, dass ich heute ehrlich sagen kann, ich bin tatsächlich geheilt, ich fühle mich wohl, ich bin glücklich, ich würde rückblickend auch dieses Erlebnis, meine Tochter Valentina, nicht missen wollen.*

Mittlerweile bin ich von diesem Gedanken, dass ich bestraft wurde oder für irgendetwas eine Quittung bekommen habe, vollständig befreit. Ein ganz klares NEIN, es ist nichts von all dem zurückgeblieben. Die Trauer um Valentina war ein tiefes Tal, aber ich bin hindurchgewandert, habe mich genau dort umgesehen, alles ganz tief in mich aufgesogen, alles so gelebt, wie es an mich herankam und dann ging der Weg weiter und die Landschaft hat sich verändert und fast unmerklich bin ich aus dem Tal herausgekommen.

Ich wundere mich manchmal noch darüber, dass uns beides passiert ist. Bélas Down-Syndrom und Valentinas Anenzephalie. Aber wenn sich daraus ein Schicksalsgedanke formen will, dann heute der eines Privilegs. Das hört sich vielleicht komisch an, aber es ist so. Ich frage mich heute, was wohl für ein Plan dahinter ist, dass ich diese außergewöhnlichen Erfahrun-

gen machen durfte. Es hat mich so viel weitergebracht. Einen großen Schritt näher an eine tief verborgene Wahrheit, die unser ganzes Leben bestimmt. Aber die wir nur erahnen können, wenn wir uns auch in diese Tiefen begeben. Ich empfinde meine Tochter Valentina heute als meine große Lehrmeisterin.

Die Qualität der Bindung zum Kind, die Art und Weise, wie mit dem Verlust umgegangen, wie die Zeit mit dem Kind und der Abschied gestaltet wird/wurde, womit Betroffene sich in dieser Zeit umgeben (Ladewig 2010, 46) und die liebevolle Erinnerung sind der Schlüssel zur Heilung. Rituale, Symbole, Geschwisterkinder einbinden, immer wieder neu erzählen dürfen, all das kann zwar das verstorbene Kind nicht zurückbringen, aber Fürsorge und Unterstützung, auch von fachlicher Seite, kann maßgeblich zur Heilung beitragen (Capitulo 2005).

Der (manchmal auch längere) Weg dorthin führt in unseren Augen nicht vorbei an: Akzeptieren, Annehmen und Neuorientierung. Dabei geht es nicht darum – wie oft von trauernden Menschen erwartet wird – etwas abzuschließen oder hinter sich zu lassen, sondern den Verlust zu erleben und in das weitere Leben zu integrieren (Garten und von der Hude 2014, 102ff.). „Gelingende Trauer bedeutet nicht vollständige Ablösung, sondern ein neues Gleichgewicht, in dem Erinnerungen, Gedanken und Gegenstände des verstorbenen Kindes einen Platz behalten." (Zernikow 2013, 381)

Ein ehrlicher Umgang mit sich selbst, das Erkennen eigener Bedürfnisse, aber auch das Lösen gegebenenfalls bestehender innerer Konflikte (Schuld, Bereuen, Hadern) sind notwendig. Auch das Verzeihen spielt eine Rolle: sich selbst, aber auch anderen für verpasste Momente oder getroffene Entscheidungen, schlechte Begleitung, Enttäuschungen. Jeder Mensch ist anders, jeder trauert anders, Hilfe, Kraft und Heilung können in unterschiedlicher Form gefunden werden. Wir haben nicht in der Hand, was im Leben an „Schicksalsschlägen" auf uns zukommt. Aber wir haben immer die Wahl, wie wir damit auf lange Sicht umgehen. Manchen hilft eine Gesprächstherapie oder Trauerbegleitung, anderen eine Elterngruppe oder ein spiritueller Ansprechpartner.

Auch schmerzvolle Einschnitte im Leben bringen wichtige und positive Erfahrungen mit sich. Langfristig können diese sogar zu mehr seelischer Ausgeglichenheit und innerem Wachstum beitragen (Tedeschi und Calhoun 1996). Durch das traumatisierende Erlebnis wird zunächst das innere Gleichgewicht gestört, jedoch werden gleichzeitig Bewältigungsprozesse aktiviert. Durch intensive Auseinandersetzung kommt es zu einer neuen Wertschätzung des eigenen Lebens und dessen, was ist, zu mehr Zufriedenheit und Lebensqualität. Die Bewältigung von Krisen in der Zukunft kann leichter fallen, es hat also ein inneres Wachstum stattgefunden (Wassermann und Rohde 2009, 158f.).

Nicht selten führt der Verlust eines Kindes zu einer Neuorientierung im Leben. Verwaiste Eltern sind in vielen Dingen gelassener, erstaunt stellen sie fest, um welche Dinge sie sich früher Sorgen gemacht haben. Sie sehen die Welt mit anderen Augen und haben meist einen recht klaren Blick dafür, was für sie nun wirklich wichtig ist.

Wenn vorher eine gewisse Unzufriedenheit mit manchen Dingen bestand (Partnerschaft, Beruf oder Ähnliches), ist der Verlust des Kindes häufig ein Wendepunkt im Leben mit (zum Teil radikaler) Umorientierung. Das muss aber nicht sein: Wer glücklich war, hat unter Umständen auch keinen Anlass, etwas zu ändern. Vielleicht trägt das Erlebte dann dazu bei, deutlich zu sehen, was gut im eigenen Leben ist. Gesunde Kinder zu bekommen wird zum Beispiel von den meisten Menschen als selbstverständlich angenommen. Dass es anders laufen kann, und vor allem mit welchen Auswirkungen, Konflikten und Entscheidungsnöten das manchmal verbunden ist, wissen nur diejenigen, die es erlebt haben. Wer einmal ein Kind verloren hat, weiß, welches Geschenk ein lebendes und dazu noch gesundes Kind ist.

Erinnerungen, Rituale und Termine

Petra (Mutter von †Malte und †Harriet, Nierenfehlbildung): *Wir haben viele Bilder gemacht, auch Familienfotos, auf denen wir alle vier gemeinsam sind. Das ist ein wahrer Schatz. Die Bilder hängen oder stehen in unserer Wohnung, wodurch die beiden immer präsent sind. An den Geburtstagen von Malte und Harriet gehen wir gemeinsam auf den Friedhof und zünden eine Kerze an. Anschließend unternehmen wir etwas Schönes. Theresa ist immer dabei, für sie ist das normal.*

Theresa (Schwester von †Malte und †Harriet, Nierenfehlbildung): *Die Fotos sind für mich die schönsten Erinnerungen, auf manchen halte ich sie im Arm. Am Wochenende, wenn wir frühstücken, stellen wir immer eine Kerze auf den Tisch. Das finde ich schön. Ich denke an meine Geschwister. Meistens mit Mama und Papa zusammen, wenn wir darüber reden. Ich finde diese Gespräche schön, weil wir trotzdem eine Familie sind und in diesen Momenten, auch wenn sie nicht leben, wir irgendwie mit ihnen Kontakt haben. Ich glaube, das finden auch meine Eltern gut.*

Elke (Mutter von †Marie, Trisomie 13): *Ich habe Fotos von ihr, leider nur die Krankenhausfotos, die nicht sonderlich schön sind. An ihrem Todestag denken wir an sie. Marie ist mein Kind, das zwar nicht lebt, aber trotzdem da ist.*

Sabine (Mutter von †Leona, Trisomie 18): *Ich habe Leona schon früh als Kind wahrgenommen, das eine Aufgabe mitgebracht hat, nicht als eines, das für die Welt bestimmt war. Sie hat bei mir einen Platz im Herzen und den Platz in der Arbeit, auf diese Weise bin ich immer mit ihr verbunden. Es gibt Fotos von ihr, es gibt Andenken von ihr, wir können uns diese ansehen, aber sie hat keinen sichtbaren Platz in der Wohnung. Das würde sich für mich nicht stimmig anfühlen.*

Was den Hinterbliebenen konkret bei ihrer Heilung hilft, ist sehr unterschiedlich. Jeder Mensch geht anders mit dem Verlust um. Für Trauerarbeit und den Heilungsprozess sind Erinnerungen, sich wiederholende Rituale und manche Termine wichtig. Erinnerungsstücke lassen das verlorene Kind auch später noch real werden: Dieser Mensch war, wenn vielleicht auch nur kurz, tatsächlich da. Denn Erinnerungen verblassen, verschieben sich, werden manchmal sogar fragwürdig.

Für manche Menschen ist die Verwandlung von Erinnerung ein natürlicher Prozess, den sie gerne annehmen. Für andere, gerade trauernde Eltern kommt es einer gefühlten elterlichen Pflicht nahe, dass sie das Andenken an ihr verstorbenes Kind – auch nach Außen – aufrechterhalten, es ist ihnen wichtig, diesem Verblassen von Erinnerung, vielmehr dem Vergessen, entgegenzuwirken. Manche Rituale und Bedürfnisse können im Laufe der Zeit auch wieder abnehmen und sich deutlich reduzieren. Alles ist erlaubt, in der eigenen Geschwindigkeit:

- **Fotos** – für manche ja, für manche nein: Die Erfahrung mit Sternenkindereltern hat gezeigt, dass nicht alle immer unbedingt Fotos und Andenken sichtbar um sich haben wollen oder können. Das hängt nicht selten damit zusammen, dass es keine „vorzeigbaren" Fotos gibt. Wer einen ehrenamtlichen Fotografen hatte, hat vermutlich schöne Fotografien, die gerne aufgestellt werden. Aber unabhängig davon, ob nun mit oder ohne Fotograf: Alle betroffenen Eltern müssen zumindest die Möglichkeit dazu haben, selbst entscheiden zu können, ob und wann sie zum Beispiel Fotos, Ultraschallbilder oder Ähnliches ansehen wollen (in einem Umschlag für sie gesammelt). Nicht selten ist es vorgekommen, dass Mütter Jahre später in das Krankenhaus zurückkamen, in dem sie ihr Kind geboren hatten und in dem normalerweise zumindest ein Foto nach der Geburt gemacht und in den Akten hinterlegt wird, und um dieses Foto baten, schlicht, um den Geistern der Vergangenheit endlich ein Gesicht zu geben und Ruhe zu finden.

- **Erinnerungskisten** – können hier an dieser Stelle sehr hilfreich sein: Oftmals reicht schon das Wissen, dass alle Bilder und Erinnerungen irgendwo gesammelt in einer Kiste ruhen, und wann immer ein Bedürfnis danach aufkommt, aufgefrischt werden können. Vielleicht bleibt diese Kiste jahrelang oder sogar für immer verschlossen. Sie kann auch zunächst im Krankenaus aufbewahrt werden, bis die Eltern das Bedürfnis haben, sie nach Hause zu holen. Aber ihre Existenz allein ist essenziell und hat meist einen sehr heilsamen Effekt. In eine solche Kiste kann alles hinein, was an das verstorbene Kind erinnert. Darüber hinaus kann diese Kiste von den Eltern, von Geschwistern, von Familienmitgliedern und Freunden schön gestaltet werden. Sie kann auch zur Gedenkecke umfunktioniert und Kerzen, Andenken, Fotos können darauf gestellt werden.

Was rein kann in die Kiste

- Tagebücher, Briefe, Postkarten, Fotos, Ultraschallbilder
- Schwangerschaftstest
- Nabelschnurklammer, Armband aus Klinik
- Haarlocke, Hand- und Fußabdrücke
- Karte aus der Klinik mit Geburtsdaten
- Kleidungsstücke
- Spielsachen
- Bücher, CDs aus dieser Zeit
- etwas Erde vom Friedhof
- andere Erinnerungsstücke (Steine, Muscheln)

- **Erinnerungsbücher** – helfen vielen Eltern, oft Müttern, direkt nach der Geburt alle Erinnerungen in Wort und Bild in einem Buch zu sammeln, anzulegen und sich kreativ auszutoben. Oftmals entwickelt sich hier das Gefühl, auch über den Tod hinaus noch etwas für das eigenes Kind tun zu können: sein Andenken zu bewahren und mit Liebe zu gestalten.

Was rein kann in's Buch

- Fotos, Ultraschallbilder
- Briefe und Postkarten
- Aufkleber, gepresste Blätter und Blumen
- Adressen
- Gedanken, Textauszüge

- **Fortführen liebgewonnener Rituale** – kann eine liebevolle andauernde Verbindung zum Verstorbenen darstellen und Erinnerungen, die gemeinsam mit dem Kind gemacht wurden, auch in Zukunft abrufen: Buch vorlesen, Lied singen, ein Tagebuch oder Briefe schreiben, das Fortführen eines Erinnerungsbuches.

- **Gedenkecken** – einrichten (sofern nicht schon in der Schwangerschaft geschehen) hilft vielen Eltern das Andenken an ihr verstorbenes Kind sichtbar in der Wohnung in ihren Alltag einzubinden. Mit Bildern, Andenken und Kerzen. Ein alltägliches Ritual könnte sein, eine Kerze für das verstorbene Kind anzuzünden und die Gedenkecke immer schön, zum Beispiel mit frischen Blumen, zu schmücken.

- **Besuche am Grab** – sind besonders in den ersten Wochen und Monaten nach dem Tod für viele Eltern wichtig: Manchmal sind sie hier täglich grabend und pflanzend anzutreffen. Das Grab zu gestalten und immer eine brennende Kerze dort zu wissen (warmes Licht im Dunkeln) ist vielen ein großes Anliegen. Es ersetzt ein Stück weit die tatsächliche Nähe, Pflege und Fürsorge für das Kind. Ist das Kind in der Natur bestattet, sind Spaziergänge zur entsprechenden Wiese oder zum Baum ein schöner Ausflug. Aus Betroffenenberichten wissen wir, dass manches Elternpaar sich einen Picknickkorb packt und so einen längeren Besuch bei seinem Kind macht. Auch dieses Bedürfnis kann im Laufe der Zeit nachlassen, die Besuche sind immer noch wichtig, aber seltener. Der individuelle Ort der Besinnung und Trauer kann ganz unterschiedlich sein und ist nicht zwingend an den Platz gebunden, wo das Kind beerdigt ist. Er kann auch zu Hause sein (Gedenkecke), im eigenen Garten oder Balkon/Terrasse (Baum pflanzen, Pflanzschale, „Gartengrab") oder an irgendeinem Ort in der Natur, an dem eine Verbindung zum verstorbenen Kind verspürt wird. Dies spielt häufig dann eine Rolle, wenn die Grabstätte weit entfernt vom Wohnort der Eltern liegt (zum Beispiel nach einem Umzug) oder bei Bestattung in einem Sammelgrab.

- **Manche Termine** – können in Zukunft große Bedeutung, aber auch viel Schmerz bergen: Geburts-, Sterbetag oder der errechnete Entbindungstermin des Kindes, Weihnachten – alle Termine, die an das Kind erinnern oder Familienfeste sind. Darüber hinaus gibt es allgemeine Gedenktage für Sternenkinder. Viele Betroffene erleben diese Tage vor allen Dingen am Anfang als sehr schmerzvoll, mit den Jahren lässt dieser Schmerz in der Regel nach und wandelt sich oftmals in liebevolles Andenken. Viele Betroffene nutzen diese Tage, um ihrem Kind dann den Raum zu geben, den es im Alltag, weil es physisch nicht da ist, nicht hat. An solchen Tagen backen und basteln sie für dieses Kind, gehen auf den Friedhof, sehen sich die Fotos an, sprechen über ihr Kind, suchen Orte des Gedenkens auf oder verkriechen sich vielleicht einfach nur im Bett zum Weinen.

Wir halten es für sehr heilsam, an diesen Tagen seinen Bedürfnissen, soweit der Alltag das zulässt und soweit sich die Betroffenen in ihrem Schmerz nicht haltlos verlieren, nachzugehen und gegebenenfalls auch das Umfeld darüber zu informieren, um welchen Tag es sich heute handelt. Dabei können Betroffene deutlich machen, dass aber nicht erwartet wird, dass auch das Umfeld emotional in gleicher Intensität darauf reagiert. Vor allen Dingen mit den Jahren wird das Umfeld nach und nach diese Termine vergessen, was ebenfalls eine schmerzhafte Erfahrung sein kann. Gerade am Anfang ist es Betroffenen wichtig, an diese Tage zu erinnern, nach und nach lässt auch dies normalerweise im Rahmen eines liebevollen Akzeptierens der Vergesslichkeit der anderen nach.

Folgekinder

Über Folgeschwangerschaften gibt es ausführliche Literatur, weswegen wir uns hier auf das Wesentliche beschränken und ansonsten verweisen möchten (Wolter, 2010/2018).

Vom richtigen Zeitpunkt

Sabrina (Mutter von *Sophia 4, Zwerchfellhernie): *Einer der Gründe, warum wir keine weiteren Kinder wollen, ist, dass ich doch auch ein Augenmerk auf Sophia lege, ich achte immer darauf, wenn Sophia hustet, ob es ihr gut geht, ob alles in Ordnung ist. Ich wollte nicht, dass ein nächstes Kind das Gefühl hat, zurückgestellt zu werden. Wir haben also bewusst entschieden, Sophia unsere Aufmerksamkeit zu schenken. Vielleicht ändern wir unsere Meinung noch, das kann ich jetzt noch nicht sagen, vielleicht ist es noch zu frisch und wir haben noch nicht alles verarbeitet.*

Körper, Seele und Geist brauchen nach einem so einschneidenden Erlebnis, wie es diese Schwangerschaft und Geburt waren, Zeit sich zu regenerieren. Der Körper muss sich nach jeder Schwangerschaft, ob nach Erden- oder Sternenkind, zunächst einmal wieder erholen und auftanken (auch Nährstoffe). Auch er wird es danken, wenn er einen Augenblick erholen darf. Faustregel: so lange warten, erneut schwanger zu werden, wie frau beim letzten Mal schwanger war. Direkt anschließende Schwangerschaften haben darüber hinaus in beiden Fällen oft zusätzliche psychische Auswirkungen, da Trauma, Trauer und Schmerz noch nicht bewältigt sind und auf die neue Schwangerschaft und das nächste Kind übertragen werden können. Damit tun Eltern weder sich, ihrem lebenden, sterbenden oder gestorbenen Neugeborenen, noch dem neuen nächsten Kind einen Gefallen.

Nach der Geburt eines besonderen Kindes mit Behinderung oder chronischer Erkrankung, das gegebenenfalls mehr Fürsorge braucht, empfehlen wir, sich zunächst auf das neue Kind einzustellen und Kräfte zu sammeln. Die Rückbildung kann zudem etwas verzögert sein, da körperliche Erholung mit einem besonderen Kind vielleicht schwieriger ist. Verhütung ist außerdem ein wichtiges Thema, um etwaige Folgekinder ganz bewusst zu bekommen. Erst wenn Betroffene in der neuen Lebenssituation angekommen sind, scheint es uns sinnvoll, sich einem erneuten Kinderwunsch zu widmen.

Auch nach verstorbenen Kindern und bei sehr großem Wunsch nach einem nächsten, lebenden Kind raten wir zu warten und sich Zeit zu nehmen zu trauern und die Erlebnisse zu verarbeiten. Mütter, die ihr Kind verloren haben, verspüren oft recht bald wieder einen starken Kinderwunsch. Ärzte empfehlen hier aber mindestens drei normale Zyklen zu warten, um erneut schwanger zu werden. Wir empfehlen so lange zu warten, bis die Trauer gesund bearbeitet und gut in das Leben integriert wurde.

Wieder schwanger sein nach einem besonderen oder einem Sternenkind

Ildikó (Mutter von *Béla 10, Trisomie 21; †Valentina, Anenzephalie): *Natürlich hatte ich in den zwei Schwangerschaften nach Valentina große Angst, dass es sich wiederholen könnte. Das wäre ein Alptraum gewesen. Ich habe gemerkt, dass nur weil diese Frage einmal beantwortet und auch bewältigt wurde, es deswegen kein Rezept ist, es immer wieder so zu machen. Ich bin mir allerdings sicher, dass wir uns nach diesen Erlebnissen mit Béla und Valentina erst recht nicht für einen Abbruch entscheiden könnten.*

Elke (Mutter von †Marie, Trisomie 13): *Bei meinen Folgekindern habe ich später nur noch die Nackenfaltenmessung und die Ultraschalluntersuchungen machen lassen. Ich wollte sonst nichts mehr, keine Fruchtwasseruntersuchung oder Ähnliches. Sicher nicht, ich habe alles abgelehnt.*

Kristian (Vater von *Elena 4, Trisomie 18 und Spina Bifida): *Während der neuen Schwangerschaft hatte meine Frau viel Angst. Es wurden bei der Kleinen dann auch wieder Dinge entdeckt: Nierenstau, was meistens auf irgendein Syndrom hindeutet,* *ein kleiner Herzfehler, den aber viele Kinder haben und der nicht behandelt werden muss. Wir waren fast jede Woche beim Ultraschall. Wer sucht, der findet – bei jedem Kind. Heute geht es ihr aber sehr gut.*

Ängste und Unsicherheiten in einer Folgeschwangerschaft sind nach einem besonderen Kind, einem Sternenkind oder einem Schwangerschaftsabbruch die Regel. Wichtig ist hierbei für die Eltern zu wissen: Sofern keine erblichen Erkrankungen beim Kind vorlagen, ist es sehr wahrscheinlich, dass ihr Folgekind gesund zur Welt kommt.

Vor allem die Untersuchungen und Termine, die in der letzten Schwangerschaft die Diagnose brachten, können für Schwangere stark mit Angst besetzt sein. Interessant hierbei ist, dass sehr viele Eltern nach einer vorangegangenen PND sich in darauffolgenden Schwangerschaften gegen PND entscheiden oder zumindest nur ein „Minimalprogramm fahren". Manche kommen für sich zu dem Schluss, dass eine PND ihr Kind nicht gesünder machen wird und auch nichts mehr an ihren Entscheidungen ändern würde. Viele ziehen daher eine Schwangerschaft vor, in der sie nicht alles wissen möchten.

Gibt die Erkrankung oder Behinderung des zuvor geborenen besonderen Kindes Anlass zur Annahme, dass es sich um vererbliche Merkmale handelt, können Eltern sich beraten lassen, ob eine humangenetische Abklärung in Betracht gezogen werden sollte, falls nicht schon in der Schwangerschaft geschehen. Natürlich haben Eltern auch hier ein Recht auf Nichtwissen.

Die vorangegangenen Erlebnisse sollten bei der Betreuung einer Frau in der Folgeschwangerschaft berücksichtigt werden, um mögliche Probleme rechtzeitig erkennen und begleiten zu können (Meredith et al. 2017). Die Betroffene sollte daher ein spezielles Betreuungsangebot erhalten, um die gegebenenfalls noch existierende Trauer gezielt zu verarbeiten und den frühzeitigen Aufbau der Mutter-Kind-Beziehung in der aktuellen Schwangerschaft zu fördern (Wollenschein et al. 2007). Eine psychosoziale Begleitung und/oder professionell angeleitete Bindungsanalyse kann Möglichkeiten schaffen, die

Schwangerschaft positiv zu beeinflussen. Viele Frauen in Folgeschwangerschaften machen sich Sorgen, ob sich ihre Ängste und Unsicherheiten auf das Kind übertragen. Wir denken, dass Kindern nichts verheimlicht werden kann. Wir dürfen also auch hier bewusst eine Verbindung zum Kind aufbauen und erklären, warum diese Gefühle da sind und dass auch das neue Kind geliebt und willkommen ist.

Die gute Nachricht ist, dass Folgekinder offenbar gut mit ihrer Situation zurechtkommen: Eine Studie ergab, dass Kinder, die nach einem Verlust zur Welt kamen, sich nicht negativ dadurch beeinträchtigt fühlen. Sie gaben vielmehr an, dass sie sich durch die Umstände und die Vorgeschichte besonders geliebt fühlen (Warland et al. 2011).

Wenn es wieder passiert

Sabrina (Mutter von *Sophia 4, Zwerchfellhernie): *Wir haben mit Sophia ein gesundes Kind und ich möchte kein weiteres Risiko eingehen. Niemand weiß, wie eine Zwerchfellhernie entsteht, es scheint eine Laune der Natur, das heißt es ist eigentlich nicht vererbbar. Aber ich habe schon von mehreren Fällen gehört, in der in einer Familie mehrere Kinder Zwerchfellhernien hatten. Das ist einer der Gründe, warum wir entschieden haben, dass es bei Sophia bleibt.*

Petra (Mutter von †Malte und †Harriet, Nierenfehlbildung): *Die pathologischen und genetischen Untersuchungen haben nach der Geburt zu keinen Ergebnissen geführt, es konnte also keine konkrete Krankheit bestimmt werden. So gingen die Ärzte davon aus, dass Maltes Krankheit spontan, also nicht erblich bedingt entstanden war. Eine Wiederholung einer solchen spontanen Krankheit war also unwahrscheinlich. Uns wurde versichert, dass in jeder weiteren Schwangerschaft frühzeitig darauf geachtet werden würde, wie sich die Nieren des nächsten Kindes entwickeln würden.*

Da wir davon ausgingen, dass Maltes Krankheit nicht genetisch bedingt war, wurde ich wieder schwanger. Die Organdiagnostik wurde diesmal früher, in der 22. SSW, gemacht. Und wieder wurde festgestellt, dass

die Nieren nicht richtig angelegt waren. Hätte ich nach Malte gewusst, dass diese Krankheit, die bis heute ungeklärt bleibt, erblich bedingt ist, wer weiß, ob ich dann noch einmal schwanger geworden wäre.

Ildikó (Mutter von *Béla 10, Trisomie 21; †Valentina, Anenzephalie): *Nachdem mein Sohn Béla mit Trisomie 21 geboren wurde, war ich mit Valentina irgendwann wieder schwanger. In der 14. Woche war ich beim ersten Untersuchungstermin und ich war wieder erstaunlich naiv. Ich bin ein ganz robuster, gutgläubiger Mensch. Ich dachte, wir haben unser Fett schon weg beziehungsweise unsere Quote mit Béla erfüllt. Mein Lebensgefühl zu diesem Zeitpunkt war: „Ich hab ein behindertes Kind, na und. Und jetzt krieg ich noch ein viertes Kind."*

Wir hatten uns mit Béla arrangiert, wir liebten ihn, wir fanden und finden ihn gut, wir haben von ihm gelernt und ich glaubte, jetzt könne uns nichts mehr passieren. Deswegen bin ich auch erst in der 14. SSW zur ersten Untersuchung gegangen. Ich hatte das Gefühl: vierte Schwangerschaft, dass ich schwanger bin, weiß ich, das muss mir keiner bestätigen und wenn irgendwas nicht stimmt, werde ich es bestimmt selbst merken. Ich dachte nicht, dass ich viele Erkenntnisse gewinnen würde, wenn ich ständig zum Arzt renne. Der Arzt versuchte dann zu formulieren, dass er den Kopf des Kindes nicht richtig darstellen könne und uns jetzt in eine Spezialpraxis überweise. Und er sagte noch, diese Kinder würden besser nicht geboren. Ich glaube, der Arzt war selbst sehr hilflos in dieser Situation.

Durch Béla war ich vorher schon in Foren aktiv, habe versucht, über Down-Syndrom, PND und so weiter aufzuklären. Deswegen war ich dann bei Valentina sehr gut informiert. Ich wusste, was Spätabbrüche sind, ich hatte eine eindeutige Meinung zu selektiven Schwangerschaftsabbrüchen. Und trotzdem hat mich Valentinas Diagnose in dieser ersten Nacht total erwischt. Ich fragte mich, ob ich vielleicht zu überheblich gewesen war, weil ich anderen früher Mut gemacht hatte, auszutragen. Ich dachte wirklich einen Moment lang, das ist jetzt die Quittung. Das ist eben doch nichts, was ein Mensch aushalten kann. Und das Gefühl einer Ungerechtigkeit überfiel mich außerdem: Warum nochmal? Reicht es nicht? Warum werde ich zweimal bestraft?

Da in jeder neuen Schwangerschaft das gleiche Basisrisiko (drei bis fünf Prozent) für Fehlbildungen oder Erkrankungen besteht, kommt es in seltenen Fällen zu einer Wiederholung, es kann aber auch zu einer anderen Auffälligkeit kommen (Froster 2010, 142). Empfohlen wird eine humangenetische fachärztliche Beratung, falls diese noch nicht während oder nach der betroffenen Schwangerschaft erfolgt ist. Dort kann ein genetisches Risiko für bestimmte Erkrankungen in der Familie für die Folgeschwangerschaft näher spezifiziert werden.

Wir wissen von Eltern, die nach einer Diagnose nur noch gesunde Kinder bekamen (dieser Fall überwiegt bei Weitem!), von Eltern, die sich nach einer Diagnose in einer neuen Schwangerschaft in der gleichen Situation wiederfanden, aber auch von Eltern, die dann eine gänzlich andere Diagnose für das nächste Kind erhalten haben. Diese Eltern sind sich dann der Möglichkeiten, die sie haben, sehr bewusst und müssen für sich entscheiden, wie sie – je nach den Erfahrungen in der vorhergehenden Schwangerschaft – mit dieser neuen und/oder wiederholten Situation umgehen wollen.

Dass Eltern tatsächlich zweimal von einer unterschiedlichen PND betroffen waren, haben wir in den Jahren unserer Begleitungstätigkeit sehr selten erlebt. Wichtig ist dabei zu wissen, dass bei erblichen Erkrankungen hingegen eventuell eine konkrete höhere Wahrscheinlichkeit besteht. Sie kann, so das Paar dies möchte, mit dem begleitenden Humangenetiker besprochen werden.

Familie und Umfeld rund um unsere Kinder

Im „Familie und Umfeld"-Kapitel in „Rund um unsere Kinder" haben wir uns bewusst dafür entschieden, Erden- und Sternenkinderfamilien voneinander zu trennen, da diese beiden Fälle und die Bedürfnislage der Betroffenen in manchen Bereichen grundverschieden sind. Und vor allem, um auch die Sternenkindereltern in ihrer uns bekannten großen Sensibilität gegenüber lebenden Kindern (vor allem in der Anfangszeit) durch eine klar markierte

Trennung „zu schützen". Und andersherum, Erdenkindereltern gegenüber verstorbenen Kindern. Dennoch gehören diese beiden Elterngruppen für uns – wie schon im ganzen restlichen Buch – hier in diesem Kapitel zusammen. Denn in einem sind sie alle vereint: Sie alle sind Eltern geworden.

Für beide Gruppen gilt: Nach der Geburt eines besonderen oder Sternenkindes sortiert sich häufig das Umfeld neu. Dies halten wir für einen normalen Vorgang, der zwar bisweilen schmerzlich sein kann, sich aber nicht vermeiden lässt, wenn unüberbrückbare Ansichten aufeinandertreffen oder die Unsicherheiten zu groß sind. Dafür kommen aber in der Regel neue Menschen hinzu.

Familie und Umfeld rund um Erdenkinder

Dr. med. Lars Garten (Leiter Palliativteam Neonatologie, Oberarzt für Neonatologie): *Vor kurzem hat mich eine Mutter eines Kindes mit Trisomie 21 darauf hingewiesen, dass sie es als falsch empfindet, wenn im Zusammenhang mit Trisomie 21 von einer Krankheit gesprochen wird. Krank sei ihr Kind natürlich manchmal auch, zum Beispiel wenn es Fieber und Husten habe. Ansonsten sei ihr Kind aber ein gesundes Kind mit einem zusätzlichen Chromosom. Ein Kind mit genauso individuellen, liebenswerten und manchmal auch anstrengenden Charaktereigenschaften wie jedes andere Kind auch.*

Ildikó (Mutter von *Béla 10, Trisomie 21; †Valentina, Anenzephalie): *Unsere beiden Familien standen hinter uns. Ich fand es trotzdem schwierig, wenn gut gemeinte Kommentare kamen, bei denen ich immer nur dachte: „Ja, ihr habt gut reden, ihr habt ja kein behindertes Kind." Negative Reaktionen aus unserem Umfeld auf Béla bestanden aber sonst eher nur aus massiver Verunsicherung. Leute schwiegen, meldeten sich nicht mehr, weil sie nicht wussten, was sie sagen sollen. Wir mussten unserem Umfeld teilweise beibringen, offensiv darüber zu reden. Ich bin auch noch nie, außer von guten Freunden oder wenn es direkt um das Thema geht, darauf angesprochen worden. Die Leute sind neugierig, gucken und machen sich ein Bild und so entsteht dann oft das anstrengende Ge-*

fühl, performen zu müssen, zeigen zu müssen, dass alles okay ist, dass wir noch leben, dass wir trotzdem eine glückliche Familie sind. Aber direkt fragen tut keiner.

Negative Erlebnisse sind auch diese kleinen Momente, wenn Béla zum Beispiel nicht selbstverständlich zu einem Geburtstag eingeladen wird. Den Menschen fällt es scheinbar nicht leicht, sich in andere hineinzufühlen. Es wäre doch nicht zu viel verlangt, ihm auch mal ein Freundebuch mit nach Hause zu geben. Ihm einfach das Gefühl zu vermitteln, dass er dazugehört. Hier gibt es auf jeden Fall noch Optimierungsbedarf in unserer Gesellschaft. Aber im Großen und Ganzen lebt Béla ein tolles Leben, er ist integriert in seine Schule, alle sind nett zu ihm und er findet trotzdem auch immer jemanden zum Spielen.

Nadine (Mutter von *Esther 4, pränatale Fehldiagnose infaust): *Im Endeffekt war diese ganze Geschichte insofern gut, dass wir nun wissen, wer unsere wahren Freunde sind. Hier hat sich tatsächlich die Spreu vom Weizen getrennt. Menschen, von denen wir es nie gedacht hätten, sind einfach weg. Dafür sind unheimlich tolle neue dazugekommen.*

Kristian (Vater von *Elena 4, Trisomie 18 und Spina Bifida): *Das Schwierigste am Leben mit einem behinderten Kind – und ich habe jetzt den Vergleich, da wir ein gesundes Geschwisterkind haben – sind die Mitmenschen. Es wird viel gestarrt, wir werden in eine andere Welt geschoben, wir sind außen vor. Wir haben aber Glück mit unserem Freundeskreis, alle stehen hinter uns. Doch wir kennen auch Eltern, die wenig Verständnis und Zuwendung aus dem Umfeld finden.*

Menschen mit Behinderung werden in unserer Gesellschaft als andersartig empfunden und im Umgang mit ihnen sind viele Mitmenschen unsicher. Häufig wird vordergründig nur die Behinderung gesehen und nicht der Mensch selbst. Aus Angst etwas falsch zu machen, vermeiden daher viele den Kontakt. Während die meisten mit einer körperlichen Behinderung oft noch irgendwie umgehen können, bestehen gegenüber Menschen mit geistiger Behinderung noch größere Unsicherheiten oder Vorbehalte in unserer Gesellschaft. Diese

Schwierigkeiten verkomplizieren das Miteinander und führen nicht selten zu Missverständnissen und Ausgrenzung.

Gerade wenn Kinder neugeboren sind, schauen Passanten gerne in den Kinderwagen. Sehen sie dann etwas, was sie nicht erwarten, entsteht Schock und Unsicherheit. „Oje, wie reagiere ich jetzt?", denken dann alle Beteiligten (außer das Kind im Wagen). Empfehlenswert ist es, ganz offen und freundlich aufeinander zuzugehen, um Berührungsängste abzubauen.

Oftmals werden aber aus genau dieser Unsicherheit heraus manchmal Äußerungen gemacht, die unangebracht sind. An dieser Stelle sollen ein paar genannt sein, die uns von Betroffenen aufgelistet wurden: „Ich könnte das ja nicht.", „Das verwächst sich.", „Sowas muss doch heute nicht mehr sein.", „Sieht man ihr gar nicht an.", „Habt ihr das nicht vorher gewusst?", „Wie praktisch, ein Kind, das nicht wegläuft.", „Wie haltet ihr das nur aus?", „Besondere Kinder suchen sich besondere Eltern.", „Kennt ihr die Geschichte von der Hollandreise?", „Ihr seid so inspirierend.", „Habt ihr ihn davor impfen lassen?", „Diese Kinder sind immer so lebensfroh!"

Die Balance zwischen ehrlichem Interesse und Aufdringlichkeit zu finden, dabei aber keine hohlen Phrasen mitzuteilen, ist zugegeben schwierig. Dazu kommt, dass auch alle betroffenen Familien Reaktionen aus dem Umfeld unterschiedlich aufnehmen und bewerten. Außenstehende haben oft das Gefühl, dass es die richtigen Worte hier eigentlich nicht gibt und irgendwie alles verkehrt ist, egal, was gesagt wird (Müller 2017, Pos.1959).

Selbstverständlich sollte es hingegen sein, persönliche Lebensentscheidungen und Überzeugungen anderer stehenzulassen und sich kein Urteil darüber anzumaßen. Für alle Beteiligten wäre es also von Vorteil, zum einen einfühlsam zu agieren, zum anderen nicht jedes Wort auf die Goldwaage zu legen. Vielleicht auch einfach nur freundlich zu lächeln, dadurch gegenseitiges Verständnis und Sympathie zu signalisieren, aber insgesamt unaufdringlich zu bleiben (Achilles 2013, 172).

Auch übertriebene Hilfsbereitschaft kann komisch wirken. Meistens sind Kinder hierbei viel unbefangener und machen keine Unterschiede, sie sehen den Menschen – von ihnen können wir an dieser Stelle lernen (Noemi association 2014, Video Experiment, siehe Literaturliste).

Zum Glück gewöhnen sich viele Eltern kranker oder behinderter Kinder mit der Zeit an diese Begegnungen und sie fallen irgendwann nicht mehr so schwer ins Gewicht. Wir empfehlen, sich keinesfalls zu Hause einzuigeln, sondern im Gegenteil Außenkontakte bewusst zu pflegen (Achilles 2013, 98). Jedes Kind darf sein, wie es ist. Kontakt zu anderen Betroffenen hilft aus der Isolation, Beratungsstellen können Tipps geben und begleiten, Vereine und Gruppen führen Familien zusammen, wo nichts erklärt werden muss.

Erdenkindermütter und Partner

Ildikó (Mutter von *Béla 10, Trisomie 21; †Valentina, Anenzephalie): *Ich habe den wirtschaftlichen Background, muss mir keine Sorgen machen, ich habe den Bildungshintergrund, kann mir Themen erschließen, ich habe eine starke Familie. Natürlich ist nicht immer alles Sonnenschein, aber es fällt mir schwer, mein Empfinden und Erleben objektiv zu verallgemeinern. Familien, die unter prekären Umständen leben, oder Beziehungen, die sehr große Schwierigkeiten haben, würden ein behindertes Kind vielleicht nicht aushalten. Dann würde ich aber sagen, es war auch von vornherein keine belastbare Beziehung. Das Leben ist kein Ponyhof und so oder so, auf die eine oder andere Weise werden wir irgendwann einmal mit dieser Tatsache konfrontiert. Und dann zeigt sich, was Bestand hat und was nicht.*

Um sich gegenseitig etwas zu entlasten, sollten beide Elternteile die Pflege selbstständig und gleichberechtigt übernehmen können und alle nötigen Handgriffe erlernen. Außerdem werden so beide Eltern zu wichtigen Bezugspersonen für das Kind. Natürlich ist dies oft dadurch eingeschränkt, dass mindestens ein Partner arbeitet, aber in der arbeitsfreien Zeit kann und sollte das gemeinsam umgesetzt werden.

Alle frisch gebackenen Eltern, die ein kleines Kind versorgen müssen, werden vermutlich das Gleiche bestätigen: Nach einer Geburt ist erst einmal wenig Zeit, Lust und Energie, um sich geistig und körperlich wieder nahe zu kommen. Nach der Geburt eines besonderen Kindes kann die Zeit und die Kraft dafür, je nach Zustand des Kindes, noch knapper sein. Vielleicht ist auch der Wunsch gar nicht da, weil so viele andere Emotionen vorhanden sind.

Es ist nicht wegzudiskutieren, dass die Aufgaben für Eltern von Kindern mit Gesundheitsproblemen umfangreicher sind und damit auch das Risiko einer Überlastung besteht. Es entstehen aber nicht automatisch gravierende Probleme innerhalb der Beziehung und dies hängt auch nicht zwingend vom Grad der Beeinträchtigung ab. Vielmehr sind die Qualität der Partnerschaft und der Familienbeziehungen, praktische Unterstützung und die persönliche Sinngebung oder Stimmigkeit im eigenen Leben entscheidend. Dennoch sind gerade Mütter nach der Geburt eines beeinträchtigten Kindes anfälliger für aus Überlastung resultierende psychische Erkrankungen wie Depression und Burnout (Cierpka et al. 2014, Pos.12768). Es ist daher notwendig, dass von vornherein hierauf ein Augenmerk gelegt und im Zweifel durch professionelle Unterstützung gegengesteuert wird.

Am besten ist bei all diesen Prozessen Geduld mitzubringen. Die Zeit, um der Partnerschaft wieder mehr Aufmerksamkeit zu schenken, wird sich in der Regel mit dem nach und nach routinierten Alltag wieder einstellen. Es ist aber wichtig, achtsam zu bleiben und sich schnell Unterstützung von außen zu organisieren, um diese Zeit und Räume auch aktiv zu schaffen und zu gestalten.

Erdenkindergeschwister

🔍 **Kristian (Vater von *Elena 4, Trisomie 18 und Spina Bifida):** *Wir haben nach Elena noch ein gesundes Geschwisterkind bekommen. Es ist in vieler Hinsicht einfacher, aber eben auch anders. Es ist nicht anstrengender mit Elena, zum Beispiel macht sie keinen Stress, die kleine gesunde Schwester dagegen viel, dafür trinkt die Schwester wiederum das Fläschchen leer und ist dann satt, bei Elena ist Füttern mühsamer. Elena ist im Vergleich zu ihrer Schwester ganz*

ruhig, schreit nie, macht nie etwas kaputt, das ist mit ihr sehr angenehm. Es ist also alles weder besser noch schlechter. Es ist einfach nur anders. Und ich finde es eigentlich ganz gut, dass Julijana mit ihrer besonderen Schwester aufwächst und durch sie erfährt, dass es ok ist, dass jeder ein Recht darauf hat, anders zu sein. Dass es in Ordnung ist, „Fehler" zu haben, Hilfe zu brauchen und Hilfe zu schenken. Manchmal denke ich, dass Julijana am Ende vielleicht viel normaler sein wird als andere Kinder, die in unserer heutigen Gesellschaft auf Leistung, Effizienz und Erfolg getrimmt werden.

Die Geschwister chronisch kranker oder behinderter Kinder müssen im Alltag ihre eigenen Bedürfnisse häufig zunächst zurückstellen. Nicht selten sind die Tage stark strukturiert und durch Termine (Therapien, Arztbesuche) straff organisiert. Spontane Unternehmungen sind da häufig schlecht möglich. Die Mutter und Autorin Ilse Achilles nennt in ihrem Buch wesentliche Punkte, die im Familienleben mit behinderten und gesunden Kindern eine Rolle spielen:

- **Geschwisterbeziehung** – Rivalität kann nur schwer in gesunder Form entstehen, wenn von den gesunden Kindern automatisch gefordert wird, Rücksicht zu nehmen. Sie passen sich dann an und halten sich zurück, wollen unkomplizierte Kinder sein und vermeiden Ärger, um ihre Eltern nicht noch zusätzlich zu belasten (Achilles 2013, 51).

- **Positive Einstellung der Eltern** – spielt eine entscheidende Rolle für den Umgang der Geschwisterkinder mit ihrer/m erkrankten und/oder behinderten Schwester oder Bruder. Je offener die Eltern an alles herangehen, desto positiver ist auch die Einstellung der Kinder – unabhängig von der Art oder Schwere der Krankheit oder Behinderung. Damit finden sie dann auch Stabilität und Selbstbewusstsein in Bezug auf die Behinderung im gesellschaftlichen Umfeld (Achilles 2013, 92ff., 100ff.).

- **Zeit und Zuwendung der Eltern** – wird knapp: Durch den größeren Zeitaufwand, den Eltern ihrem kranken Kind widmen, ist die Gefahr gegeben, dass die gesunden Kinder in den Hintergrund treten. Dies ist manchmal nicht zu verhindern, jedoch ist es wichtig, bewusst auf das gesunde Kind einzugehen, die Situation zu besprechen und gegebenenfalls auch professionell begleiten zu lassen, um zu vermeiden, dass aus Geschwisterkindern **„Schattenkinder"** (Stanczak und Podeswik 2016) werden. Viele von ihnen sind durch die familiären Umstände belastet (Branka 2011). Regionale Angebote für Geschwister behinderter Kinder finden sich über die Online-Suche der Stiftung „Familienbande".

Um im Alltag besser zurechtzukommen, helfen Kinderbücher und kleine Rituale: Es kann zum Beispiel das Ritual etabliert werden, während des Stillens gemeinsam ein Spiel zu spielen (das sich gut mit einer Hand spielen lässt). So wird Stillzeit Familienzeit, es entsteht keine Eifersucht und das Geschwisterkind fühlt sich nicht ausgeschlossen, wenn das Neugeborene gerade besonders viel Aufmerksamkeit braucht.

Wenn sich Kinder dauerhaft vernachlässigt und weniger geliebt fühlen, dann besteht logischerweise das Risiko, dass sie hieraus Probleme entwickeln. In einigen Studien wurde nun aber gezeigt, dass das Aufwachsen mit einem behinderten oder chronisch kranken Geschwisterteil ein Kind zwar benachteiligen kann, dies aber nicht zwingend muss. Es kann sich also negativ auswirken, bietet aber auch Chancen. Die Übernahme von Verantwortung, Rücksichtnahme oder Mithilfe im Alltag können aus den nicht behinderten Geschwistern sozial kompetente, einfühlsame, selbstbewusste und sensible Menschen machen. Kinder sind stolz, wenn sie Verantwortung übernehmen dürfen und das Gefühl haben, gebraucht zu werden. Je nach Alter können dem großen Kind Aufgaben übertragen werden: kleine Erledigungen, Füttern, Wickeln, kurz aufpassen. Viele Eltern behinderter Kinder, aber eben auch deren Geschwister lehnen inzwischen auch die weit verbreitete Bezeichnung „Schattenkinder" ab: Dies sei viel zu negativ, ihr Leben werde nicht überschattet, es biete viele positive Aspekte und Perspektiven (Guido und Fezer Schadt, 43f, 171ff).

Abschließend können darüber am besten die Geschwister selbst urteilen, weswegen die Aufmerksamkeit diesbezüglich ganz auf sie gerichtet sein sollte (Achilles 2013). In einer Umfrage zum Beispiel zur Situation von Geschwistern von Kindern mit Down-Syndrom gaben mehr als 96 Prozent der Brüder/Schwestern an, dass sie ihr Geschwister gernhaben, und 94 Prozent der älteren Geschwister waren sogar stolz. Weniger als 10 Prozent schämten sich, und weniger als 5 Prozent äußerten den Wunsch, ihre Geschwister in einen anderen Bruder oder eine Schwester ohne Behinderung einzutauschen. Bei älteren Geschwistern gaben 88 Prozent an, dass sie aufgrund ihrer Geschwister „bessere Menschen" seien, und mehr als 90 Prozent planten, sich im Erwachsenenalter mit zu kümmern (Skotko et al. 2011).

Ritual: In den Brülleimer

können Kinder allen angestauten Ärger loswerden. Dass ihr neues Geschwisterchen anders ist und viel Aufmerksamkeit in Anspruch nimmt, führt vielleicht zu Wut und Enttäuschung bei den Erstgeborenen. Der Unmut wird in einen extra hierfür gestalteten Behälter gebrüllt, gut verschlossen und draußen „ausgeleert". Der Umgang damit wird vorab humorvoll und spielerisch erklärt und etabliert. (Bücken-Schaal 2014)

In vielen Gesprächen mit Eltern von behinderten Kindern haben wir zudem erfahren, dass diese sich um ihre gesunden Kinder genauso viele Sorgen machen wie um ihre kranken. Es scheint, dass sich die Ängste um ein behindertes Kind nicht vergrößern, sondern verlagern.

Erdenkindergroßeltern

Sandra (Mutter von *Elena 4, Trisomie 18 und Spina Bifida): *Sicherlich braucht es auch einen guten Familienzusammenhalt, vielleicht auch* *ein bisschen mehr Hilfe von Oma und Opa als gewöhnlich. Ich glaube, das kann aber insgesamt nicht alles verallgemeinert werden, es kommt immer auf die persönliche Lebenssituation und Infrastruktur an.*

Großeltern können genauso verunsichert oder gefestigt sein wie die Eltern selbst, wenn ein behindertes oder chronisch krankes Enkelkind auf die Welt kommt. Die Beziehungen zwischen Eltern, Großeltern und Enkeln, mit oder ohne Behinderung, können vielfältig sein: Während in der einen Familie die Großeltern engagiert und selbstbewusst ihr Enkelkind annehmen und nach Kräften ihre erwachsenen Kinder unterstützen, bricht in anderen Familien der Kontakt vielleicht ab. Wie im Umfeld der Familie können einem auch im engsten Familienkreis Meinungen, Gesinnungen und Ratschläge entgegenkommen, die vielleicht nicht erwartet wurden oder sogar verletzend sind.

Auch die Großeltern müssen erst einmal das Gefühl der Enttäuschung (oft uneingestanden) überwinden, aber auch mit der Sorge um die Belastung für ihre Kinder umgehen, um sich dann schließlich auf die völlig unbekannte und neue Welt des Enkelkindes einlassen zu können. Hierbei ist auch zu bedenken, dass der Umgang mit Behinderung in der Generation der Großeltern in der Regel noch ein ganz anderer war als heute. Viele behinderte Menschen wurden in der Vergangenheit versteckt gehalten, lebten größtenteils im Heim (auch ohne Familienkontakt) und ihre Existenz wurde schlimmstenfalls tabuisiert. Das heißt, die Großeltern brauchen vielleicht eine gewisse Zeit, um alte Vorstellungen abzulegen. Vielleicht kann ihnen diese Zeit eingeräumt werden.

Alleinerziehende Erdenkindermütter

Ildikó (Mutter von *Béla 10, Trisomie 21; †Valentina, Anenzephalie): *Am Anfang wollen Betroffene vielleicht nicht unbedingt eine Selbsthilfegruppe besuchen, weil innere Widerstände einen daran hindern. Aber bald merkt man, die anderen Leute, die dort hingehen, sind auch ganz normal und meistens welche, denen dieses Schicksal, so wie mir, quasi den*

Kopf zurechtgerückt hat. Ich beobachte viele Menschen in diesem betroffenen Bereich, die durch ihr besonderes Kind eine ganz neue Identität finden und damit auch glücklich werden können.

Neben der Klärung von praktischen Fragen ist gerade für Alleinerziehende mit behinderten Kindern Austausch mit anderen von großer Bedeutung, um Isolation und Resignation vorzubeugen. Bei alltäglichen Problemen hilft es mit Eltern zu sprechen, die in einer ähnlichen Situation sind, und sich so hilfreiche Hinweise und Unterstützung zu holen.

Alleinerziehende mit betreuungsintensivem Kind sind stark darauf angewiesen, sich ihr ganz persönliches „Betreuungsnetzwerk" aufzubauen. Die Betreuung und Unterstützung kann durch Kindergarten/Schule (qualifizierte Betreuung), örtliche Vereine, ambulante Pflegedienste/Hospizdienste und familiäre Bezugspersonen organisiert werden. Hierbei machen aber nicht nur außergewöhnliche oder ungeplante Situationen Probleme, den Betreuungsbedarf ihrer Kinder zu decken und angemessene Hilfen zu organisieren. Auch der „normale" Alltag kann in manchen Regionen eine Herausforderung sein (zum Beispiel Organisation der Ferienzeiten).

Um nicht in einen Erschöpfungszustand zu geraten, müssen auch regelmäßige Pausen (Hobby, Freunde, Entspannung) für die Mutter eingeplant werden. Es gilt zu lernen, auch auf sich zu achten: Ist die Mutter nicht glücklich, kann es das Kind auch nicht sein.

Ein Arbeitsalltag kann organisiert werden, nicht selten in einer Teilzeitbeschäftigung, die dann langfristig auch ein Risiko für Altersarmut darstellen kann. Um dem Armutsrisiko vorzubeugen, können, abhängig von der finanziellen Situation, neben Kinder-, Elterngeld, Unterstützung für das besondere Kind, auch Beihilfen beantragt werden. Am besten lassen Alleinerziehende sich in einer Familienberatungsstelle dazu beraten.

Die doppelte und alleinige Verantwortung, nämlich für das Einkommen und zugleich für die Betreuung des Kindes – die häufig auch noch medizinische und/oder therapeutische Aufgaben umfasst –, stellt eine Belastung dar, daneben auch die Sorge um das Kind, wenn „mal was mit der Mutter ist". Wir halten hier eine dauerhafte Begleitung von Anfang an für die Mutter und gegebenenfalls andere Familienmitglieder für sinnvoll.

Mehrlingserdenkinder

Wenn alle Kinder leben, sollten Mehrlinge auch nach der Geburt so wenig wie möglich getrennt werden. Bei Mehrlingskindern wird empfohlen, dass sie die ersten drei Monate gemeinsam in einem Bett schlafen, nachdem sie es neun Monate eng und warm beieinander im Bauch hatten. Auch hinsichtlich des plötzlichen Kindstodes soll es sicherer sein, die Kinder zusammen schlafen zu lassen, so können sich auch Schlafrhythmus und Körpertemperatur besser regulieren. Mehrlinge sollten jeweils in einem eigenen Schlafsack (gegen Überhitzung) und, wie alle Kinder, auf dem Rücken schlafen.

Wenn ein Mehrling krank ist

Zu Beginn wird sich der Alltag wahrscheinlich noch nicht zu sehr von dem „normaler" Mehrlingspaare unterscheiden und erst im Laufe der Zeit werden zunehmend Unterschiede feststellbar werden. Für die Entwicklung des behinderten oder erkrankten Kindes ist es ein Vorteil, ein gleichaltriges Geschwister an der Seite zu haben, das alles immer schon etwas früher oder überhaupt kann, sozusagen Frühförderung zu Hause. Das gegenseitige Lernen funktioniert aber auch in die andere Richtung, nämlich in Bezug auf soziale Kompetenzen.

Von der Universität des Saarlandes wurde eine Studie durchgeführt, bei der Eltern befragt wurden, die ein sogenanntes diskordantes Zwillingspaar für das Down-Syndrom haben (also eines mit Normal-Syndrom, eines mit Trisomie 21): In Intelligenztests der Zwillingsgeschwister von Kindern mit Down-Syndrom, aber auch der Zwillinge der Kontrollgruppe (beide Kinder ohne Down-Syndrom) wurden vergleichbare Ergebnisse erzielt. Auch Verhaltensauffälligkeiten waren in beiden Gruppen gleich selten. Außerdem fanden sich aber Hinweise, dass die Zwillinge mit Normal-Syndrom hinsichtlich sozialer und emotionaler Kompetenz weiterentwickelt waren als andere Kinder ihres Alters ohne behindertes Geschwisterkind: ausgeprägte Toleranz, Empathie und Rücksichtnahme im Umgang mit Hilfsbedürftigen wurden auch von den Eltern berichtet (Lauer 2015). Ähnlich also der Situation unter Geschwistern in Familien mit behinderten Kindern ganz allgemein.

Wenn alle Mehrlingskinder krank sind

Dass alle Mehrlingskinder von einer PND betroffen sind, ist sehr selten, aber natürlich nicht ausgeschlossen, weshalb wir es an dieser Stelle zumindest erwähnt haben wollen. Insbesondere bei genetischen Erkrankungen ist dies denkbar. Außerdem kann es passieren, dass durch Frühgeburtlichkeit (bei Mehrlingen nicht selten) langfristige Beeinträchtigungen, unabhängig davon wer von der PND betroffen ist, entstehen, da alle Frühchen, besonders die ganz kleinen, hierfür besonders gefährdet sind.

Der Aufwand an Kraft, Zeit und Ressourcen ist für mehrere beeinträchtigte Kinder mit Sicherheit gesteigert und die Gefahren für Stresssymptome und Erschöpfung bei den Eltern besonders hoch. Die Betreuung der einzelnen Kinder wird sich aber an sich nicht unterscheiden vom Rest der besonderen Erdenkinder. Wie mit allen behinderten und chronisch kranken Kindern gilt es – hier im Besonderen –, sich von Anfang an viel Hilfe zu suchen.

Familie und Umfeld rund um Sternen- und Himmelskinder

Birgit Scharnowski-Huda (Elternbegleitung nach PND): *Angehörige sollten sich einen großen Geduldsschuh anziehen, die Trauer um ein verlorenes Kind braucht seine Zeit. Und es ist ein Trugschluss zu meinen, mit dem nächsten Kind sei diese Trauer vorbei.*

Dr. med. Lars Garten (Leiter Palliativteam Neonatologie, Oberarzt für Neonatologie): *Nur ganz wenige Menschen hatten in der Regel Gelegenheit, Sternenkinder kennenlernen zu dürfen. Sie* haben zum Zeitpunkt ihres Todes noch keinen festen Platz in der Familie und im Freundeskreis. Wenn ein sechsjähriges Kind stirbt, nehmen alle Anteil daran. Wenn ein Kind in der ersten Lebenszeit stirbt, wird dies vom sozialen Umfeld der Familie relativ schnell vergessen.

Kristian (Vater von *Elena 4, Trisomie 18 und Spina Bifida): *Das Umfeld sollte auf keinen Fall glauben, dass es besser ist, wenn ein krankes Kind stirbt, schon gar nicht für die Eltern. Sie werden nichts Positives an einem verstorbenen Kind finden, nichts schönreden können. Für sie ist und bleibt es ein grausamer Verlust, ganz egal, ob das Kind krank oder gesund war. Es tut nicht weniger weh.*

Elke (Mutter von †Marie, Trisomie 13): *Alle waren bestürzt, wie das passieren konnte. Aber es kam dann trotzdem das typische „Schau nach vorn" und „Sie wäre sowieso schwer behindert gewesen und gestorben".*

Enge Freunde können nach dem Versterben eingeladen werden, das Kind zu verabschieden oder auch zunächst einmal kennenzulernen, was den künftigen verständnisvolleren Umgang miteinander fördert, da dieses Kind so als tatsächlich existierender Mensch, als Person erkannt und auch nicht mehr so einfach vergessen wird (Côté-Arsenault 2011). Je mehr Angehörige ein verstorbenes Kind kennenlernen, umso mehr können hinterher Erinnerungen, aber auch das Vermissen geteilt werden.

Wenn Freunde oder andere Angehörige sich nicht vorstellen können, das tote Kind zu sehen, sollte das nicht persönlich genommen und akzeptiert werden: Der Umgang mit dem Tod und gerade mit dem Tod von Kindern ist für viele nur schwer zu ertragen. Hier kann vielleicht das vorsichtige Heranführen an das in Tücher gewickelte Kind eine Möglichkeit sein, oder es können auch später gemeinsam Bilder angesehen oder das Grab besucht werden. Eltern sollten ihr Umfeld zu nichts zwingen. Sie tun aber gut daran, ihre Mitmenschen wissen zu lassen, was sie jetzt brauchen oder wie ihnen geholfen werden kann.

Viele sind unsicher im Umgang mit verwaisten Eltern. Es ist also möglich, dass – obwohl das oft nicht stimmt – sie den Eindruck bekommen, niemand nähme Anteil an ihrem Verlust. Wir möchten anregen, einen Brief zu nutzen, um wichtige Familienmitglieder, Freunde oder Arbeitskollegen wissen zu lassen, was Eltern jetzt brauchen. Darin können sie auch ihre eigene Situation erklären, vielleicht auch in den Worten von Inga Ohlsen, in denen sich viele wiederfinden: „Ich bin zur Wanderin geworden, der die alten Stiefel nicht mehr passen,//die sich nicht mehr nach den bewährten Wegweisern richten kann und will." (Ohlsen 2016, 40)

Begegnungen in der Öffentlichkeit nach dem Verlust des Kindes lassen sich nicht vermeiden: Beruf, Einkaufen, Geschwisterkinder in Kindergarten oder Schule, Sport – Gelegenheiten gibt es viele. Wer dies noch scheut, kann zunächst versuchen, Treffen auf ein Minimum zu reduzieren. Jedoch werden Betroffene sich irgendwann daran gewöhnen müssen. Am besten überlegen sie sich im Ruhe, was sie an Informationen auf Rückfragen teilen möchten, und was nicht – und im nächsten Schritt auch mit wem. Im Kopf verschiedene Szenarien durchzuspielen kann helfen, in der entsprechenden Situation dann aus Überraschung nicht sprachlos zu sein oder in Tränen auszubrechen.

Es gibt keine tröstenden Worte für Eltern, die ihr Kind verloren haben. Es gibt aber durchaus anteilnehmendes Verhalten, das guttut. Leider gibt es auch viele Verhaltensweisen oder Aussagen, die vielleicht gut gemeint sind, aber trotzdem wehtun. Selbst wenn manche dieser Sätze zutreffen und sie vielleicht von den Eltern selbst so gedacht werden, geben sie dennoch das Gefühl, das verstorbene Kind sei nicht vollwertig und überhaupt „alles nicht so schlimm".

Plötzlich beurteilen Außenstehende ihre Entscheidungen und/oder den Umgang mit ihrem Verlust, obwohl sie selbst noch nie in der Situation waren. Betroffene wünschen sich hier oft mehr Verständnis und Empathie und haben infolgedessen selbst ein feineres Gefühl dafür: Einfühlungsvermögen und Toleranz gegenüber anderen Menschen wird nach einem Verlust oftmals stärker als zuvor empfunden: Wer weiß schon, was das Gegenüber gerade an Belastungen mit sich herumträgt, welche Sorgen und Nöte?

- **Was Betroffenen wehtut** – Ignorieren, Verlust herunterspielen, Entscheidungen oder Trauer be- oder verurteilen, auf Besserung der Trauer drängen, Konfrontationen ersparen wollen, von Wirklichkeit abschirmen.

- **Zu vermeidende Phrasen** – „Gut, dass du schon Kinder hast.", „Du kannst noch andere Kinder haben.", „Sei froh, dass du lebst", „Es war Gottes Wille.", „Es war besser so.", „Du musst jetzt stark sein.", „Am besten, du schaust nach vorne.", „Ich weiß, wie es dir geht. Mein Hund ist gestorben.", „Das wäre auf Dauer doch eh kein Leben gewesen."

- **Was Betroffenen gut tut** – ist alles, was eine aufrichtige und wertschätzende Anteilnahme und Interesse darstellt, Mitgefühl ausdrückt und signalisiert, dass der Verlust und die Trauer wahrgenommen und anerkannt werden als das, was sie sind: eine normale Reaktion darauf, dass ein Kind gestorben ist und schmerzlich vermisst wird, egal in welchem Lebensstadium. Das Fachpersonal kann beispielsweise im Krankenhaus am verwaisten Patientenplatz für einen Tag einen Gedenktisch aufbauen und – falls andere freie Betten verfügbar sind – den Platz nicht sofort neu belegen. Dies zeigt den trauernden Eltern, dass auch das Fachpersonal mitfühlt, ihr Kind wahrnimmt und ihm Respekt zollt. Auch das Fachpersonal ist betroffen, so wird auch ihm Raum gegeben, zu trauern und die Erlebnisse aufzuarbeiten (Garten und von der Hude 2014, 94).
  Gut tut, wenn Eltern das Gefühl vermittelt wird, dass an sie liebevoll gedacht wird, dass es Menschen gibt, die da sind, wenn sie es brauchen, dass sie aber zu nichts gedrängt werden und alle Zeit der Welt haben. Sehr positiv können Briefe und Postkarten sein, in denen das Kind nicht in Vergessenheit gerät, Blumenlieferungen oder die Frage nach dem Grabplatz, damit dieser (auch ohne die Eltern) besucht werden kann. Dort können Mitmenschen gegebenenfalls kleine Zeichen zurücklassen.

Gemeinsames Schweigen, gemeinsames Weinen, Umarmung, den Namen des Kindes aussprechen, Jahrestage wahrnehmen, praktische Hilfe anbieten, behutsame Ablenkungsangebote, private Einladungen im kleinen Kreis, Geduld.

- **Passende Worte** – „Es tut mir leid.", „Ich denke an euch.", „Lasst euch Zeit.", „Ich weiß nicht, was ich sagen soll.", „Wie kann ich euch helfen?", „Ich mag dich, wie du bist – deine Trauer ist mir nicht unangenehm.", „Ich bin mit euch traurig.", „Wenn es dir nichts ausmacht, würde ich gern mehr erfahren/ Fotos sehen/das Grab besuchen."

Sternen- und Himmelskindermütter und Partner

Elke (Mutter von †Marie, Trisomie 13): *Mein Mann ist anders mit dem Thema umgegangen. Da er das Kind nicht in sich getragen hat und auch nicht bei der Geburt dabei war, weil er unseren erstgeborenen Sohn betreuen musste. So war seine Perspektive auf die Ereignisse anders als meine: Es sei tragisch, es sei Pech, aber es sei nun mal passiert. Er brauchte auch keine Therapie oder etwas Ähnliches.*

Petra (Mutter von †Malte und †Harriet, Nierenfehlbildung): *Die Beziehung zwischen meinem Mann und mir hat sich dadurch sehr gefestigt. Und die Beziehung zu Theresa ist inniger geworden. Die Erlebnisse mit Malte und Harriet waren sehr schmerzhaft. Aber sie haben auch etwas Positives in unsere Familie getragen.*

Und ich denke, dass ich mich in meinem Wesen auch verändert habe, ich bin empfänglicher für das Leid anderer Menschen geworden. Man kann sich anders in die Menschen hineinversetzen, wenn man selbst so etwas erlebt hat.

Sonja (Mutter von †Leon, hypoplastisches Linksherzsyndrom): *Ich habe das Gefühl, dass der Verlust unseres gemeinsamen Kindes, obwohl wir in vielen Dingen auch unterschiedlicher Meinung sind und auch anders verarbeiten, uns als Paar und*

Familie zusammengeschweißt hat. Wir sehen uns als vierköpfige Familie, darin sind wir uns einig. Wir reden viel über unser verstorbenes Kind, wir haben relativ schnell dieses Kind, das nicht mehr da ist, durch ein darüber Sprechen und Denken ersetzt. Wir haben geschafft, was wir uns gewünscht haben: dass wir als Familie durch diese Belastung nicht auseinanderbrechen.

Auch wenn es heilsam und wichtig ist, Familie und Umfeld nach dem Tod einzubeziehen, dürfen sich die Eltern im ersten Schritt zunächst auch zurückziehen und allein ihr Kind verabschieden und auch als Paar Zeit zu zweit verbringen. Wenn sie sich im nächsten Schritt bereit dazu fühlen, können weitere Familienangehörige oder Freunde dazugeholt werden, auch zur Bestattung.

Weder die Mutter noch der Partner dürfen darüber hinaus bei der Betreuung aus dem Blick geraten. Die Eltern haben gerade ein Kind verloren: Sie brauchen Unterstützung und Trauerbegleitung. Vor allem der Partner gerät oft in den Hintergrund, da er das Kind nicht in sich getragen hat und damit keine offensichtlichen körperlichen Begleiterscheinungen zeigt, wodurch die Trauer und Schmerzen eher in Vergessenheit geraten. Im schlimmsten Falle machen sie sich irgendwann auf anderer Ebene bemerkbar.

Noch dazu äußert sich Trauer bei Menschen unterschiedlich und verläuft im jeweils eigenen Rhythmus. Unserer Erfahrung nach lassen viele Frauen, die manchmal direkter mit ihren Gefühlen und ihrer Trauer verbunden scheinen, von Anfang an mehr zu. Im Gegensatz dazu brauchen manche Partner, vor allen Dingen Männer, für ihren Trauerprozess häufig länger als Frauen, die Phase des Schmerzes tritt bei ihnen regelmäßig verzögert ein. Das mag an der fehlenden körperlichen Erfahrung von Schwangerschaft und Geburt, an der Beschützerrolle der Partner und manchmal auch an ihrem aktiver gestalteten Alltag zum Beispiel direkt nach einer Geburt liegen: Sie gehen oft schneller als die Mutter zurück an den Arbeitsplatz beziehungsweise übernehmen während der Pflege eines Kindes den Broterwerb, während die Mutter zu Hause beim Kind bleibt. Es ist wichtig für die Partnerschaft, den unterschiedlichen Umgang mit der Trauer des anderen zu respektieren. Es hilft, das schon im Vorhinein zu wissen.

Generell nach dem Verlust eines Kindes kann die Beziehung der Eltern belastet sein. Besonders schwierig wird es, wenn unterschiedliche Auffassungen und Wünsche bezüglich des Vorgehens bestanden haben oder sich Partner nicht gegenseitig stützen können und sich infolgedessen voneinander entfernen. Es ist ein Risikofaktor für depressive Erkrankungen der Mutter, wenn sie sich mit dem Partner nicht über den Verlust austauschen kann (Surkan et al. 2009). Ein ehrlicher Austausch und ein Miteinander der Eltern ist also auch wichtig für die Gesundheit.

Sternen- und Himmelskindergeschwister

Petra (Mutter von †Malte und †Harriet, Nierenfehlbildung): *Mein Mann und ich sind mit unserer Trauer offen umgegangen. Ich habe auch vor Theresa geweint und es war eher so, dass sie kam und mich in den Arm genommen hat. Das war schon in Ordnung, aber ich wollte eigentlich nicht, dass sie das Gefühl hat, für mich da sein oder mich trösten zu müssen. Damit wollte ich sie nicht überfordern.*

Nachdem Harriet geboren war, hat mein Mann Theresa abgeholt und ihr erzählt, dass sie eine kleine Schwester bekommen hatte, die leider gestorben sei. Woraufhin sie fragte, warum immer ihre Geschwister sterben müssten? Es hat sie also schon beschäftigt. Aber sie reagierte nicht verändert nach den Ereignissen, war nicht in sich gekehrt oder Ähnliches. Niemand hatte das Gefühl, sie würde mit ihrem Schicksal hadern.

Theresa (Schwester von †Malte und †Harriet, Nierenfehlbildung): *Mein Vater erinnerte sich vor Kurzem, dass ich nach der Geburt von Malte im Kindergarten allen erzählt habe, dass ich ein Brüderchen bekommen hatte. Ich selbst kann mich daran nicht erinnern. Meine Freunde haben aber nie gesagt oder gezeigt, dass sie es komisch finden, dass meine Geschwister nicht da sind oder ich hin und wieder auf den Friedhof gehe. Aber mit meinen Freunden rede ich heute auch nicht mehr wirklich darüber.*

Insgesamt kann ich auch nicht sagen, ob meine Mutter und mein Vater sich durch die Geschichte mit meinen Geschwistern verändert haben, weil ich, ehrlich gesagt, nicht mehr weiß, wie sie davor waren. Und ich selbst bin schon traurig, dass die beiden gestorben sind. Aber wenn sie noch länger gelebt und vielleicht gelitten hätten, wäre ich wahrscheinlich noch trauriger.

Dass mich das mit Hariett und Malte also belastet, denke ich eigentlich nicht. Vielmehr finde ich, dass mir das irgendwie weitergeholfen hat, weil ich dadurch nochmal ganz andere Erfahrungen mit dem Tod machen konnte. Und ob ich selber mal Kinder will, darüber habe ich, ehrlich gesagt, noch nicht nachgedacht, aber ich denke schon, dass ich dann Angst haben könnte.

Sonja (Mutter von †Leon, hypoplastisches Linksherzsyndrom): *Ich glaube nicht, dass mein Erstgeborener viel von der Geschichte mitbekommen hat. Mein Sohn hat mich aber natürlich als kranke Mutter zu Hause erlebt, mir ging es nach dem Abbruch tagelang wegen der PDA sehr schlecht. Ich war nach der Geburt drei Monate wie in einem Vakuum. Und wir haben erst später angefangen, von seinem Bruder zu erzählen, als wir auch das Gefühl hatten, er versteht jetzt, wovon wir sprechen. Ich glaube aber, die Geschichte hat ihn als kleine Person, wie er damals im Leben stand, nicht verändert.*

Ob unser Sternenkind unseren erstgeborenen Sohn verändert hat, kann ich also nicht sagen, aber es beeinflusst ihn, unter anderem auch deswegen, weil er als Einzelkind aufwächst. Er erzählt häufig: „Ich habe einen Bruder, aber der ist leider tot." Er hat auch einen starken Wunsch nach einem Geschwisterchen, was vermutlich normal ist für ein Einzelkind. Ich denke, es ist für ihn wichtig, eigentlich doch einen Bruder zu haben. Er fragt und erzählt oft von ihm. Wir haben Fotos von Leon zu Hause hängen und eine kleine Gedenkstätte im Garten und die zeigt Paul auch seinen Freunden. Aber Trauer als existenzielles Gefühl hat bei ihm nicht stattgefunden, dafür war er noch zu klein.

Sabine (Mutter von †Leona, Trisomie 18): *Ich habe meinen Kindern angeboten, ihnen jederzeit alles zu Leona an die Hand zu geben. Sie denken an ihrem Geburtstag an sie, schauen sich die Fotos an, wenn wir die Kinderbilder im Allgemeinen ansehen, damit scheinen sie zufrieden. Leona ist durch die Arbeit sowieso immer irgendwie im Gespräch.*

Ich habe das Gefühl, die Kinder haben Leona einfach als Geschwisterkind angenommen, das gekommen und wieder gegangen ist. Ich habe früh gelernt, den Tod als integralen Bestandteil des Lebens anzunehmen. Vielleicht hat ihre Haltung damit zu tun. Jede Familie muss ihren eigenen Weg finden. Ich glaube, Kinder orientieren sich am Umgang der Eltern mit dem Thema. Wenn das Thema für die Eltern nicht zum Trauma wird, wird es das auch nicht für die Kinder.

Für Kinder bedeutet der Tod eines Geschwisters eine große Verunsicherung, weshalb sie auf die liebevolle Begleitung Erwachsener angewiesen sind (Franz 2015, 142).

Auch die Trauer der Kinder verläuft gegebenenfalls in Phasen und/oder Wellen, jedoch sind diese weniger deutlich abgrenzbar (Hirschberg 2010, 7). Ihre Trauer findet weniger verbal Ausdruck, als dass sie vielmehr in Rollenspielen oder in Bildern verarbeitet wird.

Viel stärker als Erwachsene leben Kinder im Hier und Jetzt. Momente großer Trauer und fröhliches Spielen können sich innerhalb kürzester Zeit abwechseln. Kinder dürfen sich auch Auszeiten von der Trauer nehmen: Sie dürfen lachen, spielen, fröhlich sein und müssen dabei kein schlechtes Gewissen haben (Franz 2015, 141). Dies gilt übrigens auch für die Eltern.

Ritual: Das Trauertüchlein

---

kann ein Stofftaschentuch sein, das die Tränen der Trauer und des Schmerzes aufnehmen soll. Ist der Kummer an das Tüchlein abgegeben, spielt es sich gleich wieder viel leichter. (Bücken-Schaal 2014)

Wenn ein Kind ein Geschwister verliert, kommt es dabei zu mehreren Verlusten gleichzeitig: Die Eltern sind vielleicht nicht mehr in der Lage, dem lebenden Kind die gleiche Aufmerksamkeit zu geben, da sie von der eigenen Trauer vereinnahmt sind. Das lebende Kind verliert also nicht nur das Geschwister, sondern auch einen Teil der Zuwendung seiner Eltern. Eine weitere Belastung kann die Beziehung der Eltern sein, die gegebenenfalls leidet und manchmal am Tod eines Kindes sogar zerbricht (Hirschberg 2010, 16).

Je nach Entwicklungsstufe erleben Kinder Verlust (und Trennung) aber grundsätzlich unterschiedlich. Darüber hinaus sind sie auch innerhalb ihrer Altersgruppe individuell. Wichtig ist also, das Alter der Kinder entsprechend zu berücksichtigen, um im richtigen Maß auf sie einzugehen (Franz 2015, 56ff.).

- **Bis 3 Jahre** – kennen kleine Kinder zwar das Gefühl, allein gelassen zu werden, ein endgültiger Abschied ist aber noch zu abstrakt. Sie können es als beängstigend empfinden, dass Eltern nichts gegen eine Trennung (zum Beispiel durch den Tod) unternehmen können.
- **Zwischen 4 und 5 Jahren** – werden Probleme und Konflikte im Rollenspiel ausgelebt. Eine endgültige Trennung kann auch jetzt noch nicht verstanden werden.
- **Ab 6 Jahren** – wird das Endgültige eines Abschieds verstanden. Neue Ängste durch Phantasien können entstehen und müssen dann aufgefangen werden.

An dieser Stelle nun ein schönes, hier abschließendes Beispiel aus der Erfahrung der Bestatterin Angela Fournes dazu, dass Kinder manchmal auch einen sehr überraschenden, leichteren und annehmenderen Umgang mit einem verstorbenen Geschwisterkind haben und so auch den Erwachsenen neue und heilsame Perspektiven eröffnen können. Ein vierjähriges Mädchen sagte nach dem Tod seines kleinen Bruders auf der Beerdigung zum Erstaunen aller: „Er wollte einfach nur schwanger sein, das ist ok so." Sie stellte das in Erwachsenensicht Wesentliche, nämlich, dass ihr Bruder gestorben war, gar nicht in Frage, nahm diese Tatsache als gegeben hin und rückte vielmehr den positiven Aspekt seines Lebens in den Vordergrund: seine Schwangerschaft bei liebenden Eltern und die Wochen und Monate, die er mit seiner Familie verbringen konnte. Dass er da war.

Sollen Kinder mit zur Beerdigung und auf den Friedhof?

Sabine (Mutter von †Leona, Trisomie 18): *Für mich war es selbstverständlich, die Kinder mit einzubeziehen. Meiner Ansicht nach gehört der Tod zum Leben, zum Lauf der Natur, und das habe ich auch versucht, meinen Kindern zu vermitteln. Meine Kinder waren auch bei der Beerdigung dabei. Beide durften etwas mit ins Grab legen. Ich fand es wichtig, sie diese Momente positiv gestalten zu lassen und dabei auch lachen und fröhlich sein zu dürfen, sonst wäre der Augenblick für sie nicht authentisch gewesen.*

Sonja (Mutter von †Leon, hypoplastisches Linksherzsyndrom): *Mein Erstgeborener geht nicht gern auf den Friedhof. Nur einmal im Jahr bitte ich ihn darum, dass er mitkommt.*

Petra (Mutter von †Malte und †Harriet, Nierenfehlbildung): *Beide Kinder wurden bei uns auf dem Friedhof beerdigt, es waren jeweils Beerdigungen im kleinen Kreis, mit Familie und Freunden und Theresa.*

Theresa (Schwester von †Malte und †Harriet, Nierenfehlbildung): *Ich habe damals mit meinen Eltern den Sarg bemalt, wir haben einen Stein mit reingelegt und einen hierbehalten und ein Kuscheltier, was Harriet gehörte, blieb bei uns und sie bekam dafür ein anderes. Ich war davor noch nie auf einer Beerdigung, deswegen war für mich alles neu. Ich kann mich noch an meine Tante erinnern, die viel geweint hat. Ich selbst habe, glaube ich, nicht geweint. Wir ließen Luftballons in den Himmel steigen. Daran kann ich mich noch erinnern. Bei den Beerdigungen dabei zu sein war gut für mich, ich finde, sie waren etwas Positives, dort konnten wir uns verabschieden. Das tat gut. Wir gehen auch heute noch zusammen auf den Friedhof, auch das finde ich schön, weil ich mich ihnen dort noch mal ein bisschen nah fühle.*

Kinder sollten frei entscheiden dürfen, ob sie an der Beerdigung teilnehmen möchten. Zurückhaltende Kinder können ermutigt, sollten aber zu nichts gezwungen werden. Eine schöne Möglichkeit, die Geschwisterkinder einzubeziehen und ihnen Verantwortung zu übertragen, wenn sie das möchten, könnte sein, sie (allein oder mit Hilfe) die Bestattung planen zu lassen. Da es sich um die Beerdigung eines Kindes handelt, mögen es viele Familien bunt und kindlich, auch Geschwisterkindern gefällt eine solche Gestaltung. Sie könnten also genau die richtige Perspektive dafür haben, um sich etwas Passendes auszudenken. Vielleicht möchten sie Seifenblasen pusten, Federn schweben oder Luftballons steigen lassen oder kommen auf Ideen, auf die nur Kinder kommen können. Die Sicht von Geschwisterkindern könnte diesem Tag bei aller Schwere also auch Farbe und Leichtigkeit geben.

Entscheidend ist eine angemessene Vorbereitung und die liebevolle Begleitung durch eine Bezugsperson (Taufpaten, Tante/Onkel, enge Freunde, gegebenenfalls Kindergartenpersonal). Das Kind sollte am besten bereits zuvor den Ort/Friedhof (und die Kirche) kennengelernt haben. Abläufe, Verhaltensweisen und Gefühlsäußerungen der Trauergäste (Weinen) müssen vorab erklärt werden. Während der Beerdigung darf das Kind immer Fragen stellen, wenn es etwas nicht versteht.

Ritual: Himmelspost

für das verstorbene Kind: ein Brief, ein Bild oder ein Foto wird an einen Heliumballon (Stern, Herz, bunt) gebunden. Den Ballon können Eltern und Geschwister gemeinsam steigen lassen und damit in Gedanken dem verstorbenen Geschwister Grüße schicken. (Bücken-Schaal 2014)

Auch jetzt kann eine Aufgabe übertragen werden: Blumen tragen, eine Grabbeigabe mitbringen und ablegen. Das ausgehobene Grab kann für ein Kind dunkel und unheimlich wirken: Vorher kann zum Beispiel, so im Sinne der Eltern, beschrieben werden, dass in die Erde alles zurückkehrt, wenn es gestorben ist – Pflanzen, Tiere, Menschen. Dass die Erde aber lebensspendend ist und in ihr alles weiterwächst und

gedeiht, und dass dieser Kreislauf unsere Welt in den Fugen hält. Das Grab darf dabei bewusst als „Loch" beschrieben werden und nicht als Bettchen, damit keine falsche Vorstellung entsteht und das Kind am Tag der Beerdigung irritiert ist. (Franz 2015, 135f.)

Sternen- und Himmelskindergroßeltern

Sonja (Mutter von †Leon, hypoplastisches Linksherzsyndrom): *Meine Mutter war immer viel für meinen Erstgeborenen da und hat ihn damals in ihre Obhut genommen und sich intensiv um ihn gekümmert.*

Gerade wenn das erste Enkelkind verstirbt, sterben auch alle Hoffnungen und Träume der Großeltern (Wolter, 2017, 315). Sie werden nun doch nicht die Großeltern, als die sie sich schon gesehen haben. Statt Vorlesen, Basteln, Spazierengehen bleibt: Kerzen anzünden, Bilder ansehen und die Grabstätte besuchen. Dennoch sind sie Großeltern geworden.

Darüber hinaus tragen Großeltern ihre eigene Trauer sowie die Trauer ihrer Kinder, den Eltern des Sternenkindes. Die Trauer kann sich außerdem generationell unterscheiden (Wolter, 2017, 316). In der Generation der Großeltern wurde mit Tod und Trauer anders umgegangen. Vieles wurde unter den Tisch gekehrt, das Sterben fand zumeist nur in Kliniken statt, eine häusliche Totenwache war aus den Bräuchen verschwunden. Großeltern fällt es daher gegebenenfalls schwer, sich dem Thema zu öffnen, und sie haben sowohl Berührungsängste mit dem Kind als auch eine Neigung dazu, Dinge zu verdrängen und zu tabuisieren.

Das offene Gespräch kann immer gesucht werden oder Betroffene versuchen zu akzeptieren, den anderen so zu lassen, wie er ist. Hilfreich ist auch, Großeltern aktiv in den Alltag und Abschied des Kindes mit einzubeziehen und ihnen damit das Gefühl zu geben, als Großeltern etwas für ihr Sternenenkelkind tun zu können (Garten und von der Hude 2014, 140). Gemeinsame Erinnerungen stärken den Zusammenhalt und das Verständnis füreinander innerhalb der Familie und erleichtern den künftigen Umgang mit dem Verlust für alle. Wenn den Großeltern diese Erlebnisse fehlen, kann es in der Beziehung zu den eigenen Kindern künftig leichter zu Missverständnissen kommen.

Alleinstehende Sternenkindermütter

Karin (Mutter von †Viola, Trisomie 21): *Mit der Trauer kam ein weiterer Abschied, aus einer Stadt, die ich liebte, in ein anderes Land zurückzukehren, wo ich nicht leben wollte, und dort von Null zu beginnen. Mit Viola verlor ich auch mein damaliges eigenwilliges Leben. Ich begann so zu leben wie alle, zu funktionieren, um zu überleben.*

Jetzt, wo das Kind nicht mehr im Bauch ist, können alleinstehende Mütter sich wieder besonders einsam und verlassen fühlen. Gerade waren sie während der Schwangerschaft zumindest noch zu zweit. Dennoch kann auch jetzt gemeinsame Zeit mit dem vermissten Kind verbracht werden: Grabpflege oder kreative Tätigkeiten, die die Leere füllen, helfen besonders auch Müttern ohne Partner. Sie können sich ganz auf sich selbst und ihre Trauer um das verstorbene Kind konzentrieren.

Hoffentlich haben sich Alleinstehende schon „ihr Netz" gesponnen. Besonders geeignet sind zum Beispiel örtliche Trauergruppen, in denen ein Austausch mit anderen betroffenen Eltern möglich ist. Dennoch sind Alleinstehende auch hier nicht ganz vor zusätzlich schmerzlichen Momenten geschützt, manche trauernde Eltern besuchen gemeinsam Trauergruppen oder Friedhof und deren Partnerschaft und Nähe kann die eigene Trauer noch verstärken. Dennoch sollten solche Orte nicht gemieden, sondern bewusst aufgesucht werden, um Isolation und Einsamkeit zu durchbrechen und, wenn der Wunsch danach besteht, sich auszutauschen.

Zu der Trauer um das Kind kommt also vielleicht auch noch die Trauer um die verlorene Partnerschaft und das gescheiterte Lebenskonzept (Familie mit Kind). Bei allen organisatorischen Dingen (Beerdigung, Ämtergänge) ist die Mutter vielleicht auf sich allein gestellt und möglicherweise wütend auf den früheren Partner, weil er all das nicht miterleben muss – oder vielleicht hat der Expartner sogar verpasst, das Kind kennenzulernen. Der Wunsch nach einem Folgekind, der bei vielen Eltern von Sternenkindern sehr bald erwacht, kann in der Folge als Alleinstehende auch nicht so gelebt werden und zusätzlich ein Problem darstellen und mit großer Trauer verbunden sein.

Mehrlingssternen- und Himmelskinder

Wenn ein Mehrling stirbt

Biggy (Oma der Zwillinge *Ben 5 und †Finn, Anenzephalie): *Ich begleitete meinen Schwiegersohn in die Trauerhalle. Dort konnten wir Finn dann in Empfang nehmen. Mein Schwiegersohn bereitete ihn für den Sarg vor und ich blieb so lange bei ihm. Meine Tochter war in dieser Zeit allein mit Ben, was nicht einfach für sie war.*

Nach der Entlassung meiner Tochter aus dem Krankenhaus begleiteten ihre Schwester und ich meine Tochter zum Bestatter. Dort wurde der Sarg bemalt und Finn von seinen Eltern verabschiedet. Meine andere Tochter und ich kümmerten uns so lange um Ben und hatten ihn die ganze Zeit im Arm. Das war alles sehr bewegend und ich merke, das bewegt mich heute noch sehr. Das war, glaube ich, dann auch eine tatsächliche Hilfe, die wir ihnen zukommen lassen konnten: vor Ort sein, mit ihnen sprechen, uns um Ben kümmern.

Meine Tochter und ihr Mann gehen offen mit der Geschichte um und haben zum Beispiel ein Erinnerungsbuch für den anderen Zwilling, Ben, erstellt. Der weiß um seinen Bruder und ich denke, es ist ganz wichtig, dass hier keine Geheimnisse gemacht werden. Auch er muss lernen, damit zu leben. Die Forschung hat erarbeitet, dass Mehrlinge darum wissen, wenn es noch jemanden gegeben hat, und dies deshalb auf keinen Fall verheimlicht werden sollte.

Wenn ein Mehrling sein/e Geschwister im Mutterleib verloren hat, können sich daraus psychische Folgen für den/die weiterlebenden Mehrling/e ergeben. Bei einem sehr frühen, unbewussten Verlust nennt sich dieses Phänomen „vanishing twin" oder „verlorener Zwilling". Ob dies im überlebenden Kind

„gespeichert" bleibt und Auswirkungen hat, ist nicht abschließend geklärt, wird aber vielfach in der Literatur thematisiert. Einige Autoren äußern sich dahingehend, dass es keine Rolle spiele, zu welchem Zeitpunkt der Schwangerschaft ein Verlust stattfindet und dies immer im überlebenden Mehrling zurückbleibt (Bourquin und Cortés 2016, 61).

Bei Verlusten in der späteren Schwangerschaft oder kurz nach der Geburt ist stark anzunehmen, dass der Verlust wahrgenommen wird und sich hieraus auch Folgen für die emotionale Entwicklung ergeben (Woodward 1998). Die gemeinsame Zeit zusammen hat wahrscheinlich zu einer tiefen und prägenden Bindung geführt. Es kann also auch ein Trauma durch das Sterben eines Kindes, gefolgt von der Zeit allein im Mutterleib, entstehen. Dabei können die Auswirkungen des Verlusts sehr unterschiedlich sein: Probleme mit Verlusterfahrungen (auch kleine Verluste des Alltags), Einsamkeit, Trauer, diffuse Ängste. In der Beziehung zur Mutter können unbewusste Vorwürfe (Mutterleib als unsicherer Ort) des Kindes zu Spannungen führen. Typisch für Kinder mit einem verlorenen Mehrling sind auffallend wichtige Lieblingsspielzeuge (Kuscheltiere, Puppen), die als Ersatz für das verstorbene Geschwister stehen. Lieblingsspiel sind häufig Höhlenspiele (Höhle mit Decken bauen) und sich darin mit dem Lieblingskuscheltier zu verkriechen (Imitation der Situation im Mutterleib). Einzelne Mehrlinge können sich ihr ganzes Leben irgendwie unvollständig fühlen (Steinemann 2015, 66, 76, 81, 84, 105). Eltern, die ein Mehrlingskind verloren haben, können dies im Hinterkopf behalten und ihr lebendes Kind beobachten, um sich gegebenenfalls näher mit dem Thema zu beschäftigen, wenn sie Handlungsbedarf vermuten.

Damit allein gebliebene Mehrlingskinder später einen besseren Zugang zu gegebenenfalls vorhandenen emotionalen Schwierigkeiten bekommen, sollte ihnen keinesfalls verschwiegen werden, dass sie im Mutterleib nicht allein waren. Nur so können sie den Ursachen möglicherweise auftretender Probleme auf die Spur kommen und ein späteres Verstehen wird erleichtert (Bourquin und Cortés 2016, 97). Außerdem ist es wichtig, dass der Verlust des Ge-schwisters einen Platz im Leben des allein gebliebenen Mehrlings bekommt, dies kann durch Rituale, Fotoalben und Erzählungen der Eltern gefördert werden.

Eltern von Mehrlingen, die eines der Kinder verlieren, sehen sich mit großen Ambivalenzen konfrontiert: Da ist zum einen das verstorbene Kind, das betrauert wird. Und gleichzeitig ist/sind da das überlebende Kind/die überlebenden Kinder, mit dem/denen sie die Neugeborenenzeit verbringen dürfen. Auf diese Weise haben sie tagtäglich vor Augen, was sie verloren haben. Schwere Momente sind auch, wenn ihnen in der Öffentlichkeit andere Mehrlinge begegnen: Der eigene Verlust wird dann überdeutlich. Eltern leisten zwei einschneidende Lebensabschnitte gleichzeitig und fühlen sich oftmals dazwischen zerrissen und von Schuldgefühlen belastet. Nicht nur, dass ihnen das eine Kind fehlt, sie haben auch ein Stück der Freude über das überlebende Kind/die überlebenden Kinder verloren. Es ist demnach manchmal schwierig, eine enge Bindung mit dem Erdenkind/den Erdenkindern einzugehen, während das andere betrauert wird. Aus dem Umfeld wird außerdem häufig vermittelt, sie hätten ja zumindest noch das gesunde Kind/die gesunden Kinder und sollten froh sein (und das sind sie!). Doch auf diese Weise wird auch die Trauer um das verstorbene Kind kleingemacht und das Sternenkind damit „abgewertet" (Meaney et al. 2017). Es ist aber wichtig für die Heilung der ganzen Familie, dass auch der Trauer um das verstorbene Kind genügend Raum gegeben wird, das Sternenkind anerkannt, beim Namen genannt, ebenso bewundert wird, und sie intensiv in dieser Zeit begleitet werden.

Der jährliche Geburtstag des Erdenkindes/der Erdenkinder ist oftmals auch gleichzeitig der Todestag des Sternenkindes – die Ambivalenz wird also auch künftig diesen Tag begleiten.

Wenn alle Kinder sterben

Dass alle Kinder sterben, passiert meist dann, wenn zu früh Wehen einsetzen. Dies könnte zum Beispiel auch als Folge eines invasiven Eingriffs passieren

(Fruchtwasseruntersuchung, Fetozid, pränatale Therapie). Sehr selten haben alle Kinder eine infauste Prognose und es kann dann zum Verlust aller Kinder kommen. Sollte eines der Kinder tatsächlich früher geboren werden, während das andere noch im Bauch ist oder eine Zeitlang weiterlebt, so ist es oftmals möglich, es auch später im gleichen Grab beisetzen zu lassen. Bei der Anfertigung von Erinnerungsbildern kann überlegt werden, manche Aufnahmen so anzufertigen, dass später mit Hilfe von Bildbearbeitung ein Geschwisterbild erstellt werden kann. Für viele Eltern kann das ein wichtiges Erinnerungsstück werden.

Wir sind trotz allem Eltern

Alle Mütter und Väter von besonderen Erden- oder von Sternenkindern sind Eltern geworden. Auch in diesem Kapitel unterteilen wir aber wieder (aus obengenannten Gründen) mit Zwischenüberschriften die Familien mit lebenden und die Familien von verstorbenen Kindern.

Wir sind trotz allem Eltern (von Erdenkindern)

Sandra (Mutter von *Elena 4, Trisomie 18 und Spina Bifida): *Warum wir normale Eltern, eine normale Familie sind? Warum sollten wir keine sein? Das ist doch eigentlich die spannende Frage hier. Elena ist auf die Welt gekommen, wie wir alle. Hier unterscheidet sie sich in vielen Dingen nicht von einem anderen Kind: wickeln, füttern, Babytrage. Normal ist doch das, was du für dich als normal empfindest. Ich weiß nicht, ob es daran liegt, dass Elena unser erstes Kind war, wir haben es eben nicht anders kennengelernt. Für uns ist das alles normal.*

Es ist das Umfeld, die Gesellschaft, für die wir vielleicht keine normale Familie, keine normalen Eltern sind. Wir aber fühlen uns nicht wie Aliens, nur weil Elena ein Chromosom mehr hat und vielleicht anders aussieht. Eine Diagnose verändert die Liebe zum Kind nicht, zumindest nicht in unserem Fall. Und ganz egal, ob das Kind behindert oder kerngesund auf die Welt kommt, als Eltern gerät man immer an seine Grenzen, auch mit gesunden Kindern: Schreibaby, Monatskoliken, Zähne, ein zu ängstliches Kind, eines, das nicht hört – die Liste lässt sich unendlich fortsetzen.

Für mich ist es zum Beispiel nicht normal, sein einjähriges Kind zum Yoga oder in einen Englischkurs zu stecken, damit das Kind sich möglichst früh entwickelt, einen Purzelbaum schlagen kann oder mit einem Jahr in einer dualen Kita Chinesisch lernt. Den Begriff normal definiert also jeder für sich selbst und er ist Einstellungssache. Ich kann natürlich als Eltern mit einem besonderen Kind empfinden: „Oh Gott, es ist alles so schrecklich, und ich krieg' überhaupt nichts mehr gebacken." Oder ich nehme es an, richte mich auf und sage: „Das ist unsere Tochter und wir sind übrigens auch normal." Wie soll es denn sonst sein? Wir essen und atmen und leben hin und wieder im Chaos, wie alle anderen Familien auch.

Kristian (Vater von *Elena 4, Trisomie 18 und Spina Bifida): *Sie heute nachts schlafen zu sehen oder wenn sie morgens aufwacht: Jeder Moment mit ihr ist schön. Weil wir wissen, dass es nicht selbstverständlich ist, dass wir das – dass wir Elena – als Eltern erleben dürfen.*

2015 erschien das Buch „Willis Welt" der Spiegel-Kolumnistin Birte Müller. Darin beschreibt sie ihren Alltag mit ihrem Sohn Willi mit Down-Syndrom (und ihrer Tochter Olivia mit Normal-Syndrom). Und in ihrem Kinderbuch „Planet Willi" (2012) heißt es: „Doch dann merkten seine Eltern, dass Willi gar nichts können oder tun musste: Sie liebten ihn einfach so! Das war das schönste Gefühl, das sie jemals gefühlt hatten!"

Wie bei allen frischgebackenen Eltern dreht sich nämlich auch bei einem besonderen Kind erst mal alles nur um das neue Familienmitglied: wickeln, füttern, tragen, trösten, schlafen, nicht schlafen. Der neue Erdenbürger krempelt alles um und der Tagesablauf steht kopf. Nicht selten sind Mütter zu Hause den ganzen Tag im Schlafanzug unterwegs. Gerade im Säuglingsalter unterscheidet sich das Leben bei vielen Erkrankungen nicht so sehr vom Leben mit einem gesunden Kind. Das, was später noch kommen mag, können Eltern langsam und mit Unterstützung lernen.

Muss das Kind zunächst noch in der Klinik behandelt werden, findet viel Zeit des Alltags dort statt, für Wochen ist es gegebenenfalls das „zweite Zuhause".

Was darüber hinaus alle Eltern auf eigene Art und Weise heutzutage betrifft, ist der „Förderwahnsinn". Während Eltern gesunder Kinder sich bisweilen unter Druck fühlen, auch wirklich alles perfekt zu machen um bestmögliche Voraussetzungen für die Entwicklung ihrer Kinder zu schaffen (volle Terminkalender mit Sport, Instrumentunterricht, Sprachen), verspüren unter Umständen auch Eltern behinderter oder chronisch kranker Kinder einen ähnlichen Druck.

Frühförderung eilt ja im Allgemeinen der Ruf voraus, dass dadurch heute vieles einer Behinderung „wettgemacht" werden könne (Logopädie, Physiotherapie und vieles mehr). Ein gut entwickeltes Kind bedeutet dann ein gut gefördertes Kind – heißt das dann im Umkehrschluss, dass ein Kind, das weniger (schnelle) Entwicklungsschritte zeigt, schlechter gefördert wird? „... natürlich profitieren Kinder auch in vielen Fällen von den Angeboten. Aber der Druck, den ich auf mir spürte und an Willi weitergab, hat uns beiden geschadet. [...] Mein Kind war älter und konnte das alles nicht, denn ich hatte nicht hart genug gearbeitet." (Müller 2017, Pos.1224).

Ein (sehr) kleiner Ausblick in die Zukunft von Eltern besonderer Kinder

Im Laufe der Zeit wachsen Eltern eines besonderen Kindes in ihre Rolle als Eltern hinein, wachsen weiter, wachsen darüber hinaus und dann wieder, so wie alle anderen Normal-Syndrom-Eltern auch, heraus, da viele auch dieser besonderen Kinder nach und nach auf ihre individuelle Weise erwachsen werden. Gerade die Vorstellungen von der Zukunft mit einem erwachsenen besonderen Kind aber ist für viele Menschen ein Aspekt, der Angst macht, wenn es darum geht, sich für oder gegen ein behindertes und/oder krankes Kind entscheiden zu müssen: „Und dann bin ich irgendwann alt und gebrechlich und

muss immer noch für ein erwachsenes Kind sorgen." oder „Und dann bin ich irgendwann tot und das Kind ist allein auf der Welt." Dann lieber einen Abbruch.

Aber genau dieser Aspekt des Erwachsenwerdens ist für uns vielmehr ein Grund zur Erleichterung: Es gibt heute viele Möglichkeiten auch für (schwer) behinderte und/oder kranke Kinder, je nach Behinderung und Konstellation „unabhängig" im weitesten Sinne vom Elternhaus zu leben. Und genau diesen Prozess des Weiterwachsens und dann des Herauswachsens aus Elternpflichten, wie in jeder anderen Familie auch, halten wir für eine wichtige Perspektive im Bezug auf besondere Kinder. Möglichst selbstbestimmt zu leben ist ein Grundrecht. Gerade deshalb legt die UN-Behindertenrechtskonvention großen Wert auf den Aspekt der Selbstbestimmung: Im Artikel 19 des Übereinkommens ist die „unabhängige Lebensführung" und die gleichberechtigte Teilhabe am gesellschaftlichen Leben behandelt.

Deshalb war es uns wichtig, diese Punkte an dieser Stelle zumindest in Kürze anzusprechen. Wir sind uns darüber im Klaren, dass unser Buch keinen Überblick über ein Leben eines heranwachsenden und später erwachsenen behinderten und/oder kranken Menschen geben kann, diesen Anspruch haben wir auch nicht.

Wir wollen hier nur mögliche Perspektiven aufzeigen, die dann im weiteren Verlauf jede Familie für sich recherchieren und weiterdenken kann, um so nicht nur Hindernisse für die Zukunft zu sehen, sondern eben auch die Aussicht, dass alle Lebensprozesse immer weitergehen, nichts immer gleichbleibt und Situationen sich im Laufe der Zeit ändern werden, ändern dürfen, auch für Eltern kranker und/oder behinderter Kinder:

- **Teil einer Gemeinschaft sein** – auch wenn Menschen wegen geistiger oder körperlicher Einschränkungen auf Hilfe angewiesen sind: Sie haben dennoch das Recht und es entsteht bei vielen auch irgendwann der Wunsch, in ihren Möglichkeiten selbständig zu werden. So auch bei ihren Eltern. Die Beziehung zwischen Eltern und Kind ist so angelegt, dass Kinder irgendwann, in welcher Form auch immer, einen eigenen Weg gehen dürfen: Abnabelung. Das gilt auch für sehr beeinträchtigte Menschen. Auch ein schwerstbehinderter Junge, wie etwa Tim, das Oldenburger Baby, wurde jeden Tag von einem Bus mit weiteren Kindern abgeholt, ging in seine Schule und genoss es, Teil einer Gemeinschaft zu sein, auch wenn er nur in seinen Möglichkeiten teilnahm. Diese Strukturen geben neuen Input, Halt und eine eigene Erlebniswelt, unabhängig von den Eltern. Diese Lernprozesse fernab der Familie sind auch für einen Menschen mit sehr starken Beeinträchtigungen in seinen Möglichkeiten sowie für seine Eltern wichtig und sollten zumindest angeboten werden (Guido und Fezer Schadt 2015).

- **Arbeiten** – gehen und bei einem eigenständigen Leben unterstützt werden: Behinderte und chronisch Erkrankte können eben nicht nur durch ihre Eltern, sondern auch durch „Assistenten" (selbstbestimmtes Leben mit Assistenz) begleitet werden, finanziert durch das „persönliche Budget", das Menschen mit Behinderung zusteht, um sich die nötige Hilfe dazu zu holen. Menschen mit Behinderung haben außerdem einen Anspruch auf Grundsicherung nach dem Sozialgesetzbuch (SGB XII), wenn sie das 18. Lebensjahr vollendet haben und unabhängig von der jeweiligen Arbeitsmarktlage voll und dauerhaft erwerbsgemindert sind. Dennoch sollte grundsätzlich auch für sie gelten, so es ihre Behinderung zulässt, sinnvolle Beschäftigungen in ihren Möglichkeiten zu finden, auch das ist Teil des Erwachsen- und Selbstständigwerdens. Tims Pflegeeltern beispielsweise haben auch für ihn, einen schwer beeinträchtigten jungen Mann, nun einen Werkstattplatz gefunden, wo er unter Ausnutzung seiner sehr eingeschränkten, aber individuellen Fähigkeiten dennoch Teil eines Arbeitsprozesses ist (Guido und Fezer Schadt 2015).

- **Ausziehen und Altersversorgung** – Hier gibt es viele verschiedene Möglichkeiten: betreutes Einzelwohnen (Hilfe im Alltag), Wohnstätte (viel Unterstützungsbedarf), Wohngemeinschaft (mit Betreuer) und Wohnverbund (nahe beieinanderliegende Wohnungen mit Betreuer). Gemeinsam mit anderen zu wohnen hat für Menschen mit Behinderung den Vorteil, soziale Kontakte aufzubauen und pflegen zu lernen. Der Ablösungsprozess von Eltern kann sich allmählich entwickeln. Auch andere Modelle sind denkbar, je nach Familienkonstellation, finanziellen Mitteln und Grad der Behinderung. Wichtig ist auch, dass Eltern sich rechtzeitig Gedanken um die Altersversorgung machen: Was ist, wenn ich irgendwann zu alt bin, mein Kind intensiv zu pflegen? Wo finde ich die gute Betreuung, die ich mir für mein Kind wünsche? Was ist, wenn ich eines Tages nicht mehr bin? Habe ich unser Kind für diesen Fall abgesichert (rechtzeitige Anmeldung in einer Einrichtung, Absprachen mit Familienmitgliedern, finanzielle Absicherung)? Auch für behinderte/kranke junge Erwachsene gilt, dass sie eines Tages aus dem Elternhaus ausziehen und ein eigenes Leben führen <u>dürfen</u>.

Wir sind trotz allem Eltern (von Sternen- und Himmelskindern)

Dr. med. Lars Garten (Leiter Palliativteam Neonatologie, Oberarzt für Neonatologie): *Es wird in der Regel davon ausgegangen, dass der Verlust für die verwaisten Eltern nicht so schlimm sei, da dieses Kind vielleicht noch nicht lange gelebt hat. Das ist ein Trugschluss, dem auch viele Mediziner aufsitzen. Dieses Paar ist trotzdem Eltern.*

Sonja (Mutter von †Leon, hypoplastisches Linksherzsyndrom): *Ich empfinde mich als Mutter meines verstorbenen Sohnes. Aber ich glaube, nur in einem ganz kleinen Kreis ist das auch im Außen so, hier in unserer kleinen dreiköpfigen Familie und bei ganz wenigen Freunden. Das Muttergefühl ist anders als bei meinem Erstgeborenen. Mein verstorbener Sohn ist sehr präsent, eigentlich in jeder Sekunde meines Lebens. Wenn ich morgens aufwache und wenn ich abends einschlafe. Nicht als konkreter Gedanke, aber er ist im-*

mer da. Und dieses Muttergefühl begleitet mich ständig. Es ist eher ein universelles Gefühl, allumfassend und als schwebe es über allem. Er ist mein zweites Kind, auch wenn die meisten denken und fühlen, ich hätte nur eins. Er ist der kleine Bruder meines älteren Sohnes. Er gehört zu uns, er ist immer bei mir, er hat mir gezeigt, dass ich mehr Platz in meinem Herzen habe, als ich es je für möglich gehalten hätte.

„Eine Frau, die ihren Mann begräbt, wird Witwe genannt, ein Mann, der ohne seine Frau zurückbleibt, Witwer. Ein Kind ohne Eltern ist eine Waise. Wie aber heißen Vater und Mutter eines gestorbenen Kindes?", fragt Piet Frans Thomése in seinem Buch über den Tod seines Kindes. Es mag keine Bezeichnung geben, aber auch wenn es vielleicht die erste Schwangerschaft war und das Kind im weiteren Verlauf nicht überlebt, sind betroffene Paare Eltern geworden – und werden es nun für immer bleiben. Das Kind wurde monatelang im Bauch getragen, eine Geburt hat stattgefunden, das Kind wurde (wie lang auch immer) auf seinem Lebensweg begleitet.

Selbst wenn das Kind in Zukunft nicht mehr sichtbar für die Augen ist, heißt das nicht, dass die Hinterbliebenen plötzlich keine Eltern mehr sind: Sie erleben viele typische Elterngefühle, vor allem auch das der Fürsorge, haben aber niemanden mehr zu versorgen. Auch Inga Ohlsen beschreibt diesen Moment sehr eindrücklich in einem ihrer Gedichte: „Nun kann ich´s nicht leben//und dann wieder doch.//Denn Mutter, das bin ich//auf andere Weise, //so unermüdlich –//unsichtbar" (Ohlsen 2016, 15). Gegen die Leere (Hände, Zimmer, Leben) können die alltäglichen Rituale aus unserem Trauerkapitel helfen, den Übergang von „Eltern werden/sein" zu „ohne das Kind weiterleben" gesund zu bewältigen.

Was Mütter und Partner normalerweise tun: füttern, tragen, trösten, spazierengehen, spielen. Aber auch: weniger schlafen, müde und erschöpft sein. Was verwaiste Mütter und Partner jetzt tun: Blumen gießen, Unkraut jäten, Erinnerungsstücke betrachten, weinen, Gedanken nachhängen, vermissen, hadern, wütend sein, irgendwie versuchen über den Tag zu kommen. Aber meist auch: wenig schlafen, müde, erschöpft sein.

Für den Rest des Lebens haben verwaiste Eltern nun ihr Kind, das nicht mehr bei ihnen sein kann. Und es kommt ihre Trauer, ihr „Trauerkind" hinzu. Sabine Mecki hat über dieses Kind geschrieben: „Der Moment, an dem wir unser Kind gehen lassen mussten, ist der Moment der Geburt unserer Trauer. Und wie ein Neugeborenes verhält sie sich auch. Sie füllt unser ganzes Wesen aus, unseren ganzen Tag, unser ganzes Dasein. Wie ein Säugling den ganzen Tag von uns getragen wird, tragen wir die Trauer 24 Stunden. Wir spüren ihr Gewicht körperlich in Form von Schmerz. Die Trauer liegt auf unserer Brust, nimmt uns die Luft zum Atmen, und trinkt unsere Energie. Es gibt nichts anderes in dieser ersten Zeit, nur den Schmerz, die Kraftlosigkeit, die Trauer."

Zunächst ist das Trauerkind also noch allgegenwärtig und der Verlust schmerzhaft, später milder, anders. Wie ein lebendes Kind hat das Trauerkind im Laufe der Zeit eigene Entwicklungsphasen, Fortschritte, Rückschläge, sein ganz eigenes Tempo. Es kann nur begrenzt beeinflusst werden, wie es sich entwickelt und in welchem Zeitraum. Wie bei einem lebenden Kind müssen Eltern es so annehmen, wie es ist, mit all seinen Facetten.

Rechtliches und Unterstützung für Erden- und Sternenkinder

Erdenkinder

Kristian (Vater von *Elena 4, Trisomie 18 und Spina Bifida): *Ich finde, in Deutschland können Eltern mit einem kranken Kind gut unterstützt werden. Leider müssen Familien sich erst einmal durchwühlen und für die Rechte ihrer Kinder kämpfen. Aber wenn wir irgendwo Anträge stellen, geht es meist nach etwas Druck recht schnell und wir bekommen alles. Das ist auf gar keinen Fall etwas, was einem zufliegt, man muss sich informieren, man muss sich Unterstützung suchen, aber es ist möglich.*

Man braucht eine gute Betreuung für das Kind, das heißt entweder eine verlässliche Integrationskraft in der

Kita oder, wie in unserem Fall, eine individuelle Lösung mit Tagesmutter. Wenn das nicht geht, kommt es auch darauf an, welche Angebote es in der Region gibt. Ambulante Pflege- und Hospizdienste oder andere soziale Einrichtungen, die Familien dahingehend unterstützen.

Wir wollen jetzt gezielt an Elenas sprachlicher Entwicklung arbeiten. Sie macht Geräusche, aber richtig sprechen kann sie nicht. Wir wollen mit ihr nun einen Seh- und Hörtest machen, um zu analysieren, wie wir sie weiter fördern können. Sie hat bislang regelmäßig Physiotherapie, um ihre Muskeln aufzubauen, da sie den Kopf noch nicht richtig halten kann. Eine Logopädin hat uns geholfen, ihr beizubringen, Nahrung vom Löffel aufzunehmen.

In Hinblick auf die Unterstützungen, die Eltern chronisch kranker oder behinderter Kinder bekommen, wird häufig beklagt, dass um jedes Hilfsmittel, jede Pflegebetreuung und um jede Therapie gekämpft werden muss. Oftmals ist also weniger die Erkrankung oder Behinderung selbst das, was im Alltag die meisten Schwierigkeiten bereitet, sondern das Drumherum, die Organisation sowie die Vereinbarung aller Interessen innerhalb der Familie.

- **Elternzeit** – kann jeder Elternteil zur Betreuung und Erziehung seines Kindes bis zur Vollendung des dritten Lebensjahres in Anspruch nehmen. Während der Elternzeit ruht das Arbeitsverhältnis, es bleibt aber bestehen und nach Ablauf der Elternzeit besteht ein Anspruch auf Rückkehr zur früheren Arbeitszeit. Arbeitnehmerinnen und Arbeitnehmer müssen ihre Elternzeit spätestens sieben Wochen vor deren Beginn schriftlich beim Arbeitgeber beantragen. Jeder Elternteil kann seine gesamte Elternzeit in zwei Zeitabschnitte aufteilen. Während der Elternzeit ist eine Teilzeiterwerbstätigkeit von bis zu 30 Wochenstunden erlaubt und es besteht Kündigungsschutz. Die Krankenversicherung besteht während der ganzen Elternzeit und bleibt beitragsfrei. Mit dem Arbeitgeber kann auch über flexible Arbeits- und Teilzeitmodelle gesprochen werden oder es findet sich eine einvernehmliche Lösung für Heimbüro, Gleit- oder Teilzeit.

- **Arbeitsbefreiung und Krankengeld bei Erkrankung des Kindes** – Hier stehen Berufstätigen pro Jahr für jedes Kind unter 12 Jahren zehn freie Tage zur Pflege zu, bei behinderten Kindern gilt dies auch über das 12. Lebensjahr hinaus. Bei Alleinerziehenden sind es bis zu 20 freie Tage. Erkranken im Kalenderjahr mehr als zwei Kinder, zahlt die Krankenkasse maximal für 25 Tage, bei Alleinerziehenden maximal für 50 Tage Krankengeld. Bei schwerstkranken Kindern ist es nochmal etwas anders: Ein Elternteil hat einen unbefristeten Anspruch auf Krankengeld und Freistellung von der Arbeit, wenn das Kind eine begrenzte Lebenserwartung hat und palliativ betreut wird. (§45 SGB V).

- **Pflegegeld** – fließt Eltern direkt zu, die ihr Kind mit Behinderung selbst pflegen. Leistungsberechtigt für die Leistungen der Pflegeversicherung sind dabei die Personen, die wegen Krankheit oder Behinderung bei den Verrichtungen im Ablauf des täglichen Lebens auf Dauer auf Hilfe angewiesen sind, in dem Fall also die besonderen Kinder. Der Antrag auf einen Pflegegrad muss bei der Pflegekasse gestellt werden, diese ist in der Regel über die Krankenkasse zu erreichen. Seit dem 1. Januar 2017 gelten die fünf neuen Pflegegrade, welche die bisherigen drei Pflegestufen ersetzen. Künftig erhalten alle Pflegebedürftigen gleichberechtigten Zugang zu den Leistungen der Pflegeversicherung, unabhängig davon, ob sie von körperlichen, geistigen oder psychischen Beeinträchtigungen betroffen sind.

- **Pflegeunterstützungsgeld** – ist eine Lohnersatzleistung: Um in einer akuten Pflegesituation eine Pflege zu organisieren, können Angehörige bis zu zehn Arbeitstage der Arbeit fernbleiben.

- **Pflegezeit** – gilt für Beschäftigte bis zu sechs Monate ganz oder teilweise, in denen sie im Beruf pausieren können, um einen pflegebedürftigen nahen Angehörigen in häuslicher Umgebung zu pflegen. Der Anspruch gilt auch für die außerhäusliche Betreuung eines minderjährigen Pflegebedürftigen (mindestens Pflegegrad 1). Um einen pflegebedürftigen nahen Angehörigen in der letzten Lebensphase zu begleiten, kann bis zu drei Monate eine Auszeit genommen werden (kein Pflegegrad erforderlich). Für alle Modelle besteht die Möglichkeit, ein zinsloses Darlehen beim Bundesamt für Familie und zivilgesellschaftliche Aufgaben zu beantragen, um den Einkommensverlust abzufedern. Es besteht kein Rechtsanspruch gegenüber Arbeitgebern mit 15 oder weniger Beschäftigten (PflegeZG).

- **Familienpflegezeit** – gilt, wenn sechs Monate nicht ausreichen. Dann können Angehörige bis zu 24 Monate lang ihre Arbeitszeit auf bis zu 15 Stunden pro Woche reduzieren, um einen pflegebedürftigen nahen Angehörigen (mindestens Pflegegrad 1) in häuslicher Umgebung zu pflegen. Die Mindestarbeitszeit von 15 Wochenstunden soll vermeiden, dass Beschäftigte ihren Beruf wegen der Pflege ganz aufgeben. Für die Betreuung minderjähriger pflegebedürftiger naher Angehöriger, auch in außerhäuslicher Umgebung, besteht ebenfalls die Möglichkeit einer teilweisen Freistellung. Es besteht kein Rechtsanspruch gegenüber Arbeitgebern mit 25 oder weniger Beschäftigten. Es besteht auch bei diesem Modell ein Anspruch auf ein zinsloses Darlehen (FPfZG).

- **Kurzzeitpflege und Verhinderungspflege** – ist zur Entlastung für pflegende Angehörige und als ein „Tapetenwechsel" für Pflegebedürftige gedacht: Die Möglichkeit der Kurzzeitpflege kann für beide Parteien eine sichere Betreuungsform und eine Entlastung der Pflegesituation darstellen. Daher kann Anspruch auf eine maximal achtwöchige, bezuschusste Kurzzeitpflege pro Jahr bei der Pflegekasse geltend gemacht werden. Von Kurzzeitpflege wird gesprochen, wenn eine pflegebedürftige Person für eine begrenzte Zeit einer vollstationären Pflege bedarf. Häufig ist das nach einem Krankenhausaufenthalt der Fall oder wenn die häusliche Pflege für eine bestimmte Zeit ausgesetzt werden muss oder soll. Bei der

Verhinderungspflege kann die Pflege auch im eigenen häuslichen Umfeld organisiert werden.

- **Frühförderung** – sind heilpädagogische und medizinisch-therapeutische Maßnahmen für behinderte und „von Behinderung bedrohte", also zum Beispiel entwicklungsverzögerte Kinder, in den ersten Lebensjahren (von der Geburt bis zum individuellen Schuleintritt). Zuständig für die Erstellung des Behandlungsplanes sind Interdisziplinäre Frühförderstellen und Sozialpädiatrische Zentren (SPZ).

Sternenkinder

- **Beurkundung** – Hier gilt nun seit wenigen Jahren, dass die Existenz jedes Kindes, egal wie klein es war, bescheinigt werden kann. Eine förmliche Geburts- und Sterbeurkunde wird nur ausgestellt, wenn das Kind entweder bei der Geburt lebt oder aber als still geborenes Kind mehr als 500 Gramm wiegt. Wird das Kind tot geboren und wiegt weniger als 500 Gramm (Fehlgeburt), kann eine Bescheinigung vom Standesamt ausgestellt werden, die optisch einer Geburtsurkunde ähnlich ist. Für diese Bescheinigung reicht der Nachweis der Schwangerschaft mit Mutterpass oder einer Bescheinigung vom Arzt. Eine Ausnahme bildet eine Fehlgeburt als Teil einer Mehrlingsgeburt: Wird zumindest eines der Kinder lebend oder als Totgeburt, also mit mehr als 500 Gramm Gewicht, geboren, so wird auch das fehlgeborene Kind regulär beurkundet (PStV §31).

- **Bestattung** – darf für jedes Kind in Anspruch genommen werden: Die rechtlichen Bestimmungen bezüglich der Bestattung von fehl- und totgeborenen Kindern unterscheiden sich je nach Bundesland, häufig besteht ab einem Gewicht von 500 Gramm eine Bestattungspflicht durch die Eltern, unter dieser Gewichtsgrenze gibt es aber quasi in allen Bundesländern ein Bestattungsrecht (Besonderheit in Bremen: Dort gibt es das Bestattungsrecht erst nach der zwölften SSW). Wird dies nicht gewünscht, so wird in vielen Bundesländern eine Gemeinschaftsbestattung auf einem Sternenkindergrabfeld (Grabfeldliste auf der Webseite der Initiative Regenbogen e.V.) veranlasst, die für die Eltern kostenlos ist. Lebend geborene Kinder sind grundsätzlich bestattungspflichtig. Bestattungskosten werden vom Sozialamt (Sozialbestattung) übernommen, für diejenigen, die solche Kosten nicht selbst tragen können. Es gibt keinen Grund zur Scham, jeder hat ein Recht auf einen würdigen Abschied für sein Kind. Bestattungskosten können außerdem unter bestimmten Voraussetzungen bei der Steuererklärung als außergewöhnliche Belastung angegeben werden (Bestatter, Blumen, Sarg, Urne und Ähnliches). Dazu müssen die Rechnungen aufgehoben werden.

ANHANG

Entspannungsübung: Metta-Meditation

Anleitung von Dr. Wilfried Reuter, Lotos Vihara, Berlin

Diese Übung ist hilfreich für Lebensphasen, in denen das Gefühl vorherrscht, festzustecken, kraft- und hoffnungslos und voller Angst sowie erschöpft zu sein. Jeden Morgen oder Abend 30 bis 45 Minuten. Für Anfänger empfiehlt es sich, mit kürzeren Einheiten zu beginnen und sich dann in Fünf-Minuten-Schritten allmählich zu steigern, bis zu der Länge, die als angenehm und hilfreich empfunden wird. Wichtig dabei ist: immer alles ohne Zwang, dafür aber kontinuierlich.

Anleitung

- **Gemütliche Sitzposition** – nicht nachlässig, konzentriert, im Schneidersitz oder auf den Knien. Wenn der Körper Probleme macht, ist auch ein Stuhl erlaubt.

- **Augen geschlossen** – Mund leicht geöffnet, Zunge vom Gaumen nehmen, zunächst ein bis zwei Minuten Achtsamkeit auf den Atem in seiner Gesamtheit legen (ohne ihn zu beeinflussen) und den Körper entspannen

- **So geht's** – In Gedanken oder laut, folgende Sätze formulieren und wiederholen:
  Möge ich heute beschützt und geborgen sein.
  Möge ich in Einklang kommen und frei sein von geistigem Leiden.
  Möge ich gesund sein und frei von körperlichem Leiden.
  Möge ich in Glückseligkeit getragen sein.

Von einem Satz zum nächsten gehen und wieder von vorn beginnen. Wichtig ist, sich nach einem Satz vorzustellen, er geht in Erfüllung, nur dann kommen wir in Berührung mit dem erwünschten Gefühl. Wer möchte, kann zu jedem Satz mit der Daumenspitze eine Fingerspitze berühren, das kann helfen sich besser zu konzentrieren:
  Satz 1: Daumen und Zeigefinger
  Satz 2: Daumen und Mittelfinger
  Satz 3: Daumen und Ringfinger
  Satz 4: Daumen und kleiner Finger.

Diese Übung kann auch abgeändert werden, indem beispielsweise ein „Du", „Wir", „Ihr" oder ein Name eingesetzt wird. Somit können zum Beispiel das ungeborene Kind, der Partner, Familienmitglieder mit in die guten Wünsche eingeschlossen und also alle Betroffenen gestärkt werden.

Mit ein wenig Praxis kann diese Übung dann auch erfolgreich in Stress- und Extremsituationen zum Beruhigen und Kräftesammeln eingesetzt werden (unter anderem während der Geburt, bei weiteren Untersuchungen etc.)

Auch für Eltern verstorbener Kinder ist diese Übung eine Wohltat. Wer an die Sechs-Wochen-Regel glauben mag: In dieser Zeit mögen solche Wünsche für den verstorbenen Menschen hilfreich sein. Eltern von Sternenkindern berichten, wie sie bei der Anwendung dieser Übung das Gefühl hatten, als Eltern trotzdem noch etwas für ihr Kind tun zu können, was außerdem beim Trauerprozess hilft.

Grundsätzlich aber gilt: wer in diese guten Wünsche Familienmitglieder mit einbeziehen mag, bitte unbedingt immer eine erste Runde für sich selbst einlegen, um sich zu stabilisieren. Nur so kann auch anderen geholfen werden.

An das Umfeld zu Diagnose und Entscheidung

„Liebe/r [...],
kürzlich haben wir erfahren, dass unser ungeborenes Kind nicht gesund ist. Die genaue Diagnose lautet [...]/steht noch nicht fest, die Prognose für unser Kind ist [...]/ist (noch) nicht klar. Wir müssen uns vermutlich auf diese Situation einstellen: [...]

Wie du dir vorstellen kannst, befinden wir uns daher im Moment in einer Ausnahmesituation, wir fühlen uns, als sei uns der Boden unter den Füßen weggezogen worden. Wir versuchen uns nun zu sammeln, in der neuen Situation zurechtzufinden und mehr Informationen bezüglich der weiteren Vorgehensweise oder Behandlungsmöglichkeiten für unser Kind zu bekommen, was all unsere Kraft und Aufmerksamkeit in Anspruch nimmt. Bitte sei uns nicht böse, wenn wir uns gegebenenfalls etwas zurückziehen oder unausgeglichen und dünnhäutig sind.

Wir wünschen uns jetzt [...] (Beispiele: Ruhe, Abstand, Ablenkung, Zuhören, seelischen Beistand, Behandlung wie immer, Begleitung zu Terminen, Unterstützung bei Kinderbetreuung, Unterstützung bei Haustierbetreuung, Unterstützung Kochen/Haushalt, etc.).

Bitte halte dich mit Ratschlägen etwas zurück, außer wir bitten dich darum. Die Situation ist zu individuell und komplex, als dass allgemeine Aussagen möglich wären oder Außenstehende sich tatsächlich einfühlen könnten, es sei denn, sie haben es selbst erlebt. Bitte akzeptiere unseren Weg, egal welchen wir wählen. Wir halten dich gerne auf dem Laufenden, wenn du das möchtest.

Vielen Dank für dein Verständnis.
Liebe Grüße, [...]"

An das Umfeld nach der Geburt eines besonderen Erdenkindes

„Liebe/r [...],
unser Kind [...] wurde am [...] geboren. Wir freuen uns, dass er/sie endlich da ist. [...] wurde mit der Krankheit/Behinderung/Besonderheit [...] geboren. Und weil wir jetzt immer wieder gefragt werden, was wir jetzt brauchen oder wie uns geholfen werden kann, und auch, um unsere eigenen Gedanken zu sortieren, haben wir versucht, Wünsche zu formulieren und an dieser Stelle zu sammeln, als Hilfestellung für uns selbst und für diejenigen, die Anteil an ihrer/seiner Geburt nehmen oder uns unterstützen möchten:

Wir wünschen uns Menschen, die sich nicht scheuen, den Namen unseres Kindes auszusprechen. [...] ist nun Teil unseres Lebens und sehr wichtig für uns. Unser Umfeld muss nicht unsicher sein, für jede Frage und jedes Interesse an [...] sind wir dankbar. Ein krankes/behindertes/besonderes Kind zu bekommen, ist im Übrigen nicht ansteckend. [...] wird nun zum Rest unseres Lebens dazu gehören, unabhängig davon, wie ihr/sein Weg aussehen wird. Und wir arbeiten tagtäglich daran, mit ihr/ihm in unser neues Leben zu finden. Aber wir wünschen uns Menschen, die versuchen zu verstehen, dass dies ein Prozess ist, der seine ganz eigene Zeit brauchen wird. Dabei lieben wir [...] so, wie sie/er ist. Sie/er darf so sein und wir erwarten von ihr/ihm nicht, jemand anderes zu sein. Daran werden auch folgende Kinder nichts ändern. Wir wünschen uns Menschen, die genau das ebenfalls nicht von [...] erwarten. Frustriert mit diesem Wunsch bitte weder Euch noch uns und vor allem nicht [...].

Wir wünschen uns Menschen, die versuchen möchten, [...] in unseren Kreis aufzunehmen und sie/ihn anzuerkennen, nicht nur als unsere/n Tochter/Sohn, sondern auch als Teil unserer kleinen Gemeinschaft, in die wir Euch zählen.

Wir wissen, dass der Umgang mit uns im Augenblick vielleicht immer wieder schwierig sein kann, weil sich Abläufe erst einspielen müssen, wir emotional manchmal noch überfordert sind und [...] im Moment für uns oberste Priorität hat. Und wir wünschten, wir könnten unserem Umfeld das abnehmen. Wir wünschten aber auch, wir müssten unser Umfeld nicht über [...]s Besonderheit hinwegtrösten: [...] darf so sein, wie sie/er ist, wir wünschen ihr/ihm nur, dass es ihr/ihm gut/besser geht und sie/er ein glücklicher Mensch sein darf.

Wir wünschen uns Menschen, die versuchen zu verstehen, dass unser Kind uns verändert hat. Wir sind nicht mehr dieselben wie zuvor und werden auch nie wieder dieselben sein. Wir wünschten, dass unser Umfeld in [...] das sehen könnte, was wir in ihr/ihm sehen, wie wir jeden Tag aufs Neue fühlen, dass [...] fester Bestandteil unserer Familie ist, auch wenn wir manchmal das Gefühl haben werden, vielleicht nicht mehr weiter zu können oder über irgendwelche Begleitumstände schimpfen oder traurig sein werden, wenn etwas anders läuft, wie erhofft. Dass jeder Tag, jede Stunde, jeder Augenblick kostbar mit ihr/ihm ist, auch wenn wir manchmal, vielleicht gerade am Anfang, damit hadern werden, warum wir dieses Leben tragen müssen.

Wir wünschen uns Menschen, die verstehen werden, dass wir trotz aller Anstrengung [...] lieben und auch in Zukunft lieben werden.

Liebe Grüße, [...]"

An das Umfeld nach Versterben des Kindes

„Liebe/r [...],

unser Kind [...] wurde am [...] geboren und ist am [...] gestorben. Und weil wir immer wieder gefragt werden, was wir jetzt brauchen oder wie uns geholfen werden kann, und auch, um unsere eigenen Gedanken zu sortieren, haben wir versucht Wünsche zu formulieren und an dieser Stelle zu sammeln, als Hilfestellung für uns selbst und für diejenigen, die Anteil nehmen möchten:

Wir wünschen uns Menschen, die sich nicht scheuen, den Namen unseres Kindes auszusprechen. [...] ist nun Teil unseres Lebens und sehr wichtig für uns. Wenn wir weinen, weil andere über unser Kind sprechen, dann nicht, weil sie uns verletzt haben, sondern aus Sehnsucht nach ihm/ihr. Wenn andere über [...] sprechen, erlauben sie uns, unsere Trauer zu teilen, ihr Raum zu geben, statt sie mit [...] vergraben zu müssen. Nur so können wir Stück für Stück heilen. Unser Umfeld muss also nicht unsicher sein, für jede Bemerkung über [...] sind wir dankbar. Ein Kind verloren zu haben, ist im Übrigen nicht ansteckend. Wir wünschen uns Menschen, die nicht erwarten, dass wir nach ein paar Wochen nicht mehr traurig sind. Die ersten Monate sind traumatisch, aber auch zum Rest unseres Lebens wird [...] gehören. Wir arbeiten tagtäglich daran, wieder ins Leben zurückzufinden. Aber wir wünschen uns Menschen, die versuchen zu verstehen, dass Trauer ein Prozess ist, der niemals ganz abgeschlossen sein kann. Trauern heißt lieben. Und wir sind immer auch das, was wir verloren haben. Wir werden [...] auch in Zukunft lieben und wir werden sie/ihn immer wieder schmerzlich vermissen, selbst wenn wir mit einem Lächeln an sie/ihn denken. Daran werden auch folgende Kinder nichts ändern. Wir wünschen uns Menschen, die nicht erwarten, dass wir irgendwann nicht mehr an diese „Sache" denken, oder dass wir endlich wieder glücklich sind. Frustriert mit diesem Wunsch bitte weder Euch noch uns.

Wir wünschen uns Menschen, die versuchen möchten, [...] in unseren Kreis aufzunehmen und anzuerkennen, nicht nur als unsere/n Tochter/Sohn, sondern auch als Teil unserer kleinen Gemeinschaft, in die wir Euch zählen.

Wir wissen, der Umgang mit uns ist manchmal immer noch schwierig, und wir wünschten, wir könnten das ändern oder unserem Umfeld abnehmen. Wenn wir sagen, „Mir geht's gut", wünschten wir aber dennoch, die Menschen könnten verstehen, dass wir uns oftmals noch nicht wirklich gut fühlen, sondern jeden Tag um unser Wohlbefinden kämpfen und nur nach Worten suchen, um unser Umfeld zu trösten. Wir wünschen uns Menschen, die versuchen zu verstehen, dass sich manchmal die Welt zu schnell für uns dreht und wir eine Auszeit nehmen müssen. [...] braucht Zeit. [...] braucht Raum.

Wir wünschen uns Menschen, die versuchen zu verstehen, dass Trauer Menschen verändert. Als [...] gestorben ist, ist ein Teil von uns mitgegangen und ein neuer Teil in uns gewachsen. Wir sind nicht mehr dieselben wie zuvor und werden auch nie wieder dieselben sein.

Wir wünschten, dass unser Umfeld in [...] sehen könnte, was wir in ihr/ihm sehen, wie wir jeden Tag aufs Neue fühlen, dass [...] ein Geschenk war. Dass jeder Tag, jede Stunde, jeder Augenblick kostbar wie ein ganzes Leben war. Wir wünschen uns Menschen, die verstehen werden, dass wir dankbar sind.

Liebe Grüße, [...]"

Feedback an Fachpersonal

Gute Adressaten sind die Fachpersonen selbst, daneben aber auch die übergeordnete Stelle (zum Beispiel Klinikleitung), oftmals auch die Klinikseelsorge. Wichtig ist, so lange zu warten, bis gegebenenfalls bestehende Wut und Enttäuschung nachgelassen haben und ein sachlicher, konstruktiver Brief verfasst werden kann. In schweren Fällen von Fehlberatung oder unprofessioneller Betreuung ist das vielleicht schwierig, sollte aber dennoch versucht werden. Kritik kann immer dann angenommen werden, wenn sie in freundlichem, aber vor allem sachlichem Ton formuliert wird. Auch wenig Kritik, nur Lob oder ausschließlich Dankesbriefe helfen Fachpersonal, in seiner Arbeit bestärkt zu werden.

„Sehr geehrte Damen und Herren, sehr geehrte(r) Hr./Fr. [...],

kürzlich befand ich mich bei Ihnen in Beratung/Behandlung wegen [...]. Ich möchte Ihnen heute gerne ein konstruktives Feedback geben, um Sie in Ihrem Angebot und Ihren internen Strukturen für alle weiteren Patienten zu unterstützen und zu stärken. Gerne möchte ich zunächst die positiven Aspekte hervorheben: (1., 2., 3.) Besonders viel bedeutete mir: [...] Dafür bin ich sehr dankbar.

Darüber hinaus möchte ich gerne auch Verbesserungsvorschläge anbringen: (1., 2., 3.) Für mich persönlich hatten diese Aspekte/das Fehlen dieser Betreuung folgende Folgen: [...] (Beispiele: Trauma, Vergrößerung der Angst/Trauer/Verunsicherung, Diskriminierung meines Kindes, Wut, Gefühl der Ohnmacht, Gefühl des Alleingelassenwerdens, keine selbstbestimmte Entscheidung durch Fehlen von Informationen etc.).

Vielleicht können diese Punkte im Rahmen Ihres Qualitätsmanagements angesprochen und künftig zugunsten der Patienten anders gelöst beziehungsweise berücksichtigt werden.

Mit freundlichen Grüßen, [...]"

Kontakte und Adressen

Kontakte: Rund um Schwangerschaft und Geburt

Stand: Februar 2018

Arbeitsgemeinschaft Freier Stillgruppen Bundesverband e.V. (AFS)
Gemeinnützige Organisation zur Förderung des Stillens. Stillberatung, PLZ-Liste auf der Webseite.
www.afs-stillen.de

Arbeitsgemeinschaft Gestose-Frauen e.V.
Selbsthilfeorganisation für Frauen und Familien, die von einer hypertensiven Schwangerschaftserkrankung betroffen sind.
http://präeklampsie-hellp.de

Beckenbodengymnastik
Das Frauenärzte-im-Netz Beckenboden-Training
http://media.frauenaerzte-im-netz.de/mediadb/media/FiN/pdf/beckenboden.pdf

Beratungsstellensuche auf Familienplanung.de
Suchen und Finden einer Schwangerschaftsberatungsstelle in der Nähe.
www.familienplanung.de/beratung/beratungsstellensuche

Bindungsanalyse
Schwangerschaftsbegleitung, mit dem Kind vorgeburtlich in Kontakt treten und eine tiefe Beziehung aufnehmen. Kontaktadressen bundesweit.
www.bindungsanalyse.de

Bundesministerium für Familie, Senioren, Frauen und Jugend
Alle Leistungen für Familien auf einen Blick, informatives Portal.
www.bmfsfj.de/bmfsfj/themen
Familie: www.familien-wegweiser.de

Bundesverband „Das frühgeborene Kind" e.V.
Verband mit deutschlandweitem Netzwerk an Selbsthilfe-Initiativen und Beratungsstellen für Frühchenfamilien.
www.fruehgeborene.de

Bund freiberuflicher Hebammen Deutschlands e.V.
Erhalt und Förderung der außerklinischen Geburtshilfe.
www.bfhd.de/informationen-fuer-eltern.html

Deutsche Akademie für Akupunktur DAA e.V.
Im Fachbereich Frauenheilkunde wird die Akupunktur bei vielen Erkrankungen und Beschwerden erfolgreich eingesetzt.
www.akupunktur-patienten.de

Deutsche Diabetes Gesellschaft e.V.
Prävention und Behandlung der Volkskrankheit Diabetes. Leitlinie Gestationsdiabetes.
www.deutsche-diabetes-gesellschaft.de

Deutsche Gesellschaft für Ernährung e.V
Ausgewogene Ernährung in der Schwangerschaft.
www.dge.de

Deutscher Hebammenverband e.V.
Informationen zu Beratung, Betreuung und Geburtshilfe, welche Hebammenleistungen in Anspruch genommen werden können, Ansprechpartner und Links.
www.hebammenverband.de/familie

Doulas in Deutschland e.V.
Doulas sorgen zusätzlich zur Hebamme für eine Geburt in Geborgenheit und Würde. Doulas begleiten Geburten in Klinik, Geburtshaus und Hausgeburten.
www.doulas-in-deutschland.de

Embryotox.de
Medikamente in der Schwangerschaft schnell und sicher überprüfen.
www.embryotox.de

Familienplanung.de (BZgA)
Alles Wichtige rund um Schwangerschaft, Geburt und die erste Zeit mit Kind. Ein Angebot der Bundeszentrale für gesundheitliche Aufklärung (BZgA).
www.familienplanung.de
Schwangerschaftsentwicklung: www.familienplanung.de/schwangerschaft/uebersicht/

Frauenärzte im Netz
Informationsportal Berufsverband der Frauenärzte e.V. (BVF) und der Deutschen Gesellschaft für Gynäkologie und Geburtshilfe e.V. (DGGG) mit vielen Informationen rund um Schwangerschaft und Geburt.
www.frauenaerzte-im-netz.de

Gemeinsamer Bundesausschuss
Mutterschaftsrichtlinien.
www.g-ba.de/informationen/richtlinien/19

Gesellschaft für Geburtsvorbereitung – Familienbildung und Frauengesundheit – Bundesverband e.V.
www.gfg-bv.de

Hebammenwissen.info
Umfangreiche Informationen zu Schwangerschaft und Geburt, z.B. Aromatherapie, Tees uvm.
www.hebammenwissen.info

ISPPM e. V.
Internationale Gesellschaft für Prä-und Perinatale Psychologie und Medizin.
www.isppm.de

La Leche Liga Deutschland e.V.
Stillberatung, mit PLZ-Suche auf der Webseite.
www.lalecheliga.de

Netzwerk Elterninitiativen für Geburtskultur
Verein für Mütter- und Familienpflege e.V.
www.netzwerk-geburtskultur.de

Netzwerk der Geburtshäuser e.V.
Unterstützung von Frauen und Familien bei der Wahl des
Geburtsortes ihres Kindes und Beratung zu Möglichkeiten und
Grenzen der außerklinischen Geburtshilfe.
www.netzwerk-geburtshaeuser.de

Perinatalzentren
Perinatalzentrum in der Nähe suchen über die Webseite mit
Suchfunktion.
www.perinatalzentren.org

Kontakte: Rund um Pränataldiagnostik, Diagnose und Entscheidung

Beratungsstellensuche auf Familienplanung.de
Suchen und Finden einer Schwangerschaftsberatungsstelle in der
Nähe. Häkchen bei Schwerpunkt PND nicht vergessen.
www.familienplanung.de/beratung/beratungsstellensuche

Bundesministerium für Justiz und Verbraucherschutz
Gesetze im Internet.
www.gesetze-im-internet.de

Bundesstiftung Mutter und Kind
Bundesministerium für Familie, Senioren, Frauen und Jugend.
Hilft schwangeren Frauen in Notlagen, finanzielle Unterstützung uvm.
www.bundesstiftung-mutter-und-kind.de

Bundesverband behinderter Pflegekinder (BbP) e.V.
Selbsthilfeorganisation von Pflegeeltern von Kindern mit Behinderung oder chronischer Erkrankung.
www.bbpflegekinder.de

Bundeszentrale für gesundheitliche Aufklärung (BZgA)
Informationsmaterial für Schwangere nach einem auffälligen
Befund in der Pränataldiagnostik zur Aushändigung an Schwangere nach § 2a Abs. 1 SchKG für gynäkologische Fachkräfte.
www.bzga.de

**Deutsches Zentrum für Fetalchirurgie & minimal-invasive
Therapie (DZFT)**
Fachzentrum am Universitätsklinikum Mannheim
www.dzft.de

Geburt vertraulich
Die Internetseite wird vom Bundesministerium für Familie,
Senioren, Frauen und Jugend betreut.
www.geburt-vertraulich.de

Katharina Kasper Stiftung
Staatlich anerkannte psychosoziale Fachberatungsstelle zu Pränataldiagnostik, Behinderung und frühem Kindsverlust.
www.katharina-kasper-stiftung.de

**LEONA – Verein für Eltern chromosomal geschädigter
Kinder e.V.**
Sammlung von Informationen und Links zu seltenen Chromosomenstörungen.
www.leona-ev.de

Netzwerk gegen Selektion durch Pränataldiagnostik
Kritische Auseinandersetzung mit Pränataldiagnostik.
www.netzwerk-praenataldiagnostik.de

Orpha.net
Das Portal für seltene Krankheiten und Orphan-Medikamente
(Medikamente für seltene Krankheiten).
www.orpha.net

PND online
Informationsangebote der BZgA zu Pränataldiagnostik, Kinderwunsch, Schwangerschaft und Sexualaufklärung. pnd-online ist
der Wegweiser zu weiteren Informationsquellen.
www.pnd-online.de

Prenat
Verein für Hilfe nach pränataler Diagnostik. Anregungen, Ver-
weise und Informationen.
www.prenat.ch

PUA
Fachstelle für Information, Aufklärung, Beratung zu Pränatal-
diagnostik/Reproduktionsmedizin des Diakonischen Werks
Württemberg, auch Online-Beratung.
www.evangelische-beratung.info/pua

REHAkids
Forum für Eltern behinderter Kinder und Babys.
www.rehakids.de

Verein psychosoziale Aspekte der Humangenetik VPAH e.V.
Die Broschüre „Schlechte Nachrichten nach vorgeburtlicher
Untersuchung" stellt der VPAH e.V. Betroffenen kostenlos zur
Verfügung.
www.vpah.de

Wege nach pränataler Diagnose
Informationsseite rund um Schwangerschaft und Geburt nach
einer pränatalen Diagnose.
www.wege-nach-pränataler-diagnose.info

Kontakte: Rund um Weitertragen

BFVEK e.V.
Bundesverband zur Begleitung von Familien vorgeburtlich erkrankter Kinder
www.bfvek.de

Netzwerk Palliative Geburt
Informationsseite über palliative Geburt, Netzwerk und hilfreiche Kontakte im deutschsprachigen Raum.
www.palliative-geburt.info

Palliativteam der Klinik für Neonatologie
Charité Universitätsmedizin, Berlin.
http://palliativteam-neonatologie.charite.de

Weitertragen e.V.
Fortsetzen der Schwangerschaft nach pränataler Diagnose.
Forum: www.forum-krankes-baby-austragen.de

Weitertragen Fotografie
Ehrenamtliche Schwangerschaftsfotografie nach PND.
www.weitertragen-fotografie.de

Englische Seiten

Be not afraid
Support to parents experiencing a prenatal diagnosis and carrying to term.
www.benotafraid.net

Carrying to term
A place for support, tools, and resources necessary to navigate the months.
www.carryingtoterm.org

Every life counts
Place where parents of children who were diagnosed with a terminal condition can share their memories.
www.everylifecounts.ie

Perinatal Hospice
Continuing your pregnancy when your baby's life is expected to be brief.
www.perinatalhospice.org/list-of-programs.html

Prenatal partners for life
Support information & encouragement for carrying to term with an adverse prenatal diagnosis and support for raising your child with special needs after birth.
www.prenatalpartnersforlife.org

String of pearls
For families that navigate the path following a fatal prenatal diagnosis that will result in the death of their baby prior to or shortly after birth.
www.stringofpearlsonline.org

Kontakte: Rund um Unterstützung und Erdenkinder

Aktion Mensch e.V.
Informationen, Rat und Adressen für Menschen mit Behinderung und ihre Familien.
www.familienratgeber.de

allfa_beta
Kontaktnetz für alleinerziehende Frauen mit Kindern mit Behinderung in München.
www.allfa-m.de/programm_allfabeta.htm

Allgemeine Sozialberatung
Beratung in sozialen Fragen, auch online.
www.caritas.de/hilfeundberatung/onlineberatung/allgemeine-sozialberatung

Bundesverband Bunter Kreis e.V.
Der Verband unterstützt Familien, damit ihnen das Leben mit einem kranken Kind gelingt.
www.bunter-kreis-deutschland.de

Bundesverband Häusliche Kinderkrankenpflege e.V.
Verband für Einrichtungen und Dienste der außerklinischen teilstationären und stationären Kinderkrankenpflege.
www.bhkev.de

Bundesverband Kinderhospiz e.V.
Dachverband der Kinderhospize in Deutschland, mit Übersichtskarte.
www.bundesverband-kinderhospiz.de

Bundesvereinigung Lebenshilfe e.V
Selbsthilfevereinigung, Eltern-, Fach- und Trägerverband für Menschen mit geistiger Behinderung und ihre Familien.
www.lebenshilfe.de

Deutsche Gesellschaft für Palliativmedizin e.V.
Wegweiser Hospiz- und Palliativversorgung in Deutschland
www.wegweiser-hospiz-palliativmedizin.de

Deutscher Kinderhospizverein e.V.
Stationäre und ambulante Kinderhospize/Kinderhospizdienste, mit Suchfunktion.
www.deutscher-kinderhospizverein.de

Familienleistungen
Bundesministerium für Familien, Senioren, Frauen und Jugend: Elternzeit, Elterngeld, Kindergeld, Mutterschaftsgeld uvm.
www.bmfsfj.de/bmfsfj/themen/familie

Familienpflegezeit
Bundesministerium für Familien, Senioren, Frauen und Jugend: Pflege und Beruf vereinbaren.
www.wege-zur-pflege.de

Familien-wegweiser.de
Familienthemen A-Z, Bundesministerium für Familien, Senioren, Frauen und Jugend.
www.familien-wegweiser.de

Frühförderung
Bundesministerium für Arbeit und Soziales.
www.einfach-teilhaben.de

Herzensbilder (Schweiz)
Die Initiative schenkt Fotos in Sturmzeiten.
www.herzensbilder.ch

Intakt.info
Fragen und Antworten zu meinem Kind mit Behinderung.
www.intakt.info

Kinderpflegekompass
Alles rund um pflegebedürftige Kinder und Jugendliche und ihre Familien.
www.kinderpflegekompass.de

Kinder Pflege Netzwerk
für Familien mit chronisch kranken, behinderten und/oder pflegebedürftigen Kindern und Jugendlichen e.V.
www.kinderpflegenetzwerk.de

Kurkliniken – Online Suche
Informationsportal mit Kliniksuche
www.kurklinikverzeichnis.de

Müttergenesungswerk
Informationen und Beratung rund um Kuren. Suchfunktion, auch für Beratungsstellen.
www.muettergenesungswerk.de

Pflegestärkungsgesetz
Bundesministerium für Gesundheit. Informationen und finanzielle Leistungen rund um die Pflege.
www.pflegestaerkungsgesetz.de

Philip Julius e.V.
Verein zur Förderung mehrfach schwerstbehinderter Menschen und ihrer Familien.
www.philip-julius.de

REHAkids
Forum für Eltern behinderter Kinder und Babys.
www.rehakids.de

Rehakliniken – Online Suche
Informationsportal mit Kliniksuche
www.rehakliniken.de

Sozialhilfe, Beihilfen
Bundesministerium für Familien, Senioren, Frauen und Jugend, Hilfen bei Schwangerschaft und Mutterschaft.
www.familien-wegweiser.de

Stiftung Familienbande – Gemeinsam für Geschwister behinderter Kinder
Online Suche - Angebote in der Nähe finden.
www.stiftung-familienbande.de

Stillen bei LKG
Informationsseite zum Stillen bei Lippen-Kiefer-Gaumenspalte.
www.stillenbeispalte.de

Tapfere Knirpse e.V.
Ehrenamtliche Fotografie für Familien mit Kindern in schweren Zeiten.
www.tapfere-knirpse.de

Urlaub
Informationen rund um Reisen für behinderte Menschen auf der Seite der Aktion Mensch e.V.
www.familienratgeber.de/lebensphasen/familie-freizeit/urlaub-behinderung.php

Urlaub – Hände für Kinder e.V.
Urlaub auf dem Kupferhof – Auszeit für die ganze Familie.
www.haendefuerkinder.de

Verband alleinerziehender Mütter und Väter, Bundesverband e.V.
Der Verband alleinerziehender Mütter und Väter unterstützt Alleinerziehende durch aktuelle Informationen, durch professionelle Beratung und durch engagierte Lobbyarbeit.
www.vamv.de

Kontakte: Rund um Sternenkinder

Bundesverband Trauerbegleitung e.V.
Dachverband für Trauerbegleitung für Trauernde und Trauerbegleitende.
www.bv-trauerbegleitung.de

Bundesverband Verwaiste Eltern und trauernde Geschwister in Deutschland e.V.
Hilfe für betroffene Familien.
www.veid.de

Dein Sternenkind
Ehrenamtliche Fotografie für Sternenkinder.
www.dein-sternenkind.eu

Familienplanung.de – Ein Kind verlieren
Bundeszentrale für gesundheitliche Aufklärung (BZgA).
www.familienplanung.de/schwangerschaft/fehlgeburt-totgeburt/

Herzensbilder (Schweiz)
Die Initiative schenkt Fotos in Sturmzeiten.
www.herzensbilder.ch

Initiative Regenbogen e.V.
Für Eltern, die ihr Kind vor, während oder kurz nach der Geburt
verloren haben. Grabfelderliste, Selbsthilfegruppen uvm.
www.initiative-regenbogen.de

Klinikaktion Frauenworte e.V.
Kleidung für Sternenkinder, viele Informationen für betroffene Eltern.
www.klinikaktion.de

Leben ohne dich e.V.
Selbsthilfe für verwaiste Eltern und Geschwister.
www.leben-ohne-dich.de

Netzwerk Hope's Angel
Netzwerk von Fachkräften, Hilfe und Unterstützung für
Schwangerschaft, Geburt, Trauerbegleitung
www.hopesangel.com

Trauernde Geschwister
Online-Präventionsprogramm für trauernde Geschwister (im
Erwachsenenalter).
www.trauernde-geschwister.org

Weiterführende Informationen zu den im Buch genannten häufigsten Diagnosen:

Genetische Anomalien

DiGeorge-Syndrom
www.kids-22q11.de

Klinefelter-Syndrom (Geschlechtschromosomen XXY)
www.klinefelter.de

Monosomie X0, Ullrich-Turner-Syndrom
www.turner-syndrom.de (mit Forum)

Triploidie
www.leona-ev.de

Trisomie 13, Pätau-Syndrom
www.trisomie13.de

Trisomie 16
www.leona-ev.de

Trisomie 18, Edwards-Syndrom
www.trisomy18.eu (angegliederte Facebook-Gruppe)

Trisomie 21, Down-Syndrom
www.ds-infocenter.de, www.down-syndrom.org,
Forum: www.ds-forum.de

Neuralrohrdefekte

Anenzephalie
www.anencephaly.info (angegliederte Facebook-Gruppe)

Hydrozephalus, Wasserkopf
www.asbh.de, www.sternchenforum.de

Spina Bifida, offener Rücken
www.asbh.de, www.dzft.de/spina-bifida,
www.sternchenforum.de (Forum)

Organfehlbildungen

Bauchwanddefekte (Omphalozele, Gastroschisis)
w2.umm.de, www.uniklinik-freiburg.de/chirurgie/schwerpunk-
te/kinderchirurgie/schwerpunkte-elterninfo/angeborene-bauch-
wanddefekte.html

**Fehlbildungen des Urogenitalsystems (Harnabflussstörun-
gen), Nierenfehlbildungen (Potter-Syndrom)**
www.dzft.de, www.luto-kinder.de, bfvek.de

Herzfehler
www.kinderherzstiftung.de, www.herzkind.de (beide mit Suchfunktion Herzzentren), www.angeborener-herzfehler.de (Forum)

Lippen-Kiefer-Gaumenspalte
www.lkg-selbsthilfe.de, www.lkgs.net (Forum)

Zwerchfellhernie
w2.umm.de, www.dzft.de, www.zwerchfellhernie-bei-neugebore-
nen.de, www.facebook.com/groups/zwerchfellhernie

Skelettfehlbildungen

Kleinwuchs/Skelettdysplasie
www.bkmf.de, www.kleinwuchs.de, www.forum-wachsen.de
(Forum)

Klumpfuß
www.ortho-unfall-bonn.de/e1050/e3049/e5157/index_ger.html

Das Glossar erhebt keinen Anspruch auf Vollständigkeit.

Agenesie: Vollständiges Fehlen eines Organs.

Ambivalenz: Innere Zerrissenheit, Zwiespältigkeit, widersprüchliche Wünsche, Gefühle und Gedanken gleichzeitig.

Amnion: Dünne, innere Eihaut der Fruchtblase.

Amnionband: Von der Fruchthülle ausgehende Amnionbänder oder -stränge in der Gebärmutter, zwischen Fetus und den inneren Eihäuten verlaufend (Gefahr der Abschnürung von Extremitäten).

Analgesie: Ausschalten von Schmerzen in der Schmerztherapie.

Analgosedierung: Medikamentöse Schmerzausschaltung (Analgesie) bei gleichzeitiger Beruhigung (Sedierung) bzw. Dämpfung des Bewusstseins.

Aneuploidie: Numerische Chromosomenaberration, bei der einzelne Chromosomen zusätzlich zum üblichen Chromosomensatz vorhanden sind oder fehlen.

Anti-D-Prophylaxe: Notwendig bei Rhesus-negativer Mutter und Rhesus-positivem Kind (Rhesusunverträglichkeit).

Antikörpersuchtest: Test, ob im Blut der Mutter natürliche Antikörper gegen Antigene fremder roter Blutkörperchen gebildet wurden oder ob Antikörper gegen den Rhesusfaktor des Kindes im Blut sind (gegebenenfalls Anti-D-Prophylaxe).

AWMF-Leitlinien: Die AWMF (Arbeitsgemeinschaft der Wissenschaftlichen Medizinischen Fachgesellschaften) koordiniert die Entwicklung von Leitlinien für Diagnostik und Therapie durch die einzelnen Wissenschaftlichen Medizinischen Fachgesellschaften. Die Leitlinien werden regelmäßig aktualisiert und erweitert.

Bauchfelldialyse: Variante der künstlichen Blutwäsche. Bei gesunden Menschen filtern die Nieren Stoffe aus dem Blut, damit sie mit dem Urin ausgeschieden werden können. Wenn die Nieren nicht in der Lage sind, die anfallenden Stoffwechselprodukte auszuscheiden, muss das Blut künstlich gereinigt werden. Bei der Peritonealdialyse (=Bauchfelldialyse) wird das gut durchblutete Bauchfell des Patienten als körpereigene Filtermembran genutzt.

Chorion: Äußere Schicht der Fruchtblase um den Embryo/Fetus.

Chromosom: Gebilde, das das Erbgut eines Lebewesens trägt und in jedem Zellkern vorhanden ist. Die Körperzellen des Menschen enthalten 46 Chromosomen, die ihrerseits aus Genen bestehen.

Chromosomenaberration (Chromosomenabweichung): Numerische Chromosomenaberrationen (Veränderung der Anzahl): Aneuploidie (z. B. Monosomie, Trisomie), Polyploidie (z. B. Triploidie) – strukturelle Chromosomenaberrationen (Veränderungen des Aufbaus eines Chromosoms): Inversion, Deletion, Translokation.

DDG: Deutsche Diabetes Gesellschaft e.V., Fachgesellschaft für angeborene oder erworbene Diabeteserkrankung, www.deutsche-diabetes-gesellschaft.de

DEGUM: Deutsche Gesellschaft für Ultraschall in der Medizin e.V., Qualifizierung der Ärzte im Bereich der Ultraschalldiagnostik (Lehrgänge, dreistufige Zertifizierung: I, II, III). Die Zertifizierungen sämtlicher Ärzte in Deutschland sind öffentlich auf der Homepage der DEGUM abrufbar. www.degum.de

DGE: Deutsche Gesellschaft für Ernährung e.V., www.dge.de

DGGG: Deutsche Gesellschaft für Gynäkologie und Geburtshilfe e.V., Fachgesellschaft der Frauenärzte Deutschlands, www.dggg.de

Dopplersonografie: Ultraschalluntersuchung zur Messung der Blutflussgeschwindigkeit, Farbdoppler, ohne Indikation nicht in der Frühschwangerschaft anzuwenden.

DZFT: Deutsches Zentrum für Fetalchirurgie und minimal-invasive Therapie, www.dzft.de

ECMO-Therapie: Extrakorporale Membranoxygenierung, Verfahren, durch das die Herz- und Lungenfunktion vorübergehend unterstützt oder ganz übernommen werden kann.

Embryo: Lebewesen in der frühen Form der Entwicklung, beim Menschen bis zum Ende der Organbildung (Übergang zur Bezeichnung Fetus ab vollendeter 11. SSW). Bereits mit Verschmelzen der Zellkerne wird eine befruchtete Eizelle als Embryo bezeichnet.

Embryotox.de: Beratungszentrum für Embryonaltoxikologie, Charité Berlin, Fachstelle zur Überwachung von zugelassenen Medikamenten, Informationen zu Medikamenten in der Schwangerschaft.

Epigenetik: Erforschung der Phänomene und Mechanismen, die erbliche Veränderungen an den Chromosomen hervorrufen und die Aktivität von Genen beeinflussen, ohne dabei den Aufbau der DNA zu verändern.

ET/EET (errechneter Entbindungstermin): Errechneter Zeitpunkt der Geburt bei standardisierter Schwangerschaftsdauer, nur vier Prozent der Kinder werden tatsächlich zum errechneten Termin geboren.

Ethikkomitee: Eine medizinische Indikation wird im Einzelfall vorab durch ein Ethikkomitee geprüft (bestehend aus Mitgliedern verschiedener Fachgebiete). Hierbei finden die Schwere der Erkrankung des Kindes, aber auch das Schwangerschaftsalter (insbesondere bei Lebensfähigkeit des Kindes) Beachtung.

Fetalchirurgie: Vorgeburtliche Operation (des Kindes).

Fetaltherapie: Vorgeburtliche Therapie (des Kindes).

Fetoskopie: Endoskopisches Verfahren zur Untersuchung des ungeborenen Kindes.

Fetoskopische Tracheal-Ballonokklusion: Durch einen vorübergehenden Verschluss der Luftröhre des Ungeborenen über einen Zeitraum von etwa zwei bis vier Wochen wird verhindert, dass Flüssigkeit, die von der Lunge gebildet wird, in das Fruchtwasser abfließt. Dadurch wächst die Lunge meist und die Lungendurchblutung verbessert sich.

FISH Test: Fluoreszenz-in-situ-Hybridisierung, Schnelltest nach Amniozentese oder Chorionbiopsie.

fötal (fetal): Den Fetus betreffend.

Fötus (Fetus): Embryo nach Ausbildung der inneren Organe, Fetalperiode beginnend in der 12. SSW und endend mit der Geburt.

Geburtsmodus: Spontangeburt oder Kaiserschnitt.

Geburtsvariante: Art der Ausgestaltung der Geburt.

Gestose: Oberbegriff für schwangerschaftsbedingte Krankheiten, deren Ursachen weitgehend unklar sind. Es wird unterschieden zwischen Frühgestosen im ersten Schwangerschaftsdrittel und Spätgestosen im letzten Drittel, die sich als Präklampsie beziehungsweise Eklampsie oder HELLP-Syndrom darstellen.

Holoprosenzephalie: Fehlbildung im Bereich des Vorderhirns und des Gesichts, Drei Formen werden unterschieden: alobär, semilobär, lobär. Je nach Ausprägung besteht eine lebensbegrenzende Prognose oder Behinderungen im körperlichen und kognitiven Bereich.

Hospiz: Einrichtung, in der Menschen mit lebensbegrenzender Prognose (und ihre Angehörigen) bis zu ihrem Tod körperlich und psychisch betreut werden.

Hydrothorax: Einseitig oder beidseitig auftretende Wassereinlagerungen in den Pleurahöhlen um die Lungen herum (Folge: Lungenhypoplasie).

Hygroma colli: Flüssigkeitsgefüllte Zyste im meist seitlichen Bereich des Halses, Hinweis auf Chromosomenbesonderheit (75 Prozent) oder organische Fehlbildung (25 Prozent).

Hypoplastisches Linksherzsyndrom (HLHS): Einer der schwierigsten Herzfehler (3,8 Prozent der Kinder mit Herzfehler). Das Kind kann ohne Operation nur überleben, solange die Verbindung zwischen rechtem und linkem Vorhof geöffnet ist (schließt sich innerhalb der ersten Woche, wenn dies nicht medikamentös verhindert wird). Drei Behandlungsalternativen: 1. Operationen nach Norwood (3 Operationen nötig, Alter: 7–10 Tage, 4–6 Monate, 1,5–3,5 Jahre). 2. Herztransplantation, 3. Compassionate Care (palliative Begleitung). Ohne Therapie liegt die durchschnittliche Lebenserwartung bei wenigen Tagen. Nach der Norwood-Operation sollte ein normales Alltagsleben, einschließlich einer mäßigen körperlichen Leistungsfähigkeit, möglich sein (kein Leistungssport). Da die Operation vor ca. 30 Jahren erstmals beschrieben wurde, sind die ältesten Patienten jetzt in diesem Alter. Über die maximale Lebenserwartung kann damit noch keine verbindliche Aussage getroffen werden.

Inselmodell: Von V. Birkenbihl beschreibt die Vorstellung, dass jeder von uns in (nicht auf) seiner eigenen Insel lebt, die nicht verlassen werden kann. Diese beinhaltet die eigene Vergangenheit, Gegenwart und Zukunft und bestimmt die Kommunikation des „Insel-Bewohners". Mit dem Inselmodell soll die eigene Denk-Insel entdeckt und erweitert werden („Brücken bauen").

intrauterin: Vorgänge, die innerhalb der Gebärmutter (Uterus) stattfinden.

invasiv: In das Gewebe eindringend.

IUGR: Intrauterine Wachstumsretardierung, verzögertes Wachstum des Ungeborenen, meist durch eine krankhafte Störung.

Karyotyp: Gesamtheit aller erkennbaren Chromosomeneigenschaften eines Lebewesens, Erscheinungsbild des Chromosomensatzes.

Kieler Modell: Spätinterruptio und Fetozid, juristische und gynäkologische Überlegungen.

Kompetenzzentrum: Klinik oder Zusammenschluss von Kliniken, die auf bestimmte Krankheitsbilder spezialisiert sind und die meiste Erfahrung in der Behandlung auf dem neusten Stand der Wissenschaft haben.

Leitlinien: Medizinische Richtlinien, die ärztliches Handeln leiten.

LLL: La Leche Liga e.V., Non-Profit-Organisation, die das Stillen fördert. Aufgabe: Schwangere und stillende Mütter in allen Fragen rund um das Stillen und Muttersein beraten.

Locked-in-Syndrom: Zustand, in dem ein Mensch zwar bei Bewusstsein, jedoch körperlich fast vollständig gelähmt und unfähig ist, sich sprachlich oder durch Bewegungen verständlich zu machen, häufig nach Schlaganfall oder Ähnlichem.

Lungenhypoplasie: Unterentwicklung der Lungen, fehlende Lungenreife.

LUTO: Lower Urinary Tract Obstruction, Verengungen der unteren ableitenden Harnwege.

minimal-invasive Chirurgie: Unterscheidet sich von der konventionellen Chirurgie durch die endoskopische, minimal-invasive Zugangsart und den Einsatz spezieller Instrumente und Techniken.

Monosomie: Anstelle von zwei Geschlechtschromosomen (XX oder XY) findet sich nur ein funktionsfähiges X-Chromosom in den Körperzellen.

Neonatologie: Spezialbereich der Kinder- und Jugendmedizin, Behandlung von Frühgeborenen und der Erkrankungen von Neugeborenen.

Neuralrohrdefekt: Fehlbildungen durch in der Embryonalentwicklung unvollständigen Verschluss des Neuralrohrs.

Operative Zwerchfellrekonstruktion: Die in den Brustkorb übergetretenen Organe werden in den Bauchraum zurückverlegt und die Zwerchfellöffnung verschlossen. Dies kann bei kleinen Öffnungen mit einer Naht durch eine minimalinvasive Schlüsselloch-OP erfolgen, bei größeren Öffnungen wird ein Patch (Gewebestück zum Beispiel aus Goretex) eingenäht, in diesem Fall ist ein Bauchschnitt vom Brustbein bis zum Bauchnabel notwendig. Der Patch wird im Zwerchfell belassen.

pathologisch: Krankhaft.

Periduralanästhesie (PDA): Rückenmarksnahe, lokale Betäubung, vor allem zur Schmerzlinderung bei der vaginalen Geburt, Wirkung nach ca. 20 Minuten, Zugang verbleibend, kann nachdosiert werden.

perinatal: Um die Zeit der Geburt herum.

Physiologie: Lehre von den physikalischen und biochemischen Vorgängen in den Zellen, Geweben und Organen aller Lebewesen.

PID: Präimplantationsdiagnostik, Untersuchungen, die der Fragestellung nachgehen, ob ein durch In-Vitro-Fertilisation (künstliche Befruchtung) erzeugter Embryo in die Gebärmutter eingesetzt werden soll oder nicht.

Plazenta: Aus embryonalem und mütterlichem Gewebe bestehend, in der Gebärmutterwand verwachsen, Versorgung des Embryos bzw. Fötus (Verbindung zwischen Embryo und Plazenta über die Nabelschnur).

postnatal: Nach der Geburt.

pränatal: Vor der Geburt.

Prostaglandine: Hormonähnliche Substanzen, die sich überall im Gewebe finden, mit Signalwirkung für das Einsetzen der Wehen.

psychosozial: Die Psyche und das Sozialverhalten betreffend.

Rechtsfähigkeit: Fähigkeit, Träger von Rechten und Pflichten zu sein. Rechtsfähigkeit besitzen alle natürlichen Personen, sie beginnt mit der Vollendung der Geburt. Ein ungeborenes Kind kann also keine Verpflichtungen haben und auch keine Rechte besitzen. Eine rechtsfähige Person kann Eigentümer, Vertragspartner usw. sein. Es ist für die Rechtsfähigkeit unerheblich, ob die Person die Rechte selbst auch ausüben kann, so ist ein Neugeborenes ebenso rechtsfähig wie ein Patient, der im Koma liegt. Die Rechtsfähigkeit endet mit dem Tod.

Rhesusfaktor: Oberflächenprotein auf der Zellmembran der Erythrozyten, eines der Blutgruppenmerkmale des menschlichen Blutes.

Sauerstofftherapie: Atmet eine Schwangere eine Sauerstoffkonzentration ein, geht ein kleiner Teil davon über die Plazenta in ihr ungeborenes Kind über. Dies führt zu einer Erweiterung der kindlichen Lungengefäße und zur Zunahme der Lungendurchblutung. Das Blut gelangt über die Lungenvenen zurück in den linken Vorhof und von dort auch durch die linke Herzseite in die Körperschlagader. Dadurch werden vor allem die zu kleinen Bereiche der linken Herzkammer sowie ihre Klappen und die nachgeschaltete Aorta zum Wachsen angeregt (chronisch-intermittierende-materno-fetale Hyperoxygenierung).

Schulprojekt: 2017 startete bundesweit das Projekt „Aufklärung PND" an zunächst drei Schulen, in denen die Schüler zum Thema Pränataldiagnostik erstmalig weitestgehend selbstständig recherchieren, Interviews führen und auf Feldforschung gehen. Träger des Projektes sind GESUNDHEIT AKTIV e. V. (Bürger- und Patientenverband), Stiftung Bewusstseinswissenschaften „Projekt Dr. Ulla Franken", Initiative Regenbogen e.V., Kathrin Fezer Schadt. Das Projekt wurde filmisch von der Dokumentarfilmerin Dörte Grimm begleitet. Weitere Informationen zu Projektanmeldung und Film unter: www.schulprojekt-aufklärung-pnd.de

Screening: Systematisches Testverfahren.

Selbst(für)sorge: Selbstfürsorge beinhaltet eine Haltung der Achtung und Wertschätzung gegenüber sich selbst, die Aufrechterhaltung von Autonomie und Lebensqualität durch eine Orientierung an den eigenen Bedürfnissen. Sie ist die komplexe Fähigkeit, gutwillig und sorgend mit sich selbst umzugehen.

Serum: Wässriger Bestandteil des Blutes, der nicht gerinnt.

Softmarker: Der Nachweis eines Softmarkers, also einer im Ultraschall sichtbaren Besonderheit, wird mit einer statistisch erhöhten Wahrscheinlichkeit einer bestimmten Erkrankung des Ungeborenen in Verbindung gebracht. Er bedeutet nicht, dass diese Erkrankung dann auch wirklich vorliegt.

Spinalanästhesie: Rückenmarksnahe, lokale Betäubung, die zum Beispiel bei Kaiserschnitten eingesetzt wird, damit die Geburt bewusst erlebt werden kann; wirkt sofort für etwa zwei Stunden, wird zumeist nicht nachdosiert. Bei Bedarf kann auch hier ein Katheter gelegt werden, um kontinuierlich Medikamente zuzuführen (kontinuierliche Spinalanästhesie). Eine Kombination von Spinal- und Periduralanästhesie ist außerdem möglich.

SSW: Abkürzung für „Schwangerschaftswoche". Gezählt wird ab dem ersten Tag der letzten Regelblutung.

Supervision: Lateinisch für Über-Blick, Form der Beratung für Mitarbeiter, unter anderem in psychosozialen Berufen.

Trauma, psychisches: Starke psychische Erschütterung, welche durch ein traumatisierendes Erlebnis hervorgerufen wurde.

Trimester/Trimenon: Drittel, einer von drei Abschnitten (von etwa 3 Monaten Dauer) einer Schwangerschaft.

Trisomie: Von einer Trisomie („tri" griechisch „drei, dreierlei" und „somatos" „Körper", hier Chromosomenkörper als Träger der Erbinformationen) wird gesprochen, wenn aufgrund einer unüblichen Reifeteilung von Eizelle oder Spermium ein Chromosom oder ein Teil eines Chromosoms dreifach (trisom) statt zweifach (disom) in allen oder einigen (Mosaik) Körperzellen vorliegt.

Urogenitalsystem: Harnorgane und Geschlechtsorgane.

Uterus: Gebärmutter.

Wahrscheinlichkeit: Für das Auftreten einer Anomalie, Beispiel 1:500 → 1/500 x 100 = 0,2 Prozent → Zu 99,98 Prozent hat das Kind keine Auffälligkeit./Beispiel 1:50 → 1/50 x 100 = 2 Prozent → Zu 98 Prozent hat das Kind keine Auffälligkeit.

WHO: Weltgesundheitsorganisation, Koordinationsbehörde der Vereinten Nationen für das internationale öffentliche Gesundheitswesen.

WWCL: Worldwide candle lighting, immer am zweiten Sonntag im Dezember, https://www.compassionatefriends.org, sowie Gedenktag am 15. Oktober für alle fehl- und stillgeborenen Kinder, http://www.october15th.com

Abel JS (2015): Höhergradige Mehrlingsschwangerschaften: Untersuchung zum Outcome nach Mehrlingsreduktion unter besonderer Berücksichtigung der Chorionizität. Dissertation Medizinischen Fakultät der Universität Bonn

Achilles I (2013): „... und um mich kümmert sich keiner!": Die Situation der Geschwister behinderter und chronisch kranker Kinder. Ernst Reinhardt, München

Achtelik K (2015): Selbstbestimmte Norm. Feminismus, Pränataldiagnostik, Abtreibung. Verbrecher Verlag, Berlin

Affolter T (2010): Komplexes Wunder Geburtshormone. Hebamme.ch

Agarwal K, Alfirevic Z (2012): Pregnancy loss after chorionic villus sampling and genetic amniocentesis in twin pregnancies: a systematic review. Ultrasound Obstet Gynecol. 40(2):128-34

Akolekar R, Beta J, Picciarelli G, Ogilvie C, D'Antonio F (2015): Procedure-related risk of miscarriage following amniocentesis and chorionic villus sampling: a systematic review and meta-analysis. Ultrasound Obstet Gynecol, 45

Alfirevic Z, Devane D, Gyte GM, Cuthbert A (2017): Continuous cardiotocography (CTG) as a form of electronic fetal monitoring (EFM) for fetal assessment during labour. Cochrane Database Syst Rev. 2:CD006066.

Al-Zirqi I, Daltveit AK, Forsén L, Stray-Pedersen B, Vangen S (2017): Risk factors for complete uterine rupture. Am J Obstet Gynecol. 216(2):165.e1-165.e8

Ang ES Jr, Gluncic V, Duque A, Schafer ME, Rakic P (2006): Prenatal exposure to ultrasound waves impacts neuronal migration in mice. Proc Natl Acad Sci USA.; 103(34):12903-10

Arp D (2016): Neue genetische Tests für künftige Eltern: Planungssicherheit oder Verunsicherung? Deutschlandfunk, Köln

Arzt S, Arzt W (2017): Umarmen und loslassen: Was wir in 13 Jahren mit unserer todkranken Tochter über das Leben gelernt haben. Ludwig Buchverlag, München

Asztalos EV, Hannah ME, Hutton EK, Willan AR, Allen AC, Armson BA, Gafni A, Joseph KS, Ohlsson A, Ross S, Sanchez JJ, Mangoff K, Barrett JF (2016): win Birth Study: 2-year neurodevelopmental follow-up of the randomized trial of planned cesarean or planned vaginal delivery for twin pregnancy. Am J Obstet Gynecol. 214(3):371.e1-371.e19

Auhagen-Stephanos U (2009): Damit mein Baby bleibt. Zwiesprache mit dem Embryo von Anfang an. Kösel, München

Austermann A, Austermann B (2013): Das Drama im Mutterleib – Der verlorene Zwilling. Königsweg, Berlin

Austermann A, Austermann B (2013): Ich habe meinen Zwilling verloren. Alleingeborene erzählen: Eine Entdeckungsreise für Suchende. Königsweg, Berlin

Avelin P, Erlandsson K, Hildingsson I, Bremborg AD, Rådestad I. (2012): Make the stillborn baby and the loss real for the siblings: parents' advice on how the siblings of a stillborn baby can be supported. J Perinat Educ. 21(2):90-8

AWMF Leitlinie 015-018: Diagnostik und Therapie hypertensiver Schwangerschaftserkrankungen – http://www.awmf.org/leitlinien/detail/ll/015-018.html

AWMF Leitlinie 024-019: Frühgeborene an der Grenze der Lebensfähigkeit – http://www.awmf.org/leitlinien/detail/ll/024-019.html

Baile WF, Buckman R, Lenzi R, Glober G, Beale EA, Kudelka AP (2000): SPIKES – A Six-Step-Protocol for Delivering Bad News. Application to the Patient with Cancer. Oncologist 5:302-311

Balaguer A, Martín-Ancel A, Ortigoza-Escobar D, Escribano J, Argemi J (2012): The model of Palliative Care in the perinatal setting: a review of the literature. BMC Pediatr. 12:25. doi: 10.1186/1471-2431-12-25

BAPM – British Association of Perinatal Medicine (2010): Palliative Care (Supportive and End of Life Care) A Framework for Clinical Practice in Perinatal Medicine. https://www.bapm.org/resources/palliative-care-supportive-and-end-life-care-framework-clinical-practice-perinatal

Baumgarten K, Tuchtenhagen G (2001): Mein kleines Kind, Dokumentarfilm, www.meinkleineskind.de

Bayern 2 (2012): Luna wird nie Mama sagen, Interview, Radio Bayern 2.

Becker R, Wegner RD (2006): Detailed screening for fetal anomalies and cardiac defects at the 11–13-week scan. Ultrasound Obstet Gynecol. 27(6):613-8

Bellieni CV, Vannuccini S, Petraglia F (2017): Is fetal analgesia necessary during prenatal surgery? J Matern Fetal Neonatal Med. 16:1-5

Belz B (2010): Trauerprozesse bei Eltern von Kindern mit Behinderung. Auszug aus der Abschlussarbeit zur Ausbildung in Trauerbegleitung, Pfungstadt

Beuys B (1993): Eltern behinderter Kind lernen neu leben. Rowohlt, Reinbek bei Hamburg

Birkenbihl VF (2017): Kommunikationstraining. Zwischenmenschliche Beziehungen erfolgreich gestalten. mvg, München

Blaich J (2016): Unser Leben mit Samuel. Pflege an der Grenze. JuKiP 05(02): 62-65. Georg Thieme, Stuttgart

Bode S, Roth F (2002): Wenn die Wiege leer bleibt. Hilfe für trauernde Eltern. Verlagsgruppe Lübbe, Bergisch Gladbach

Bohg C (2012): Viereinhalb Wochen. Die Geschichte von unserem kleinen Julius. Pattloch, München

Bonanno G (2012): Die andere Seite der Trauer: Verlustschmerz und Trauma aus eigener Kraft überwinden. Aisthesis, Bielefeld

Boogert A (1998): Beim Sterben von Kindern: Erfahrungen, Gedanken und Texte zum Rätsel des frühen Todes. Urachhaus, Stuttgart

Borasio GD, Jox RJ.(2016): Choosing wisely at the end of life: the crucial role of medical indication. Swiss Med Wkly. 146:w14369

Borasio GD (2017): Über das Sterben: Was wir wissen. Was wir tun können. Wie wir uns darauf einstellen. C.H. Beck, München

Bourquin P, Cortés C (2016): Der allein gebliebene Zwilling. Edition Innenwelt, Köln

Boyd PA, Devigan C, Khoshnood B, Loane M, Garne E, Dolk H (2008): Survey of prenatal screening policies in Europe for structural malformations and chromosome anomalies, and their impact on detection and termination rates for neural tube defects and Down's syndrome. BJOG 115(6):689-96

Branka B (2011): Schattenkinder. Diplomarbeit, Fakultät für Philosophie und Bildungswissenschaft der Universität Wien

Braun T, Brauer M, Fuchs I, Czernik C, Dudenhausen JW, Henrich W, Sarioglu N (2010): Mirror syndrome: a systematic review of fetal associated conditions, maternal presentation and perinatal outcome. Fetal Diagn Ther. 27(4):191-203

Breeze AC, Lees CC, Kumar A, Missfelder-Lobos HH, Murdoch EM (2007): Palliative care for prenatally diagnosed lethal fetal abnormality. Arch Dis Child Fetal Neonatal Ed. 92(1):F56-8

Brocklehurst P, Hardy P, Hollowell J, Linsell L, Macfarlane A, McCourt C, Marlow N, Miller A, Newburn M, Petrou S, Puddicombe D, Redshaw M, Rowe R, Sandall J, Silverton L, Stewart M (2011): Perinatal and maternal outcomes by planned place of birth for healthy women with low risk pregnancies: the Birthplace in England national prospective cohort study. BMJ. 23;343:d7400

Broen AN, Moum T, Bødtker AS, Ekeberg O (2005): The course of mental health after miscarriage and induced abortion: a longitudinal, five-year follow-up study. BMC Med. 2005; 3:18.

Broen AN, Moum T, Ekeberg O (2006): Predictors of anxiety and depression following pregnancy termination: a longitudinal five-year follow-up study. Acta Obstet Gynecol Scand.;85(3):317-23.

Bujold E, Gauthier RJ (2010): Risk of uterine rupture associated with an interdelivery interval between 18 and 24 months. Obstet Gynecol. 115(5):1003-6

Bund Deutscher Hebammen (2005): Schwangerenvorsorge durch Hebammen. Hippokrates, Stuttgart

Bund Deutscher Hebammen (2008): Geburtsvorbereitung: Kurskonzepte zum Kombinieren. Hippokrates, Stuttgart

Bund Deutscher Hebammen (2009): Geburtsarbeit: Hebammenwissen zur Unterstützung der physiologischen Geburt. Hippokrates, Stuttgart

Bundesärztekammer (1991): Pränatale und perinatale Schmerzempfindung. Dt Ärztebl 1991; 88(47): A-4157

Bundesärztekammer (1998): Erklärung zum Schwangerschaftsabbruch nach Pränataldiagnostik. Dt Ärztebl 1998; 95: A-3013-3016

Bundesministerium für Arbeit und Soziales: www.bmas.de

Bundesministerium für Familien, Senioren, Frauen und Jugend: www.bmfsfj.de

Bundesministerium für Gesundheit: Pflegestärkungsgesetz, www.pflegestaerkungsgesetz.de

Bundesministerium für Justiz und Verbraucherschutz: Gesetze im Internet, www.gesetze-im-internet.de

Bücken-Schaal M (2014): Kindertrostrituale für kleine und große Abschiede. Don Bosco Medien, München

Burden C, Bradley S, Storey C, Ellis A, Heazell AE, Downe S, Cacciatore J, Siassakos D (2016): From grief, guilt pain and stigma to hope and pride – a systematic review and meta-analysis of mixed-method research of the psychosocial impact of stillbirth. BMC Pregnancy Childbirth. 2016 Jan 19;16:9

Burwick RM, Pilliod RA, Dukhovny SE, Caughey AB (2017): Fetal hydrops and the risk of severe preeclampsia. J Matern Fetal Neonatal Med. 8:1-5

BZgA Handbuch Pränataldiagnostik: http://www.pnd-online.de

BZgA (2006): Schwangerschaftserleben und Pränataldiagnostik. Repräsentative Befragung Schwangerer zum Thema Pränataldiagnostik. – https://www.bzga.de/botmed_13319200.html

BZgA: Willkommen – Wenn es anders kommt – Informationen für Eltern eines behinderten oder chronisch kranken Kindes. https://www.bzga.de/botmed_11140000.html

Cacciatore J, Rådestad I, Frederik Frøen J (2008): Effects of contact with stillborn babies on maternal anxiety and depression. Birth. 2008 Dec;35(4):313-20

Calhoun BC, Napolitano P, Terry M, Bussey C, Hoeldtke NJ (2003): Perinatal hospice. Comprehensive care for the family of the fetus with a lethal condition. J Reprod Med. 48(5):343-8

Campbell-Yeo M, Fernandes A, Johnston C (2011): Procedural pain management for neonates using nonpharmacological strategies: part 1: sensorial interventions. Adv Neonatal Care. 11(4):235-41

Campbell-Yeo M, Fernandes A, Johnston C (2011): Procedural pain management for neonates using nonpharmacological strategies: part 2: mother-driven interventions. Adv Neonatal Care. 11(5):312-8

Capitulo KL (2005): Evidence for healing interventions with perinatal bereavement. MCN Am J Matern Child Nurs. 30(6):389-96

Caviness VS, Grant PE (2006): Our unborn children at risk? Proc Natl Acad Sci USA.;103(34):12661-2. Epub 2006 Aug 15

Chamberlain D (2010): Woran sich Babys erinnern. Über die Anfänge unseres Bewusstseins im Mutterleib. Kösel, München

Cierpka M (2014): Frühe Kindheit 0–3 Jahre. Beratung und Psychotherapie für Eltern mit Säuglingen und Kleinkindern. Springer, Berlin Heidelberg

Cheong-See F, Schuit E, Arroyo-Manzano D, Khalil A, Barrett J, Joseph KS, Asztalos E, Hack K, Lewi L, Lim A, Liem S, Norman JE, Morrison J, Combs CA, Garite TJ, Maurel K, Serra V, Perales A, Rode L, Worda K, Nassar A, Aboulghar M, Rouse D, Thom E, Breathnach F, Nakayama S, Russo FM, Robinson JN, Dodd JM, Newman RB, Bhattacharya S, Tang S, Mol BW, Zamora J, Thilaganathan B, Thangaratinam S; Global Obstetrics Network (GONet) Collaboration (2016): Prospective risk of stillbirth and neonatal complications in twin pregnancies: systematic review and meta-analysis. 6;354:i4353

Cignacco E, Hamers JP, Stoffel L, van Lingen RA, Gessler P, McDougall J, Nelle M (2007): The efficacy of non-pharmacological interventions in the management of procedural pain in preterm and term neonates. A systematic literature review. Eur J Pain. 11(2):139-52

Cordes T und Göttsching H (2013): Endokrine Kontrolle der Ovarfunktion – in Diedrich K, Ludwig M und Griesinger G: Reproduktionsmedizin. Springer Medizin, Heidelberg

Côté-Arsenault D, Denney-Koelsch E (2011): „My baby is a person": parents' experiences with life-threatening fetal diagnosis. J Palliat Med.14(12):1302-8

Czeizel AE (1993): Prevention of congenital abnormalities by periconceptional multivitamin supplementation. BMJ.19;306(6893):1645-8.

Dahl K, Kesmodel U, Hvidman L, Olesen F (2006): Informed consent: attitudes, knowledge and information concerning prenatal examinations. Acta Obstet Gynecol Scand. 85(12):1414-9

Dahl K, Kesmodel U, Hvidman L (2006): Informed consent: providing information about prenatal examinations. Acta Obstet Gynecol Scand. 85(12):1420-5

Dahlkamp S (2010): Spätabtreibung. Das Geschenk eines Lebens. Reportage in Spiegel online. 25.03.2010

Dastgiri S, Gilmour W, Stone D (2003): Survival of children born with congenital anomalies. Arch Dis Child. 88(5): 391–394

Davey MA, King J (2016): Caesarean section following induction of labour in uncomplicated first births – a population-based cross-sectional analysis of 42,950 births. BMC Pregnancy Childbirth. 16:92

Davies R (2005): Mothers' stories of loss: their need to be with their dying child and their child's body after death. J Child Health Care. 9(4):288-300

Dettmeyer R (2006): Medizin und Recht – Rechtliche Sicherheit für den Arzt. Springer Medizin, Heidelberg

De Crespigny L (2003): Words matter: nomenclature and communication in perinatal medicine. Clin Perinatol. 30(1):17-25.

De Jong T M (2004): Im Dialog mit dem Ungeborenen. Via Nova, Petersberg

Derbyshire SW (2010): Foetal pain? Best Pract Res Clin Obstet Gynaecol. 24(5):647-55

De Saint-Exupéry A (1943): Der kleine Prinz. Karl Rauch, Düsseldorf, 64. Auflage

Deutsche Bischofskonferenz (2015): Die deutschen Bischöfe 81 – Tote begraben und Trauernde trösten. Bestattungskultur im Wandel aus katholischer Sicht. – https://www.dbk.de/fileadmin/redaktion/veroeffentlichungen/deutsche-bischoefe/DB81.pdf

DGGG Leitlinie (2010): Geburt bei Beckenendlage Nr. 015-051

DGGG Leitlinie (2010): Schwangerenbetreuung und Geburtseinleitung bei Zustand nach Kaiserschnitt Nr. 015-021

DGGG Leitlinie (2012): Dopplersonographie in der Schwangerschaft Nr. 015-019

DGGG Leitlinie (2013): Anwendung des CTG während Schwangerschaft und Geburt Nr. 015-036

DGGG Leitlinie (2014): Vorgehen bei Terminüberschreitung und Übertragung Nr. 015-065

Dotters-Katz SK, Humphrey WM, Senz KL, Lee VR, Shaffer BL, Kuller JA, Caughey AB (2017): Trisomy 13 and the risk of gestational hypertensive disorders: a population-based study. J Matern Fetal Neonatal Med. 2:1-5

Drittenpreis T, Freund E (2005): Studien zur Situation der Geschwister von Menschen mit Behinderung. Diplomarbeit im Fach Sozialpädagogik an der Universität Siegen

Dudenhausen J, Maier R (2010): Perinatale Probleme von Mehrlingen. Dt Ärztebl Int, 107(38): 663-8

Eissele I (2008): Es war doch schon ein Mensch. Reportage im Stern Magazin 42, 134ff.

Ende M (1973): Momo. Thienemann, Stuttgart, 20. Auflage

Enning C (2003): Erlebnis Wassergeburt, Ratgeber für Eltern und Geburtshelfer. Egmont, Köln

Engels T, Frei C, Chekerov R, Bamberg C, Neitzel H, Henrich W, Verlohren S (2013): Schwere Hypertonie und Proteinurie in 19+2 SSW bei Triploidie mit Plazentahypertrophie sowie alobärer Holoprosenzephalie. Geburtshilfe Frauenheilkd 73 – P21

Enzensberger C, Axt-Fliedner R, Degenhardt J, Kawecki A, Tenzer A, Kohl T, Krapp M (2016): Pulmonary Vasoreactivity to Materno-Fetal Hyperoxygenation Testing in Fetuses with Hypoplastic Left Heart. Ultraschall Med. 37(2):195-200.

Ermisch A (2014): X-MAL ANDERS – Ullrich-Turner-Syndrom! Ja, und?!. Winterwork, Borsdorf

Fallaci O (1983): Briefe an ein nie geborenes Kind. Fischer Taschenbuch, Frankfurt a. M.

Fehlbildungsmonitoring Sachsen-Anhalt an der medizinischen Fakultät der Otto-von-Guericke Universität Magdeburg (2016): Jahresbericht des Bundeslandes Sachsen-Anhalt zur Häufigkeit von congenitalen Fehlbildungen und Anomalien sowie genetisch bedingten Erkrankungen 2015. http://www.angeborene-fehlbildungen.com

Fellinghauer B, Reinhardt JD, Stucki G, Bickenbach J.(2012): Explaining the disability paradox: a cross-sectional analysis of the Swiss general population. BMC Public Health. 12:655

Fleck-Bohaumilitzky C, Fleck C (2006): Du hast kaum gelebt. Kreuz, Stuttgart

Franz M (2015): Tabuthema Trauerarbeit, Kinder begleiten bei Abschied, Verlust und Tod. Don Bosco Medien, München

Fricke B (2014): Den Schmerz nicht verdrängen, sondern ins Leben integrieren. 11.10.2014, Berliner Morgenpost https://www.morgenpost.de

Froster U (2010): Skript zur Vorlesung Humangenetik, Lehmans Media, Berlin

Garten L, von der Hude K (2014): Palliativversorgung und Trauerbegleitung in der Neonatologie. Springer, Berlin/Heidelberg

Garten L, Glöckner S, Siedentopf JP, Bührer C (2015): Primary palliative care in the delivery room: patients' and medical personnel's perspectives. J Perinatol. 35(12):1000-5

Garten L, von der Hude K (2016): Palliativversorgung im Kreißsaal. Z Geburtshilfe Neonatol. 220(2):53-7

Gebauer-Sesterhenn B, Villinger T (2011): Schwangerschaft und Geburt. Gräfe und Unzer, München

Geerinck-Vercammen CR, Kanhai HH (2003): Coping with termination of pregnancy for fetal abnormality in a supportive environment. Prenat Diagn.23(7):543-8

Geiger A (2008): Lotta kann fast alles. Reportage in der FAZ 12, 3

Gembruch U, Hecher K, Steiner H (2013): Ultraschalldiagnostik in Geburtshilfe und Gynäkologie. Springer, Berlin

Gemeinsamer Bundesausschuss G-BA (2016): Richtlinien über die ärztliche Betreuung während der Schwangerschaft und nach der Entbindung („Mutterschafts-Richtlinien") – https://www.g-ba.de/informationen/richtlinien/19

Ginosar Y, Reynolds F, Halpern S, Weiner C (2012): Anesthesia and the Fetus. John Wiley & Sons, Hoboken

Giubilini A, Minerva F (2013): After-birth abortion: why should the baby live? J Med Ethics. 39(5):261-3

Glover V, Capron L (2017): Prenatal parenting. Curr Opin Psychol. 15:66-70

Goll H, Jaquier M (2009): Kinder mit Anenzephalie und ihre Familien. Julius Klinkhardt, Bad Heilbrunn

Greß J (2014): Recht und Förderung für mein behindertes Kind: Elternratgeber für alle Lebensphasen – alles zu Sozialleistungen, Betreuung und Behindertentestament. C.H. Beck, München

Grimm D (2010): Sternenkinder. Dokumentarfilm, Deutschland, 17 Minuten

Grin W, Husslein P (2004): Kaiserschnitt: Wunsch oder Notwendigkeit? Edition Vabene, Klosterneuburg

Grünzinger E (2006): Geschwister behinderter Kinder: Besonderheiten, Risiken und Chancen – Ein Familienratgeber. Care-Line, Stamsried

Guido S, Guido B, Fezer Schadt K. (2015): Tim lebt! Wie uns ein Junge, den es nicht geben sollte, die Augen geöffnet hat. Adeo, Asslar

Guon J, Wilfond BS, Farlow B, Brazg T, Janvier A (2014): Our children are not a diagnosis: the experience of parents who continue their pregnancy after a prenatal diagnosis of trisomy 13 or 18. Am J Med Genet A. 164A(2):308-18

Haas NA, Jux CH, Photiadis J, Kramer HH (2013): Leitlinie Pädiatrische Kardiologie: Hypoplastisches Linksherzsyndrom (HLHS) im Kindes- und Jugendalter. Deutsche Gesellschaft für pädiatrische Kardiologie e.V., Köln

Harlos MS, Stenekes S, Lambert D, Hohl C, Chochinov HM (2013): Intranasal fentanyl in the palliative care of newborns and infants. J Pain Symptom Manage. 46(2):265-74

Healy J (2016): When Can Fetuses Feel Pain? Utah Abortion Law and Doctors Are at Odds. The New York Times, 04.05.2016 – https://nyti.ms/2jGFea4

Heazell A, Li M, Budd J, Thompson J, Stacey T, Cronin RS, Martin B, Roberts D, Mitchell EA (2017): Association between maternal sleep practices and late stillbirth – findings from a stillbirth case-control study. BJOG. 2017 Nov 20. [Epub ahead of print]

Heinrichs M, Baumgartner T, Kirschbaum C, Ehlert U (2003): Social support and oxytocin interact to suppress cortisol and subjective responses to psychosocial stress. Biol Psychiatry. 54(12):1389-98.

Heiss O (2014): Alles Wissenswerte zur Wassergeburt. http://www.hebammenwissen.info

Heiss O (2015): Tipps zur schnelleren Heilung nach Dammriss oder Dammschnitt. http://www.hebammenwissen.info

Helmich I, Latini A, Sigwalt A, Carta MG, Machado S, Velasques B, Ribeiro P, Budde H (2010): Neurobiological alterations induced by exercise and their impact on depressive disorders [corrected]. Clin Pract Epidemiol Ment Health. 6:115-25

Hemmerich F (2000): In den Tod geboren. Hygias, Westheim

Herleth V (2016): Vergebliches Warten – Familie Vogel und der Abschied für immer: Ein Buch für alle Kinder, die ein Geschwisterchen verloren haben. edition riedenburg, Salzburg

Herpertz-Dahlmann B, Resch F, Schulte-Markwort M, Warnke A, Minde K, Sartorius N (2008): Entwicklungspsychiatrie: Biopsychologische Grundlagen und die Entwicklung psychischer Störungen. Schattauer, Stuttgart

Hey M (2012): Mein gläserner Bauch – Wie die Pränataldiagnostik unser Verhältnis zum Leben verändert. Deutsche Verlags-Anstalt, München

Hidas G, Raffai J (2006): Nabelschnur der Seele: Psychoanalytische orientierte Förderung der vorgeburtlichen Bindung zwischen Mutter und Baby. Edition Psychosozial, Gießen

Hillman SC, Morris RK, Kilby MD (2011): Co-twin prognosis after single fetal death: a systematic review and meta-analysis. Obstet Gynecol. 118(4):928-40

Hinsberger G (2007): Weil es dich gibt – Aufzeichnungen über das Leben mit meinem behinderten Kind. Herder, Freiburg

Hirschberg C (2010): Wie Kinder trauern – Kinder in ihrer Trauer begleiten. Diakonisches Werk der evangelischen Kirche in Deutschland e.V.

Hoffmann N, Hofmann B (2008): Selbstfürsorge für Therapeuten und Berater. Beltz, Weinheim

Holzgreve B (2003): 300 Fragen zur Schwangerschaft. Gräfe und Unzer, München

Huch R (1937): Nicht alle Schmerzen sind heilbar. Gedicht.

Hunt LM, de Voogd KB, Castañeda H (2005): The routine and the traumatic in prenatal genetic diagnosis: does clinical information inform patient decision-making? Patient Educ Couns. 56(3):302-12

Hüther G, Weser I (2008): Das Geheimnis der ersten neun Monate. Unsere frühesten Prägungen. Beltz, Weinheim/Basel

Huxley A (1932): Schöne neue Welt. Fischer, Frankfurt a. M.

Hvidtjørn D, Wu C, Schendel D, Thorlund Parner E, Brink Henriksen T (2016): Mortality in mothers after perinatal loss: a population-based follow-up study. BJOG. 2016 Feb;123(3):393-8

Janov A (2012): Vorgeburtliches Bewusstsein, Das geheime Drehbuch, das unser Leben bestimmt. Scorpio, Berlin

Janus L, Haibach S (1997): Seelisches Erleben vor und während der Geburt. LinguaMed, Neu-Isenburg

Janus L (2013): Der Seelenraum des Ungeborenen, Pränatale Psychologie und Therapie, Patmos, Ostfildern

Janvier A, Meadow W, Leuthner SR, Andrews B, Lagatta J, Bos A, Lane L, Verhagen AA (2011): Whom are we comforting? An analysis of comfort medications delivered to dying neonates. J Pediatr.159(2):206-10

Janvier A, Watkins A (2013): Medical interventions for children with trisomy 13 and trisomy 18: what is the value of a short disabled life? Acta Paediatr. 102(12):1112-7

Janvier A, Farlow B, Barrington K (2016): Parental hopes, interventions, and survival of neonates with trisomy 13 and trisomy 18. American journal of medical genetics 172(3):279-87

Janvier A, Farlow B, Barrington K (2016): Cardiac surgery for children with trisomies 13 and 18: Where are we now? Semin Perinatol. 2016 Jun;40(4):254-60

Jaquier M, Klein A, Boltshauser E (2006): Spontaneous pregnancy outcome after prenatal diagnosis of anencephaly. BJOG. 113(8):951-3. – Eine überarbeitete, noch nicht veröffentlichte Studie mit neuen Zahlen liegt uns vor (2015).

Jennings J (1996): George. Die Autobiografie eines Engels. Schneekluth, München

Jungmann S (2013): Die psychosoziale Stellung von Eltern von Kindern mit Diskordanz für das Down-Syndrom im Kontext heutiger diagnostischer und interventioneller Möglichkeiten. Dissertation zur Erlangung des Grades eines Doktors der Medizin der Medizinischen Fakultät der Universität des Saarlandes.

Kaisenberg C, Jonat W, Kaatsch HJ (2005): Spätinterruptio und Fetozid – das Kieler Modell: Juristische und gynäkologische Überlegungen. Dtsch Arztebl 2005; 102: A 133–136 [Heft 3]

Kaiser M (2016): Alles inklusive. Fischer, Frankfurt a. M.

Kalousek D K, Vekemans M (1996): Confined placental mosaicism. J Med Genet. 33(7): 529–533

Kersting A, Reutemann M, Ohrmann P, Baez E, Klockenbusch W, Lanczik M, Arolt V (2004): Grief after termination of pregnancy due to fetal malformation. J Psychosom Obstet Gynaecol. 25(2):163-9

Kersting A, Kroker K, Steinhard J, Hoernig-Franz I, Wesselmann U, Luedorff K, Ohrmann P, Arolt V, Suslow T (2009): Psychological impact on women after second and third trimester termination of pregnancy due to fetal anomalies versus women after preterm birth – a 14-month follow up study. Arch Womens Ment Health. 193-201

Kilby MD, Pretlove SJ, Bedford Russell AR (2011): Multidisciplinary palliative care in unborn and newborn babies. BMJ. 2011 342:d1808

Kingdon C, O'Donnell E, Givens J, Turner M (2015): The Role of Healthcare Professionals in Encouraging Parents to See and Hold Their Stillborn Baby: A Meta-Synthesis of Qualitative Studies. PLoS One. 2015 Jul 8;10(7):e0130059

Klinkhammer G, Richter-Kuhlmann E (2013): Praenatest: Kleiner Test, große Wirkung. Dt. Ärztebl. 110(5): A-166

Kohl T (2010): Chronic intermittent materno-fetal hyperoxygenation in late gestation may improve on hypoplastic cardiovascular structures associated with cardiac malformations in human fetuses. Pediatr Cardiol.31(2):250-63.

Korenromp MJ, Christiaens GC, van den Bout J, Mulder EJ, Hunfeld JA, Bilardo CM, Offermans JP, Visser GH (2005): Long-term psychological consequences of pregnancy termination for fetal abnormality: a cross-sectional study. Prenat Diagn. 25(3):253-60.

Kraus D (2016): MRT. Unbedenklich selbst in der Frühschwangerschaft. Ärztezeitung, Springer Medizin, Berlin

Krause K (2011): Von einem, der auszog, den Tod nicht zu fürchten. Feature, Deutschlandradio, 54 min.

Krause K (2012): Sternenkind. Das kurze Leben der Lilli Lion. Feature, Deutschlandradio, 55 min.

Kuebelbeck A (2003): Waiting with Gabriel – a story of cherishing a baby's brief life. Loyola Press, Chicago

Kuebelbeck A, Davis D (2011): A gift of time. The John Hopkins University Press, Baltimore

Kübler-Ross E (1985): Über den Tod und das Leben danach. Die Silberschnur, Melsbach

Kübler-Ross E (2008): Kinder und Tod. Knaur Taschenbuch, München

Kübler-Ross E, Kessler D (2006): Dem Leben neu vertrauen – Den Sinn des Trauerns durch die fünf Stadien des Verlustes finden. Kreuz, Freiburg

Kulke U (2015): So begründet Peter Singer Tötung behinderter Babys. WeltN24, Berlin. 26.05.2015 – www.welt.de

Kuntner L (2004): Zum Umgang mit der Nachgeburt – Plazentabestattung im Kulturvergleich. curare 27(3): 279-293

Ladewig St (2010): Trauerverarbeitung des prä- und perinatalen Kindstodes. Dissertation Technische Universität Carolo-Wilhelmina, Braunschweig

Lakotta B (2009): Der Ludwig lacht. Spiegel Online, Ausgabe 26/2009, 22.06.2009

Landeskirchenamt der Evangelisch-Lutherischen Kirche in Bayern: Ein Engel an der leeren Wiege. Handreichung der Evangelisch-Lutherischen Kirche in Bayern zur seelsorgerlichen Begleitung bei Fehlgeburt, Totgeburt und plötzlichem Säuglingstod.– https://bestattung.bayern-evangelisch.de/downloads/ELKB-Ein-Engel-an-der-leeren-Wiege-2014..pdf

Lauer C (2015): Ungleiche Zwillinge. WeltN24, Berlin. 22.03.2015 – www.welt.de

Leboyer F (1995): Geburt ohne Gewalt. Kösel, München

Lee SJ, Ralston HJ, Drey EA, Partridge JC, Rosen MA (2005): Fetal pain: a systematic multidisciplinary review of the evidence. JAMA. 24;294(8):947-54

Leyendecker C (2010): Gefährdete Kindheit: Risiken früh erkennen, Ressourcen früh fördern. Kohlhammer, Stuttgart

Liedloff J (2006): Auf der Suche nach dem verlorenen Glück. Gegen die Zerstörung unserer Glücksfähigkeit in der frühen Kindheit. C.H. Beck, München

Li J, Precht DH, Mortensen PB, Olsen J (2003): Mortality in parents after death of a child in Denmark: a nationwide follow-up study. Lancet. 361(9355):363-7

Link B (2009): Dürfen Ärzte Kinder gegen den Willen der Eltern behandeln? Interview, Georg Thieme Verlag KG – https://www.thieme.de/viamedici/arzt-im-beruf-aerztliches-handeln-1561/a/interview-kinder-gegen-willen-der-eltern-behandeln-4475.htm

Linse K, Rüger W, Joos M, Schmitz-Peiffer H, Storch A, Hermann A (2017): Eye-tracking-based assessment suggests preserved well-being in locked-in patients. Ann Neurol. 81(2):310-315

Lothrop H (1991): Gute Hoffnung – jähes Ende. Fehlgeburt, Totgeburt und Verluste in der frühen Lebenszeit. Begleitung und neue Hoffnung für Eltern. Kösel, München

Lothrop H (2006): Das Stillbuch. Kösel, München

Lutfi S, Allen VM, Fahey J, O'Connell CM, Vincer MJ (2005): Twin-twin transfusion syndrome: a population-based study. Obstet Gynecol.104(6):1289-97

Maguire M, Light A, Kuppermann M, Dalton VK, Steinauer JE, Kerns JL (2015): Grief after second-trimester termination for fetal anomaly: a qualitative study. Contraception. 91(3):234-9

Maier RF, Obladen M (2011): Neugeborenenintensivmedizin. Evidenz und Erfahrung. Springer, Berlin

Maio G (2013): Abschied von der freudigen Erwartung, Edition Sonderwege bei Manuscriptum, Waltrop

Maurach R, Schroeder F , Maiwald M (2009): Strafrecht Besonderer Teil. Teilband 1. Straftaten gegen Persönlichkeits- und Vermögenswerte. C. F. Müller, Heidelberg

Meaney S, Corcoran P, O'Donoghue K (2017): Death of One Twin during the Perinatal Period: An Interpretative Phenomenological Analysis. J Palliat Med. 20(3):290-293

Mecki S: Das Trauerkind. Forum Frauenworte e.V. http://www.frauenworte.de/vbforum/showthread.php?t=13496

Meredith P, Wilson T, Branjerdporn G, Strong J, Desha L (2017): „Not just a normal mum": a qualitative investigation of a support service for women who are pregnant subsequent to perinatal loss. BMC Pregnancy Childbirth. 5;17(1):6

Meyer D (2016): Sternenschwester. Ein Buch für Geschwister und Eltern von tot geborenen Kindern. Mabuse, Frankfurt a. M.

Meyer RE, Liu G, Gilboa SM, Ethen MK, Aylsworth AS, Powell CM, Flood TJ, Mai CT, Wang Y, Canfield MA; National Birth Defects Prevention Network (2016): Survival of children with trisomy 13 and trisomy 18: A multi-state population-based study. Am J Med Genet A. 170A(4):825-37.

Milstein O (2016): Woche 23 – die Entscheidung, Dokumentarfilm Israel 60 Minuten

Möller B, Gude M, Herrmann J, Schepper F (2016): Geschwister chronisch kranker und behinderter Kinder im Fokus: Ein familienorientiertes Beratungskonzept. Vandenhoeck & Ruprecht, Göttingen

Momb J, Lewandowski JP, Bryant JD, Fitch R, Surman DR, Vokes SA, Appling DR (2012): Deletion of Mthfd1l causes embryonic lethality and neural tube and craniofacial defects in mice. Proc Natl Acad Sci USA. 110(2):549-54

Mongan M (2013): Hypnobirthing. Mankau, Murnau

Moore K, Persaud, TVN, Torchia MG, Viebahn C (2013): Embryologie. Urban & Fischer/Elsevier, München

Mullur T, Krzyzan A (2009): Frohes Warten – früher Tod. Tyrolia, Innsbruck

Müller B (2012): Planet Willi. Kinderbuch. Beltz & Gelberg, Weinheim

Müller B (2015): Willis Welt: der nicht mehr ganz normale Wahnsinn. Freies Geistesleben, Stuttgart

Müller B (2017): Wo ein Willi ist, ist auch ein Weg. Freies Geistesleben, Stuttgart

Mund M, Mitte K (2012): The costs of repression: a meta-analysis on the relation between repressive coping and somatic diseases. Health Psychol. 31(5):640-9.

Nageswaran S, Hurst A (2017): Unexpected survivors: children with life-limiting conditions of uncertain prognosis. Am J Hosp Palliat Care. 1:1049909117739852.

Najmabadi H, Hu H, Garshasbi M, Zemojtel T, Abedini SS, Chen W, Hosseini M, Haas S, Jamali P, Zecha A, Mohseni M, Vahid LN, Jensen C, Moheb LA, Bienek M, Larti F, Mueller I, Weissmann R, Darvish H, Wrogemann K, Hadavi V, Lipkowitz B, Esmaeeli-Nieh S, Wieczorek D, Kariminejad R, Firouzabadi SG, Cohen M, Fattahi Z, Rost I, Mojahedi F, Hertzberg C, Dehghan A, Rajab A, Banavandi MJ, Hoffer J, Falah M, Musante L, Kalscheuer V, Ullmann R, Kuss AW, Tzschach A, Kahrizi K, Ropers HH (2011): Deep sequencing reveals 50 novel genes for recessive cognitive disorders. Nature. 478(7367):57-63.

Natoli JL, Ackerman DL, McDermott S, Edwards JG (2012): Prenatal diagnosis of Down syndrome: a systematic review of termination rates (1995–2011). Prenat Diagn. 32(2):142-53.

Neeb M (2006): Lysander – Grenzerfahrungen einer Mutter. Books on Demand, Norderstedt

Nicolaides K, Kaisenberg C (2004): Die Ultraschalluntersuchung von 11–13+6 Schwangerschaftswochen. Fetal Medicine Foundation, London

Nilsson L, Hamberger L (2003): Ein Kind entsteht. Wilhelm Goldmann, München

Noack G (2016): Mein Glück kennt nicht nur helle Tage: Wie mein behindertes Kind mir beibrachte, die Welt mit anderen Augen zu sehen. Bastei Lübbe, Köln

Noeker M, Petermann F (2008): Resilienz: Funktionale Adaptation an widrige Umgebungsbedingungen. Zeitschrift für Psychiatrie, Psychologie und Psychotherapie. 56, pp. 255-263

Noémi Association (2014): The eyes of a child. Videoexperiment. https://youtu.be/WB9UvjnYO90

Odent M (2001): Die Wurzeln der Liebe. Wie unsere wichtigste Emotion entsteht. Walter, Düsseldorf

Ohlsen I (2016): Mit dir im Herzen. Gedichte für Sternenmütter. edition riedenburg, Salzburg

Ong SS, Zamora J, Khan KS, Kilby MD (2006): Prognosis for the co-twin following single-twin death: a systematic review. BJOG. 113(9):992-8

Palmer EE, Mowat D (2014): Agenesis of the corpus callosum: a clinical approach to diagnosis. Am J Med Genet C Semin Med Genet. 166C(2):184-97.

Parravicini E, Lorenz JM (2014): Neonatal outcomes of fetuses diagnosed with life-limiting conditions when individualized comfort measures are proposed. J Perinatol. 34(6):483-7.

Parravicini E, Daho' M, Foe G, Steinwurtzel R, Byrne M (2017): Parental assessment of comfort in newborns affected by life-limiting conditions treated by a standardized neonatal comfort care program. Oct 19. [Epub ahead of print]

Partanen E, Kujala T, Näätänen R, Liitola A, Sambeth A, Huotilainen M (2013): Learning-induced neural plasticity of speech processing before birth. Proc Natl Acad Sci U S A.110(37):15145-50

Persico G, Antolini L, Vergani P, Costantini W, Nardi MT, Bellotti L (2017): Maternal singing of lullabies during pregnancy and after birth: Effects on mother-infant bonding and on newborns' behaviour. Concurrent Cohort Study. Women Birth. 30(4):e214-e220

Peters F (2011): Die Illusion von der Garantie auf ein gesundes Kind. WeltN24, Berlin. 23.06.2011 – www.welt.de

Peters JS (2011): Spätabbruch – Schwangerschaftsabbruch nach Pränataldiagnostik. Diplomica, Hamburg

Pilgrim S, Stocker M, Berger TM (2009): Erstversorgung Neugeborener. Pädiatrie up2date 2/2009:123, Georg Thieme, Stuttgart

Pillai Riddell RR, Racine NM, Turcotte K, Uman LS, Horton RE, Din Osmun L, Ahola Kohut S, Hillgrove Stuart J, Stevens B, Gerwitz-Stern A (2011): Non-pharmacological management of infant and young child procedural pain. Cochrane Database Syst Rev. (10):CD006275

Pschyrembel W (2007): Klinisches Wörterbuch. Walter de Gruyter, Berlin

Rådestad I, Surkan PJ, Steineck G, Cnattingius S, Onelöv E, Dickman PW (2009): Long-term outcomes for mothers who have or have not held their stillborn baby. Midwifery. 25(4):422-9

Rakers F, Frauendorf V, Rupprecht S, Schiffner R, Bischoff SJ, Kiehntopf M, Reinhold P, Witte OW, Schubert H, Schwab M (2013): Effects of early- and late-gestational maternal stress and synthetic glucocorticoid on development of the fetal hypothalamus-pituitary-adrenal axis in sheep. Stress. 16(1):122-9

Rakers F, Rupprecht S, Dreiling M, Bergmeier C, Witte OW, Schwab M (2017): Transfer of maternal psychosocial stress to the fetus. Neurosci Biobehav Rev. pii: S0149-7634(16)30719-9

Ramsayer M (2007): Du gehörst zu uns, so wie du bist – Leben mit einem behinderten Kind. Hännsler, Holzgerlingen

Regan L (2005): Meine Schwangerschaft, Woche für Woche. Dorling Kindersley, London

Rempel GR, Cender LM, Lynam MJ, Sandor GG, Farquharson D (2004): Parents' perspectives on decision making after antenatal diagnosis of congenital heart disease. J Obstet Gynecol Neonatal Nurs. 33(1):64-70

Retzlaff R (2016): Familien-Stärken: Behinderung, Resilienz und systemische Therapie. Klett-Cotta, Stuttgart

Rihm M, Rihm D (2008): Die vergessene Trauer der Väter. Books on Demand, Norderstedt

Rinpoche S (2004): Das tibetische Buch vom Leben und vom Sterben. Fischer Taschenbuch, Frankfurt a. M.

Rohde A, Dorn A (2007): Gynäkologische Psychosomatik und Gynäkopsychiatrie. Schattauer, Stuttgart

Römer A (2013): Akupunktur für Hebammen, Geburtshelfer und Gynäkologen: Ein Lehrbuch der Chinesischen Medizin. Hippokrates, Stuttgart

Rosa RF, Rosa RC, Lorenzen MB, de Moraes FN, Graziadio C, Zen PR, Paskulin GA (2011): Trisomy 18: experience of a reference hospital from the south of Brazil. Am J Med Genet A. 155A(7):1529-35

Rost K (2015): Wenn ein Kind nicht lebensfähig ist. Universitätsverlag, Osnabrück

Roth S (2015): Lotta Wundertüte: unser Leben mit Bobbycar und Rollstuhl. Fischer, Frankfurt a. M.

Rothenberger SE (2010): Einfluss pränataler Stressbelastung auf das Kind. Disseratation Ruprecht-Karls-Universität, Heidelberg

Royal College of Obstetricians and Gynaecologists (2010): Fetal Awareness. Review of Research and Recommendations for Practice. London

Sadler T (2003): Medizinische Embryologie. Georg Thieme, Stuttgart

Säflund K, Sjögren B, Wredling R (2004): The role of care-givers after a stillbirth: views and experiences of parents. Birth. 31(2):132-7.

Sagner A, Eberle H (2010): Evaluationsbericht der wissenschaftlichen Begleitung des Modellprojektes „allfa beta"– Kontaktnetz für alleinerziehende Frauen mit einem behinderten Kind in München. – http://www.allfa-m.de/pdf/publikationen/evaluationsbericht_allfabeta_2010.pdf

Schadt K (2014): Lilium Rubellum. Horlemann, Berlin

Schadt K (2014): Der verlorene Stern. Schaltzeit, Berlin

Schäfer K (2010): Dennoch guter Hoffnung. Books on Demand, Norderstedt

Schlochow B (2007): Gesucht: Mein verlorener Zwilling. Liebe und Tod am Beginn des Lebens. Vom Traum zum Segen. Edition à la carte, Zürich

Schlotz S (2015): Bauchgeflüster, Schwangerschaftsrituale für eine innige Mutter-Kind-Beziehung. Trias, Stuttgart

Schocke S (2017): Veggie for Moms: Die besten vegetarischen Rezepte für Schwangerschaft und Stillzeit. ZS, München

Schulz S (2017): Das ganze Kind hat so viele Fehler. Rowohlt Taschenbuch, Reinbek

Schüngel P (2007): Die äußere Wendung bei Beckenendlage – eine differenzierte Auswertung von 1026 Fällen auf dem Hintergrund von 2026 Schwangerschaften. Medizinische Fakultät Charité, Berlin

Schwab R (2008): Beunruhigende Befunde in der Schwangerschaft. Heinrich Hugendubel, München

Scott KD, Klaus PH, Klaus MH (1999): The obstetrical and postpartum benefits of continuous support during childbirth. J Womens Health Gend Based Med. 8(10):1257-64

Senat MV, Bernard JP, Loizeau S, Ville Y (2002): Management of single fetal death in twin-to-twin transfusion syndrome: a role for fetal blood sampling. Ultrasound Obstet Gynecol. 20(4):360-3

Simon D (2006): Dann werde ich dich tragen. Reinhold Liebig, Frauenfeld

Skotko BG, Levine SP, Goldstein R (2011): Having a brother or sister with Down syndrome: perspectives from siblings. Am J Med Genet A. 155A(10):2348-59

Skotko BG, Levine SP, Goldstein R (2011): Having a son or daughter with Down syndrome: perspectives from mothers and fathers. Am J Med Genet A.;155A(10):2335-47.

Skotko BG, Levine SP, Goldstein R (2011): Self-perceptions from people with Down syndrome. Am J Med Genet A. 155A(10):2360-9

Snijders RJ, Noble P, Sebire N, Souka A, Nicolaides KH (1998): UK multicentre project on assessment of risk of trisomy 21 by maternal age and fetal nuchal-translucency thickness at 10-14 weeks of gestation. Lancet. 352(9125):343-6.

Sohlmann S (2009): Behinderung bei Kindern und Jugendlichen: Hilfe für Eltern, Therapeuten und Pädagogen. Facultas, Wien

Sonnenmoser M (2009): Selbstfürsorge: Eine Aufgabe fürs Leben. Dt. Ärztebl PP Heft 7, Juli, S. 307

Spengler A (2017): Unendlich Klara: Buch über die Lebenskrise bei Kindstod. edition riedenburg, Salzburg

Spieß A (2011): Paula soll leben. Fernsehbericht (WDR), Deutschland, 30 Minuten

Spong CY, Landon MB, Gilbert S, Rouse DJ, Leveno KJ, Varner MW, Moawad AH, Simhan HN, Harper M, Wapner RJ, Sorokin Y, Miodovnik M, Carpenter M, Peaceman AM, O'Sullivan MJ, Sibai BM, Langer O, Thorp JM, Ramin SM, Mercer BM (2007): Risk of uterine rupture and adverse perinatal outcome at term after cesarean delivery. Obstet Gynecol. 110(4):801-7

Staatsinstitut für Familienforschung an der Universität Bamberg: „Teddy ist ein guter Zuhörer" Bildergeschichte für Geschwister behinderter Kinder, online verfügbar: http://www.ifb.bayern.de/imperia/md/content/stmas/ifb/gbk/gbk_bildergeschichte.pdf

Stadter J (2015): Jenaer Forscher untersucht Stress im Mutterleib. Thüringische Landeszeitung online http://www.tlz.de

Stanczak I, Podeswik A (2016): Ich bin auch noch da! Ratgeber zu dem Thema Geschwisterkinder für Eltern von chronisch kranken oder behinderten Kindern. Novartis, Stiftung Familienbande. http://www.stiftung-familienbande.de/service/elternratgeber.html

Statistisches Bundesamt: jeweils die Zahlen zu Schwangerschaftabbrüchen, Geburten durch Kaiserschnitt und Anteil behinderter Menschen an der Bevölkerung (und Anteil angeborene Behinderungen innerhalb dieser Zahl) – https://www.destatis.de

Steger F, Ehm S, Tchirikov M (2014): Pränatale Diagnostik und Therapie in Ethik, Medizin und Recht. Springer, Berlin/Heidelberg

Stein A (2015): Neun von zehn Paaren lassen bei Trisomie abtreiben. WeltN24, Berlin. 08.03.2015 – www.welt.de

Steinemann E (2007): Der verlorene Zwilling. Wie ein vorgeburtlicher Verlust unser Leben prägen kann. Kösel, München

Stoewer G (1998): Begegnungen mit dem Tod. Verlag am Goetheanum, Freiburg

Strachota A (2006): Zwischen Hoffen und Bangen. Mabuse, Frankfurt a. M.

Strahlenschutzkommission (2012): Ultraschallanwendung am Menschen, Empfehlung der Strahlenschutzkommission – http://www.ssk.de

Strauss A (2004): Ultraschallpraxis. Springer, Berlin

Surkan PJ, Rådestad I, Cnattingius S, Steineck G, Dickman PW (2009): Social support after stillbirth for prevention of maternal depression. Acta Obstet Gynecol Scand. 88(12):1358-64

Tedeschi RG, Calhoun LG (1996): The Posttraumatic Growth Inventory: measuring the positive legacy of trauma. J Trauma Stress. 9(3):455-71

Teising D, Jipp H (2009): Neonatologische und pädiatrische Intensivpflege. Praxisleitfaden und Lernbuch. Springer, Berlin

Terhorst E (2015): Das erste Trauerjahr: Was kommt, was hilft, worauf Sie setzen können. Herder, Freiburg

Teubel A (2010): Arzthaftungsrecht: Aufklären, aber richtig. Dtsch Arztebl; 107(19): A-951/B-831/C-819

Thomése PF (2006): Schattenkind. Berliner Taschenbuch Verlag, Berlin

Thielemann-Kapell P (2011): Yoga in der Schwangerschaft. Gräfe und Unzer, München

Universität des Saarlandes – Institut für Humangenetik (2015): Studie über Zwillinge mit Diskordanz für das Down-Syndrom. – https://www.downsyndrom-zwillinge.de

Uvnäs-Moberg K (2016): Oxytocin, das Hormon der Nähe. Gesundheit-Wohlbefinden-Beziehung. Springer, Berlin/Heidelberg

Velasquez L (2011): A special mother is born. WestBow Press, Bloomington

Verny T, Kelly J (1983): Das Seelenleben des Ungeborenen. Ullstein, Frankfurt a. M./Berlin/Wien

Verreet J, von Schall-Riaucour A (2015): Dem Leid seinen Stachel ziehen. Wenn existenzielle Prüfungen zur Lebenschance werden. Aschendorff, Münster

Von Cramm D (2011): Richtig essen in Schwangerschaft und Stillzeit. Gräfe und Unzer, München

Von Münchhausen A (2011): Liebevolles Unterlassen fällt Ärzten schwer: Ein Gespräch mit dem Arzt und Autor Gian Domenico Borasio über die richtige Begleitung Sterbender. DIE ZEIT Nr. 46/2011 – http://www.zeit.de/2011/46/Interview-Borasio

Von Wrangel C (2005): Schrecklich, so etwas zu denken. FAZ – http://www.faz.net/-gun-89enw

Wackermann K (2008): L(i)ebenswert. Die Geschichte meines ganz besonderen Kindes. Books on Demand, Norderstedt

Wagner B (2014): Komplizierte Trauer: Grundlagen, Diagnostik und Therapie. Springer, Berlin/Heidelberg

Warland J, O'Leary J, McCutcheon H (2011): Born after infant loss: the experiences of subsequent children. Midwifery. 27(5):628-33

Wassermann K, Rohde A (2009): Pränataldiagnostik und psychosoziale Beratung – Aus der Praxis für die Praxis. Schattauer, Stuttgart

Weber C (2014): Wassergeburt – Wehentätigkeit und Geburt im Wasser. Z Geburtshilfe Neonatol. 3/14

Weigert V (2006): Bekommen wir ein gesundes Baby? Kösel, München

Wellmann S, Bührer C (2012): Who plays the strings in newborn analgesia at birth, vasopressin or oxytocin? Front Neurosci. 6:78

Wermuth I (2010): Palliative Behandlung und Sterben auf einer Neugeborenen-Intensivstation. Kassel University Press, Kassel

Werner EF, Savitz DA, Janevic TM, Ehsanipoor RM, Thung SF, Funai EF, Lipkind HS (2012): Mode of delivery and neonatal outcomes in preterm, small-for-gestational-age newborns. Obstet Gynecol. 120(3):560-4.

Werner EF, Han CS, Goldshore M, Lipkind HS (2013): Health outcomes for vaginal compared with cesarean delivery of appropriately grown preterm neonates. Obstet Gynecol. 121(6):1195-200.

Westbury B (2014): Mobility and upright positioning in labour. Pract Midwife. 17(4):24-6

Wewetzer C, Wernstedt T (2008): Spätabbruch der Schwangerschaft – Praktische, ethische und rechtliche Aspekte eines moralischen Konflikts. Campus, Frankfurt a. M.

Wieacker P, Steinhard J (2010): Pränataldiagnostik genetischer Erkrankungen. Dt. Ärztebl 107(48): 857-62

Wiedemann S (2014): Am Ende aller guten Hoffnung – Sterbehilfe im Mutterleib? edition riedenburg, Salzburg

Wiedemann S (2016): Zurück zum guten Bauchgefühl – Folgewunder als Seelenretter? edition riedenburg, Salzburg

Wiemann I (2014): Adoptiv- und Pflegekindern ein Zuhause geben. Informationen und Hilfen für Familien. Balance Buch + Medien, Bonn

Wildbolz L (2017): Vegan Love: Kochbuch und Ratgeber für Schwangerschaft, Stillzeit, Baby und Kleinkind. AT Verlag, Aarau

Williams C, Munson D, Zupancic J, Kirpalani H (2008): Supporting bereaved parents: practical steps in providing compassionate perinatal and neonatal end-of-life care. A North American perspective. Semin Fetal Neonatal Med. 13(5):335-40

Wollenschein M, Gustke M, Woopen C, Rohde A (2007): A subsequent pregnancy after a termination of pregnancy because of fetal anomaly – all forgotten and a new beginning? Prax Kinderpsychol Kinderpsychiatr. 56(9):741-57

Wolter H (2014): Lilly ist ein Sternenkind – Das Kindersachbuch zum Thema verwaiste Geschwister. edition riedenburg, Salzburg

Wolter H (2015): Mein unsichtbares Kind. edition riedenburg, Salzburg

Wolter H (2017): Meine Folgeschwangerschaft. edition riedenburg, Salzburg

Wolter H (2017): Mein Sternenkind. edition riedenburg, Salzburg

Woodward J (1998): The lone twin: Understanding twin bereavement and loss. Free Association Books, London

Wool C (2013): State of the science on perinatal palliative care. J Obstet Gynecol Neonatal Nurs. 42(3):372-82

Youngblut JM, Brooten D, Blais K, Hannan J, Niyonsenga T (2010): Grandparent's health and functioning after a grandchild's death. J Pediatr Nurs. 25(5):352-9

Zebothsen B, Ragosch V (2007): Sternenkinder. Wenn eine Schwangerschaft zu früh endet. Südwest, München

Zernikow B (2009): Schmerztherapie bei Kindern, Jugendlichen und jungen Erwachsenen. Springer, Berlin/Heidelberg

Zernikow B (2013): Palliativversorgung von Kindern, Jugendlichen und jungen Erwachsenen. Springer, Berlin/Heidelberg

Zinkant K (2006): Verstrahltes Babyhirn? Zeit Online 04.08.2006 – http://www.zeit.de/online/2006/32/ultraschall-foetus-risiko

Stichwortverzeichnis

Wir danken allen unseren Interviewpartnern für ihre Zeit, ihre Geschichten und ihr Wissen. Ohne sie würde es dieses Buch nicht geben. Und wir danken unseren Ehemännern für ihre Geduld und ihre starken Nerven in den zwei langen Jahren, in denen wir dieses Buch geschrieben haben.

Wir danken darüber hinaus unseren Fachlektoren für die sorgsame Unterstützung:

Medizinisches Fachlektorat (Neonatologie und Palliative Geburt):
Dr. med. Lars Garten

Medizinisches Fachlektorat (Pränataldiagnostik):
Dr. med. Adam Gasiorek-Wiens, M.mel.

Fachlektorat:
Claudia Langanki

Expertinnenlektorat (Inklusion):
Mareice Kaiser

Betroffenenlektorat:
Ildikó von Ketteler-Boeselager, Sandra

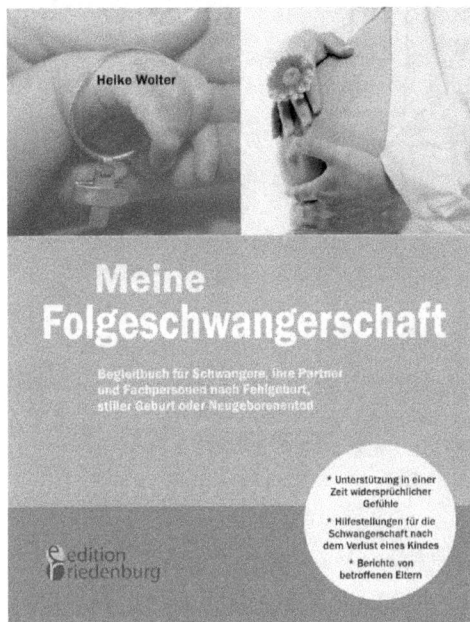

Meine Folgeschwangerschaft

Begleitbuch für Schwangere, ihre Partner und Fachpersonen nach Fehlgeburt, stiller Geburt oder Neugeborenentod

* Unterstützung in einer Zeit widersprüchlicher Gefühle
* Hilfestellungen für die Schwangerschaft nach dem Verlust eines Kindes
* Berichte von betroffenen Eltern

edition riedenburg

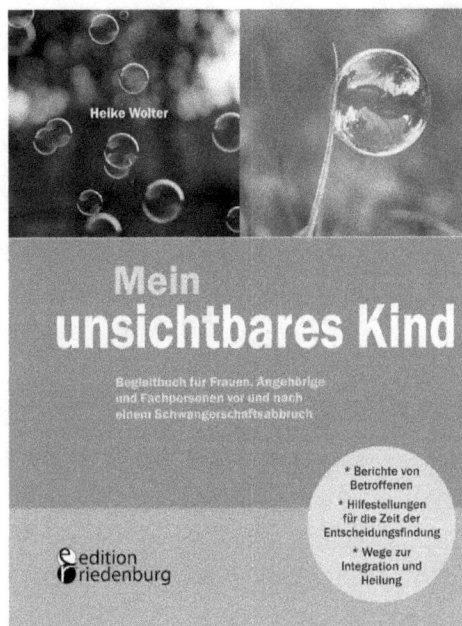

Mein unsichtbares Kind

Begleitbuch für Frauen, Angehörige und Fachpersonen vor und nach einem Schwangerschaftsabbruch

* Berichte von Betroffenen
* Hilfestellungen für die Zeit der Entscheidungsfindung
* Wege zur Integration und Heilung

edition riedenburg

Nach einer Fehlgeburt, stillen Geburt oder dem Tod eines Neugeborenen ist keine Schwangerschaft mehr so unbeschwert wie zuvor. Aus diesem Grund gibt es nun ein Begleitbuch für Eltern, die bereits ein Kind oder mehrere Kinder verloren haben.

Im Fokus stehen die gemischten Gefühle und besonderen Herausforderungen der bewegenden Monate vor, während und nach einer Folgeschwangerschaft. Mütter und Väter, aber auch Fachpersonen erhalten so hilfreiche Unterstützung für den gemeinsamen Weg zurück in den Strom des Lebens.

„Ich hatte Freundinnen, die mir auch an rabenschwarzen Tagen Mut machten, weil sie mich verstehen konnten und selber schon gesunde, muntere Folgekinder zu Hause hatten." [Jessica, 24 Jahre, 4 Kinder, davon 3 Sternenkinder]

„Ich fühle mich mit dem Schicksal versöhnt." [Ute, 39 Jahre, 2 Kinder, davon 1 Sternenkind]

Promi-Schwangerschaften, Reproduktionsmedizin, der entschlüsselte Mensch – Schwangerschaft und Geburt sind alltägliche Medieninhalte. Ein Thema wird jedoch oft gemieden: der Schwangerschaftsabbruch. Während manche Abtreibungsgegner vehement gegen betroffene Frauen und die durchführenden Mediziner vorgehen, behaupten einige Abbruchs-Befürworter, da existiere noch gar kein echter Mensch. Der überwiegende Rest der Gesellschaft befasst sich, wenn überhaupt, meist nur hinter vorgehaltener Hand mit der Thematik.

Ob vorher oder nachher: Dieses Buch bietet unvoreingenommene Unterstützung in der Entscheidungsfindung. Verständlich werden die Schritte des Abbruchs erklärt, sollte der Eingriff noch bevorstehen.

Diverse Hilfestellungen ermöglichen außerdem den Aufbruch in die Heilungsphase, falls die Schwangerschaft bereits abgebrochen wurde.

edition riedenburg
editionriedenburg.at

Im (Internet-)Buchhandel erhältlich.

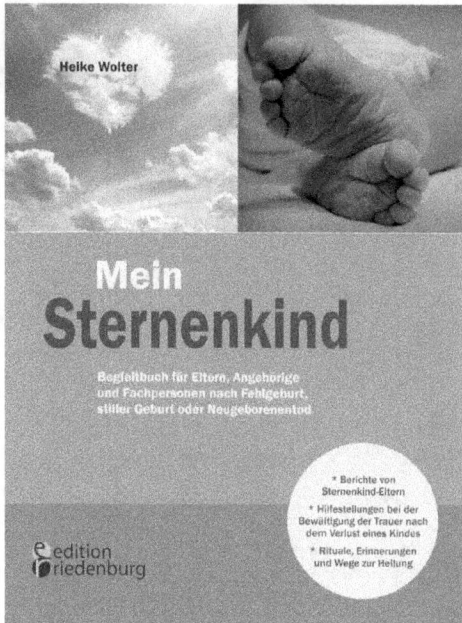

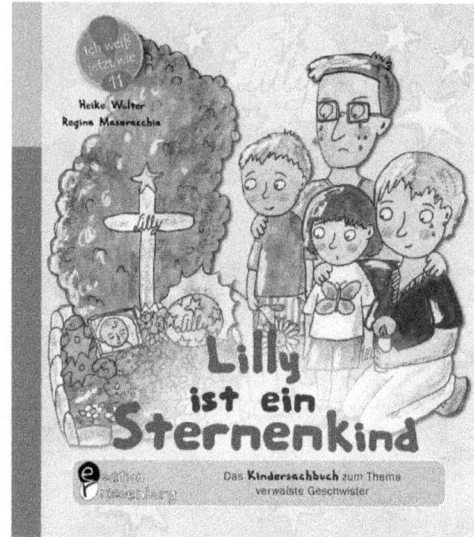

Nach dem Verlust eines Kindes braucht es Zeit, um wieder zurückzukommen in ein Leben, in dem man sich selbst aufgehoben und versöhnt fühlt mit dem unfassbaren Schicksalsschlag. Um auf dem Weg der Trauer und der Neuorientierung vorangehen zu können, bedarf es vieler Dinge: zum Beispiel der Gewissheit, dass man nicht allein ist und dass es Möglichkeiten gibt, (sich selbst) Gutes zu tun. Zentral sind die Erfahrungen anderer Menschen, die Ähnliches durchlebt, durchlitten und in ihr Leben integriert haben, denn sie können dabei helfen, wieder ins Gleichgewicht zurück zu finden.

In diesem Begleitbuch kommen daher neben der Autorin auch Eltern zu Wort, die ein Kind oder mehrere Kinder verloren haben. Im Fokus stehen ihre ganz persönlichen Verlusterfahrungen, die Entwicklung der Trauer und das Heilwerden, das kein Vergessen meint, sondern ein dankbares Erinnern an die viel zu kurze gemeinsame Zeit mit dem Sternenkind.

Lilly, die kleine Schwester von Elias und Malin, soll bald geboren werden. Alle erwarten sie sehnsüchtig. Doch dann kommt es ganz anders – Lilly stirbt völlig unerwartet. Mama weint oft, und auch Papa ist unendlich traurig. Ebenso geht es Elias und Malin, denn sie hatten sich schon sehr gefreut!

Im Krankenhaus lernen die beiden ihre tote Schwester kennen und erhalten die Gelegenheit, sich persönlich zu verabschieden. Oma und Opa sind in dieser schwierigen Zeit eine wichtige Stütze.

Elias und Malin haben nämlich viele Fragen über das Leben und Sterben, sie wollen aber auch fröhlich sein.

Zusätzlich: „Ich weiß jetzt wie!"-Seiten für Kinder mit Anregungen und Fragen • Erwachsenen-Seiten mit weiterführenden Erklärungen zum Thema Sternenkind, Trauer und Trost.

Band 11 der Kindersachbuchreihe „Ich weiß jetzt wie!" für alle Kinder, die einfach noch mehr wissen wollen.

edition riedenburg
editionriedenburg.at

Im (Internet-)Buchhandel erhältlich.

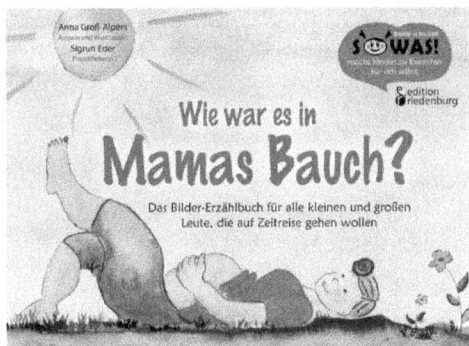

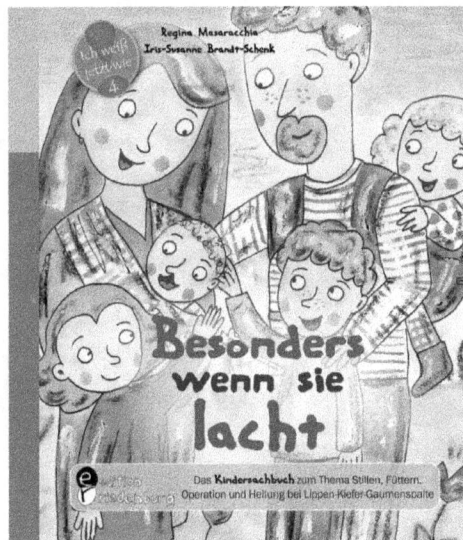

„Wie war es in Mamas Bauch?" erzählt vom Leben vor der Geburt. Auch wenn die meisten Menschen sagen, dass sie sich nicht mehr daran erinnern, ist in den neun Monaten der Schwangerschaft viel passiert. Während sich das Baby entwickelt, nimmt es schon wahr, was um es herum vor sich geht. Es fühlt Einflüsse von innen und außen und reagiert auf sie. Davon erzählt die liebevoll illustrierte Bildergeschichte. Sie ist für Kinder ab 4 Jahre geeignet. Mit-Mach-Seiten regen sowohl Kinder als auch vorlesende Erwachsene dazu an, sich intensiv mit der vorgeburtlichen Zeit zu beschäftigen.

Das Buch basiert auf den Erkenntnissen der Pränatalen Psychologie. Kinder begleitet es in ihren Fragen, woher sie kommen und wie es am ersten Ort ihres Lebens wohl gewesen sein mag. Eltern und Fachkräften vermittelt es Wissen über das Erleben und die Bedürfnisse des ungeborenen Kindes. Das Buch ist auch für Geschwisterkinder und Großeltern geeignet. Besonders empfohlen wird es schwangeren Frauen und (werdenden) Papas zur Einstimmung auf ihr Baby.

Reihe SOWAS! BILDER Band 14
www.sowas-buch.de
SOWAS! macht Kinder zu Experten für sich selbst.

Paul, Sophie und Nina haben ein Schwesterchen bekommen. Doch was ist das? Emma sieht ja ganz anders aus als andere Babys! Sie ist zwar gesund und munter, aber in ihrer Lippe ist oben eine ziemlich große Spalte.

Die Hebamme und eine Stillberaterin zeigen Pauls Mutter, wie die kleine Emma trotz ihrer Fehlbildung gestillt werden kann. Die Natur ist manchmal eben nicht perfekt, und auch das ist normal. Trotzdem schauen die Leute oft komisch, wenn sie Emma sehen. Das ärgert vor allem Paul und seine Schwester Sophie. Doch schon bald wird Emmas Spalte operiert werden und es wird nur noch eine kleine Narbe geben.

Zusätzlich: „Ich weiß jetzt wie!"-Teil für Kinder mit Anregungen und kniffligen Fragen • Erwachsenen-Seiten mit weiterführenden Erklärungen zum Thema (teilweises) Stillen, Flaschen- und Alternativfütterung sowie Operation und Heilung bei Lippen-Kiefer-Gaumenspalte

Band 4 der Kindersachbuchreihe „Ich weiß jetzt wie!" für alle Kinder, die einfach noch mehr wissen wollen.

edition riedenburg
editionriedenburg.at

Im (Internet-)Buchhandel erhältlich.

edition riedenburg

editionriedenburg.at